全国中医药行业高等教育“十二五”创新教材

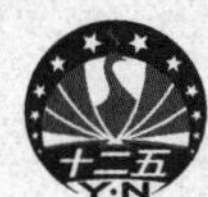

云南省普通高等学校“十二五”规划教材

中医美容皮肤科学

（供中医、美容专业用）

主　编　吴志明　杨恩品

中国中医药出版社

·北　京·

图书在版编目（CIP）数据

中医美容皮肤科学/吴志明，杨恩品主编．—北京：中国中医药出版社，2015.12
（2024.6重印）
全国中医药行业高等教育“十二五”创新教材
ISBN 978-7-5132-2727-8

Ⅰ.①中… Ⅱ.①吴… ②杨… Ⅲ.①中医学—皮肤—美容术—中医学院—教材
Ⅳ.①R275

中国版本图书馆 CIP 数据核字（2015）第 196891 号

中国中医药出版社出版
北京经济技术开发区科创十三街 31 号院二区 8 号楼
邮政编码 100176
传真 010-64405721
廊坊市佳艺印务有限公司印刷
各地新华书店经销

开本 787×1092 1/16 印张 21.25 字数 513 千字
2015 年 12 月第 1 版 2024 年 6 月第 5 次印刷
书号 ISBN 978-7-5132-2727-8

定价 85.00 元
网址 www.cptcm.com

服务热线 010-64405510
购书热线 010-89535836
维权打假 010-64405753

微信服务号 zgzyycbs
微商城网址 https://kdt.im/LIdUGr
官方微博 http://e.weibo.com/cptcm
天猫旗舰店网址 https://zgzyycbs.tmall.com

如有印装质量问题请与本社出版部联系（010-64405510）

全国中医药行业高等教育“十二五”创新教材

云南省普通高等学校“十二五”规划教材

《中医美容皮肤科学》

编委会

主　编　吴志明　杨恩品

副主编　（按姓氏笔画排序）

石　瑜　张　明　欧阳晓勇

编　委　（按姓氏笔画排序）

王丽芬（云南中医学院）

石　瑜（云南中医学院）

伍　迪（云南省中医医院）

杨　瑾（云南省中医医院）

杨恩品（云南中医学院）

杨雪松（云南省中医医院）

吴志明（云南中医学院）

吴承道（昆明吴氏嘉美美容医院）

吴艳霞（云南中医学院）

张　明（云南中医学院）

陈谦艳（昆明市盘龙区人民医院）

林　燕（云南中医学院）

欧阳晓勇（云南省中医医院）

赵丽娟（云南省中医医院）

黄　虹（云南省中医医院）

廖承成（云南中医学院）

前言

皮肤是人体最大的器官，同时也是对审美最为重要的器官。中医在皮肤美容保健方面有着悠久的历史和极为重要的地位，作为美容医学方面的一门分支学科，中医美容皮肤科学既古老又新兴。古老是因为她深厚的历史底蕴和丰富的人文内涵，新兴是因为她同现代美容医学一起产生于这个新的时代。社会的进步和物质文化生活水平的提高，使人类对医学有了新的要求，人们不单渴望治愈疾病，对疾病所造成的对身体外在形象的影响及自身审美器官的瑕疵也希望通过医学行为得到改善，并且希望自己的皮肤永远呈现青春靓丽的状态，中医美容皮肤科学就是为培养掌握这些中医技艺的专业人才而设立的。本教材不仅可供中医药院校美容专业学生在专业必修课上使用，而且对从事生活美容的工作者来说也是一本开拓知识、提高个人美容技术水平的实用参考书。

本书被列为“云南省普通高等学校‘十二五’规划教材”。在编写时，我们既注重中医皮肤理论内容的阐述，同时也增加了现代医学的皮肤病诊断、防治内容，其目的是增强该教材的科学性与临床实用性。全书分为上下两篇，共十九章。上篇叙述了中医美容皮肤科学的发展简史、定义、性质、研究对象、任务、与相关学科的关系、特点、研究方法及学习方法，中医美容皮肤科学理论基础，中医皮肤美学基础，以及皮肤的中医美容护理与保健等内容；下篇阐述了损美性皮肤病的中西医病因病机认识、临床表现、中医辨证、西医诊断及中西医防治等内容。后附有按笔画顺序排列的常用美容方剂，方便读者查询。

对于该书的编写，我们有一定的教学、科研基础。一方面，我们自2003年起就为中医学专业中医美容方向的学生开设了“中西医美容皮肤科学”课程，采用自编教材，并在教学中不断补充和完善；另一方面，我们获得云南省教育厅资助，开展并完成了“中医美容皮肤科学文献整理与研究”项目。在此基础上，我们组织既有长期中医美容和皮肤病诊疗工作实践经验，又有多年实际教学经历的专家、教授组成编委会，他们本着发展中医药皮肤美容事业的远大理想，为这部书的编撰付出了大量心血。

在此要感谢云南省教育厅为这部教材所给予的资助；感谢云南中医学院领导及云南省中医医院的鼎力支持与帮助；感谢编委会全体成员在编写过程中齐

心协力、不计得失，在完成本职工作前提下，又花费大量时间，按时保质完成编撰任务。更难能可贵的是，有的专家把自己多年临床经验毫无保留地编入书中，充实了本书的内容。此外，我们还参阅了大量国内外相关文献；为了增加阅读者的兴趣，我们在各论中特设“临床报道参考”一栏，这些内容均从公开发表的期刊文献中摘录。对被选录文章的作者在此一并致谢。

由于我们水平有限，再加上时间紧迫，书中难免有不足之处，恳请同仁及学习者提出宝贵意见，以便我们不断改进，再版时给予补充和修正。

吴志明

2015 年 11 月

目 录

上篇 总论

下篇　各论

附　录

上篇　总论

第一章　绪　论

皮肤是人体最大的器官，它覆盖于机体表面，既卫外御邪而保护机体，也起着传递人体美感信息的作用。人体美的基础是健康，健康的皮肤是人体脏腑经络、气血津液、精神情志处于协调和谐状态下共同发挥正常的生理机能的结果。健康的皮肤红润细腻，明润含蓄，富于弹性和张力，体现着人体皮肤的自然美、健康美。健美的皮肤需要维护和保养，损美性皮肤病更需要治疗和皮肤修复，中医美容皮肤科学是一门研究人体皮肤健美，以养颜驻颜、增白嫩肤、治疗损美性皮肤病为目的的一门新兴学科。

第一节　中医美容皮肤科学发展简史

中医美容皮肤科学虽是一门新兴学科，但中医皮肤美容的历史却同中医学一样悠久。很早以前，我们的祖先就在运用中医皮肤美容技术进行养颜护肤、美化自己，并在几千年实践中不断发展、充实和完善，使中医皮肤美容内容成为中医学中的一部分，为中医美容皮肤科学的形成奠定了实践基础和理论基础。

中医美容皮肤科学形成的时间不长，但中医皮肤美容理论与技术则源远流长。其发展大致经历了七个阶段：远古至先秦、秦汉时期、魏晋南北朝时期、隋唐时期、宋金元时期、明清时期、近现代时期。在长期的发展沿革中，中医皮肤美容已经形成了自身独特的理论体系。

一、远古至先秦时期

自从有了人类，就开始有了美容知识的积累。考古挖掘发现，远在“山顶洞人”时期，也就是距今5万年左右的旧石器时期，人类就佩戴以动物的骨骼、牙齿，彩色的石头，以及海贝壳等制成的饰物来装饰美化裸露的皮肤；新石器时代的洞穴壁画上就出现了美容化妆的痕迹，并且出土了大量用石头、陶土、动物骨骼及牙齿和贝壳等不同材质制成的项链、头饰、发饰等装饰品，这些饰物是这一时期人类的杰作，做工精致美观。如山东泰安大汶口出土的“镂空回旋纹象牙玉梳”，是我国最早的美发梳妆工具。并且在新石器时代中期，有了用野果酿制的酒，饮后使面部皮肤潮红如涂胭脂，所以后人认为酒为“媚药之将帅”。所谓媚药，即饮用后使人变美的药。

中华民族是一个勤劳智慧、热爱美、热爱生活的民族。早在夏商周时代，对美容行为和美容习俗就有了文字记载。最早的皮肤美容行为应该是沐浴，包括身体肌肤的清洗及须发的洗涤，说明那时的人们就已经建立了良好的美容习惯。现藏于中国历史博物馆的“虢季子白盘”是西周时期最大的青铜器，据考证，它是当时的贵族洗浴器具。1976 年，安阳殷墟妇好墓出土了五面铜镜，风格十分古朴，是我国目前发现的最早铜镜。此外，还有梳子、耳勺和一套研磨朱砂用的玉制杵、臼及调色盘等物品。《中华古今注》记载：“燕脂盖起自纣，以红蓝花汁凝为脂。以燕国所生，故曰燕脂，涂之作桃花妆。”

中国是礼仪之邦，自古就讲究人的仪表容貌。《周礼》中记载，周代就设置了专管宫廷女性容颜礼仪等事的专职官员“妇容”。《大戴礼记·劝学》对礼仪有详尽记述：“君子不可以不学，见人不可以不饰，不饰无貌，无貌不敬，不敬无礼，无礼不立。”当时女子用白粉涂面，黑颜画眉，妇女不妆饰不能见公婆，可见那时美容化妆已成日常生活之必需。《诗经·卫风·硕人》中对女性美的描写反映了古代审美的追求：“手如柔荑，肤如凝脂，领如蝤蛴，齿如瓠犀。螓首蛾眉，巧笑倩兮，美目盼兮。”此外，《诗经·卫风·伯兮》亦说：“自伯之东，首如飞蓬，岂无膏沐，谁适为容？”膏沐，即当时妇女用来润泽头发的一种化妆品。

春秋战国时期，奴隶社会趋于瓦解，封建社会逐步确立，社会生产力水平显著提高，科学文化进步较快，诸子百家总结了各个领域的经验，并将其上升为理论，而皮肤美容化妆的论述也见诸其中。《韩非子集》中说：“脂以染唇，泽以润发，粉以敷面，黛以画眉。”虽非专为化妆品做介绍，但从其中也确可窥见那时我国日用化妆品之一斑。《山海经》中有“荀草服之美人色……服之媚于人”。《春秋左传正义》也记载，孕妇服食兰花可美孕子的方法，至今尚流传民间。据文献记载，春秋战国时期对皮肤的美化已在民间比较普遍，当时用的美容方法有傅粉、涂脂、画眉修眉、染唇、润发等，化妆用品也已经有白粉（米粉）、铅粉、胭脂、面脂、唇脂、黛黑、发泽等。头发在古代仪容中占重要位置，当时的美发方法就有洗发、梳理发型、泽发、涂发蜡染发、戴假发等。

战国时期的《山海经》载有中药 146 种，其中有 12 种动、植物药具有美颜色、去赘疣、疗痤疮等美容作用。如《中山经》所载的豪鱼“状如鲔，赤喙尾赤羽，可以已白癣”、天婴“其状如龙骨，可以已痤”、荀草“服之美人色”等是皮肤美容中药的最早记载。

1973 年，湖南长沙马王堆汉墓中出土的帛书《五十二病方》是我国现存最古老的一部方书，书中记载有治疗损容性皮肤病的方剂。如“般，以水银二，男子恶四，丹一，并和，置突上二三月，盛即……囊而敷之”及“尤，取敝蒲席若藉之弱，绳之，即燔其末，以久尤末，热，即拔尤去之”的治疗方法，为最早治瘢痕及疣的记载。特别值得一提的是，书中论述了面生黑斑的病因病机认识，并提出了治疗的法则。如《阴阳十一脉灸经》记载：“足厥阴之脉……是动则病……面疵（黧黑斑），是厥阴脉主治。”“足少阴之脉，是动则病……面暗若炧色（烧黑的颜色），是少阴之脉主治。”“足阳明之脉……是动则病……颜黑，是阳明之脉主治。”将面生黑斑的病因归于足厥阴、足少阴及足阳明三条经脉的“是动病”，因此，治疗时应调此三经。这样的认识为后世医家治疗黧黑斑时调整肝、肾、胃脏腑机能指明了方向。此外，该书中还有治疗面皰赤（痤疮）的记载，可惜文字残缺，组方用药不全。同时出土的《养生方》虽是一部讲述养生长寿的方书，但其中也记载有美容养颜护肤的配方。如“麦卵方”具有“令人强益色美”的作用，是“令人面泽”“去毛”“黑发”的专方。在一部叫《十问》的书中，也论及颜面肤色粗黑无光的成因，“民何失而颜色粗黧，黑而苍？民何得而腠理靡曼，鲜白有光？”“食苍则苍，食黄则黄。”而预防治疗的方法，主要是饮食上加以注意，要多食柏实，多饮走兽的乳汁，就可以“却老复壮”，使肌肤“曼泽有光”。

远古至先秦时，皮肤的装饰美容、损容性皮肤病的预防治疗已进入人们的日常生活中，并形成了社会交往礼仪之所需。由此体现出我国自古就是一个礼仪之邦，皮肤美容有着丰富的文化底蕴，养颜护肤手段也多种多样。

二、秦汉时期

秦汉时期的中医巨著《黄帝内经》（简称《内经》），不仅为中医学的形成和发展奠定了理论基础，同时也为中医皮肤美容学的形成和发展提供了理论依据。《内经》系统论述了人体皮肤、毛发、五官、形体与内在脏腑、经脉、五色、阴阳、气血、津液等的关系。同时，对健美的肤色也有形象而具体的描述。其要求是：红如“以缟裹朱”，青如“以缟裹绀”，黄如“以缟裹瓜蒌实”，白如“以缟裹红”，黑如“以缟裹紫”，即都如在原色上裹了一层白罗，各色隐隐相见，并浮现光彩，明润含蓄而不外露。这就是健美肤色的具体写照，它包含着中国古典美学的中和之美，有着和悦、和怡、谐和、柔和之神韵。《灵枢·阴阳二十五人》较为详尽地阐述了足阳明、足少阳、足太阳、手阳明、手少阳、手太阳六条阳经气血盛衰和美髯、美发、美眉、美髭、美耳、美须的关系，为毛发的美容保健指出了方向。至于损容性疾病如疣、皴、痤的发病机理及治疗方法，四时季节、饮食五味对美容的影响，养生与养颜的关系等内容在《内经》中均有论述，对后世产生了深远的影响。《内经》虽没有专门论述美容，但它对人体皮肤的生理、病理、疾病治疗、养生保健等方面的认识，以及其所蕴含的中医皮肤形、神的审美思想，对中医皮肤美容的临床实践和理论发展都有十分重要的指导作用。

成书于东汉时期的《神农本草经》，记载了365种中药，分上中下三品。上品有120种，既有滋补强壮、延年益寿作用，也是美容驻颜首选药；中品和下品中也有不少用于美容的药物。全书共有160余种药物与皮肤美容保健有关，如女萎“去面黑䵟，好颜色，润泽，轻身不老”。菟丝子“主续绝伤，补不足，益气力，肥健，汁去面䵟。久服明目，轻身延年”，桃花“令人好颜色”，瓜子“令人悦泽，好颜色”，旋覆花“去面䵟黑，色媚好”，戒盐“柔肌肤”等。并首次提到了有关美容药品的独特剂型——面脂，如中药白芷“长肌肤、润泽，可作面脂”。此外，还提出石灰“去黑子息肉”，冬灰“主黑子，去疣息肉”，为后世用化学烧蚀方法治疗黑痣、息肉等损容性皮肤病奠定了基础。

东汉初年的《黄帝明堂经》是我国第一部腧穴著作。该书对汉代以前有关针灸、腧穴经验进行了总结，发展了《内经》有关针灸的内容。书中记有349个穴位，主治病证达270多种，明确记载的损美性疾病有17种，为后世针灸美容、穴位按摩和点穴疗法提供了理论依据。

其间张仲景所著《伤寒杂病论》创造性地将理、法、方、药融为一体，奠定了中医辨证论治的基础，不仅丰富了治法内容，而且成为现代方剂组方配伍的典范，被后世医家尊崇为“方书之祖”。书中所创立的当归芍药散治疗肝血瘀滞引起的肝斑、麻子仁丸治疗燥热所致的皮肤粗糙、猪肤汤润肤悦颜去皱等方法，至今仍为后人所沿用。

秦汉时期，美容化妆品、美容药物、美容手段层出不穷。“汉宫悉红妆翠眉”，就说明当时宫廷中人十分注重面部皮肤美容化妆。汉代对颜面皮肤进行涂脂抹粉更为流行，已有了“妆点”“妆扮”“妆饰”等化妆专用名词，擅长化妆的专门人才和从事化妆品制作人已经出现。长沙马王堆出土的“汉奁”呈圆形双层，上层用于置放手套等物，下层有九个小漆盒，分别用于放假发、梳篦、脂粉、铜镜等物，反映出那时美容化妆品种类多样，用具更为精美全面。在此期间，出现了一些专门用于皮肤美容的外用复方。如《华佗神医秘传》载有外用复方十首，其中有治“面黑不净”方、“面膏神方”等，在剂型上使用了粉、膏等剂型。

三、魏晋南北朝时期

这是中医皮肤美容方剂发展的鼎盛时期。东晋著名医家葛洪的《肘后备急方》已将有关美容的内容归纳为“治面疱发秃身臭心惛鄙丑方”，专门罗列了皮肤美容方剂及损容性皮肤病治疗方剂。仅外用剂型就有粉、膏、面膜和液之不同。在这些方剂中，皮肤美容方剂之早、之多、之专，以及有关美学思想的体现，堪称中医皮肤美容最早的记载。书中所录的美容方有66条，应用于美容的药物有95种。在化妆品方面，北魏贾思勰的《齐民要术》详述了将白米、英粉、栀子、红兰花等经过蒸晒，制成紫色的紫粉以敷面。现存最早的外科专著《刘涓子鬼遗方》由晋人刘涓子初辑，后经南齐龚庆宣整理而成，主要收录和论述金疮、痈疽、疹癣、汤火伤等外科方剂140余首，反映了魏晋南北朝时期外科的用药成就。书中也收载了一些具有美容养生、祛病驻颜的方剂，充实了中医皮肤美容技术。如《刘涓子鬼遗方·卷五》中载“治面黄，麝香膏方”“治头秃生发，白芷膏方”等。

四、隋唐时期

隋唐两代，随着社会进步和经济繁荣，人们在解决了温饱之后，就有与美容有关的运用研究。故宫博物院就收藏了当时的银制花鸟粉盒，其结构精美，反映了1000多年前我国化妆品的包装工艺水平。那时的人们更讲究仪容和服饰，化妆技术已经十分丰富，浓妆艳抹是这一时期的特点。唐代妇女化妆程序分为：敷铅粉、抹胭脂、涂鹅黄、画黛眉、点口脂、描面魇、贴花钿。从面妆来看，有红妆和黄妆。有记载的眉形、唇形、发型多种多样，丰富多彩。老年的武则天仍然保持着年轻的容颜，这与她经常运用香汤沐浴、涂抹养颜驻颜药物分不开，所留下的“天后留颜方”具有美容和延缓皮肤衰老作用。唐代诗歌中有大量关于美容化妆的内容，当时民间学习宫中的美容化妆方法，有“宫中好广眉，四方且半颜”之谚语，也形成了“邀人施粉脂，铅华不可弃”的讲究化妆礼仪的风气。当时化妆品常被作为高级礼品互相馈赠，皇家也经常向臣子赏赐美容化妆品。《刘梦得集》就有这样的记载：皇上赐臣“腊日面脂、口脂、红雪、紫雪”。著名诗人杜甫在其“腊日”诗中就有“口脂面药随恩泽，翠管银罂下九霄”的诗句。

隋代巢元方的《诸病源候论》附“养生方导引法”，其中不乏气功和推拿美容的内容，同时巢元方根据《内经》理论，对诸多损容性皮肤病和皮肤保健美容进行了探讨，对中医皮肤美容学科体系构建产生了一定影响。

随着社会需求及思想进步，被后人称为“药王”的伟大医药学家孙思邈冲破了美容方法秘而不传的旧习，把美容护肤品配方公之于众。他说“欲使家家悉解，人人自知”，而不应“使愚于天下，令至道不行”。因此，在其《备急千金要方》中，专列“面药”一章，收载了唐以前美容方剂81首，有“洗首面，令白净悦泽”的澡豆方、“治面无光泽，皮肉皴黑，久用之，令人洁白光润”的玉屑面膏方等，有的美容方剂至今依然被使用着。《千金翼方》收录了妇人面药、熏衣衣香，令身香、生发黑方80首，还载有“悦人面药”，如鹿髓、旋覆花等。孙思邈的两部著作中详细记述了美容方剂的组成、功用、制法、用法等内容，有关毛发、唇齿、皮肤养护内容还散见于其他章节中。除了运用中药以外，孙思邈还使用针灸及其他方法进行损容性皮肤病治疗。他首先提出了针刺行间、太冲穴治疗面黑的针刺美容法；以冰凌、热瓦、玉石治疗瘢痕，可谓冷冻美容和磨削美容之先驱。孙思邈这两部著作集前贤美容之大成，对医学美容学的发展起到了承前启后的作用，也极大地丰富了中医皮肤美容的内容。

王焘的《外台秘要》是继孙思邈《千金方》之后，唐代又一部大规模的方书和临床医学著作。卷三十二中专列“面部面脂药头膏发鬓衣香澡豆第三十四门”，共收录美容方剂220余首，分列34类，有面部皮肤美容方、美发生发方、澡豆方、口脂方、美手方、香体熏衣方等。难能可贵的是，那时的口红就有紫色、肉色、红色之分，其中的成分有蜡、羊脂、中药提制的色料、香料等。由此可见，唐代的护肤美容用品已经达到了相当高的制作水平。除此之外，《外台秘要》还收录了一些当时宫廷御医为达官显贵创制的养颜护肤美容方法，使得那时的养生美容文献得以流传下来。

隋唐时期的中医美容可谓承上启下，全面发展。出现了大量的皮肤美容方法和专方，中医皮肤美容已经形成相对完备的治疗体系，五大美容手段已经显露于日常的皮肤保养及损容性皮肤病治疗中。此外，这些皮肤美容方法和手段的总结也为宋金元时期的进一步发展打下了坚实基础。

五、宋金元时期

高度中央集权的宋代封建王朝，结束了五代以来的分裂混战局面。国家的统一、经济的振兴，使科学文化达到了前所未有的高峰，同时由于国内外贸易往来的日渐昌盛，一些外国香料及药品的流入进一步促进了中医皮肤美容的发展。如麝香、乳香、沉香、丁香、安息香，以及龙脑、紫草、硫黄、硼砂、腽肭脐等，这些药物及香料的引入，使得宋代化妆品生产达到了一定规模。那时杭州成为化妆品生产的重要基地，所生产的脂粉香溢天下，被称为“杭粉”。

胶泥活字发明促进了印刷术，使医学著作也大大增加。北宋一些帝王偏好医药，关注方剂的收集与整理。宋太祖赵匡胤本人就留心方药、研习医术，亲自收集验方1000多首。宋太宗、宋徽宗等人也亲自为方书撰写过序言或总论。当时一批文化素养较高的儒臣积极参与医药著书立说，也促进了宋代方书的发展。嘉祐二年（1057），集贤院设立校正医书局，成为我国最早的国家医书编撰出版机构。因此，宋代成为本草和方书校刊汇纂的重要时期，也是传统中医皮肤美容方剂的拓展时期。这一时期的医著，既有官修《太平圣惠方》《圣济总录》等集成巨著，也有众多各具特色的个人著作，如许叔微《普济本事方》、张锐《鸡峰普济方》、陈言《三因极一病证方论》、严用和《济生方》、王兖《博济方》、苏东坡与沈括《苏沈良方》、杨士瀛《仁斋直指方》及董汲《旅舍备要方》等120余种。其中，《太平圣惠方》《圣济总录》《太平惠民和剂局方》均收载有很多皮肤美容方剂。

金元时期，各流派的学术争鸣也促进了中医理论的发展。医学界百家争鸣，产生了不同的医学流派，同时也丰富了中医美容的理论和治疗方法，此时就出现了不少记载有中医美容内容的著作。元初许国祯的《御药院方》是现存最早的宫廷处方集，也是我国第一部皇家御用药方集，以宋金元三朝御药院所制成方为基础，于至元四年（1267）刻板成书。全书共11卷，分14门，收方1072首，包括内、外、妇、儿、五官、养生、美容等内容。由于该书收集的多是宋金元三代的宫廷秘方，所以能较全面地反映当时宫廷用药的经验，不少方剂还是第一次收录，是一部名副其实的宫廷秘方。书中汇集了金元以前大量宫廷美容用方，如"御前洗面药""皇后洗面药"等，突出了宫廷用药的特色。美容方主要分布在补虚损门、治杂病门、治咽喉口齿门、洗面药门中。"补虚损门"中载有黑髭鬓、驻颜色、悦泽面目、固牙齿、润泽肌肤的内服方34首，其他门中散载有黑发、润发、生发、去油、除垢、去屑、美面、去皱、莹肌、退毛、洗牙、洁齿等功效的外用方30余首，这不仅是对宋金元时期皇家御用药方的一次总结，而且还丰富了金元以前皮肤美容方药的内容。此外，罗天益的《卫生宝鉴》、沙图穆苏的《瑞竹堂经验方》、危亦林的《世医得效方》、张子和的《儒门事亲》、李杲的《东垣试效方》等，都载有皮肤美容方剂，如"衣香方""五神还童丹""神仙光唇散"等，许多美容方剂一直沿用至今。

六、明清时期

明清两代，随着印刷术的进一步发展，中外医学交流日益增多，医学著作大量出现，医学各科在宋金元时期基础上获得进一步发展，涌现出很多著名的医学家及著作，从而也促进了中医美容的发展。明代伟大医药学家李时珍的《本草纲目》被誉为"东方医学巨典""中药宝库"。该书载药1892种，其中270多种具有增白、生须眉、疗脱发、乌鬓美髯、去面粉刺、灭瘢痕疣目、香衣、香身、除臭、洁齿白牙、却老抗皱、润肤、悦色的功效；在"主治第四卷"中的诸风、眼目、面、鼻、唇、口舌、音声、牙齿、须发、狐臭、疬疡、癜风、诸疮等篇中，集中介绍了数百味美容药物。此外，还收集了不少民间实用简便美容方，如白茯苓蜜和治面雀斑等。其方法强调损容性皮肤病需内治与外治相结合，将中医皮肤美容学科发展到一个新的阶段。期间，著名外科学家陈实功所著的《外科正宗》也记载了许多损容性皮肤病的治疗方法，如对黧黑斑、雀斑、酒渣鼻、粉刺、白屑风、油风、漆疮、痤痱疮、鹅掌风、黑子、唇风、狐气等病的治疗。书中对每一病的论述详细而富有条理，先论述发病机理，后描述病的症状，再系统讨论治法、药物组成和外用药物的制作方法。因此，《外科正宗》对中医皮肤美容学的发展有着深远意义。此外，也出现了最有代表性的中医方书著作《普济方》。该书载方61739首，是我国历史上规模最大的一部方书。有关美容方的收录空前，共载方747首，成为明代以前集美容方书之大成。明代胡文焕校刊的《寿养丛书》中收有《香奁润色》一卷，共收录美容方剂81首。《香奁润色》中辑录了大量美容方，并有美发、白面、玉容、驻颜、白牙、润唇、美手、香身等各种美饰用化妆品方，可谓是妇女美饰的一本专书。其内容大致可分为两类：一类是以治疗为目的，对有关影响皮肤形态的疾病进行治疗，如鬓秃、脱发、病后眉毛不生、面瘢、黑痣、黑粉痣、酒渣鼻、面上紫、白癜风等。另一类从预防保健出发，不针对具体疾病，使用药物以求得美容效果，如黑发光泽、面上生光、面如玉、好颜色、白齿等。在美容方剂组方用药上，该书极为重视皮肤美容与脾胃的关系。认为脾胃为后天之本，气血生化之源，脾胃健运，气血生化有源并充养肌肤，则肌肤红润光泽，从而通过健运脾胃达到美容的目的。其次，重视美容与肺的关系。肺主气属卫，在体合皮，其华在毛。肺气宣发，宣散卫气于皮毛，发挥卫气温分肉、充皮肤、肥腠理、司开阖、防御外邪侵袭的作用；并且输精于皮毛，将津液、水谷精微布散于全身皮毛肌腠以滋养之，使皮肤红润光泽。此外，胡文焕还极为重视美容与肝的关系，在皮肤美容方剂的组方用药上，强调以调和气血为重。肝主疏泄，调畅情志，人之一身气机调畅，气血和调，则百病无生，容光焕发。

《医宗金鉴》是清乾隆四年（1739）由太医吴谦负责编修的一部医学丛书。全书共分90卷，是我国综合性中医医书中比较完善而又简要的一部。全书采集了上自春秋战国，下至明清时期历代医书的精华，图、说、方、论俱备，并附有歌诀，便于记诵，尤其切合临床实用，流传极为广泛。在《外科心法要诀》中记载了许多损容性皮肤病的病名、诊断、病因病机、治法和方药等，如黧黑斑、雀斑、黑痣、油风、肺风粉刺、酒渣鼻、面游风、唇风、鹅掌风等，有的方剂现在还广为运用，如枇杷清肺饮在治疗肺胃热盛型酒渣鼻和痤疮中发挥疗效。

清代的皮肤美容方剂主要记载于清宫档案之中。中国中医研究院（现为中国中医科学院）清宫医案研究室于1981年出版的《慈禧光绪医方选议》中就收录不少美容专方，如长发香发方、令发不落方、洗头沐浴方等，都在海内外产生了影响。

七、近现代时期

新中国成立以后，皮肤美容保健护理产业有了一定发展，各地新办了一些化妆品生产工厂。据统计，1956年就有288个生产化妆品工厂，总产值达5678万元。但因一段时期内，人们的物质文化生活水平还不高，美容化妆的生活方式尚未形成风气。特别是“文革”期间，美容成了资产阶级的生活方式，人民大众无人敢于问津，中医美容没有形成独立的临床学科，皮肤美容也没有得到社会的重视。到20世纪70年代末，化妆品年销售额为2亿元左右，人均不足1元。党的十一届三中全会胜利召开以来，改革开放的春风迅速吹遍祖国大地。在以经济建设为中心的思想指引下，国民经济得到了发展，人民物质及文化生活水平进一步提高，人们追求美、热爱美，对美容的要求越来越强烈，出现了社会性的美容热潮。社会的需求促进了美容事业的发展，各种不同规模、形式多样的美容机构应运而生。公立医院也开设了中医美容科，运用中医的方法和手段进行损容性皮肤病的治疗，开展皮肤的护理与保健，因而对医学美容技术人才的需求日益迫切。人民对美容的热情促进了我国健康卫生教育事业和医学美容事业的发展，20世纪80年代初，全国各地开始相继成立了美容美发学校，培养了第一批专业的美容师和美发师，形式多样的美容院纷纷成立。随着美容医学的兴起，皮肤美容事业也如雨后春笋般地迅速发展、普及。1985年，第一届“皮肤美容学术研讨会”的成功举办成为了我国皮肤美容发展史上的里程碑，标志着皮肤美容的实施进入医学领域，并已经通过临床实践，进行经验总结和交流。在此之后的两年时间里，我国著名皮肤外科学专家王高松教授、张其亮教授等人发起了成立"中华医学会皮肤美容学会"的倡导，并成立了相应筹备会，中华医学会于1990年批准成立了"中华医学会医学美学与美容学分会"，皮肤美容专业学组也同时宣告成立。在专业著作出版方面，由袁兆庄主编的《皮肤健美学》、于淞主编的《皮肤医学美容学》、张其亮主编的《医学美容学》等著作为美容皮肤科学的形成奠定了坚实基础。2002年，由张其亮主编的《美容皮肤科学》（第一版），集医学美学、医学美容学、皮肤科学为一体，对美容皮肤科学的医学基础、美学基础和心理学基础进行了比较系统的阐述。该教材作为全国高等医药院校教材供医学美容专业使用，同时也作为一些省市医学会组织"医疗美容主治医师资格证"考试的教材。它的出版对我国皮肤美容科学专业人才的培养起到了极大的推动作用。2011年，由何黎主编的《美容皮肤科学》（第二版），突出了美容皮肤科学的特殊性、新颖性、系统性、专业性和实用性，结合近年来国内外皮肤病学及皮肤美容医学的进展，增添了激光美容技术、注射美容技术、果酸美容技术等新内容，从而丰富和发展了美容皮肤科学。在中医美容皮肤科学方面，2000年由曹汝智等主编的《中西医结合美容皮肤病学》、2006年王海棠主编的集中西医皮肤美容为一体的《美容皮肤科学》出版，为中西医美容皮肤科学的发展做出了积极的贡献。

目前，中医皮肤美容科学仍处于初创阶段，其学科定义及体系建构模式、皮肤美容基础理论及皮肤传统审美认识还有待进一步深入探索，中医皮肤美容的临床应用研究还需深入实践，中医在皮肤美容方面的各种技术运用还有待进一步丰富和完善。

八、中西医皮肤美容的现状与展望

目前，我国皮肤医学已形成中医、西医、中西医结合三支力量。中西医结合皮肤病学是以中医、西医、中西医结合的皮肤医学理论为指导，以古今中外的皮肤医学实践和科技成果为基础，以现代多学科的先进技术为手段，充分运用中医、西医、中西医结合的知识和方法，综合分析临床上各种皮肤问题，从而获取对皮肤病的最佳治疗方案，并且较中医或西医任何一门单一皮肤病学科都有明显优越性。在此基础上衍生的中西医皮肤美容科学也体现了这一特点，并且对皮肤审美，将传统的和现代的美学理念结合起来加以认识。

在中西医结合医学体系中，皮肤病学领域所取得的成就也较大。同其他中西医结合医学学科一样，按照辨病与辨证相结合的思维方法，在皮肤病的诊断上建立了中西医结合的诊断模式，其基本内容包括了西医病名、中医病名、西医病理分期、中医辨证分型。如酒渣鼻这一损容性皮肤病，按照这种模式，要求标明诊断与辨证分型，还应写明相应中医病名是酒皶鼻；从病因病机认识上，中西医都认为与饮酒或辛辣刺激食物有关。中医辨证的肺胃热盛型多见于红斑期，热毒蕴肤型多见于丘疹脓疱期，气滞血瘀型多见于鼻赘期。由此可见，这种诊断模式不仅有助于中医病证诊断规范化，而且有助于中西医病名的统一。

由于现代科学技术的引进与运用，在皮肤病的诊断方法与手段上，我们的认识深度与水平大大超过了传统的四诊范围，达到了细胞水平、亚细胞水平，甚至分子水平。如何按照中医学理论去认识与分析这些资料，就是微观辨证的内容与范围。如根据银屑病基本组织病理是表皮细胞的过度增殖，而采用活血化瘀、清热凉血、消炎软坚散结之药，如石见穿、半枝莲、白花蛇舌草、山豆根等。如果与宏观辨证相结合，那么某一证的微观变化实际上就是辨别该证的客观指标。目前，中西医结合皮肤科临床通常采用辨病与辨证、宏观与微观辨证相结合的方法，这对于提高临床辨证水平有很大帮助。

其次，在皮肤病的治疗方面建立了中西医结合治疗新体系，有的已经达到比较成熟与完善的程度。如对红斑狼疮的治疗，中西医结合治疗临床疗效优于单纯的西药和中药，能较好地消除临床症状，减轻西药引起的不良反应，减少类固醇激素或免疫抑制剂的用量和维持量，改善预后，恢复患者劳动力。

通过长期的实际临床观察，现已总结出一条中西医结合治疗皮肤病可遵循的原则，这对中西医美容皮肤科学来说同样是应该借鉴和遵循的原则：

（1）在中医辨证的同时结合辨病，即在诊断为某一皮肤病某一阶段时，还应辨属哪一证型，采取相应治疗。

（2）在用西药同时，进行中药的辨证施用，以及单方、验方的应用，双管齐下，往往可收到事半功倍之效。

（3）以临床疗效确切并相对稳定的西药为主导，配合中药，以减轻其毒副作用，提高机体对西药的耐受性。

（4）对中药和西药的外用剂型，结合现代理化科技手段，进行喷、敷、浴、搽及照射等局部治疗。

综上所述，中西医结合治疗皮肤病取得了很多成果。毫无疑问，这些研究成果对中西医美容皮肤科学的产生和发展奠定了可靠基础。所应注意的是，中国传统美学及现代美学思想、美容学理念应始终贯穿于整个中西医美容皮肤科学中，其侧重的是损容性皮肤病的研究与治疗。

第二节　中医美容皮肤科学的定义、性质、研究对象和任务

一、中医美容皮肤科学概念

中医美容皮肤科学是起于近几年的一门新兴学科，是中医美容学和美容皮肤科学的重要组成部分，是中医药文化宝库中一颗璀璨的明珠。她以中医阴阳五行学说、脏腑经络理论、气血津液认识为指导，运用辨证论治方法和天人相应思想，结合中国传统美学认识中的阴阳调和、刚柔既济及中和、文质、神韵等美学内涵来表达人体皮肤的形式美。该学科着重研究维持人体皮肤形式美的内在基础，疾病的病因、病机及破坏人体皮肤形式美的因素，中医内、外科保养护肤及治疗损美性皮肤病的方法和手段，中药、针灸、按摩、气功、食疗及养颜、驻颜技艺的实施运用等。

二、中医美容皮肤科学研究对象

中医美容皮肤科学的研究对象是人体皮肤。一方面是对健美皮肤的维护和保养，并使之符合传统审美观念，体现在养颜驻颜、增白嫩肤、乌发生发、延缓衰老等；另一方面，更多的是在于对损美性皮肤病的中医药临床治疗研究。

中医认为，健康的皮肤是人体脏腑经络、气血津液、精神情志协调和谐的体现。此时皮肤红润细腻，明润含蓄，富于弹性和张力。因此，脏腑经络阴阳的调和，气血津液的旺盛，精神情志的舒畅是人体皮肤健康的内在基础。

中国传统美学是以阴阳调和、天人相应、刚柔既济及中和、文质、神韵等美学要素来进行形式审美，而对人体直观形态的审视主要是以美的形式和表达生命活力的神韵为对象。皮肤的美感是通过人体皮肤的比例、线条、丰满度、立体感、质地、色彩、色相、姿态、动作、神韵（味）等信息展现。皮肤是人体形式美感信息的传递器官，健美的皮肤通过视觉审美传递人体形、神美感信息，展示出人体的美感。

中医皮肤美容科学里的皮肤美学内容阐述了人体形、神的对称、均衡、端正，体现了中和之美、调和之美。其审美思想，指导着中医美容皮肤科学的实施与运用。

三、中医美容皮肤科学研究任务

中医美容皮肤科学是一门新兴学科，其内容和体系尚在不断地发展完善，基本任务是在现代美容医学模式引导下加强对学科体系及建构的研究。具体说来有以下几方面：

1. 进一步加强对学科的定义、研究对象、研究任务、研究方法，以及与相关学科关系、实施范围、传统美学在临床实践中的运用研究。

2. 深入研究中医美容皮肤科学在临床中的实践意义。研究的重点应放在中医皮肤美容实际疗效上，探索其疗效机理，为临床工作者提供皮肤保健、养颜驻颜、损容性疾病诊疗的理论依据。

3. 运用现代科学中已知的理论和方法提高对中医美容皮肤科学的理论研究。

4. 在实验研究的基础上，将中医药治疗损美性皮肤病研究深入到微观层次，从皮肤的结构、形态、功能和代谢等方面，对其本质与属性做科学探索。

5. 不断借鉴和吸收美容医学各分支学科和中医临床其他学科的相关知识和技术手段，充实、丰富、发展和完善本学科。

四、中医美容皮肤科学的实施范围

中医美容皮肤科学的实施范围主要在基础理论、临床实施和皮肤的护理与保健三个方面。

1. 在中医皮肤科学、中国传统美学、中医美容学等基础理论研究的基础上，应加强对健美皮肤的生理特性、外在表征的传统美学研究；加强对影响皮肤健美的各种因素的研究，包括生理、病理、心理、生活条件、居处环境、气候变化、种族与先天禀赋及社会因素等；加强对人的传统审美观和审美意识的研究，包括传统陋习的研究，如在皮肤上的乱纹乱画、帮助去除损美因素的措施等。

2. 在中医皮肤美容实施方面，可归纳为以下几个方面：

（1）对健美皮肤的护理与保养，如养颜驻颜、乌发防脱、延缓衰老。

（2）对损美性皮肤病的预防和中医药治疗。

（3）对外伤或某些疾病所遗留瘢痕、色素的治疗。

（4）对中医皮肤保健及损美性皮肤病治疗的各种方法和技艺的研究，包括中医皮肤美容的仪器、材料、药物与中药护肤化妆品的研制、改进及应用等。

3. 在皮肤的中医美容护理与保健方面，融美容与健身、治疗、保养为一体，重视整体联系。对于美容护理和保健的具体方药运用则要因人而异，因证而施。从中医护肤中的养颜驻颜、按摩推拿、气功导引、营养食疗、礼仪修饰、治未病及心理和环境优化等方面着手，力求达到身心健康，以延缓皮肤的衰老，提高人类生命质量。

4. 在专业教育方面，该学科的建设可为中医院校的中医美容专业和西医院校的医学美容专业学生提供一门专业课程；可为在职美容皮肤科医护人员提供中医皮肤美容治疗与保养、传统医学审美修养教育，以及有关专业知识与技能的培训。

第三节 中医美容皮肤科学与相关学科的关系

一、中医美容皮肤科学与中医学的关系

中医认为，皮肤的健美是人体脏腑经络功能正常、气血津液充足、精神情志舒畅的体现。中医美容皮肤科学所包含的皮肤生理功能认识、病理变化分析都是中医学的重要内容，在实施各项中医皮肤美容的技术、方药和手法时，同样遵循中医的整体观念、辨证论治及因人因时因地制宜基本原则。因此，中医学是中医美容皮肤科学的学科基础，中医美容皮肤科学是中医学在损容性皮肤病诊治及皮肤护理保健方面的运用与拓展。

二、中医美容皮肤科学与医学美学的关系

中医美容皮肤科学是医学美容领域中的一个分支学科。她注重研究皮肤的健美状态和各种因素所致的皮肤损美现象，以及养颜驻颜、延缓衰老的各种中医技术和手段。医学美学包含有传统的中医美学思想，而中医美学思想贯穿于中医的基础理论、中医的人体型色审美观中，因此，中医美容皮肤科学同样要受医学美学的指导。

三、中医美容皮肤科学与中医皮肤科学的关系

中医美容皮肤科学的基础理论源于中医皮肤科学。中医皮肤科学的基础理论、基本诊疗技术与方法是构成中医美容皮肤科学的学科基础。因此，二者之间有着共同的研究对象、共同的学科目标，共同实现人体皮肤乃至人体整体的健康。中医美容皮肤科学与中医皮肤科学均属于中医学范畴中，在临床实施方面也有许多相同之处。但中医美容皮肤科学又有别于中医皮肤科学，前者主要研究如何维护人体皮肤的正常功能和损容性皮肤病对人体容貌美、形体美、心理及社会适应能力等的影响，把祛除疾病、调整皮肤的功能与结构、提高心理素质，达到维护、改善、修复和塑造人体皮肤乃至人体整体的健美作为其主要实施目标，在诊疗手段方面也更加丰富和灵活。而后者则侧重研究皮肤、皮肤相关疾病的病因病理及其发生和发展规律，以各种皮肤病的中医辨证论治为主。中医美容皮肤科学治疗疾病是有选择性的，而中医皮肤科学的治疗范围涉及整个皮肤领域，是没有选择性的，其性病内容就不属于中医美容皮肤科学的研究范围。

第四节　中医美容皮肤科学的特点及研究方法

一、中医美容皮肤科学的特点

（一）历史久远，方法多样

从文献看，我们的祖先在很早的时候就把医药技术运用于美容，并在几千年的实际运用中不断发展、不断充实，为中医美容皮肤科学的形成打下了坚实的基础，成为我国医学中的一部分。其内容十分丰富，美容方法形式多样，包括皮肤、毛发的局部美容，治疗各种损美性皮肤病的医疗美容，进行唇、面、眉、甲、毛发保健和治疗的药物及化妆品内容。在美容手段上，除了使用我国传统的医疗保健和修饰方法，如药物全身调理、外用药局部美容、经络美容、心理美容、气功美容、食疗保健美容及日常生活美容外，还集合了中医内、外科医疗手段，并运用针灸、按摩、气功及养颜、驻颜技艺，来改良各种损伤性皮肤及衰老性皮肤，以维护、修复和再塑人体皮肤之健美。因此，中医美容皮肤科学有着丰富的皮肤美容认识、美容实践、美容技艺和美容方法，是我们的宝贵财富。

（二）因人施美，辨证论治

中医美容皮肤科学是以整体观念为指导，以辨证施治为诊疗手段的理论体系。主要内容是皮肤的美容护理与保健，治疗各种损美性皮肤病。在美容治疗中强调辨证施美，即从整体观念出发，找出皮肤局部的病变与整体脏腑经络、气血津液功能失调的联系，取得较为全面而巩固的美容及治疗效果。

对于皮肤的美容护理与保健，则强调根据不同人群的年龄、性别、体质及所居处的生活环境、生活水平等因人施美。此外，在皮肤美容保健中，运用中医的整体观念和辨证论治，也要因地制宜，因时制宜。比如，因时制宜而采用的食粥疗法就有所不同。形瘦阴虚者，春季应食芹菜粥；夏季炎热湿重，应食苏子粥；秋季凉燥，宜食藕粥；冬季天寒，宜食脊肉粥、阿胶粥等。

（三）内外交融，相得益彰

中医学认为，人是一个有机的整体，是以五脏为中心，依托遍布全身上下、内外表里的经络系统，把人体五官、九窍、百骸、爪甲、皮毛联系在一起，通过脏腑所化生的精、气血、津液的作用，在生理上互相联系和协调以完成人体的整个生命活动，在病理上互相影响和关联而造成一系列病变。皮肤的健美是脏腑经络阴阳平和、气血津液充足的体现。当脏腑经络的生理功能失常，气血津液出现病理变化时，可循经反映于皮肤，而皮肤疾病也可通过经络传导影响体内相应的脏腑。因此，在损容性皮肤疾病的中医诊疗实施中，要树立整体观念，以中医理论为指导，根据皮肤与脏腑、经络、气血、津液的关系，全面观察。

中医藏象学说认为，心主血脉，其华在面。当心气充沛，血液充盈，脉道通利，则面色红润而有光泽；反之，如果心气不足，心血亏虚，脉道不利，则见面色苍白无华，甚至灰暗、青紫。肺主气，输精于皮毛。肺的功能正常，则可布精微于皮毛，使皮肤红润亮泽、毛发浓密乌黑，具有抗御外邪的力量。若肺气虚弱，皮肤失于滋养，则皮毛憔悴、枯槁，既易受外邪侵袭，又使人显得萎靡不振。脾主运化，主肌肉，其华在唇，脾气健运，气血充沛，人的营养状况良好，则红光满面、肌肉丰满、行动矫健、口唇红润。若脾失健运，则可出现面色萎黄、肌肉萎缩、行走吃力、口唇苍白。肝主疏泄，其华在爪，肝血充足，气机舒畅，则精力充沛，情志舒畅，肤色红黄隐隐、明润含蓄，指甲光泽红润坚韧，毛发漆黑发亮。若肝气不舒或肝郁气滞，则面色发青或生黑色、褐色斑片，指甲色枯无华、软薄甚至变形、脆裂。肾藏精，主生长发育，其华在发，人的生长、发育、壮大、衰老的整个生命进程都与肾息息相关。肾气旺盛，肾精充沛，则精力旺盛、朝气蓬勃、须发乌黑、容颜不老、青春常驻。若肾虚精亏，则精神不足、萎靡不振、须发斑白、面衰早老、年少而有老相。

由此看出，健美的皮肤与人体内部脏腑功能的正常和气血充盈有紧密联系。

（四）美容治疗，标本兼顾

在整体观念和辨证施治这一中医理论的指导下，中医美容皮肤科学在实施皮肤保健和治疗损美性皮肤病的过程中，既要外用中药制剂进行擦、洗、敷、浸、浴，也可使用针灸、按摩等手段作用于皮肤局部以治其标，还要配合药物内服以祛除外邪、调整人体脏腑气血阴阳、疏通经络、调畅情志等以治其本。除了使用药物外，也十分强调整体调理，重视对精神情志的调摄，使患者保持情绪稳定、心理健康，以利于防病治病和养生保健。

（五）取法自然，功效卓著

中医美容皮肤科学同中医其他临床学科一样，在药物使用上都是取自天然的植物、动物、矿物，并将药物煎成汤液或制成膏、丹、丸、散、粉、酒、糊及茶、膳等内服或外用。在治疗手段上，采取按摩推拿、针灸、气功等自然疗法，其不良反应小，具有较大的安全性。相比之下，当今的皮肤整形术、激光美容术、化学制剂及各种化妆品美容术等，在治疗疾病、养颜护肤的同时，对皮肤也造成一定的损伤。一些化学合成药物和化妆品中的香料、染料及所含重金属如铅、汞等有害物质，可以造成皮肤不良反应，不仅达不到美化皮肤的作用，而且有可能产生不可逆转的毁容性恶果，甚至危及生命健康。因此，中医皮肤美容符合当代回归自然、返璞归真的时尚需求，成为当今世界美容的一大潮流。

二、中医美容皮肤科学的研究方法

（一）中医药文献的系统整理、专题深化

中医药文献浩如烟海、汗牛充栋，其中蕴藏着丰富的中医皮肤美容内容，为中医美容皮肤科学的形成打下了坚实的理论基础。挖掘和整理这些宝贵遗产，继承前人经验，进行归纳阐述，使中医美容皮肤科学的内容完整和系统。

1. 收集相关中医药文献 中医古典皮肤美容文献收集可通过文献检索和文献阅读：①检索具有中医皮肤美容内容图书的主要途径是利用图书目录，了解文献在学科中的地位、价值和作用，如《四库全书总目·子部医家类》《中国医籍提要》等。②通过馆藏目录检索古今中医图书的收藏情况。

文献整理的方法可利用主题整理法：即将收集到的文献按主题词或关键词的内容编排，如皮肤美容主题词，下设若干副主题词、二级副主题词。例如将皮肤文献分类归属于中医皮肤美学基本思想，皮肤阴阳五行学说，皮肤与人体脏腑经络、气血津液之间的关系，皮肤发病学（病因、病机研究），皮肤诊断学（四诊审美、辨证施美），皮肤美容治疗方法与手段，皮肤美容保健方法与手段，以及皮肤美容保健治疗方药等内容。

2. 文献研究的主要方法

（1）应用综合归纳分析法，对相关中医皮肤美容文献的观点、学说、经验等进行归纳、综合、分析，从而找出规律、要点与本质。

（2）应用文献研究法，通过分析、综合与推理，得出有关结论。

通过对文献的分析、判断、综合、归纳等研究，最后提出有观点、有建议、有事实、有措施、有价值的研究报告，就能发现值得进一步深入研究或开发的素材，就能够指导我们的科研工作。

（二）认识自身的不足，运用科学的思维方法开展研究

中医美容皮肤科学是一门新兴学科，其中还有许多需要完善的内容。由于她的很多内容来自中医皮肤病学，所反映的问题也有待改进，如中医对损美性皮肤病的认识与治疗缺乏客观依据，往往只能凭患者的主诉和医生四诊的检查来判断和诊断，难以排除主观因素的影响，理论阐述也较笼统。这就需要在辩证唯物主义思想和方法的指导下，坚持整体观念及辨证论治原则，结合现代科技手段，来观察分析皮肤局部的损美病理变化和维持健美皮肤的条件，使学科内容更加客观、全面。

（三）进行学科内容的全面系统研究

1. 基础理论方面

（1）在充分研究中医皮肤美容发展史、中国传统美学及中医美容医学的基础上，加强对中医美容皮肤科学的学科定义、对象、任务、体系建构的研究。

（2）应加强对人体皮肤的中医美学意义、美学特点、美学基本表征及审美观的研究。

（3）进一步开展对美容皮肤心身医学及美容中药学、美容方剂学、美容针灸推拿学和美容养生学在皮肤护理与保健，以及损美性皮肤病治疗方面的研究。

2. 临床实施方面

（1）对健康皮肤、毛发、指甲的维护和保养，养颜驻颜，延缓衰老。

（2）对皮肤的一些非病理性表现但影响视觉审美者的治疗，如皮肤粗糙、老化、头发枯黄、指甲无光泽等。

（3）对损美性皮肤病的治疗。

（4）对颜面部或暴露部位皮肤外伤，或损美性皮肤病已治愈，但外观形态仍然影响视觉审美时，如瘢痕、白斑或黑斑等的治疗。

3. 专业教育方面

（1）在中医药院校临床专业学生教学中如何加强中医美容皮肤科学教育的研究。

（2）如何加强中医皮肤病临床工作者的中医审美修养教育的研究。

（3）如何对求医求美者进行心理咨询与治疗实施的研究。

第五节　中医美容皮肤科学的学习方法

一、重视基础知识和技能学习

中医美容皮肤科学的研究对象是皮肤，任何皮肤结构形态的改变不仅影响到视觉审美，而且给患者带来身体的不适和痛苦。损美性皮肤病的体征主要是原发性皮疹与继发性皮疹，认识皮疹是了解皮肤病的第一步，所以应当熟练掌握原发性皮疹和继发疹的基本概念，并且逐步锻炼出透过皮疹这个病理现象来了解疾病本质的本领。通过对皮疹的诊视，以“望而知之”和“司外揣内，见微知著”，这是从事中医美容皮肤科工作者所应有的基本功之一。

二、融会贯通学科内容

《中医美容皮肤科学》内容丰富，涉及面广，分总论和各论两大内容。除了各章节之间有着紧密联系外，在系统学习皮肤生理功能、病理改变，以及损容性皮肤病治疗时，要结合中医基础理论、中医诊断学、美容中药学、美容方剂学、针灸推拿、美容按摩、养生食疗等学科内容，善于将各学科相关知识融会贯通于本学科的学习中，具有把中医美学精髓运用于中医皮肤美容各环节中的能力。

三、理论学习与临床实践相结合

中医美容皮肤科学是一门临床实践性很强的学科，对于基础性知识的学习及损容性皮肤病的把握一定要结合临床实践。如皮疹形态认识、损美分析及皮肤病诊断都离不开见习或实习。要善于总结所学的理论知识，对所观察的每一种损容性皮肤疾病，均要通过四诊收集病理信息，进行综合分析，并在中医整体观思想指导下，进行辨证施美施治，改良各种损美性皮肤和衰老性皮肤，达到消除疾病、延缓衰老的目的。

四、衷中参西，树立正确的整体辨病辨证思维观

在临床实际工作中，不少皮肤病必须借助皮肤组织病理、免疫组化和真菌实验等检查才能做出正确的诊断。许多皮肤病的发病涉及病理学、微生物学、免疫学、分子生物学、遗传学等诸多领域，发病往往与机体密不可分。因此，要克服以病论病、单纯着眼于皮肤的观点，或克服只辨证不辨病的简单思维方式，树立整体的辨病辨证思维观，这将有利于今后的临床实际工作。

（吴志明）

思考题

1. 中医美容皮肤科学的定义是什么？
2. 中医美容皮肤科学的任务、范畴有哪些？
3. 中医美容皮肤科学具有哪些特点？
4. 中医美容皮肤科学与中医学、中医皮肤科学及医学美学的关系是什么？

第二章　中医美容皮肤科学基础

第一节　中医美容皮肤科学的整体观

中医学的整体观主要体现在两个方面：一方面，人与自然的整体性。人以“天地之气生”，“四时之法成”，这是指人的生、长、壮、老、已，以及疾病、健康都与其所处的周围环境（自然环境、社会环境）密切相关。因此，对人的审美与美容施术都应与外界环境相适应。另一方面，人体自身的整体性。人体是以五脏为中心，通过经络的联系，将六腑、五体、五官、九窍、四肢百骸等全身组织器官有机联系，构成一个表里相联、上下沟通、协调共济、井然有序的统一体，并且通过精、气、血、津液等的作用来完成机体统一的机能活动。根据中医五行理论，心主血脉，开窍于舌，其华在面；肺外合皮，开窍于鼻，其华在毛；脾主肌肉、四肢，开窍于口，其华在唇、四白；肝主筋，开窍于目，其华在爪；肾主骨，开窍于耳及前后二阴，其华在发。

《灵枢·本脏》：“视其外应，以知其内脏，则知所病矣。”脏腑（五脏、六腑）与形体官窍密切联系，形体官窍（五体、五华、九窍）的荣枯直接影响到容颜美与形体美，也反映脏腑气血的生理和病理状况。面色红润、皮肤白嫩、须发乌泽、耳聪目明、唇红齿白、爪甲红润、四肢灵活有力、形体健壮，既是人体美的标志，也是脏腑经络功能正常、气血津液充足的表现。其中某一局部出现的损容性疾病，均与相关脏腑及整体功能失常有关。如皮肤萎黄责之脾胃虚弱，治以补益脾胃；须发脱落、早白则为肾精不足所致，治以补肾益精入手。健康是美容的基础，中医美容强调机体内外的整体关系，追求整体效应，健美统一。

一、皮肤与脏腑的关系

人体五脏六腑均与皮肤关系密切，其中以心、肺、脾与皮肤关系最密切。《素问·六节藏象论》曰：“心者……其华在面。”心气旺盛，血脉充盈，则面色红润而光泽；反之，则面色无华。“肺者……其充在皮。”肺在体合皮，宣发正常，则能输布卫气、津液于皮毛，使皮肤滋润。脾在体合肌肉、主四肢，脾胃化生气血，营养皮肤。此外，肝、肾也与皮肤关系密切。脏腑功能正常，可通过经络将气血津液输送和敷布于全身体表，皮肤得以滋养则红润光泽，具有弹性，并能抗御外邪；反之，则出现面无光泽、皮肤干涩粗糙、毛皮枯而不荣、五官不端的现象。

可见，脏腑均与皮肤关系密切。人体各个脏腑功能正常则皮肤光泽、红润，具有弹性。在正常肤色之美与五脏的关系中，色泽相合是五脏精气旺盛、气血充盈、荣华于外的象征。

二、皮肤与气血津液的关系

气、血、津液既是构成人体的基本物质，也是人体容貌、形体健美的基础。它们来源于水谷精微，由脏腑功能活动所化生，通过经络布散机体内外上下、皮肉筋骨，同时又为机体的脏腑、经络等组织器官进行生理活动提供能量来源。气、血、津液与人体的颜面、五官、皮肤、毛发、形体、神态都具有十分密切的关系。

气，是构成人体最基本的物质，对于人体健美具有十分重要的作用。《难经·八难》说："气者，人之根本也。"气的各种功能正常，人体才能维持正常的生理活动，同时也才能保持健康的体魄、健美的皮肤和美丽的容颜。气机充沛，调和顺畅，则人体精神振奋，皮肤荣润光滑并富于弹性。

血行脉中，外达皮肉筋骨，内注五脏六腑，对机体具有营养和滋润作用，与人体美容关系最为密切。明代张景岳《景岳全书·血证》曰："灌溉一身，无所不及。"血又是神志活动的物质基础。血液充沛，则濡养有权，可见精力充沛、神思敏捷、面色红润、脏腑坚韧、皮肤柔软而有弹性。

津液与血液一样具有滋润濡养作用，广泛分布于身体各部，同样也是构成和维持人体生命活动的基本物质，与人体健美直接相关。津液的充盛是人体美态的关键，津液能滋润皮肤、毛发，使肌肤柔润、饱满细腻。津液与肺、脾、肾三脏关系密切，与三焦的运行水液和肝的疏泄调畅气机相关。若相关脏腑的功能失调，则可影响到津液的生成、输布和排泄，从而产生一些损容性疾病。

三、皮肤与经络的关系

健康的皮肤是美容的基础，皮肤美容在美容中占有重要位置。经络系统中十二皮部即是皮肤按经络所属的分区，是十二经脉功能活动反映于体表的部位，也是络脉之气散布的所在，它与脏腑气血相通。所以脏腑病变可以反映到皮部，而脏腑、经络有病时也可以在相应的皮部施治，如经络美容的按摩、浅针、皮肤针、刮痧、敷贴等方法都直接作用于皮部，从而调整脏腑功能。

经络是运行全身气血，联络脏腑肢节，沟通上下内外，调节体内各部位的通路。经络遍布全身，通过其规律性的循环和错综复杂的联络交会，把人体的五脏六腑、四肢百骸、五官九窍、皮肉筋脉等组织器官联结成一个以脏腑为中心的统一整体。此外，十二经脉在体表皮肤有一定的分布管辖范围，与所属的脏腑相对应，称为"十二皮部"，是十二经脉功能活动反映于体表的部位，也是络脉之气散布所在，它与脏腑气血相通。在正常生理状态下，通过经络的联系，气血被运输到全身各部，保证了皮肤、肌肉、关节的润泽，从而维持健美的状态。当脏腑发生病变时，可以反映到体表经络、皮部，影响体表皮肤发挥正常功能，结合经络循行的部位和所联系的脏腑，可以判断具体病变部位，为治疗提供依据。例如面瘫患者，根据其口眼㖞斜的症状，可辨为邪在阳明、少阳两经。对于头痛症，可根据经脉在头部的循行分布而辨别。前头部痛者，多与阳明经有关；侧头部痛者，多与少阳经有关；后头部痛者，多与太阳经有关；巅顶部痛者，多与肝经有关。

针对需要保健或治疗的体表或面部某一部分，选择有关经络的穴位给予刺激，或选取相应的皮部施治，如经络美容的按摩、浅针、皮肤针、刮痧、敷贴等方法都直接作用于体表皮部。通过经络系统调整体内有关脏腑功能，疏通气血，从而达到使颜面和体表皮肤健美的目的，如按摩或针灸足太阴脾经有关穴位，可治疗面色萎黄、精神萎靡、疲劳困倦、皮肤粗糙等；刺激厥阴肝经治疗肝血不足引起的目涩、近视、面色不华，或肝郁不舒而致的黧黑斑等；利用经络的输送作用，可减肥、驻颜、治疗头屑过多等。

第二节　损容性皮肤病的病因病机

损容性疾病的发生，虽然多属于面部、五官、体表疾患，但与整体有密切的关系，故要掌握治病必求其本的治疗原则。为了保持健美，必然要了解病因病机，认识各种致病因素与皮肤、面容、五官、肌肉、筋骨、经络、气血、脏腑之间的相互关系，以及疾病发生与发展过程。

一、病因

损容性疾病发生的原因有很多方面，主要有六淫侵袭、七情内伤、饮食不节、劳逸损伤、瘀血、痰饮、各种外伤、先天因素及衰老等。

（一）六淫

六淫，即风、寒、暑、湿、燥、火六种外感病邪的总称。“六淫”为外来之邪，致病多从肌表皮毛、口鼻而入。

风邪：风性轻扬升散，易袭人体的上部头面和皮肤体表等属阳的部位。风性善行数变，具有变幻无常和发病迅速的特性，如皮肤瘙痒发无定处、此起彼伏的风疹。风为百病之长，常为外邪致病的先导，凡寒、湿、燥、热诸邪多依附于风而侵犯人体。

寒邪：寒为阴气盛的表现，即所谓“阴盛则寒”。阳本制阴，若阴寒过盛，人体阳气不仅不足以驱除阴寒之邪，反为阴寒所伤，出现阴寒偏盛之面色苍白或见青黑。若寒凝血脉，气血不和，致肌肤失养，则可见皮皲肉裂或为冻疮结节等。寒性收引，寒邪侵袭人体，可使气机收敛，致皮毛肌腠、经络血脉、肢体关节等收缩而挛急。

湿邪：湿邪最易损伤脾阳，使脾失健运，水湿停聚，而见水肿、腹泻等症。湿邪致病，常见秽浊污物，如面垢眵多、湿疹渗出黏腻等。湿性趋下，易袭阴位，如下肢皮肤水肿。湿邪所致皮肤病多缠绵难愈，病程较长，且易反复发作。

燥邪：燥性干涩，易伤津液。燥邪为病多见机体失于濡润，皮毛官窍最易显现干涩、不泽。燥易伤肺，而肺主宣发肃降，肺失濡润，宣降失司，故见皮肤干燥、毛发失润。

暑、火邪：暑、火均属于热邪、阳邪，有酷热之性，火热燔灼、升腾，均可见肤热、汗出。其侵犯人体，多直入气分，致腠理开宣，迫津外泄，阴液消灼，见皮肤干裂。若热入营血，迫血妄行，则可见各种皮肤出血之症。火热之邪侵入血分，聚于局部则腐蚀血肉而发痈肿疮疡。火毒之邪常见痈肿高突灼热，化腐成脓；暑湿热毒多见疮疡红肿，溃烂，滋水淋漓。

（二）七情

七情，指喜、怒、忧、思、悲、恐、惊。七情致病，病从内发，是内伤疾病的主要致病因素之一，故称为七情内伤。七情内伤通过改变人的行为活动方式，直接影响相应的内脏，导致脏腑气机逆乱，气血失和，从而导致血不润肤、血不荣发、气血瘀滞、肺气不利、肾精不能上注，产生斑秃、雀斑、黄褐斑、痤疮、白癜风和其他色斑等皮肤病变。明代龚居的《红炉点雪》曰："颜色憔悴，良由心思过度。"

喜伤心，喜则气缓。心藏神，主血脉，"其华在面"。喜笑则心气和平调达，营卫通利，气血流行，充盈于面，故面色红润、神采奕奕。过喜则损伤心神，使心气涣散，气血运行失常，相应地使皮肤失于濡养而见肤色黯哑无泽。

怒伤肝，怒则气上。肝藏血，疏泄情志。过度愤怒则伤肝，致肝气横逆上冲，血随气逆，并走于上，可见面红目赤。若情绪抑郁日久，导致气滞血瘀，可损及容颜，如肝斑（即蝴蝶斑）等症。

悲（忧）伤肺，悲则气消。过度悲忧，可使肺气抑郁，意志消沉，肺气耗伤，症见面色苍白、气短乏力或为喘息等。若损及脾胃则面色萎黄不华。

恐（惊）伤肾，恐则气下，惊则气乱。恐（惊）为惧怕的一种精神状态，为不良刺激。惊恐属肾，恐为肾之志，但与心主神明有关。心藏神，神伤则心怯而恐。过度恐惧或突然受惊，易致气行紊乱，心无所倚，神无所归，可见惊惕不安、哭笑无常、虑无所定、惊慌失措、面色暗灰或苍白。

思伤脾，思则气结。当思虑过度或所思不遂时，则会使气机郁滞而影响到脾的功能，脾之运化无力，气血化源不足；思虑过度，耗伤心血，可见心神失养之形神疲惫、面色㿠白无华、皮肤失养而干涩无泽。

《内经》提出：惊恐思虑太过则伤心神，忧愁思虑太过则伤脾意，悲哀太过则伤肝魂，喜乐太过则伤肺魄。五脏受损，神、魂、意、魄等意识思维活动障碍，则易致皮毛憔悴、面部枯槁无华。

（三）饮食不节

饮食失宜，影响脏腑功能，使气机紊乱或正气损伤，从而产生疾病。摄入人体的饮食物经脾胃化为精微，以维持人体生命活动，同时也是保持健康，调养容颜的必要条件。饮食不节，包括饥饱失常、饮食偏嗜和饮食不洁。

1. 饥饱失常　饮食以适量为度，饥饱失常均可发生疾病。过饥则摄食不足，化源缺乏，气血虚少。若气血不足则正气虚弱，抵御疾病能力弱，且易继发他病。气血不足，症见面色不华、神疲乏力、形体羸瘦、面黄憔悴。过饱则饮食过量或暴饮暴食，使大量多余能量积存皮下或内脏，则易见形体肥胖等症。陈自明《妇人大全良方》中指出："食既不充，荣卫凝涩，肌肤黄燥，面不光泽。"

2. 饮食偏嗜　食物同药物一样，具有寒、热、温、凉（平）四气和酸、苦、甘、辛、咸五味。广泛摄取各种食物，人体才能获得所需要的多种营养。若饮食过寒过热，或饮食五味有所偏嗜，可导致脏腑机能偏颇而产生各种皮肤疾病。《素问·生气通天论》曰："味过于辛，筋脉沮驰，精神乃央。是故谨和五味，骨正筋柔，气血以流，腠理以密，如是则骨气以精，谨道如法，长有天命。”若长期嗜食某味之食物，则可使其相应之内脏功能失调，或损及他脏，破坏脏腑之协调平衡而产生疾病。若偏嗜辛温燥热之品，则可致胃肠积热，出现痤疮、酒渣鼻、油风等。长期饮酒，可致脾胃湿阻，酿成聚积劳伤之病，《金匮要略·血痹虚劳病脉证并治》有“饮伤……经络营卫气伤，内有干血，肌肤甲错，两目暗黑”之说。

3 饮食不洁 饮食不洁，可致多种肠胃病证，出现腹痛、吐泻、痢疾等；或出现寄生虫病证，症见面黄肌瘦等。

（四）劳逸损伤

正常的劳作和适当休息有助于人体气血畅通，消除疲劳。劳逸结合，既是维持人体健康的重要条件，也是人体健美的前提。但若劳逸失当，过度劳作、劳累或安逸，均可成为致病因素，产生相应的皮肤病变。

1. 过劳 指劳作过度而引起的疾病。包括劳神过度与劳力过度。

劳神过度：指思虑太过，用脑过度，而使心脾受损。脾在志为思，心藏神而主血脉。劳神过度则耗伤阴血，损及脾气。脾失健运，可见脾虚气弱，面色萎黄，精神倦怠等。

劳力过度：指过度付出体力，积劳成疾。劳力过度可耗损机体之气，久则气少力衰而为气虚，见四肢困倦、气少懒言、精神疲惫、形体消瘦。日久既外损形体，也波及脏腑。

若房事过度、早婚和妇女妊娠生育过多，导致肾精耗伤，使身体衰弱，外邪入侵。肾精不足，可见面色憔悴无华；肾气不足，水液不能正常散布，见皮肤水肿。

2. 过逸 长期不运动，气血不畅，脾运失调，则会导致体形肥胖。

（五）各种外伤

外伤，主要指损及人体的意外伤害，包括枪弹金刃伤、跌打损伤、持重努伤、烧烫伤、冻伤、虫兽伤等。轻则引起皮肤肌肉瘀血、红肿、疼痛、出血，重则损及内脏，或危及生命。常见引起损容性疾病的外伤原因包括药物过敏导致皮肤药疹，强烈日晒导致日光性皮炎，不良化妆护肤品及洗浴用品导致过敏皮疹、皮炎和粉刺等。

此外，自然环境改变、生存条件恶劣、病害虫害增多、各种灾害增加（火灾、沙尘、旱涝灾害）均可影响皮肤健康。

（六）先天因素

先天因素包括遗传因素和胎儿在母体内发育受影响而形成的后天疾病因素，如某些出血性疾病，癫、狂、痫、消渴及多指（趾）、唇腭裂、五迟、五软等。

自然衰老是一项影响皮肤美容的重要的先天因素。《素问·上古天真论》指出，女子“六七，三阳脉衰于上，面皆焦，发始白”，男子“六八，阳气衰竭于上，面焦，发鬓颁白”，均涉及皮肤美容的具体内容。衰老是人类不可避免的，青春容颜随着年龄的增加也将一去不返，人体的外观随之出现皮肤皱纹、肤色黯哑、颜面色斑等衰老表现。美容的目的是采取各种养生方法，尽量延缓衰老进程。

二、病机

（一）脏腑功能失调

中医学认为，脏腑与形体、五官之间有着所主与归属开窍的关系，是密切联系的有机整体。脏腑气血的盛衰及功能正常与否直接关系到皮肤、面容的荣枯及形体的健美。

皮肤为人体一身之表，而颜面皮肤常是皮肤健美的标志。五脏六腑通过经络，将阳气、阴血、津液运送和散布于面，滋补润养皮肤，抗御外邪的侵袭，使面部荣润、容貌不枯。

1. 心　心主血脉，推动血液运行至全身皮肤，以滋养荣润皮肤。因为面部血管较为丰富，且暴露于外，故心气的盛衰可以从面部容颜的荣润表现出来，即所谓“心者……其华在面”。如心气旺盛，血脉充盈通畅，则面部红润、富有光泽；若心气不足，心血亏少，则面部供血不足，不能得到足够的滋养而面色无华或晦滞，可见目睑苍白、视物不清，或虚火上炎则目赤肿痒。若心血失之过多，则面色苍白无华，如《灵枢·决气》所说：“血脱者，色白，夭然不泽。”

2. 肺　肺主宣发，将卫气、津液布散于全身，以温润肌肤皮毛。肺的功能正常与否直接影响皮肤润燥、毛发荣枯；肺在体合皮，若肺宣发正常，则能输布卫气、津液于皮毛，使皮肤滋润。反之，则“气弗营则皮毛焦，皮毛焦则津液去，津液去……则皮枯毛折”。（《内经》）肺失宣肃，则皮肤抗邪能力降低，易患种种损容性疾病。

3. 脾胃　脾主运化，包括运化水谷与运化水湿。脾胃将水谷转化成精微，化生气血，营养皮肤。运化水湿，使肌肤柔润而富于弹性。脾开窍于口，其华在唇，在体合肌肉（肌皮相连），主四肢。脾健运与否，可影响口唇肌肤色泽与润燥。脾运化功能失常，就可导致营养不良和水湿停滞，见面色无华或萎黄，或色如尘垢、枯暗不华，甚至消瘦，使面部皮肤过早出现皱纹，或肌肤水肿。水湿停聚于体内，久则化热，湿热上冲熏于面，可致痤疮、酒渣鼻等面部疾病的发生。

4. 肝　肝主疏泄，调畅人体气机和调达情志作用。肝功能正常，则面部血液供养丰富而面色红润。疏泄失常则血行不畅，见面色发青、黧黑斑、黑眼圈。肝失疏泄，气机不调，心情郁闷，愁眉苦脸，易出现面部皱纹。肝主藏血，其所藏之血，必须靠其疏泄气机，推动血液运行，才不至瘀滞。若藏血不足，则面部皮肤缺少血液的滋养而表现出面色不华。

5. 肾　肾主藏精。所藏之精是人体五脏气血阴阳的根本，肾精充沛，则五脏气血旺盛，功能正常，使人容貌不枯，延年驻颜。如肾气不足，可患黧黑斑；如阴虚不能制火，可导致面生雀斑、黧黑斑。肾精亏损，肾气不足，出现面部皱纹等未老先衰之症。肾主水，通过气化作用调节体内水液的平衡。如肾脏功能失常会引起水液代谢障碍，出现颜面肢体浮肿或皮肤干枯不荣等症。

五脏功能正常、气血充盛是美容的前提条件，对于延缓容颜衰老、青春常驻具有至关重要的作用。

（二）气血津液功能失调

气血津液既是构成人体的基本物质，也是人体容貌、形体健美的基础。它们来源于水谷精微，由脏腑功能活动所化生，通过经络布散至机体内外上下、皮肉筋骨，同时又为机体的脏腑、经络等组织器官进行生理活动提供能量来源。气血津液与人体的颜面、五官、皮肤、毛发、形体、神态具有十分密切的关系。

气的各种功能正常，人体才能维持正常的生理活动。气行不畅可致脾胃呆滞，运化失司，水谷精微失于布散，痰饮水湿不得运化，膏脂积聚，水湿留驻，则可见肥胖之症。气虚血行不利，瘀血停滞，则可见颜面斑点、节结或生鼻赘等症。若气虚失于温煦，则可见面色苍白、四肢不温、畏寒怯冷。卫气失调则可见毛发干燥无泽，皮肤枯而失润，甚则皮肤皲裂等症。气虚卫外失守，皮肤易感外邪，则可见各种有损容颜的病证。固摄失控则可见泪涕四流，甚或津脱精泄，萎靡不振。气虚营养不足，可见皮松肉弛、面容不华、骨弱无力等症。

血行脉中，外达皮肉筋骨，内注五脏六腑，对机体具有营养和滋润作用，与人体美容的关系最为密切。明代张景岳《景岳全书·血证》曰："灌溉一身，无所不及。"血又是神志活动的物质基础，血液充沛，则濡养有权，可见精神充沛、神思敏捷、面色红润、脏腑坚韧、皮肤柔软而有弹性。若血液亏虚，则见精神不振、面色不华或萎黄无泽、肌肤干涩，甚或肌肤甲错等。血热，可见酒渣鼻、粉刺、衄血等。血虚血瘀，气血不和，可见颜面斑点，甚或产生皮肤黑变等损容性疾病。

津液与血液一样，具有滋润濡养作用，广泛分布于身体各部，同样是构成和维持人体生命活动的基本物质，与人体健美直接相关。津液的充盛是人体美态的关键，因其能滋润皮肤、毛发，使肌肤柔润、饱满细腻。津液与肺、脾、肾三脏关系密切，与三焦的通畅水道和肝的疏泄气机相关。若相关脏腑的功能失调，则可影响到津液的生成、输布和排泄。其生成不足则可见皮肤干涩、毛发枯燥、肌肉松软、唇干目涩，甚或皮肤多皱、容颜苍老；若水津不布，则机体失养，可见体弱消瘦之虚损病容；若运行障碍，可使代谢浊物排出不畅，出现皮肤肌表疾患；若水液潴留体内，则可见水肿、肥胖等症；若津伤至极，则气耗血损，出现气血耗损所致的一些损容性疾病。

（三）经络病机

通过经络的联络作用，人体各部的脏腑组织器官（包括颜面五官、皮肉肢体）有机地结合起来，构成了一个以脏腑为中心的统一体。

在病理情况下，经络又是病邪传注的途径。当外邪袭表时，病邪可以通过经络由表及里。内脏有病也可以通过经络影响到有关的形体官窍而出现异常。这在损容性疾病中较为常见，如肺胃有热，可见痤疮、酒渣鼻；肝气郁结，可致黄褐斑等。此外，经络也是脏腑病变相互影响的渠道。

第三节　损容性皮肤病的诊法

中医诊法是指望、闻、问、切四种诊察疾病的基本方法，简称"四诊"。

人体是一个有机的整体，内脏病变可通过五官四肢及皮肤反映出来，局部体表的病变也可以殃及全身。《丹溪心法》曰："欲知其内者，当以观乎外，斯以知其内。盖有诸内者形诸外。”运用四诊可以诊察疾病的症状和体征，但欲全面、正确地判断疾病，必须诸法并重，将四诊有机地结合起来，即“四诊合参”，从而为辨证论治提供依据。

一、望诊

望诊，即医者有目的地运用视觉对人体全身和局部的外部征象进行观察，以了解身体状态。主要观察人的神、色、形、态，以及舌象等方面的异常变化来诊察病情。中医皮肤美容的望诊主要观察病人的神气、面色、皮肤、毛发、指甲、形态、舌象。

（一）望神

神是生命活动的综合反映。广义的神是人体生命活动的外在表现，狭义的神是指人的精神活动。通过观察人体生命活动的整体表现来判断病情轻重，预后善恶，即“得神者昌，失神者亡”。望神，包括望气色和眼神。

得神：表现为面色红润，目有精彩，顾盼灵活，神情安和，语言清亮，思维有序，反应灵敏，体态自然，气息平稳。提示正气充足，脏腑功能未衰，病情较轻，预后良好。

少神：表现为面色少华，精神不振，动作迟缓，饮食不佳。多为正气轻度损伤，或体质虚弱。

失神：表现为面色晦黯，目光无神，反应迟钝，精神萎靡，表情淡漠或昏迷，在眼神、神色、神情、神态等方面明显异常。提示五脏精气衰败，病情危重。

如抑郁烦躁是神气失调的表现。肝气郁结者，可见神情暗淡抑郁、蹙眉不展、纳差胸闷、面无光泽。而心情烦躁、精神不安、坐卧不安，多由邪热客于心肺或阴虚火旺所致。

神是美的灵魂，有神则美。少神则缺乏生命活力之美，甚至为疾病衰老之象。抑郁烦躁则无健康之美，失神、假神则无从谈美。

（二）望色

望色，指望面部的颜色及光泽。头面官窍为人体最暴露之处，靠气血濡养，乃清阳上升汇聚之处，和容貌美关系最为密切。《灵枢·邪气脏腑病形》曰“十二经脉，三百六十五络，其血气皆上注于面而走空窍”，故面部的色泽是脏腑气血盛衰的外在反映。

1. 望面色　一般而言，病人面部色泽鲜明荣润者，为神尚存之象，说明病轻，气血未衰，其病易治，预后较好；若面色晦黯枯槁，为失神之象，说明病重，精气已伤，其病难治，预后较差。

东方黄种人的健康面色应该红润光泽，含蓄不露，隐约微黄。根据人的体质、禀赋不同和居处地理环境差异，面色分为偏白、偏黑、偏黄。由于季节的转换，可有轻微的五色之变。

人体在疾病状态下，可表现出青、赤、黄、白、黑五种面部色泽，可反映主病、病位、病邪性质和病机，故又称“五色诊”。

青色——主寒证、痛证、瘀血、惊风。

赤色——主热证。

黄色——主虚证、湿证。

白色——主虚证、寒证、失血。

黑色——主肾虚、水饮、瘀血。

2. 望目色 指上下眼睑皮肤（眼胞）及白睛的色泽。目眦赤为心火，淡白、目睛无神是血亏之象；白睛赤为肺火，色淡红者多为虚热，色淡黄者为脾虚泻利或内有积滞之象；全目肿赤为肝火或肝经风热；眼胞晦黯者常属肾亏，带有青晕者多因劳伤肝肾或因睡眠不足；下胞青色，多脾胃有寒。肥人目黄者，多胃肠有热；目眶黑为脾肾虚损、水湿为患；白睛青蓝是肝风或虫积。

3. 望鼻 鼻子位于面部五官中央，对容貌影响很大。如鼻梁端直，印堂平阔，山根连印，鼻准丰隆，鼻色明润，鼻黏膜淡红润泽，乃健康长寿、体质强壮之象；如鼻头色红，表面隆起，高低不平，甚者状若赘瘤，为酒渣鼻，多因脾胃积热或肺胃热盛上蒸而致。鼻部色斑或为雀斑或为黄褐斑，鼻周皮疹多为粉刺。

4. 望口唇 口唇红润，富于美感，是脾胃充足，血脉匀调之象。唇色淡红不华者，主血虚和气虚阳虚；唇薄、色鲜红者，多阴虚火旺；唇色深红而干，主内有实热；唇色紫暗，主心阳不振，瘀血内阻。下唇红肿，流水，痛如火灼，皲裂脱屑，状若无皮，口唇颤动，是为“唇风”，为阳明胃经风火上攻。

（三）望皮肤

1. 皮肤性质

（1）中性皮肤的特征：皮肤红润，富有光泽，不油腻、不干燥，皮纹细腻光滑，富于弹性，厚度适中饱满，无粗大毛孔，较为耐晒，对气候变化不敏感，较少生雀斑、黄褐斑、痤疮等皮肤疾患。中性皮肤多见于尚未发育成熟的少年男女和身体健康的成年人。

（2）干性皮肤的特征：肤色或淡或暗，皮纹细腻，但缺乏弹性和光泽，皮肤较薄而干燥，易生皱纹及皲裂，不耐风吹日晒，易生色斑及过敏。多见于形体偏瘦者和女性。

（3）油性皮肤的特征：肤色常偏深，皮肤较厚，弹性良好，皱纹较少，皮脂分泌多，毛孔粗大，T 型部位易生痤疮。多见于素体脾胃健运和身体健康者。

（4）敏感性皮肤的特征：皮肤干燥或油腻，粗糙瘙痒，怕风怕晒易痒易痛。多属过敏性体质，有哮喘、过敏性鼻炎、湿疹等过敏性疾病的家族史，外因与季节及致敏性物质有关。

2. 皮损

（1）痤疮：指发于颜面和胸背部的毛囊性红色丘疹，或黑头粉刺、脓疱、结节、囊肿等，又称“面疱”“粉刺”。

肺热者，颜面部有与毛囊一致的丘疹，可挤出白粉色脂栓，以鼻周多见，轻度发痒，常伴有口干鼻燥、大便干结，是因肺热郁积肌肤，不得宣泄而致。

胃热者，面部出油较多，毛孔粗大，口周皮损多而明显，有多食、口臭口干、便秘、喜冷饮等症，是因脾胃积热郁于肌肤而致。

血热者，以口鼻周围及两眉间较多皮疹，常有毛细血管扩张，遇热或情绪激动时，面部明显潮红，自觉有潮热，月经前加重，大便干燥，小便黄赤。多因情志抑郁，五志化火，热伏营血而致。

热毒者，脓疱常见，炎症明显，此起彼伏，反复不断，脓疱消退后常留有凹陷性小瘢痕，形如橘皮，胸背常被累及。多因肺胃郁热，复感热毒，郁于肌肤而致。

湿毒血瘀者，除丘疹脓疱外，常以结节囊肿为主，油性皮肤居多，愈后瘢痕较明显。多因形壮湿盛，复感毒邪，阻滞经络，气血不和而致。

（2）斑：局限性皮肤颜色改变，抚之不碍手、不隆起、不凹陷，大者呈斑片状，小者呈斑点状。

①红斑：凡皮肤上出现红色改变，平摊于皮下，扶之不碍手者，临床上多见以下证型。

血热风燥者，发病较急，多见于肘膝关节伸侧、头皮、躯干。初起见红色或鲜红斑点，可逐渐扩大成片，其上叠起银色鳞屑，层层剥离，剥之出血，多有瘙痒、伴心烦易怒，口舌干燥，大便干结。

风邪外束者，多发于春秋季。胸背上肢及腹部先有一个母斑、逐渐增多，中有细小白屑，历数日后，颈及膝部可见多数玫瑰红色斑点、大小不等、对称分布、瘙痒。

风热伤营者，多呈暗红或鲜红色，好发于春秋季。初起外感风热，继而面部或手足背见圆形红斑，边缘略微隆起，中心略凹下，有小水疱。

湿热郁滞者，常见于胫前，偶见于两股及上臂，色鲜红；伴梅核大小硬结，灼热疼痛，触之尤甚，腿足浮肿，行走不利，口中黏腻，大便不爽。可因久居湿地，雨后湿蕴，或饮食失节，伤及脾胃，湿郁化热，湿热下注而致。

脾不统血者，下肢常出现针尖至榆钱大小淡红色斑点，病程长，反复发作。

阴虚火旺者，斑色鲜红如妆，多呈钱币形或蝴蝶形，对称分布于两颊、颧部、鼻部、耳、口唇、头皮、手背等处。兼见五心烦热，口咽干燥，目眩发落等。

②紫斑：指皮肤上出现斑点状的紫色改变，平摊于皮肤之下，抚之不碍手，临床上多见以下证型。

湿热下注者，常见于青年女性，多发于两腿或股部，呈紫色或紫红色，伴有梅核大小硬结，触之疼痛。周围可有轻度肿胀，硬结消退后多不留痕迹。

血热妄行者，以青年为多见，骤然发病，紫斑发无定处，以双下肢伸侧多见，时有轻度瘙痒，压之不退色，分批出现，有时微突皮面。多因素有风邪，风热相搏，迫血妄行，或食入腥发动风之物，禀赋不耐而致。

瘀血阻滞者，呈紫色或紫褐色，也叫“青记”“紫印”，自幼或青春期发病，无明显诱因，有家族史，进展缓慢，无全身症状。

寒凝血滞者，好发于面部、鼻部、耳郭、手足背，冬重夏轻，多见于青年女性。

脾不统血者，皮损紫暗平塌，病程长，反复发作，伴脾虚或慢性出血症状。

脾肾阳虚者，以下肢为多见。紫斑如榆钱或粟米粒大小，色淡而互不融合；伴形寒肢冷，大便溏薄，小便清长，面色皖白或苍白等，多因寒冷或劳累发作或加重。

③白斑：指皮肤出现点片状白色改变。

气血失和者，多呈圆形，逐渐扩展，中心可有点状肤色加深，边缘不整，界限清晰，进展缓慢，好发于面颈、脐周、前阴等部位。可伴有心情抑郁或烦躁，失眠多梦，胁肋胀满，月经不调等症。

暑湿郁肤者，多在夏令发于颈、腋、胸、背、四肢伸侧，呈白色或灰白色斑点或斑片，近圆形，西瓜子大小，表面微亮，微痒，搔抓后有细糠样白屑。

虫积白斑，好发于儿童面部。初起大小不等，呈圆形或椭圆形，白色或灰白色，边缘不清，表面略干燥，上覆细糠样白屑。多因虫积内生，气血暗耗所致。

④褐斑：指皮肤出现点片状褐色斑，不高出皮肤，抚之不碍手者，又称“黧黑斑”“黄褐斑”“肝斑”“妊娠斑”“蝴蝶斑”等。

肝气郁结者，以目周为主，浅褐色，颜面、鼻周也可见，呈点状或片状，边缘不整，边界不清；伴见七情失调，烦躁易怒，胸胁胀满，月经不调，纳差。

湿热内蕴者，褐斑范围较大，目周、口唇、鼻部、前额、面部均可见，边界不清；常伴皮肤油腻，脘闷，身重，苔腻。多因过食油腻肥甘、辛辣刺激之品所致。

阴虚火旺者，多见于鼻、额、面颊部，色淡褐或深褐色，呈点状或片状，大小不等，边界清楚，边缘不整；伴五心烦热，头晕耳鸣，腰膝酸软。多因忧心思虑，或房劳不节所致。

⑤黑斑：指皮肤上出现点状、网状、片状的黑斑，平齐于皮肤，抚之不碍手，其色较褐斑色重而浓，又称“面尘”。

肝郁气滞严重者，斑形表现类似于褐斑，其色晦黄或淡黑。

脾虚不运者，黑斑多见于前额、面颊、耳后、前臂、腋窝等部位，成片出现；伴有纳呆神疲，腹胀便溏，舌有齿痕等症。

肾阴不足者，多见于面颊、前额、颈、手背、前臂、脐等处，如针尖、粟粒大小；伴有腰膝腿软，五心烦热，口干咽燥，舌红少苔等症。

(3) 皮肤疣：指皮肤表面的小赘生物，小如粟米，大如黄豆，表面光滑或粗糙，状如帽针头或花蕊，呈正常肤色或淡褐色、黄白色，数目多少不一，少则一个，多则数十个，好发于手足背、掌跖部或头面部，挤压时则有疼痛，碰撞或摩擦时易出血。

血虚风燥者，皮损肤色正常，表面粗糙而带刺，好发于手足背、掌跖部或头面部，一般无自觉症状。风热者，皮损扁平坚韧，肤色正常或淡褐色，表面光滑，好发于面部或手背，微痒。

风热毒者，皮损呈半球形的坚实丘疹，表面光滑，中央有脐窝，刺破可挤出白色乳酪样物质。

气血凝聚者，皮损坚实，中央有黄白色硬节，压迫时疼痛明显，好发于掌跖部。

(4) 风疹：又称“风团”“风疙瘩”“瘾疹”，是高出皮肤的斑丘疹，常呈团块样、局限性水肿或融连成片状，突发突退，常不留痕迹。

风热者，皮疹呈红色或粉红色，遇热加重，遇冷缓解。夹湿者，可有小水疱。

风寒者，皮疹呈粉红色或磁白色，常以身体暴露部位较为突出，遇冷加剧，得热则缓。

血热者，皮疹色鲜红，融合成片状，甚痒，或先感皮肤灼热刺痒，抓之随起疹块。

肠胃积热者，兼见肠胃不适，腹胀便秘，小便短赤。多因饮食失节，胃肠积热，内不得疏泄，外不得宣通，郁于皮肤之间而发。

气血虚弱者，皮疹色淡，时发时止，劳累后加重。常见于脾胃虚弱，气血不足，复感风邪，郁于腠理，不得透达所致。

(5) 脱屑：又称皮屑或鳞屑，即皮肤表面脱落的残片。皮屑是皮肤新陈代谢的产物，少量的脱屑是生理现象。病理性脱屑分干性和油性两种。

①干性脱屑：血虚风燥者，皮屑细小干燥而色白，层层脱落，鳞屑附于浅红色斑片之

上，皮肤干燥，夏轻冬重。多因先天禀赋不足，后天脾胃失养，肌肤失润所致。

血热风燥者，皮疹为淡红色斑块，表面皮屑不多，附着较紧，呈多层性，搔之表面易剥离，底层附着紧密，剥之有点状出血，基底潮红明显，皮肤干燥，大便秘结。多因素体阳盛，或五志化火，心肝蕴热，火热蒸灼血分所致。

②油性脱屑：早期皮损呈大小不等的红色斑块；或为坚硬的毛囊性丘疹，肤色如常，夏轻冬重，皮屑油腻或结成灰色厚痂皮，痂下有轻度渗出；或表面湿润，有时起脓疱，融合成片状，常伴有臭味。多因恣食肥甘，湿热内蕴，久则浸淫肌肤而致。

病程长者常见瘀血和内燥。瘀血者，皮损较厚，呈暗红色斑块，多因气血虚弱，运行无力而致；内燥津液不布者，皮肤广泛干燥粗糙，多为毛囊性角化性丘疹，冬重夏轻，多因脾伤不能为胃行其津液所致。

（6）肌肤甲错：是形容皮肤粗糙、干燥、角化，外观皮肤呈褐色，如鳞甲状，是内有瘀血的一种外候。临床上兼有身体羸瘦，腹满不能饮食，两目暗黑等症状。

（7）皮肤皲裂：皮肤表面出现大小不一，深浅不等的线状裂口，深者痛重并可出血，浅者痛轻不出血，患部皮肤枯燥，增厚发硬，粗糙碍手。多因肌热骤被寒冷风燥所逼，致血脉阻滞，肤失濡养而成；或年老体衰，气血不荣所致；并与经常摩擦、压力、浸渍等有关。

（8）皮肤瘢痕：皮肤损伤愈合后，组织增生，皮肉高突不平，坚韧而有弹性，呈蟹足状，多见于禀赋异常。若瘢痕日久，或气血亏虚，则可见瘢痕萎缩、局部皮肤凹陷、柔软松弛而发亮。

（9）皮肤肥厚：皮肤表面局限性变厚、干燥。

脾虚血燥者，皮肤干燥，瘙痒明显，表面呈暗红色，有脱屑，可有渗出。乃因禀赋不足，脾虚生湿，郁而化燥所致。

血虚化燥者，皮肤粗糙肥厚，多发于颈部两侧或眼睑部，淡褐色，瘙痒。

气滞血瘀者，皮色暗红，增厚明显，皮嵴沟显著，抓后有轻度渗出，多发生于皮肤受压部位。

湿蕴阻者，皮损色稍黑，呈斑块状，或融合成片，表面粗糙肥厚，多发生于四肢伸侧，阵发性瘙痒，入夜尤甚。乃风湿郁于肌肤，不得宣泄所致。

（10）皮肤萎缩：皮肤光亮，较正常为薄，其表面纹理消失或异于正常。

毒邪浸淫者，皮损浅红发亮呈圆形，正常纹理消失或有轻度皱纹，以颜面多见。其次胸背肩部初期可有热毒脉症，多因感受日光热毒、梅毒或疫气所致。

寒凝血瘀者，萎缩呈带状，开始在手足背，逐渐扩展至前臂或下肢胫前部，皮肤薄而光滑、凹陷，色浅灰或灰暗，摸之较硬，尺肤寒凉。系寒邪外袭，络脉阻滞，肌肤失养所致。

气血虚弱者，多见于一侧面部皮肤萎缩、塌陷，明显变薄，失去正常纹理，乃肌肤失养所致。

肝肾阴虚者，面部皮肤松弛、变薄，呈线条形萎缩，容易出现大的皱褶，皮肤干燥，轻度脱屑，色灰褐或褐红。多见于中年人，未老先衰，容颜衰老，易伴发老年斑或血管瘤。多因久病缠绵或形乐志苦，繁劳负重，以致肝肾亏损，精血不足，肌肤失养，日渐萎缩。

（四）望毛发、爪甲

1. 毛发 健美的头发乌黑亮泽，茂密柔顺，富有弹性，是五脏强壮、气血旺盛的外在表现。

（1）毛发变异：指毛发的光泽、质地、形状发生异常变化，如发白、发黄、发焦枯、发分叉等，属病理表现。若因年龄、遗传或种族关系引起的白发、黄发、卷发等属生理现象。

须发细弱，枯黄不泽，头顶及两鬓日渐稀落；兼见头晕眼花，面容憔悴，腰膝酸软，手足心热等症。多见于中年人，因久病营阴内耗，或恣情纵欲，肾精亏损所致。

毛发苍白或萎黄，干燥易折，头发均匀稀疏脱落，小儿毛发焦黄蓬乱，有分叉，常兼见面唇色淡，少气乏力，语音低微，纳呆形瘦等症。多见于久病或产后耗伤气血，或小儿饮食调摄不周，损伤脾胃，气血化源不足所致。

发白而不细软，成束发生，或夹杂于黑发之中，末端无分叉，无明显自觉症状。多见于青少年，血气方刚，阳热偏盛，伤及营血，毛发不得充养所致。

此外，频繁洗、烫、染发，也是造成毛发焦枯、发黄的常见原因。

（2）脱发：血热生风者，头发突然成片脱落，头发光亮，局部微痒，一般无全身症状；或见心烦、口渴、便秘。多因心绪烦忧，心火亢盛，风动发落。

阴血亏虚者，头发油亮多屑，经常脱落，日久头顶或两额角逐渐稀落，头痒；兼见头晕耳鸣，腰膝酸软。多见于中年人。

气血两虚者，头发细软干燥，均匀脱落，日渐稀落；兼见少气乏力，面色无华，肢体麻木等。可见于任何年龄，因脾胃虚弱，化源不足所致。

瘀血阻滞者，头发部分或全部脱落，或须眉俱落，日久不长；常见头痛，面色晦黯，舌有瘀斑，也可无明显症状和病因。

2. 爪甲 健美的爪甲呈弧形微曲的椭圆球面，厚薄适中，红润含蓄，月痕清晰，甲皱整齐，甲体无嵴棱沟裂，无斑纹瘀点，轻压指甲放松后红润如故。

爪甲淡白，萎软无华，乃气血不足的贫血之象；色苍白者为虚寒，属脾肾阳虚。

爪甲粗厚者，指趾爪甲远端或边缘日渐增厚，甲体表面失去光泽呈灰白色，表面高低不平、粗厚枯槁，甲板下生污黄色斑，多伴有足癣，亦称“灰指甲”。

爪甲呈层状分离，失去韧性，易于脆裂，见于外伤或甲癣，多因血瘀或血虚风燥所致。

匙形甲是爪甲薄软，周边卷起，中央凹下如匙形，又称“反甲”。多发于手指，常见于大病之后或素体脾虚者，因气血亏虚或肝血不足，或脾虚不运，营养不良所致。

嵴棱是有由甲根向远端起纵行嵴棱，甲面凹凸不平。多因肾阴不足，肝阳上亢；或气血亏虚，或甲床损伤所致。

甲板出现凹陷的横沟，多因肺中热燥，气津不布；或肝气郁结，或气虚血瘀所致。

筒状甲指甲卷曲如筒，又称“葱管甲”。多见于久病体虚，气血亏虚或安逸少劳之人。

“球形甲”指甲增宽，呈球形，指端粗大如葱头，属气虚血瘀。见于心阳不振、心血瘀阻、咳嗽喘促、呼吸困难者。

手足指甲根皮肤皱襞剥起，又称“倒刺”。多因血热或气血不和所致。

倒甲即“嵌甲”，爪甲倒生深入皮肉内，刺痛如锥，多发于脚趾。多因鞋靴窄小挤压，或受外伤而致。

（五）望形态

通过观察病人的身形、动作、姿态和体质以诊察疾病。形体壮实，活动正常是正气充盛的表现。人体或器官形态异常多为先天禀赋不足或后天疾病、创伤所致。

中医认为“瘦人多火，肥人多痰”，瘦人之病虑竭其阴，而形体消瘦；倦怠喜静是气血不足的表现。

皮肤肿胀、形体肥胖多为水津运化失司，或热毒蕴结，或气滞血瘀所致。

头的异常颤动多是肝风内动，或气血不足，无力自制。

关节疼痛肿胀、强直变形，多为风寒湿邪痹阻经络或热伤筋脉所致。

单侧肢体偏瘫，伴口眼㖞斜，多由风痰、瘀血阻于经络而致。

（六）望舌象

舌为心之窍。舌虽然对外在美没有直接影响，但舌象是中医美容辨证施治的重要依据之一。舌通过经络直接或间接地联系于脏腑，脏腑的精气可上荣于舌，脏腑病变也可以从舌象变化反映出来，因而望舌可诊察脏腑的病理变化，可判断正气盛衰、病位深浅、病邪性质、病情进展等情况。望舌象，主要是观察舌质和舌苔两个方面。

1. 望舌色

淡白舌：主虚证、寒证。为阳气虚弱，气血不足之象。

红舌：主热证。舌鲜红起芒刺，兼黄厚苔，多属实热证；舌鲜红少苔，或有裂纹或光红无苔，多属虚热证。

绛舌：主内热深重。多见于内伤杂病，多为阴虚火旺。

紫舌：主病有寒热之分。绛紫而干枯少津，属热盛伤津、气血壅滞；淡紫或青紫湿润者，多为寒凝血瘀。舌有青紫色斑块、瘀点者，多为血瘀。

青舌：舌色如皮肤上暴露之“青筋”，缺少血色。主寒凝阳郁和瘀血。

2. 望舌形　首先观察舌体的荣枯老嫩。舌体明润红活者为荣，为有神；舌体干瘪死板者为枯，为无神。舌质纹理粗糙，形色坚敛苍老者，多属实证、热证；纹理细腻，形色浮胖娇嫩者，多属虚证、寒证。同时还需观察舌体的胖瘦、有无裂纹、齿痕及芒刺等情况。

3. 望舌苔　舌苔是胃气上蒸形成的。病苔是胃气夹邪气上蒸而成，分厚薄、润燥、腐腻、剥落等情况。观察舌苔的异常变化，有助于对疾病的诊断。望舌苔，包括望苔质和苔色两方面。

（1）望苔质

厚薄：一般而言，疾病初起，病邪在表，病情较轻者，舌苔多薄；而病邪传里，病情较重，或内有食饮痰湿积滞者，舌苔多厚。舌苔由薄增厚，反映病邪由表入里，病情渐重；若舌苔由厚转薄，反映病邪渐散，病情由重转轻。

润燥：了解津液的盈亏情况。润泽是津液上承之征。若舌面有过多的水分，扪之滑利而湿，称为“滑苔”，多是水湿内停之征；若舌面干燥，扪之无津，称为“燥苔”，多见于热盛伤津或阴液亏损之病证。舌苔由润转燥，是病邪由寒化热，津液已伤；由燥转润，是津液渐复。

腐腻：苔质颗粒疏松，粗大而厚，如豆腐渣积于舌面，称为“腐苔”；多因阳热有余，蒸腾胃中腐浊邪气上升而成。如苔质颗粒细腻，刮之不易去，上罩一层油腻状黏液，称为“腻苔”；多是湿浊内蕴，阳气被遏所致。

剥落：舌苔不均匀，出现剥落，剥落处光滑无苔，称为“花剥苔”，属胃的气阴两伤；舌苔全部剥脱，舌面光洁如镜，也称“镜面舌”，是胃阴枯竭、胃气大伤的表现。

（2）望苔色：苔色有白、黄、灰、黑四种。苔色与病邪性质有关，察苔色可推断疾病性质。

白苔：主表证、寒证。表寒证，苔多薄白；里寒证，苔多白厚。若苔白厚腻，多为湿浊内停或食积所致。

黄苔：主里证、热证。一般情况下，黄苔颜色越深，提示热邪越重。苔黄腻，多为湿热或食滞。

灰苔：主里证。苔灰白而滑，多为寒湿内停；苔灰黄而腻，多为湿热蕴积；苔灰黑而干，多为燥热伤津。

黑苔：多由黄苔或灰苔转化而来，一般是病情较重的表现。若苔黄黑而干燥，甚则起芒刺，多为热盛津枯；苔黑而滑，多属寒湿内盛。

疾病是一个复杂的发展过程，舌质与舌苔可从不同的角度反映病情。一般来说，察舌质重在辨正气的虚实，当然也包括邪气的性质；察舌苔重在辨邪气的浅深与性质，当然也包括胃气的存亡。临床辨证时，需将两方面的情况进行综合分析，为辨证提供可靠的依据。

二、闻诊

闻诊包括听声音和嗅气味。动听的声音、正常的气味是生命动态美的外在反映，具有美学意义，更重要的是能反映脏腑功能活动。

（一）听声音

包括听病人的语言、呼吸、咳嗽、呃逆、嗳气等声音。

一般来讲，声音高亢有力者为正常或实证，而声音低弱无力者多为虚证。实证和热证常有声音重浊而粗、高亢洪亮、烦躁多言；虚证和寒证可见声音轻细低弱，静默懒言。此外，不同声音还可反映疾病的部位和性质。

呼吸有力、声高气粗多是热邪内盛，气道不利，属于实热证；呼吸无力、声低气弱多是肺肾之气不足，属于内伤虚损。呼吸微弱、气少不足以息者，称为“少气”，多因气虚所致。胸中郁闷不舒，引一声长吁或短叹声音的，称为“叹息”（古称太息），为肝气郁结之象。

咳嗽的声音和兼见症状，可鉴别病证的寒热虚实。咳声紧闷，多属寒湿；咳声重浊，兼痰稀色白、鼻塞不通，多是外感风寒；咳声低、痰多易咯出，是寒咳或湿咳或痰饮；咳声清脆者，多属燥热；干咳无痰，或咳出少许黏液，是燥咳或热咳；咳声不扬，痰稠色黄，不易咳出，咽喉干痛，鼻出热气，属于肺热；咳声低微，咳出白沫，兼有气促，属于肺虚；夜间咳甚者，多为肾水亏；天亮咳甚者，脾虚所致，或寒湿在大肠。

呃逆，俗称“打呃”。从咽部冲出，发出一种不由自主的冲击声，呃呃连声。新病闻呃，其声有力，多属寒邪或热邪客于胃；呃声高亢、声响短而有力，多属实热；呃声低沉而长，气弱无力，多属虚寒；日常打呃，呃声不高不低，无其他不适，多为进食仓促，或食后偶感风寒，一时气逆所致，可自愈。

嗳气，俗称打饱嗝。从胃中向上，出于咽喉而发出的声音，多见于饱食后。若嗳出酸腐气味，兼胸脘胀满者，是宿食不消，胃脘气滞；嗳气频作，其声响亮，得嗳气矢气或太息后脘腹宽舒，属肝气犯胃，常随情绪变化而减轻或增剧。

（二）嗅气味

通过嗅患者的口气、汗气、分泌物与排泄物等气味的异常，为辨别疾病的虚实寒热提供依据。口气、体气是人体新陈代谢、脏腑活动所散发于外的气味。

口气臭秽、嗳气酸馊多为内有宿食，消化不良，或与胃肠湿热有关。口气酸臭、嗳气厌食、脘腹胀满，多属食积化热。口气臭秽、口渴喜饮、牙龈肿痛或口舌生疮、便秘尿赤，多属胃火上炎。口气腥腐可见于内痈、牙疳、龋齿导致食物腐败，或腐肉败血，张口时也发出秽浊之口气。口气腥臭、咳痰黏稠、口干咽燥、胸痛身热，多属阴虚火旺。此外，过度节食减肥，体重减轻过快可见口臭；食蒜、葱、咸鱼、榴梿等特殊气味的果蔬也引起令人不快的口臭。

汗气，由汗出过多而产生。腋下、手掌、阴下、股内、足心等处，汗液浸渍，气味难闻，多因先天特异体质。汗气酸腐，多属阴虚火旺；腥臭味为湿热蕴蒸；臭秽为热毒甚。足臭，常伴有足癣、起泡、脱皮、瘙痒，甚则溃烂，则为湿盛，或湿热下注所致。有尿臭味，为肾气衰败。其臭气大小与本人卫生习惯有关。

小便臊臭、色黄混浊，伴有尿频、尿急、尿痛，为膀胱湿热；尿有酮体气（烂苹果样气味），为消渴病的危重证候。大便恶臭难闻，里急后重，多属大肠湿热；大便泄泻、臭如败卵、完谷不化、矢气酸臭，多属伤食。

月经或产后恶露不尽而有臭秽之气，多为热袭胞宫，血不归经。带下腥臭，色黄黏稠，为肝经湿热；带下恶臭，色黄绿如脓，或混浊如米泔或夹血，多属湿毒重证。

三、问诊

问诊是通过对患者或陪诊者进行有目的的询问，了解疾病的开始、发展、治疗经过、目前症状和与疾病相关的情况，以诊察疾病的方法。问诊可收集到其他三诊无法取得的资料。包括问一般项目、问主诉和病史、问现在史等。

（一）问一般情况

包括姓名、年龄、性别、婚姻、民族、职业、籍贯、现住址等。一般情况的询问有两方面的意义：一是对病人的诊治负责，便于随访；二是可以了解到某些与皮肤疾病有关的资料，作为诊断疾病的参考。

（二）问主诉

主诉是病人感受最痛苦的主要症状及其持续时间。主诉通常是病人就诊的主要原因，也是疾病的主要矛盾。应用一二句话对主诉加以概括，并同时注明主诉自发生到就诊的时间。主诉在疾病的诊断与治疗上都有重要作用。

（三）问现病史

询问从起病到就诊时病情演变与诊察治疗的全部经过，包括起病的时间与环境、病之新久缓急、病人自认为发病的原因或诱因、最初的表现、病情演变规律、诊疗过程及曾经何种处理等。如病程较长，可按时间顺序、分阶段询问：每一阶段的主症、症状性质及病情程度，其变化有无规律性，是否存在影响症状的原因或诱因，进行过哪些治疗、哪些检查及检查结果如何，治疗过程中有否出现过不良反应等。

（四）问既往史、生活史、家族史

1. 既往史 包括既往健康状况，曾患过何种主要疾病。素体健壮者多为实证，素体不足者多为虚证。

2. 生活史 包括病人的出生地与居住地、生活习惯与饮食嗜好、劳逸起居、工作情况等。生活艰难或安逸、工作操劳或轻松、饮食偏嗜，均对人体的容貌、形体有较大的影响。

3. 家族史 询问病人直系亲属的健康状况，对于诊断某些遗传病和传染病有一定帮助。

（五）问现在症

病人就诊时的全部自觉症状，以及对辨病、辨证有意义的全身情况。问现在症是问诊中的重要一环。

（六）中医美容临床问诊要点

各种损容性疾病的诊断虽然是望诊为先，但要探明病因病机，需四诊合参，问诊尤其不可少。

1. 发病时间 发病时间长短可提示病证的虚实。一般来说，发病时间较短，多属实证；发病时间较长，多属虚证。发病的季节可提示病邪的性质，如春季多风邪致病；夏季多因热邪、湿邪侵袭；秋季多提示燥邪；冬季多与寒邪有关。

2. 原因或诱因 询问损容性疾病的发生原因或诱因，可探究疾病的根本，从本论治，体现出中医“治病求本”的治则。导致损容性疾病的原因有多种，如外感六淫、内伤七情，或饮食所伤、劳逸失常，或脏腑虚弱、气血失调等。

感受风热之邪，可生粉刺、疣疱；风湿热毒郁于肌肤，会致各种体癣；感受湿邪会致湿疹、痱子等；感受燥邪，则皮肤干燥、脱屑、皲裂。

人之七情，是人体对客观外界事物刺激在情志方面的正常反应。七情当发即发，不但不会伤人，还可使人阴阳气血调和，有益于身心健康。如长期过分压抑自己的情志，会使内在气机失调，进而脏腑功能紊乱，影响面容及形体，致容貌早衰，形体枯槁，或易患白癜风、斑秃、黄褐斑等疾病。

饮食饥饱失常或进食不洁或偏食，都会引起有碍美容的疾病。过食肥甘厚腻、辛辣之物，易化生内热，引起痈疽疔疖等皮肤病证；饮食过量，易致肥胖；摄食不足或偏食，可致气血亏虚，出现形瘦、面色无华等症；误食腐败之物或致敏有毒食物，可致皮肤过敏，甚则死亡；进食不洁之物，可致寄生虫病，出现皮肤虫斑、皮色苍黄无华等症。

劳逸失常会影响机体的健康，致容貌早衰。劳累过度则体倦乏力，消瘦无华，面皱皮槁；安逸过度则体僵肢软，臃肿懈怠；房劳过度，肾精受耗，会加速人体衰老。

脏腑虚衰，会出现诸多损容性疾病。肾虚可致皮皱肉松，发脱齿掉，耳聋目花，肤现乌斑（老年斑）等容颜衰老现象；脾胃气虚则气血生化不足，致面淡黄无华、形体消瘦，或脾虚湿停致体困体胖；心气不足则面白或青，身疲乏力；肺气不足则皮肤粗糙、脱屑。

气血对人体健美具有十分重要的作用。气血亏虚则肌肤失养，致皮色苍黄、营养不良；气血不畅，气滞血瘀，可致黧黑斑、雀斑、肌肤甲错等。

当人体内在脏腑气血失调时，会易感外邪，诱发多种损容性疾病的发生。

3. 自觉症状　损容性疾病会出现一些自觉症状，如瘙痒、疼痛、灼痛、麻木等。应结合各自的表现及伴有的症状进行辨证。

4. 治疗经过　对于一些病程较长的损容性疾病，一般都经过治疗处理，故应详细询问其治疗经过，从而了解疾病整个发病过程、发病情况，以及对以往所用之药的效果判断，也为以后诊治提供重要参考。

5. 既往健康状况　既往健康状况可反映一个人的体质。如平素体健少病，则提示内在气血调畅；平日体弱多病，则提示体质虚弱，易患各种病证。损容性疾病的发生与体质有很大联系。如阴虚体质之人易患褐斑，面部易皱；阳虚体质之人易肥胖等。皮肤病多缠绵难愈，反复发作，了解其发病，为诊治提供依据。

6. 环境因素

（1）生活环境：生活状况不良，过度劳累奔波，久之耗气耗血；或饮食摄入不足，致气血亏虚，过早衰老；生活状况优良，安逸过度，气血壅滞生痰湿，则形体臃肿。过多摄入肥甘厚腻之物，可助湿生热，致损容性疾病多发。

（2）工作环境：工作环境直接影响人体的心境。如工作环境舒适、轻松，人际关系和谐，则神清气爽、面色红润、精力充沛；反之，工作环境压抑、沉重，人际关系不和，则心情抑郁不舒、面色淡暗、精力不充、工作效率下降。

（3）自然环境：自然界的变化会影响人的生存。生活在清新、明净、绿色的大自然中，人的心情舒畅，神清气爽；如生活在污浊的空气中，受烟雾灰尘，或紫外线、电磁波、化学合成物、噪声等的污染，会使人变得烦躁不安，久而久之影响体内的气血运行，变生多种疾病。

（4）社会环境：社会的发展日新月异，社会环境也可影响人的心理状况，通过情绪变化在皮肤上表现出来。若情绪平稳，平淡知足，充满爱心，皮肤会表现得光滑润泽；反之，矛盾的心理，过极的情志，会引发皮肤的缺陷或疾病。因此，修身养性，淡泊名利，豁达大度，可免除或减轻外形外貌的损害。

四、切诊

切诊，包括脉诊与按诊两部分，是医者运用指端的触觉，在病者的一定部位进行触、摸、按、压，以了解病情的方法。

（一）脉诊

1. 正常脉象 又称平脉。基本特征：三部有脉，沉取不绝；一息四至五至（相当于70~80次/分）；不浮不沉，不大不小，从容和缓，柔和有力，节律一致。即有胃、有神、有根。有胃即从容、和缓、不浮不沉、不快不慢，反映脾胃旺盛和气血充盈。有神以应指柔和有力、节律整齐为主要特点，反映心气健旺，血脉充盈。有根以迟脉沉取不绝为特点，反映肾气足，生机不息。总之，平脉反映了机体气血旺盛，脏腑功能健旺，阴阳平衡，是健康的标志。

正常脉象可由于人体内外诸多因素的影响而发生相应的生理性变化。如四季气候的影响，平脉有春弦、夏洪、秋浮、冬沉的变化。地理环境的影响，如南方人脉多细软或略数；北方人脉多沉实。妇女脉象较男子濡弱而略快。年龄越小，脉搏越快，五六岁幼儿，每分钟脉搏90~110次，年龄渐长则脉象渐和缓。短暂的情志变化也可影响脉象，如喜则脉缓。脑力劳动之人，脉多弱于体力劳动者。饮食也可影响其脉象，如酒后脉多数而有力，饥饿时脉多稍缓而无力。脉象变化多样，但总以有胃、神、根为平脉范围。

2. 常见病脉与主病 疾病反映于脉象的变化，称为病脉。疾病的性质不同，表现出的脉象也不同，故可将脉象作为诊断疾病的重要依据之一。我国最早的脉学专著《脉经》提出24种脉象，《濒湖脉学》提出27种，《景岳全书》提出16种。虽然脉象种类较多，但总离不开位、数、形、势四个方面的相兼和变化。脉象主要体现在脉位的深浅、脉率（至数）的快慢、脉力的强弱、脉律（节律）的整齐与否、脉形的粗细长短、脉势的大小，以及气血的充盈度、脉动的流利度、血管的紧张度等方面。

浮脉：轻按即得，重按稍弱。主表证。浮而有力为表实，浮而无力为表虚。

沉脉：轻按不显，重按始得。主里证。有力为里实，无力为里虚。

迟脉：脉搏迟慢，一息不足四至（每分钟在60次以下）。主寒证。有力为实寒证，无力为虚寒证。

数脉：脉搏急数，一息五至以上（每分钟逾90次）。主热证。有力为实热，无力为虚热。

虚脉：三部脉轻取，重按均无力。主虚证（气血两虚）。

实脉：三部脉轻取，重按均有力。主实证（表实证、里实证、实寒证、实热证）。

洪脉：宽大如洪，来盛去衰。主实热证。

细脉：脉细如线，应指明显。主诸虚劳损，又主湿证。

滑脉：往来流利，应指圆滑，如珠走盘。主痰饮，实热，食积，孕脉。

涩脉：往来艰涩，如轻刀刮竹。主气滞血瘀，精亏血少。

弦脉：端直以长，如按琴弦。主肝胆病，痛证，痰饮。

紧脉：脉体急束，崩急如绳，左右抗指。主寒证，痛证。

濡脉：浮而细软，重按不足。主湿证，气血亏虚。

促脉：数而一止，止无定数。主阳盛实热，阴血不足。

结脉：缓而一止，止无定数。主阴寒气结，寒凝，血瘀。

代脉：缓而一止，止有定数。主脏气衰弱。

3. 相兼脉与主病 在疾病过程中，由于病变机体的正气有盛衰不同，致病因素可以两种以上邪气相互兼夹，病变的部位和性质也不断变化，所以在临床上见到的病脉往往不是单一的脉象，而是两种或两种以上的脉象同时出现，即“相兼脉”。相兼脉的主病，一般为组成该相兼脉的各单一脉主病的相合。如：浮紧脉，浮脉主表证，紧脉主寒证，浮紧脉即主表寒证，余可类推。如沉迟脉主里寒证；沉细数脉主里虚热证；滑数脉主痰热、痰火，或内热食积证；沉涩脉主血瘀；弦数脉主肝郁化火，或肝胆湿热；沉缓脉主脾肾阳虚，水湿内停等。

（二）按诊

医生用手指、手掌对病人的肌肤、手足、脘腹及其他部位施行触、摸、按、压，了解局部冷暖、软硬、润燥、压痛、凹凸等异常变化，以测知病情的寒热、虚实，推断疾病的部位和性质。在中医美容中，用按压的方法察皮肤寒热、润燥、疮疡，可测知疾病的寒热属性、津液的盈亏，以及辨别脓疡性质、成与未成等。皮损按压后色泽的改变，皮损是否凹凸，皮肤是否光滑或粗糙，毛发、鳞屑是否易于脱落等对诊断和治疗有所帮助。

1. 按肌肤　主要诊察皮肤的温度、润燥、肿胀等。一般来说，热邪盛的身多热，阳气衰的身多寒。凡身热，按其皮肤，初按热甚，久按热反转轻的，是热在表；若久按其热更甚，热自内向外蒸发的，是热在里；肌肤热泛而无蒸腾感的，属虚劳发热。皮肤润泽的，多属津液未伤；干燥或甲错的，多属津液已伤，或内有干血。按之凹陷不起，多为浮肿。

2. 按手足　主要是察寒热，诊手足温凉，以判断阳气的盛衰。手足俱冷，多是阳虚寒盛；手足俱热，多为阳盛热炽。手心热盛，多为内伤；手背热盛，多属外感。

3. 按脘腹　主要是通过轻触表面，以察皮肤的润泽；触压局部，以了解有无痛感；审其软硬，以辨别脏腑虚实、病邪性质及积聚的程度。脘腹疼痛，按之则舒，局部柔软者，多属虚证；按之坚硬或疼痛加剧者，多属实证或瘀血。腹部包块固定不移，痛有定处，按之有形者，为积；若按之聚散无常，痛有定处者，为瘕为聚。脐腹包块，起伏聚散，往来不定，按之指下蠕动者，多为虫积。

第四节　损容性皮肤病的辨证

辨证，即分析、辨认疾病的证候。辨证的过程，实际上就是以脏腑、经络、病因、病机等基本理论为依据，将四诊（望、闻、问、切）所收集的资料，通过综合分析，辨清疾病的原因、性质、部位及邪正的关系，从而概括、判断为某种性质的证。论治，则是根据辨证的结果，确定相应的治疗原则和治疗方法。中医美容同样也遵循这一法则。

辨证和论治，是中医理法方药在临床具体运用上最重要的两个环节，是诊治疾病过程中相互联系、不可分割的两个部分。辨证是决定治疗的前提和依据，论治是检验辨证是否正确的试金石。

一、八纲辨证

八纲，即阴、阳、表、里、寒、热、虚、实八类证候，是中医概括和归纳各种证候的总纲。这八类证候，可归纳说明病变的部位、性质及病变过程中正邪交争等情况。八纲辨证就是把各种各样的临床表现归纳为表与里、寒与热、虚与实、阴与阳四对纲领性证候，用于指导临床治疗。

八纲反映了病变过程中各种矛盾的几个主要方面，但在临床应用上，它们之间又是相互联系而不可分割的。由于疾病的变化，临床上常出现表里、寒热、虚实交织在一起的错综复杂病证，如表寒证、里虚热证等。所以在临床辨证时，要特别注意它们之间的相互联系，只有这样，才能全面而正确地认识疾病和诊断疾病。

（一）表里辨证

表里辨证是辨别病变部位和病势趋向的一对纲领。一般而言，病在皮毛、肌腠，部位浅在者属表证；病在脏腑、气血、骨髓，部位深在者属里证。表证病变多较轻，里证病变多较重。

1. 表证 指六淫之邪从皮毛或口鼻侵犯人体而表现出来的症状，多见于感受外邪的初期阶段，具有起病急、病程短、病位浅的特点。

【临床表现】恶风恶寒，发热，舌苔薄，脉浮。常伴有头身疼痛，关节酸痛，鼻塞流涕，喷嚏，咽痒咽痛等。或见皮肤损害，如红斑、丘疹、风团、瘙痒等。

【证候分析】外邪侵入肌表，阻遏卫气正常宣发，卫气不能温煦肌表，出现恶风寒症状。卫气被郁于肌腠，郁而发热。病邪未深入，舌象仅呈薄苔。外邪袭表，正气奋起抗邪，脉气鼓动于外，故脉浮。外邪袭于经络，经气不得畅通，以至头痛身痛、关节酸痛。肺主皮毛，鼻为肺之开窍，外邪从皮毛、口鼻而入，致肺气失宣，故出现鼻塞流涕、喷嚏、咽喉痒痛。风为阳邪，易袭肌表皮毛，可见红斑、丘疹、风团、瘙痒等症状，但病位较浅，症状较轻。

【治法】辛散解表。

2. 里证 指病邪伤于内，病位深，脏腑气血受累所产生的一类证候。多见于内伤杂病或外感病的中、后期。其成因一是外邪不解，内传入里；二是外邪直伤脏腑；三是情志内伤、饮食劳倦等因素直接损伤脏腑，使其功能失调，气血紊乱。里证具有发病缓、病程长、病位深等特点。

【临床表现】里证包括的范围广泛，临床表现多样。具体内容详见寒热虚实辨证及脏腑辨证等有关章节。

【证候分析】损容性疾病虽然以皮毛、形体、官窍病变为主要表现，但多数因脏腑气血失调而致，故里证居多，这也决定了中医美容重视内治内调的特点。

【治法】应随具体证候而定。

（二）寒热辨证

寒热辨证是辨别疾病性质的一对纲领。寒证和热证是人体阴阳偏盛偏衰的具体表现。

在寒热辨证中，有单纯之寒证或热证者，有寒证热证错杂出现者，有真热假寒或真寒假热者。同时，寒证、热证又往往与表里虚实相联系，致使临床症状错综复杂，故在辨证中应全面准确地认清疾病的本质。

1. 寒证 指感受寒邪，或阴寒内盛，或阳气虚衰，致机能活动衰减而表现的一类证候。多因外感阴寒之邪，过服寒凉生冷所致。或因久病内伤，阳气耗伤所致。

【临床表现】恶寒喜暖，喜静嗜卧，口淡不渴，面色苍白，肢冷关节疼痛，痰、涎、涕清稀，大便稀溏，小便清长，舌淡苔白润，脉迟或紧。或皮肤温度偏低，甚或发生冻疮，发绀，皮损色白或淡暗，遇寒加重，得温则减。

【证候分析】寒邪侵袭或阳气不足，不能温煦周身，故见恶寒喜暖、肢冷关节疼痛，皮肤温度偏低，甚或发生冻疮、发绀。阳气虚衰，功能衰退，则喜静嗜卧懒动；阴寒内盛，津液不伤，故口淡不渴。阳虚不温化水液，以致尿及痰、涎、涕等排泄物皆为澄澈清冷，苔白润。若寒伤脾阳，运化失常而见大便稀溏。寒为阴邪，故病证遇寒加重，遇热缓解。寒主凝滞、收引，故见面色苍白、皮损色白或淡暗、舌淡白、脉迟或紧。

【治法】温以祛寒。

2. **热证**　指感受热邪，或阳热亢盛，或阴虚阳亢，致机体的机能活动亢进而表现的一类证候。多因外感温热之邪；或寒邪入里化热；或七情过激，郁而化火；或饮食不节，积滞化热；或房事劳伤，阴虚阳亢所致。

【临床表现】发热喜冷，口渴饮冷，面红目赤，烦躁不宁，大便燥结，小便短赤，或五心烦热，颧红，潮热，盗汗，舌红，脉数。或见泛发性红斑，皮损色泽鲜红，红肿灼热，脓疱等。

【证候分析】阳热偏盛，则发热喜冷。火热伤阴，津液被耗，故口渴饮冷、大便干结、小便短赤、舌红。火性炎上，面红目赤。热扰心神，则烦躁不宁。阴虚不能制阳，虚热内蒸则五心烦热，虚火上炎则颧红，虚热内炽则潮热，热扰营阴则盗汗。内热亢盛，使血运加速，故见脉数。热为阳邪，易动血生疡，故见泛发性红斑、皮肤红肿灼热、生脓疱。

【治法】清热泻火或滋阴清热。

（三）虚实辨证

虚实辨证，是辨别邪正盛衰的一对纲领。虚为正气不足，虚证便是由正气不足所表现的证候。实指邪气过盛，实证便是由邪气过盛所表现的证候。正如《素问·通评虚实论》所说：“邪气盛则实，精气夺则虚。”

1. **虚证**　指对人体正气虚弱所致各种临床表现的病理概括。包括阴、阳、气、血、津液、精及脏腑等亏虚所致的各种病证。虚证的形成，多由先天禀赋不足或后天失养或疾病耗损所致。由于虚损的部位、内容不同，表现也不一致。临床上常见有阴虚、阳虚、气虚、血虚证。

【临床表现】气虚可见神疲乏力，少气懒言，面色淡白无华，自汗、畏风，脘腹坠胀，舌淡苔白，脉虚无力。阳虚可见面色㿠白或苍白，形寒肢冷，神疲乏力，气短自汗，小便清长，大便稀溏，舌淡胖，脉弱无力。血虚可见面色萎黄，头昏目眩，心悸失眠，两目干涩，肢体麻木，爪甲不荣，舌淡少苔，脉细弱。阴虚可见两颧红赤，形体消瘦，潮热盗汗，五心烦热，咽干口燥，舌红少苔，脉细数。或见皮损反复发作，皮肤红肿不明显，颜色灰暗不泽，干燥脱屑，毛发稀疏。

【证候分析】气虚推动、营养、固摄、升提失职，则见神疲乏力、少气懒言、面色淡白无华、皮损反复发作、自汗、畏风、脘腹坠胀、舌淡苔白、脉虚无力。阳虚失去温运固摄，故形寒肢冷、神疲乏力、气短自汗、皮损颜色灰暗不泽、小便清长、大便稀溏、舌淡胖、脉弱无力。血虚不能荣养，故见面色萎黄、头昏目眩、心悸失眠、两目干涩、肢体麻木、爪甲不荣、皮肤干燥脱屑、毛发稀疏、舌淡白、脉细弱。阴虚不能制阳，则见五心烦热、两颧红赤、潮热盗汗、口咽干燥。阴虚失去濡养滋润作用，故见形体消瘦、舌红少苔、脉细数。

【治法】补虚扶正。

2. 实证 指对人体感受外邪，或体内病理产物蓄积而产生各种临床表现的病理概括。包括气滞、血瘀、湿阻、痰饮、食滞、虫积等各种证候。实证的形成有两方面：一是外邪侵入人体，郁闭经络或内结脏腑。二是内脏功能失调，代谢紊乱，以致诸多病理产物停留于体内所致。

【临床表现】由于病邪性质及所在部位的不同，实证的临床表现也不尽一致。常见胸闷，烦躁，腹胀痛拒按，声高有力，大便秘结，小便不利，脉实有力。或皮肤局部红肿热痛明显，瘙痒甚，易破溃生脓。

【证候分析】邪阻于肺，肺失宣降，则胸闷、喘息气粗声高。实邪扰心，则烦躁。实邪结于肠胃，腑气不通，故腹胀疼痛拒按、大便秘结。水湿内停，气化不利，则小便不利。邪正相争，搏击于血脉，故脉实有力。热甚蕴蒸肌肤，则皮肤局部症状明显，出现红肿热痛瘙痒、破溃生脓。

【治法】泻实祛邪。

（四）阴阳辨证

阴阳，是辨别疾病性质的纲领。由于阴、阳分别代表事物相对立的两个方面，故疾病的性质、临床的证候，一般都可归属于阴或阳两大范畴，因而阴阳辨证是基本的辨证大法，《类经·阴阳类》曰："人之疾病……必有所本，或本于阴，或本于阳，比病变虽多，其本则一。"

阴阳两纲可以概括其他六纲，即表、热、实证属阳，里、寒、虚证属阴。所以，阴阳又是八纲中的总纲。根据阴阳学说中阴与阳的基本属性，临床上凡见兴奋、躁动、亢进、明亮等表现的表证、热证、实证，以及症状表现于外的、向上的、容易发现的，病邪性质为阳邪治病，病情变化较快，一般都可归属为阳证。凡见抑制、沉静、衰退、晦黯等表现的里证、寒证、虚证，以及症状表现于内的、向下的、不易发现的，病邪性质为阴邪致病，病情变化较慢等，可归属为阴证。

由于阴阳是对各种病情从整体上做出最基本的概括，八纲中的阴阳两纲又可以概括其余六纲，所以说阴阳是证候分类的总纲，阴阳是辨证归类的最基本纲领。

（五）八纲之间的关系

虚与实常通过表里寒热几个方面反映出来，形成多种证候。临床上常见的证候有表实（寒、热）、里实（包括实寒、实热）、表虚、里虚（包括虚寒、虚热）等。

1. 表实寒证 指寒邪侵袭肌表，腠理闭塞所表现的证候。

【临床表现】恶寒重，发热轻，头身疼痛，无汗，或有鼻塞咳喘，脉浮紧。

【证候分析】外感寒邪，卫阳受损，失于温分肉，司开合，故恶寒。寒邪束表，卫阳被遏，故发热。寒性收引，凝滞经脉，经脉不利，故头痛、身痛、无汗。脉浮紧为表寒之象。寒邪袭肺，故见鼻塞咳喘。

【治法】辛温解表。

2. 表实热证 指热邪犯表所表现的证候。

【临床表现】发热重，恶寒轻，口微渴，咽痛，汗出，微咳，舌尖红，脉浮数。

【证候分析】外感风热之邪，卫气被郁，故发热重而恶寒轻。热邪伤津则口微渴。热性开泄，腠理开，故汗出。肺气不利则微咳，咽痛。热邪在表则舌尖红，脉浮数。

【治法】辛凉解表。

3. 表虚证 其形成有两种情况：一是感受风邪而致的表证，与感受寒邪之表实证相对而言。一是指肺脾气虚，卫气不固的表虚证。

【临床表现】外感表虚：恶风，发热，汗出，脉浮缓。内伤表虚：易感冒，自汗出，或有神疲乏力，面色淡白，舌淡苔白，脉弱。

【证候分析】外感表虚因感受风邪，风为阳邪，其性开泄，侵入肌表，使营卫不和，肌腠疏松，故见恶风、自汗、发热、脉缓。内伤表虚因肺脾之气虚弱，卫外功能失职，肌表疏松，故自汗出。腠理松，外邪易侵，则易感冒。肺脾气虚则神疲乏力，面色淡白，舌淡苔白，脉弱。

【治法】前者调和营卫，疏风解表。后者益气解表。

4. 里虚寒证 指体内阳气虚衰，寒从内生的一种病证，又称阳虚证。

【临床表现】面色淡白、㿠白，畏寒肢冷，神疲乏力，少气懒言，口淡不渴，小便清长，大便稀薄，舌淡嫩，脉沉迟。

【证候分析】阳虚失于温煦，故畏寒肢冷、大便稀薄、小便清长。阳气虚弱，推动气化功能不及，故面色淡白、㿠白，神疲乏力，少气懒言，舌淡嫩，脉沉迟。

【治法】温补阳气。

5. 里虚热证 指阴血亏虚，阴不制阳，热从内生的一种病证，又称阴虚证。

【临床表现】潮热，盗汗，消瘦，五心烦热，颧红，口燥咽干，舌红少苔，脉细数。

【证候分析】阴虚不敛阳，阳热亢盛，故出现潮热、五心烦热、脉数。虚热上炎，则颧红、口燥咽干、舌红少苔。阴虚不充养形体、经脉，则消瘦、脉细。

【治法】滋阴清热。

6. 里实寒证 指寒邪侵袭人体，由表及里，或寒邪直中脏腑所表现的一种病证。

【临床表现】因涉及脏腑不同而表现各异。详见脏腑辨证。

【治法】温通散寒。

7. 里实热证 指热邪炽盛侵犯人体，由表入里或阳热之邪直发于里所表现的一种病证。

【临床表现】可发生于多个脏腑而出现多种不同的症状。详见脏腑辨证。

【治法】清热泻火。

二、脏腑辨证

脏腑辨证，以中医藏象学说理论为基础，根据脏腑的生理功能、病理表现，将四诊所获得的临床资料进行分析归纳，从而对疾病的病因、病位、病机、病性及邪正盛衰情况做出综合判断，为临床治疗提供依据的辨证归类方法。

人体由脏腑、周围组织、孔窍、联络系统（经络）和生命活动基础物质所组成。以五脏为中心，通过经络，将人体皮肤、五官、须发、四肢九窍构成一个有机整体。一个人的外貌、仪表，乃至神志、体形等，都是脏腑、经络、气血等反映于外的现象。脏腑气血旺盛则肤色红润有泽，肌肉坚实丰满，皮毛荣润等。故正常的脏腑功能活动是人体健美、容颜长驻的基础与前提。

（一）心

心的生理功能是主血脉、主神明，在体合脉，开窍于舌，其华在面。面部的色泽荣枯是心之气血盛衰的反映。心的气血充沛，方能使面色红润光泽。若心血不足，脉失充盈，则面色淡白无华，甚至枯槁；心血亏虚，血不上荣，则面色虚浮㿠白；血行不畅，血脉瘀阴，则面色青紫、枯槁无华。

（二）肺

肺的生理功能是主气司呼吸，主宣发肃降，在体合皮，开窍于鼻，其华在毛。肺通过宣发作用，将气血和津液输布到皮肤毫毛，起滋润营养作用，并调节汗孔开合，调节体温正常和抵抗外邪。肺气充沛，则皮毛得到温养而润泽，汗孔开合正常，体温适度并不受外邪侵袭。若肺气虚弱，则皮毛失于温养而憔悴枯槁，汗孔失于调节而多汗或少汗，体温失度，则外邪易于侵袭。

（三）脾

脾的生理功能是主运化，主统血，在体合肉，开窍于口，其华在唇。全身肌肉的营养要依靠脾输布和化生营养物质来供养，脾气健运，则身强体健、肌肉丰满。若脾失健运，则肌肉消瘦、四肢疲惫，甚至痿弱不用。脾气健运则唇色红润泽丽，若脾失健运，则气血不足，致使唇色淡白无华。

（四）肝

肝的生理功能是主疏泄，主藏血，在体合筋，开窍于目，其华在爪。筋附于骨节，由于筋的舒张和收缩，全身关节才能活动自如，而筋必须得到肝血濡养才能强健。若肝血不足，则筋失所养，关节活动不利、屈伸不得，甚至拘挛、颤动。若肝血不足，则指（趾）甲枯槁、变形，甚至脆裂；若肝血不足，则两目干涩，视物不清。肝火上炎，目赤红肿；肝风内动，两目斜视，甚至目睛上吊。

（五）肾

肾的生理功能是主藏精、主水，在体合骨，开窍耳和二阴，其华在发。骨为人本的支架，人体骨骼的生长、发育、修复等均依赖肾精的滋养。肾精充足，则骨骼健壮、四肢遒劲有力、行动敏捷。若肾精不足，则骨骼发育不良或脆弱、痿软、腰背不能俯仰、腿足痿弱无力。牙齿也必须肾精的滋养才能坚固，如肾精不足，则小儿牙齿发育迟缓，成人牙齿松动易落。人体的头发为肾的外华，头发的生长和脱落、润泽和枯槁、乌黑和枯白等，都与肾精有关。肾精充足，则头发茂盛乌黑；肾精亏虚，则头发枯槁、稀疏、枯白和脱落。

综上可知，一个人的相貌和仪表是否美好，均与内脏功能密切相关。

三、气血津液辨证

气血津液，与脏腑功能活动密切相关。气血津液是脏腑功能活动的物质基础，也是脏腑功能活动的产物。即脏腑功能活动有赖于气血津液的充盈与循行，气血津液的生成与运行又有赖于脏腑生理功能的正常。如脏腑功能失调，就会影响到气血津液的生成、敷布与运行，从而产生气血津液的病变；反之，气血津液的病变也会导致脏腑功能的失调。所以，气血津液辨证往往和脏腑辨证相结合，掌握了气血津液病变的一般规律，就能为脏腑辨证打下基础。

气血津液辨证，是运用气血津液的基础理论，分析气血津液的病理变化，从而辨认其所反映的临床证候的一种辨证方法。气血津液辨证是多种辨证，特别是脏腑辨证的基础。

（一）气病辨证

当各种致病因素作用于人体时，首先影响到的是气机，导致气的生成、升降出入异常，百病乃生。气病范围广泛，《素问·举痛论》指出“百病皆生于气”，临床上常见气的病证有气虚、气陷、气滞、气逆四种。

1. 气虚证　指脏腑机能减退所表现的证候。多由劳累过度，久病伤气；或禀赋不足，年高体弱，脾胃虚弱所致。

【临床表现】神疲乏力，少气懒言，气怯气短，头昏目眩，自汗，活动后诸症加重，易于感冒，舌淡苔白，脉虚无力。或见面色淡白无华，颜面虚浮，易感外邪，皮损反复发作，迁延难愈。

【证候分析】多种原因致机体元气不足，脏腑功能衰退，故出现身疲乏力、少气懒言。气虚不荣于上，则头昏目眩、面色淡白无华。气虚不行津，则颜面虚浮。气虚呼吸无力，则气怯气短。气虚卫外不固，则易感外邪，自汗出，易感冒。动则耗气，故致诸症加重，皮损反复发作，迁延难愈。营气虚，血不能上承，故舌淡。气虚血运无力，则脉虚无力。

【治法】补气。方如四君子汤或参苓白术散。

2. 气陷证　为气虚病变进一步发展而来。以气的无力升举反而下陷为其主要特征。多因劳累过度，久泻久痢，产后过早劳作，或小儿元气未充等因素引起。

【临床表现】头昏目花，少气倦息，腹部坠胀，脱肛或子宫脱垂，长期泄泻等。或见面色淡白无华，眼睑下垂。

【证候分析】气虚机能衰减，故少气倦息。清阳之气不升，则头昏目花、面色淡白无华。气陷于下，则见腹部坠胀、脱肛或子宫脱垂、内脏下垂、眼睑下垂。舌淡苔白，脉弱为气虚之象。

【治法】益气升提。方如补中益气汤。

3. 气滞证　指人体某一部分或某一脏腑气机阻滞，运行不畅所表现的证候。凡病邪内阻，七情内伤，以及饮食不节、劳倦内伤、正虚不运等因素皆可使气失和畅，而成气滞证。气滞的病理变化，随患者体质因素的不同而有不同的演变。气滞日久，可影响津液的代谢而酿痰生饮。影响血液运行，致瘀血内停。遇阳盛之躯，气郁更易化热化火，火郁不解，必将暗耗阴血等。临证之时，需谨守病机，才能得出正确的诊断。

【临床表现】气滞证病变范围广泛，常见局部胀闷疼痛，时轻时重，部位不定，其胀痛随嗳气、肠鸣、矢气后减轻。或可出现精神抑郁、多疑善虑，善太息，或急躁易怒，且其症状可随情志变化而变化。因病变所在脏腑不同，可见不同的临床表现。

【证候分析】气机阻滞不通，轻则胀闷，重则疼痛。肝性喜条达而恶抑郁，肝气郁滞，情志不畅，则可出现抑郁，多疑善虑。气郁日久可化火，则见急躁易怒。

【治法】行气解郁。方如五磨饮子、金铃子散。

4. **气逆证** 指气机升降失常，逆而向上的证候。多因情志不遂或感受外邪所致。临床上以肝、胃、肺气上逆为多见。

【临床表现】肺气上逆的主要特点为咳嗽气喘等。胃气上逆则见呃逆、嗳气、恶心呕吐、嘈杂、吞酸等。肝气上逆则见头痛、眩晕、昏厥、呕血等。

【证候分析】外感病邪，或痰浊阻滞，致肺失宣降，肺气上逆而出现咳喘。外邪犯胃，或痰、湿、饮阻胃，致胃失和降而上逆，故见呃逆、嗳气、恶心、呕吐等。郁怒伤肝，升发太过，肝气上逆则见头痛、眩晕、昏厥。血随气逆则见呕血。

【治法】降气镇逆。方如苏子降气汤、旋覆代赭汤。

（二）血病辨证

《素问·调经论》说："血气不和，百病乃变化而生。"凡血行之处，皆可为病。血病主要分为四大类型：血虚证、血瘀证、血寒证、血热证。

1. **血虚证** 指血液亏虚，脏腑百脉失养而出现的证候。本证常由禀赋不足，失血过多；或脾胃虚弱，生化不足，以及七情过度，暗耗阴血；或瘀血阻络，新血不足；或肠道寄生虫等因素所致。

【临床表现】面色苍白或萎黄，唇色淡白，爪甲不荣，头晕眼花，心悸失眠，手足麻木，妇女经行量少色淡，月经后期，或闭经。舌质淡，脉细无力。或形瘦，皮肤干燥，瘙痒，脱屑，毛发枯黄。

【证候分析】血液不足不能滋养头目，上荣于面，可见头晕眼花、面色苍白或萎黄、唇色淡白、舌质淡。血虚不养心，心悸失眠。血虚不濡养皮肤，则皮肤干燥、瘙痒、脱屑。血虚不濡养经脉，则手足麻木、脉细无力。血虚不养发，则毛发干枯而黄。

【治法】养血补血。方如四物汤。

2. **血瘀证** 指离经之血不能及时排出消散，停留于体内，或血行不畅，壅遏于经脉之内，瘀积于脏腑、组织、器官所表现的证候。多由寒邪入侵，热邪内郁，气机郁滞，气虚不运，外伤跌仆致血溢脉外等因素所致。

【临床表现】痛如针刺，痛有定处、拒按，常在夜间加剧。肿块在体表者，色呈青紫；在腹内者，坚硬按之不移，称为癥积。出血反复不止，色泽紫暗，夹血块，或大便色黑。面色黧黑，肌肤甲错，眼睑、口唇、爪甲紫暗，或皮下瘀斑，妇女常见经闭。舌质紫暗，或见瘀斑瘀点，舌下络脉怒张，脉象细涩。或皮损色紫暗，蜘蛛痣，红血丝，毛发干枯，脱发。

【证候分析】瘀血内阻脉络，气血运行不畅，不通则痛，瘀血为有形之物，故见刺痛、痛有定处、拒按。夜间阴气用事，瘀血为阴邪，则夜间加剧。瘀血凝聚局部，积而成块，故见肿块或癥积。瘀血阻塞络脉，阻碍气血运行，致血壅络破，不循常道，血溢脉外而出血。停聚体内，再凝结为瘀，故瘀血所致出血，往往反复不止、血色紫暗，且兼夹血块，或呈蜘蛛痣，红血丝。瘀血内阻，气血运行不利，肌肤失养，则面色黧黑、肌肤甲错、口唇爪甲紫暗、皮下瘀斑、皮损色紫暗。瘀血内阻，新血不生，血不养发，则毛发干枯、脱发，妇女可见闭经。舌质紫暗，脉细涩为血瘀证的典型舌象与脉象。

【治法】活血化瘀。方如血府逐瘀汤、桃红四物汤。

3. **血寒证**　指因寒邪侵入血脉，或因体内阳气不足，致局部脉络寒凝气滞，血行不畅所表现的证候。此证也多见于妇女，在经产期贪凉饮冷，致寒客血脉。

【临床表现】疼痛喜暖，形寒肢冷，经色紫暗，夹有血块，舌淡暗苔白，脉沉迟。或面色晦黯，皮损色白或淡暗。

【证候分析】寒邪凝滞收引，寒侵血脉，脉道收引，气血运行不畅或阻塞不通，致疼痛。寒为阴邪，故喜暖，得温痛减。寒凝致阳气不达于外，则形寒肢冷、面色晦黯、皮损色白或淡暗。寒凝血瘀，则经色紫暗，夹有血块。舌淡暗，苔白，脉沉迟为寒客血脉之象。

【治法】温经散寒活血。方如当归四逆汤、温经汤。

4. **血热证**　指脏腑火热炽盛，热迫血分所表现的证候。多因烦劳、嗜酒、恼怒、房室过度等因素，致阳气暴涨，化热化火，扰动血分；或素体阳盛，热迫血分；或外感热邪，侵入血分所致。

【临床表现】面红目赤，心烦口渴，或见各种出血证，妇女月经先期、量多、崩漏，舌红绛，脉弦数。或皮肤生痈肿疮疖。

【证候分析】血分有热，血运加速，上行头面，则面红目赤。热扰心神，则心烦。热伤津，故口渴。热迫血妄行，溢出脉外，可见吐血、衄血、咳血、尿血、便血、崩漏等各种出血证。热郁肌肤，则皮肤生痈肿疮疖。血热炽盛，血流涌盛，故见舌红绛、脉弦数。

【治法】清热凉血。方如清营汤、犀角地黄汤。

（三）气血同病的辨证

气为阳，血为阴。二者相互依存，相互资生，相互为用。病理上，二者相互影响，临床上常见气血同病的证候。

1. **气滞血瘀证**　指由于气滞不行以致血运不畅，而出现血液瘀阻的证候。

【临床表现】胸胁胀满，走窜疼痛，情绪急躁，胁下痞块，刺痛拒按，舌质紫暗或有瘀斑，脉涩。妇女可见闭经、痛经，经色紫暗，或夹血块，或乳房胀痛等。

【证候分析】气机阻滞不通，表现为胸胁满胀，走窜疼痛。瘀血为有形之物，故见胁下痞块、刺痛拒按。肝气郁滞，情志不畅，见情绪急躁。瘀血内阻，血运不畅，妇女可见闭经、痛经，经色紫黯或夹血块。舌紫暗或有瘀斑，脉涩为瘀血的典型舌象与脉象。

【治法】行气活血。方如逍遥散合血府逐瘀汤。

2. **气虚血瘀证**　指气虚无力运血，血行瘀滞所表现的证候。

【临床表现】面色淡白或晦黯，神疲乏力，少气自汗，疼痛拒按，舌淡暗有瘀斑，脉沉涩无力。

【证候分析】脏腑功能衰退，元气不足，故见神疲乏力。气虚不上荣，见面色淡白或晦黯。气虚卫外不固则少气自汗。血瘀阻滞经络，不通则痛，且疼痛拒按。舌淡暗有瘀斑，脉沉涩无力，为气虚无力运血而致血瘀之象。

【治法】补气行血。方如四君子汤合血府逐瘀汤。

3. 气血两虚证 指气虚与血虚同时存在所表现的证候。

【临床表现】头昏目眩，少气懒言，乏力自汗，面色淡白或萎黄，心悸失眠，唇甲不荣，妇女月经量少色淡，舌淡而嫩，脉细弱。

【证候分析】气虚不能上荣头目，则见头昏目眩、面色淡白或萎黄、少气懒言。气虚卫外不固，则乏力自汗。气血两虚，心血不足，心神不安，则心悸失眠。血虚不能润泽四旁，则唇甲不荣。血虚则妇女月经量少色淡。舌淡而嫩，脉细弱均为气虚血弱之象。

【治法】补气养血。方如八珍汤。

4. 气不摄血证 指气虚不能统摄血液而致出血的证候。

【临床表现】出血的同时见有倦怠乏力，气短自汗，面色苍白，舌淡，脉虚弱无力。

【证候分析】气虚不能统摄血液，导致出血。气血互化，失血同时，耗损正气，见倦怠乏力、气短自汗。气不荣润于面，见面色苍白。舌淡、脉虚弱无力，为血虚气弱之象。

【治法】补气摄血。方如归脾汤。

（四）津液病辨证

津液的病变，主要包括津液不足和水液停聚两大类型。

1. 津液不足证 指脏腑、肌肤等组织缺乏津液濡润所表现的干燥病证，又称内燥证。其产生不外有生成不足与丧失过多两方面。

【临床表现】口燥咽干，唇焦舌燥，皮肤干燥，小便短少，大便干结，舌红少津，脉细数。或皮肤干枯变薄，缺乏弹性及光泽，瘙痒，脱屑，易生皱纹。

【证候分析】津液不足，上不能滋润口咽，故口燥咽干、唇焦舌燥。下不能化生小便，濡润大肠，所以小便短少、大便干结。外不能濡润肌肤，则皮肤干枯变薄、缺乏弹性及光泽、干燥脱屑、易生皱纹。津血亏虚，虚热内生，故舌红少津、脉细数。

【治法】增补津液。方如增液汤。

2. 水液停聚证 由于外感六淫或内伤七情，致脏腑功能失调，影响到津液的输布与排泄，致水液停聚所表现的病证。常形成湿阻、痰饮等证。

【临床表现】身体重困，关节、肌肉酸痛，屈伸不利，口渴不欲饮，腹胀腹泻，食欲不振。咳喘胸闷咯痰，脘痞不舒，纳呆恶心，呕吐痰涎，头晕目眩，肢体麻木，或局部有圆滑肿块。舌苔白滑或腻，脉濡或滑。或头面、眼睑、下肢浮肿，面浊油垢，湿疮滋水，溃疡，脱发，脚湿气，带下量多，肥胖，肌肤痰核。

【证候分析】湿性重着，阻于肢体，故身重困倦。湿为阴邪，易阻气机，经气不利，故面浊油垢、遍体不舒、肌肉关节酸痛、屈伸不利。湿阻气机，清阳不升，津液不能上承，则口渴。湿为阴邪，未伤津液，故不欲饮。湿邪易伤脾阳，气不化湿，故小便清长或腹胀腹泻。舌苔白滑而腻，脉濡为湿阻之征。痰阻于肺，宣降失常，肺气上逆，则咳喘咯痰。肺气不利，则胸闷不舒。痰阻于胃，则脘闷、纳呆、恶心、呕吐痰涎。痰阻中焦，清阳不升，则头晕目眩。痰阻经络，气血运行不畅，则肢体麻木。痰质黏稠，难以消散，流注经脉筋骨，故见局部圆滑肿块、肌肤痰核。湿盛充斥肌肤，则头面眼睑浮肿、湿疮滋水、溃疡、脚湿气、肥胖。

【治法】理气化痰。方如二陈汤、逍遥散。

四、经络部位辨证

经络是运行全身气血，联络脏腑肢节，沟通上下内外的通路。经络能沟通表里，联络上下，将人体各部的组织、器官联结为一个有机的整体。营养物质通过经络输布到周身肌表，从而保证了肌肉、皮肤、毛发等组织维持正常的功能活动。经络反映病候，如内脏有病时便可在其相应的经脉循行部位出现各种不同的症状和体征。同样，体表部位的病变也可通过经络而了解其相应的脏腑病变。这对于美容的整体调节具有十分重要的指导意义。

1. 头面部与经络有密切联系　手三阳经止于头部，足三阳经起于头部，手三阳于足三阳在头面部交会，故有“头者，诸阳之会”之说。手足三阴经、奇经八脉也与头面部相联通。气血津液通过经络系统源源不断地输送到头面，发挥滋润荣养作用。

2. 五官与经络的关系　所有经络都直接或间接循行经过五官，经络将脏腑与五官紧密相连。当脏腑旺盛，经脉通畅，则五官功能正常；当脏腑功能失调或经络病变时，则会影响五官功能，引起损容性疾病。

3. 筋肉、皮肤与经络的关系　经络是十二经脉之气结聚散络于筋肉关节的体系，是连缀四肢百骸，主司关节运动。全身的皮肤是十二经脉的功能活动反映于体表的部位，也是经络之气的散布所在。脏腑之精气通过经络与十二经筋、十二皮部的联系，输送至筋肉、皮肤，保证了关节疏利、运动灵活的体态美，肌肉丰满、皮肤润泽的形质美。

4. 人体各部所属经络　头顶正中属督脉经，两旁属足太阳膀胱经；面部、乳部，属足阳明胃经（乳房属胃经，乳外属足少阳胆经，乳头属足厥阴肝经）；耳部前后，属足少阳胆经和手少阳三焦经。手、足心部，手心属手厥阴心包经；足心属足少阴肾经。背部，总属阳经（因背为阳，中行为督脉之所主，两旁为足太阳膀胱经）。臂部，外侧属手三阳经，内侧属手三阴经；腿部，外侧属足三阳经，内侧属足三阴经；腹部，总属阴经（因腹为阴，中行为任脉之所主）；目部，为肝经所主；耳内，为肾经所主；鼻内，为肺经所主；舌部，为心经所主；口唇，为脾经所主。

第五节　损容性皮肤病的治法

一、中药疗法

（一）概述

中药美容是通过中药的内服、外用来治疗损容性疾病或防病健身，养护肌体，延衰驻颜的一种美容方法。

中药美容是中医美容各种方法中内容最丰富的一部分，通过药物扶正祛邪，调整阴阳，调理气血，调治脏腑，从而达到治病和保健目的。

1. 中药药性与皮肤美容保健的关系　中药药性包括寒、热、温、凉四种属性。对于感受风热或火热之邪、五志化火或阴虚生热所致损容性疾病，表现为热证，多选用寒凉药。对于感受寒凉邪气或阳虚体质之人，表现为寒证，则宜选用温热药。补益药在美容保健中有较高的使用频率，主要基于使颜面肌肤获得充足的养分，表现出红润光泽、富有弹性。

2. 中药药味与皮肤美容保健的关系 中药药味分为辛、甘、酸、苦、咸、淡、涩七种味。

辛：具有发散、行气、行血的作用。由于辛味药擅长祛风解表、疏通气血，故特别适于邪袭肌表以及气血失调的病证，而大部分损容性缺陷或损容性疾病恰恰都发生在肌表，或其病机与气血失调有关。因此，辛味药无论在美容保健，还是在美容治疗中的使用频率均较高。历代美容保健方剂中常用的辛味药可见白芷、细辛、防风、藁本、辛夷、藿香、丁香、麝香等。

甘：具有补益作用。甘味药多质润，富含油脂而善补益气血、滋阴润燥，用之可强身健体、延年驻颜，不仅能使人老而不衰，精力充沛，而且还能保持肌肤的红润光泽、富有弹性，如熟地、黄精、白术、何首乌、麦冬、柏子仁等。

酸、涩：具有收敛、固涩的作用。酸、涩味药在美容、治疗中常用来收湿敛疮，治疗皮肤湿疮、烧烫伤及疮疡溃后久不收口。如五倍子、龙骨、牡蛎、赤石脂、乌贼骨等。因其具收敛之性，现代亦有人用于皮脂分泌较多的病证，如山楂治疗痤疮。

苦：具有泄和燥的作用。苦味药具有的燥湿作用可用于通泄热结治便秘的大黄，清泄火热治各种疮疡的黄芩、黄连。常用于湿热蕴结型粉刺的苍术、黄连、黄柏、栀子、龙胆草等均为苦味药。

咸：具有软坚、散结、泻下作用。多用于治疗肿块及便秘等，也常用于治疗结节、囊肿型痤疮。代表药物如海藻、昆布等。

淡：具有渗湿、利尿作用。多用于治疗肥胖症、湿热性或寒湿性疮疡，以及水湿内停导致的其他损容性病证。代表药物有茯苓、猪苓、薏苡仁、滑石等。

3. 中药归经与皮肤美容保健的关系 归经是指药物主要对某经（指脏腑及其经络）或某几经发生明显作用，而对其他经则作用较小或没有作用，实际上是药物对于机体某部分的选择性作用。用于皮肤美容的中药以归肝、肺、脾、胃、大肠经为多，其次为心、肾二经。

4. 中药升降浮沉与皮肤美容保健的关系 升降浮沉是指药物所具有的向上、向外或向下、向内趋向的性能。在皮肤美容临床运用中，头面部的皮肤治疗和保健常选用轻扬上浮性能的中药，如防风、荆芥、藁本、升麻、白芷、薄荷、菊花、浮萍等，或在方剂中配伍此类药物以引药上行。但当疾病具有火热、湿停、烦躁、失眠、积滞等临床特征时，则又常选沉降内收性的中药，以治病求本，调理脏腑、阴阳、气血，如选黄连清心、胃之火，选赤小豆利水，选生龙牡镇静安神、收湿敛疮等。

5. 中药毒性与皮肤美容保健的关系 药物的毒性即偏性，治疗上以毒攻毒，实即以偏纠偏。偏性较小或无毒的药物可久服，并有轻身益气、不老延年的功效，为美容保健的优选药。具有“大毒”“小毒”的药不仅偏性大，而且具有毒性，用之不当会导致中毒，发生性命之虞。在中医美容治疗外用药中，常选用这类药以解疮毒、杀虫、祛腐生新，如硫黄、雄黄、升药、大枫子、斑蝥等。

（二）中药运用

美容中药运用于临床，方法多样。根据给药途径的不同，可分为内治和外治两大类。内治法和外治法均遵循中医治疗疾病的基本法则。

1. 内治法

常用治法：祛风、清热、祛湿、化痰、理气、化瘀、补益等七种。

常用剂型：汤剂、丸剂、散剂、膏剂、酒剂、药剂、片剂、冲服剂。

中药材的来源为植物、动物和矿物，其中以植物药材为主，历代文献中用于美容治疗和美容保健的中药约有2000余种（1997年）。现择其常用美容中药76味，按一般中药学常规分类方法，并结合美容功效，将其分为祛风、祛湿、清热、理气、理血、补益、其他等7类。

（1）清热疏风法：主要选用清热祛风类药，具有发散在表之风邪或平息肝风的作用。药味辛，能发散，使肌表之邪外散或从汗解。

由于风为百病之长，致病具有广泛性，很多损容性疾病均与风邪侵袭有关，祛风药在临床使用频率相当高。清热祛风类药多用于治疗外感风热之邪引起的黧黑斑、粉刺、面游风、针眼等病，止痒以治疗风热导致的皮肤瘙痒症。

代表药物：防风、白芷、藁本、薄荷、菊花、桑叶、刺蒺藜、僵蚕、升麻、皂角刺等。

代表方剂：防风通圣散(《宣明论方》)、消风散(《外科正宗》)。

防　风

【性味归经】辛、甘，温。归膀胱、肝、脾经。

【美容功效】祛风，胜湿，止痛，解痉，止痒，增白。

【临床应用】风疮疥癣，皮肤瘙痒，扁瘊，黧黑斑，雀斑，酒渣鼻，白癜风，面瘫。

【用量用法】3~10g，入煎剂、酒剂或丸散。外用研末涂敷。

【注意事项】凡血虚发痉及阴虚火旺者慎用。

白　芷

【性味归经】辛，温。归肺、胃、大肠经。

【美容功效】祛风除湿，消肿排脓，止痛止痒，生肌润泽，去斑，洁齿香口，洁发泽发。

【临床应用】皮肤疮痈肿痛，风湿瘙痒，疥癣，黧黑斑，面黑，粉刺，白癜风，白疕，湿疮，面瘢，面容憔悴，牙齿黄黑，口臭体臭。

【用量用法】3~10g，煎服或入丸、散。外用研末撒或调敷。

【注意事项】阴虚血热者忌服。因含有光毒活性物质，外用宜慎重。个别患者接触本品，可引起皮肤过敏反应。

藁　本

【性味归经】辛，温。归膀胱经。

【美容功效】祛风散寒，除湿止痛，润肤悦颜，除黑增白。

【用量用法】2~10g。外用酌量，煎水洗，或研末调涂。

【临床应用】黧黑斑，粉刺，酒渣鼻，疥癣，口臭，牙齿黄黑。

【注意事项】本品辛温发散，凡血虚头痛及热证均忌用。

薄　荷

【性味归经】辛，凉。归肝、肺经。

【美容功效】疏散风热，清利头目，利咽，透疹，疏肝解郁，辟秽洁齿，除臭香口。

【临床应用】风疹瘙痒，漆疮，疥疮，瘾疹，黧黑斑，粉刺，口臭，口疮。肝气郁滞，胸闷、胁肋胀痛；外感风热感冒，头痛、发热、目赤、咽喉肿痛、牙痛、喉喑。

【用量用法】2~10g，不宜久煎，或入丸、散。外用捣汁或煎汁涂。

【注意事项】表虚自汗者不宜用。阴虚血燥，肝阳偏亢者忌服。

菊　花

【性味归经】甘、苦，微寒。归肝、肺经。

【美容功效】驻颜悦色，长发黑发，明目。疏风清热，平肝息风，解毒。

【临床应用】年老颜衰，肌肤不泽，须发早白，头风白屑。

【用量用法】10~15g，煎汤，泡茶，或入丸、散。外用酌量，煎汤沐发。

【注意事项】外感风热多用黄菊花，清肝明目、平肝息风多用白菊花。

桑　叶

【性味归经】甘、苦，寒。归肺、肝经。

【美容功效】疏风，清热，润燥，凉血止血，生发乌发，清肝明目。

【临床应用】瘾疹，疮疡，粉刺，黧黑斑，扁瘊，油风，发蛀脱发，白疕，发白发少。

【用量用法】5~10g，或入丸、散。外用，煎水洗或捣敷。

刺蒺藜

【性味归经】苦、辛，平。归肝、肺经。

【美容功效】平肝疏肝，祛风明目，止痒，下气，行气活血。固齿。

【临床应用】痈疽，瘰疬，风疹瘙痒，面色黧黑，瘢痕，酒渣鼻，白癜风，慢性瘾疹，摄领疮，慢性湿疮，热疮，蛇串疮，疣，牙齿动摇。

【用量用法】6~10g，或入丸、散。外用捣敷或研末撒。

【注意事项】血虚气弱及孕妇慎服。

僵　蚕

【性味归经】辛、咸，平。归肝、肺、胃经。

【美容功效】祛风止痒，止痛，消瘢痕，解毒散结，化痰软坚，息风止痉。

【临床应用】风疹瘙痒，白癜风，痈肿丹毒，瘰疬痰核，硬皮病。

【用量用法】3~10g，散剂1~1.5g，散风热宜生用。外用研末或调敷。

【注意事项】血虚无风者慎服。

升　麻

【性味归经】辛、微甘，微寒。归肺、脾、胃、大肠经。

【美容功效】发表透疹，清热解毒，升举阳气。

【临床应用】痈肿疮毒，风疹瘙痒，面色黧黑，风热头痛，齿痛，口疮，咽喉肿痛，麻疹不透。

【用量用法】用于升阳3~6g，宜蜜炙、酒炒；清热解毒，可用至15g，宜生用；或入丸、散。外用酌量，研末调敷，煎汤含漱或淋洗。

【注意事项】阴虚阳浮，喘满气逆及麻疹已透之证忌服。外用能使皮肤充血，乃至形成溃疡。

皂角刺

【性味归经】辛，温。归肝、胃经。

【美容功效】消肿托毒，排脓，杀虫，祛风。

【临床应用】痈疽初起，热毒痈肿，或脓成不溃，疥癣，粉刺，瘾疹，鹅掌风，脚湿气。

【用量用法】3~9g，煎汤；研末服0.5~1g。外用酌量，醋蒸涂患处；或研末撒，或调敷。

【注意事项】药性较峻，孕妇及疮疡已溃之虚证当忌用。

（2）清热解毒法：主要选用清热解毒类药。药性寒凉，具清热泻火、解毒、燥湿、凉血、清虚热等功效。主要用于痈肿疮毒及湿热内蕴、阴虚内热等所致的各种里热证候。临床常用于毒热证，如热毒疮痈、痤疮等。清热药各有所长，有以泻火为主，常用于清气分热，适于气分实热证；有以解毒为主，常用于痈肿疮毒；有以燥湿为主，常用于湿热内蕴之证；有以退虚热为主，常用于阴虚内热之证；有以凉血为主，常用于血热证。（凉血药多有活血作用，归理血药）

用药注意：药性多寒凉，易伤脾胃，脾胃虚弱患者，宜适当辅以健脾胃的药物，中病既止，不宜长期服用，避免克伐太过伤正气；脾胃健旺者，若因需长期服用清热药，宜在后期辅以健脾胃药，以防苦寒日久伤后天。

代表药物：金银花、连翘、蒲公英、马齿苋、石膏、苦参、栀子、龙胆草、黄芩、黄连、黄柏、大黄、芦荟、夏枯草、桑白皮等。

代表方剂：枇杷清肺饮(《医宗金鉴》)、黄连解毒汤(《外台秘要》)、龙胆泻肝汤(《兰室秘藏》)、凉血升麻丸(《医宗金鉴》)。

金银花

【性味归经】甘，寒。归肺、心、胃经。

【美容功效】清热解毒，凉散风热。

【临床应用】疮痈疖肿，乳头皲裂，粉刺，瘾疹，湿疮，皮炎，白疕，脚湿气，蛇串疮。

【用量用法】10~15g，外用研末调敷。

【注意事项】脾胃虚寒及气虚疮疡脓清者忌服。

连翘

【性味归经】苦，微寒。归肺、心、小肠经。

【美容功效】清热解毒，消肿散结。

【临床应用】疮毒痈肿，瘰疬结核，粉刺，白疕。

【用量用法】6~15g，或入丸、散。外用煎水洗。

【注意事项】脾胃虚弱，气虚发热，痈疽已溃，脓稀色淡者忌服。

蒲公英

【性味归经】苦、甘，寒。归肝，胃经。

【美容功效】清热解毒，消肿散结，乌须黑发。

【临床应用】热毒痈肿，疮疡内痈，粉刺，冻伤，疣，目赤肿痛，须发早白。

【用量用法】10~30g，鲜品捣汁，或入散剂。外用捣敷。

【注意事项】用量过大，可致缓泻。

马齿苋

【性味归经】酸，寒。归肝、大肠经。

【美容功效】清热解毒，凉血止血，散血消肿。

【临床应用】痈肿疔疮，扁瘊，粉刺，黧黑斑，瘾疹，白癜风，白疕，湿疮，丹毒，体气，皮肤化脓性疾病和感染。

【用量用法】9~15g，鲜品30~60g。外用捣敷，或煎水洗，或烧存性，研末调敷。

【注意事项】脾胃虚寒，肠滑泄泻者勿用。

石膏

【性味归经】甘、辛，大寒。归肺、胃经。

【美容功效】清热泻火，除烦止渴，收湿敛疮生肌，洁齿益齿。

【临床应用】疮疡溃而不敛，湿疮，酒渣鼻，粉刺，瘾疹，面游风，变态反应性皮炎，水火烫伤。

【用量用法】15~30g，内服宜生用，入汤剂宜打碎先煎，或入丸、散。外用火煅研末掺敷。

【注意事项】脾胃虚寒及阴虚内热者忌服。

苦参

【性味归经】苦，寒。归心、肝、胃、大肠、膀胱经。

【美容功效】清热燥湿，杀虫，止痒，利尿。

【临床应用】皮肤瘙痒，湿疮，白癜风，酒渣鼻，白疕，瘾疹，摄领疮，扁瘊，疥癣，麻风，齿龈黑臭。

【用量用法】3~10g，或入丸、散。外用煎水洗。

【注意事项】脾胃虚寒者忌用。反藜芦。

栀子

【性味归经】苦，寒。归心、肺、三焦经。

【美容功效】泻火除烦，清热利湿，凉血解毒，消肿止痛。

【临床应用】疮疡肿痛，粉刺，酒渣鼻。

【用量用法】3~10g，或入丸散。外用研末调敷。

【注意事项】脾虚便溏，食少者忌用。

黄芩

【性味归经】苦，寒。归肺、胆、脾、大肠、小肠经。

【美容功效】清热燥湿，泻火解毒，止血。

【临床应用】痈肿疮毒，瘰疬，粉刺，酒渣鼻，白疕，脱发。

【用量用法】3~10g，或入丸散，清热多用生黄芩，清上焦热可用酒芩，止血则多炒成炭用。外用煎水洗或研末撒。

【注意事项】本品苦寒伐气，脾胃虚寒，少食便溏者忌用。

黄　连

【性味归经】苦，寒。归心、脾、胃、肝、胆、大肠经。

【美容功效】清热燥湿，泻火解毒。

【临床应用】痈肿疮毒，粉刺，湿疮，烫伤，毛囊炎，摄领疮，丹毒。

【用量用法】2~10g，或入丸散。外用研末调敷，煎水洗或浸汁点眼。

【注意事项】本品大苦大寒，过量或服用较久，易致败胃。凡胃寒呕吐，脾虚泄泻之证均忌用。

黄　柏

【性味归经】苦，寒。归肾、膀胱经。

【美容功效】清热燥湿，泻火解毒，退虚热。

【临床应用】疮疡肿毒，湿疮瘙痒，粉刺，酒渣鼻。阴虚发热，目赤肿痛，口疮。

【用量用法】3~10g，或入丸散。外用研末调敷或煎水浸渍。

【注意事项】脾胃虚寒者忌用。外用易致皮肤黄染，美容临床应用要慎重。

大　黄

【性味归经】苦，寒。归脾，胃，大肠，肝，心经。

【美容功效】泻下攻积，清热泻火，凉血解毒，活血祛瘀，降脂减肥。

【临床应用】热毒痈肿，疮疡，丹毒，粉刺，酒渣鼻，面游风，湿疮，蛇串疮，白疕，鹅掌风，脚湿气，水火烫伤，冻伤，跌打损伤，肥胖症。

【用量用法】3~12g，或入丸散。欲攻下者宜生用，入汤剂应后下，或用开水泡服，久煎则泻下力减弱；酒制大黄活血作用较好，宜于瘀血证及不宜峻下者；大黄炭则多用于出血证。外用研末，水或醋调敷。

【注意事项】妇女怀孕、月经期、哺乳期应慎用或忌用。脾胃虚弱者慎用。

龙胆草

【性味归经】苦，寒。归肝、胆、胃经。

【美容功效】清热燥湿，泻肝胆火，健胃。

【临床应用】湿疹，带状疱疹，变态反应性皮炎，疱疹样皮炎，药疹，丹毒，痈肿疮疡。

【用量用法】内服煎汤3~6g，或入丸散。外用，研末捣敷。

【注意事项】脾胃虚寒者不宜用，无湿热、实火者忌服。

芦　荟

【性味归经】苦，寒。归肝、胃、大肠经。

【美容功效】清肝热，通便，收湿敛疮。润肤，润发。

【临床应用】习惯性便秘及热结便秘；肝火头痛，目赤。粉刺，癣疮，皲裂疮。

【用量用法】2~5g，只入丸剂，不入汤剂。外用研敷患处，调涂。

【注意事项】脾胃虚寒，食少便溏者及孕妇忌用。禁空腹时服用。少数人外用有过敏现象，鲜汁更易致敏。

夏枯草

【性味归经】辛、苦，寒。归肝、胆经。

【美容功效】清火，明目，散结，消肿。

【临床应用】痈疖肿痛，粉刺（痤疮），扁平疣，瘰疬，瘿瘤，乳痈，口眼歪斜。

【用量用法】9~15g，大剂量可用至30g；或熬膏服，或入丸、散。外用酌量，煎水洗或捣敷。

【注意事项】脾胃虚弱者慎服。

桑白皮

【性味归经】甘，寒。归肺经。

【美容功效】泻肺平喘，利水消肿，生发，洁齿。

【临床应用】水肿胀满尿少，面目肌肤浮肿，瘾疹，湿疮，粉刺，酒渣鼻，赘瘤息肉，脱发，牙齿黄黑。

【用量用法】6~12g，或入散剂。外用酌量，捣汁涂或煎水洗。

【注意事项】肺虚无火小便多及风寒咳嗽忌服。

（3）清热祛湿法：主要选用清热祛湿药，具有通利水道、渗泄水湿或化湿运脾作用。大部分味淡，能利小便，服后增加尿量，使体内蓄积的水湿从小便排泄；一部分辛香温燥，能疏畅气机，宣化湿浊，健脾复运。多用于治疗湿疮、肥胖症、粉刺、发蛀脱发等。祛湿药易伤阴液，内服时阴虚者应慎用。

代表药物：薏苡仁、白扁豆、赤小豆、车前子、地肤子、白鲜皮、茵陈、苍术、泽泻。

代表方剂：二妙散(《丹溪心法》)。

薏苡仁

【性味归经】甘、淡，凉。归脾、胃、肺经。

【美容功效】健脾渗湿，清热排脓，防晒增白。

【临床应用】疣，粉刺，黧黑斑，瘾疹，鹅掌风；高脂血症，小便不利，水肿，脾虚泄泻，白带。

【用量用法】10~30g，健脾炒用，其余生用，或入丸散，或作羹或与糯米煮粥食用。

【注意事项】脾约便秘及孕妇慎用。

白扁豆

【性味归经】甘，微温。归脾、胃经。

【美容功效】健脾化湿，减肥，洁面润肤。

【临床应用】慢性湿疮，皮炎，肥厚性皮肤病，瘾疹。

【用量用法】10~20g，健脾止泻宜炒用，消暑宜生用，或入丸、散。外用研末做澡豆，洗浴用，或敷面。

【注意事项】含有毒性蛋白，生用有毒，故研末服宜慎。

赤小豆

【性味归经】甘、酸，平。归心、小肠经。

【美容功效】利水消肿，轻身减肥，清热解毒，排脓消痈，润肤泽面。

【临床应用】痈肿疮毒，风瘙瘾疹，粉刺，瘾疹，湿疮，皮炎，水肿胀满，单纯性肥胖症。

【用量用法】9~30g，煎汤或入散剂。外用酌量，研末调敷，或煎汤外洗。

【注意事项】阴虚津伤者慎服，过量可渗利伤津。

车　前　子

【性味归经】甘，微寒。归肝、肾、肺、小肠经。

【美容功效】清热利尿，渗湿通淋，明目，祛痰。

【临床应用】湿疮，面游风，发蛀脱发，丘疹性瘾疹。小便不利，水肿，带下，明目。

【用量用法】5~10g，布包入汤剂，或入丸、散。外用煎水洗或研末调敷。

【注意事项】凡内伤劳倦，阳气下陷，肾虚精滑及内无湿热者慎服。

地　肤　子

【性味归经】辛、苦，寒。归肾、膀胱经。

【美容功效】清热利湿，祛风止痒。

【临床应用】风疹，疥癣，疮毒，湿疮，皮肤瘙痒，瘾疹，摄领疮，疣，鹅风，脚湿气。

【用量用法】10~15g，或入丸、散。外用煎水洗。

【注意事项】恶螵蛸。

白　鲜　皮

【性味归经】苦，寒。归脾、胃、膀胱经。

【美容功效】清热燥湿，祛风解毒。

【临床应用】湿热疮疹，多脓或黄水淋漓，肌肤湿烂，皮肤瘙痒，扁瘊，黧黑斑，瘾疹，摄领疮，面黑不净。

【用量用法】6~10g，外用煎水洗或研末捣敷。

【注意事项】虚寒证忌服。

茵　陈

【性味归经】苦、辛，微寒。归脾、胃、肝、胆经。

【美容功效】清利湿热，退黄疸。

【临床应用】湿疮瘙痒，瘾疹，癣，酒渣鼻，粉刺，面黄，面游风，发蛀脱发，接触性皮炎，变态反应性皮炎。

【用量用法】10~30g，外用煎水洗。

【注意事项】非因湿热引起的发黄忌服。

苍　术

【性味归经】辛、苦，温。归脾、胃、肝经。

【美容功效】燥湿健脾，祛风散寒，明目，驻颜乌须牢牙。

【临床应用】湿疮，面游风，白疕，摄领疮，白癜风。

【用量用法】5~10g，熬膏或入丸、散。

【注意事项】阴虚内热，气虚多汗者忌服。

泽　泻

【性味归经】甘，寒。归肾、膀胱经。

【美容功效】利小便，清湿热，驻颜泽面。

【临床应用】小便不利，水肿胀满，泄泻尿少，热淋涩痛，高脂血症；湿疮，疱疹样皮炎，皮肤瘙痒症。

【用量用法】6~9g。外用酌量。

【注意事项】肾虚精滑无湿热者禁服。个别使用者可引起过敏反应。

（4）活血化瘀法：主要选用活血化瘀药。

活血药以通利血脉，促进血循，消散瘀血为主，善于走散，具有行气、散瘀、通经等功效。临床常用于治疗血行失畅、瘀血阻滞之证，如皮肤色暗、紫红、瘀斑、血丝、结节等。由于引起瘀血的原因很多，故适应病证时常选配他药。如寒凝血瘀者，配温里祛寒药；血热致瘀者，配清热凉血药；气滞血瘀者，配行气开郁药；气虚血瘀者，配益气药；痰湿致瘀者，配祛湿化痰药。

代表药物：丹参、当归、赤芍、白芍、牡丹皮、川芎、桃仁、红花、紫草、益母草、牛膝、三七、莪术、三棱等。

代表方剂：血府逐瘀汤(《医林改错》)。

丹　参

【性味归经】苦，微寒。归肝经。

【美容功效】活血祛瘀，止痛调经，养血安神，清心除烦，凉血消痈。

【临床应用】疮痈肿痛，粉刺，酒渣鼻，黧黑斑，蟹足肿，瘙痒性皮肤病。

【用量用法】9~15g，酒炒可增强活血之功，或入丸散。外用熬膏涂，或煎水熏洗。或制成注射剂，肌内或静脉注射。

【注意事项】反藜芦。静脉用药可能出现过敏反应。无瘀血者、月经过多者慎服或减量；孕妇、过敏体质者、严重贫血者、有出血倾向者禁用。

当　归

【性味归经】甘、辛，温。归肝、心、脾经。

【美容功效】补血活血，调经止痛，润肠通便，排脓生肌，润泽肌肤。

【临床应用】粉刺，黧黑斑，扁瘊，皮肤瘙痒症，慢性瘾疹，慢性湿疮，蛇串疮，白癜风，皲裂疮，血虚萎黄，瘢痕，油风，脱发，须发早白，牙齿松动，痈疽疮疡，跌扑损伤。

【用量用法】5~15g，或浸酒、熬膏，酒制能加强活血的功效，或入丸散。外用研末敷涂。

【注意事项】湿盛中满、大便泄泻者忌服。阴虚肺热、胃阴不足、肾虚湿热，以及肝阳痰火者慎用。

赤　芍

【性味归经】苦，微寒。归肝经。

【美容功效】清热凉血，祛瘀止痛；清肝泻火，利水通淋。

【临床应用】痈肿疮疡，粉刺，酒渣鼻，扁瘊，湿疮，白疕，皮肤瘙痒症，目赤肿痛，跌打损伤，瘀滞肿痛。

【用量用法】10~15g，或入丸散。

【注意事项】虚寒性经闭等忌用。反藜芦，血虚者慎服。

白　芍

【性味归经】苦、酸，微寒。归肝、脾经。

【美容功效】平肝止痛，养血调经，敛阴止汗。

【临床应用】血虚萎黄，黧黑斑，瘾疹，白疕，慢性湿疮，玫瑰糠疹，痈肿疮疡。

【用量用法】5~10g，大剂量15~30g，或入丸散。

【注意事项】阳衰虚寒之证不宜单独应用。反藜芦。含苯甲酸，大量服用可增加肝脏的解毒负担，故肝功能不良者不宜长期服用。

牡丹皮

【性味归经】苦、辛，微寒。归心、肝、肾经。

【美容功效】清热凉血，活血散瘀，增白悦色。

【临床应用】粉刺，酒渣鼻，黧黑斑，瘾疹，湿疮，面游风，接触性皮炎，摄领疮，皮肤瘙痒，瓜藤缠，痈肿疮毒。

【用量用法】6~12g，或入丸散。

【注意事项】血虚有寒者、孕妇及月经过多者不宜用。

川芎

【性味归经】辛，温。归肝、胆、心包经。

【美容功效】活血行气，祛风止痛，驻颜增白，香口香体除臭。

【临床应用】疮痈肿痛，粉刺，酒渣鼻，黧黑斑，白癜风，口臭齿痛，皮肤粗糙。

【用量用法】3~10g。研末吞服，每次1~1.5g，或入丸散；外用研末撒或调敷。

【注意事项】本品辛温升散，凡阴虚火旺、舌红口干者不宜应用；对妇女月经过多及出血性疾病亦不宜应用。上盛下虚及气弱之人忌服。

桃仁

【性味归经】苦、甘，平。归心、肝、大肠经。

【美容功效】活血祛瘀，润肠通便，润肤祛皱，悦泽人面。

【临床应用】面黑，酒渣鼻，粉刺，疣，瘾疹，结节性皮肤病，硬皮病，油风，皲裂疮，皮肤皱纹，皮肤血热燥痒。

【用量用法】6~10g，捣碎，或入丸散。外用捣敷；或制膏用。

【注意事项】孕妇忌服。气血虚弱，内无瘀血者慎用。含苦杏仁苷，在体内可分解成氢氰醇，可麻痹延髓呼吸中枢，大量服用易引起中毒。

红花

【性味归经】辛，温。归心、肝经。

【美容功效】活血通经，散瘀止痛。

【临床应用】黧黑斑，粉刺，酒渣鼻，扁瘊，摄领疮，湿疮，疮疡肿痛，斑疹色暗。

【用量用法】3~10g，入散剂或浸酒，鲜者捣汁。外用研末撒。

【注意事项】孕妇慎用。

紫草

【性味归经】甘、咸，寒。归心、肝经。

【美容功效】凉血活血，解毒透疹。

【临床应用】血热毒盛，斑疹紫黑，疮疡，扁瘊，白疕，粉刺，黧黑斑，玫瑰糠疹，湿疮，热疮，面游风，唇风，水火烫伤。

【用量用法】3~10g，或作散剂。外用，油浸用，或熬膏。

【注意事项】脾虚便溏者忌服。

益母草

【性味归经】辛、苦，微寒。归肝、心包经。

【美容功效】活血调经，利尿消肿，清热解毒，润肤祛皱增白。

【临床应用】疮痈肿毒，粉刺，皮肤皱纹，黧黑斑，跌打损伤，瘀血作痛。

【用量用法】9~30g，熬膏或入丸散。外用煎水洗或捣敷。

【注意事项】阴虚血少者忌服。

牛　膝

【性味归经】苦、酸，平。归肝、肾经。

【美容功效】补肝肾，强筋骨，活血祛瘀，通经止痛，引血下行；驻颜润肤，乌须固发。

【临床应用】早衰面暗，须发早白，头发脱落。

【用量用法】6~15g，或浸酒，或熬膏，或入丸散。外用捣敷。生用活血，酒制补肝肾。

【注意事项】孕妇及月经过多者忌用。

三　七

【性味归经】甘，微苦，温。归肝、胃经。

【美容功效】散瘀止血，消肿定痛，温经止痛，延衰驻颜。

【临床应用】疮痈肿痛，疣，蟹足肿。

【用量用法】3~9g。研粉吞服，每次1~3g；或入丸、散。外用酌量，研末，或调敷，或磨汁涂。

【注意事项】孕妇慎用。凡出血而见阴虚口干者，须配滋阴凉血药同用。

莪　术

【性味归经】辛、苦，温。归肝、脾经。

【美容功效】行气破血，消积止痛。

【临床应用】癥瘕痞块，瘀血经闭，食积胀痛；漆疮，皮肤溃疡，摄领疮。

【用量用法】6~9g，或入丸、散。外用酌量。醋制能加强止痛之功。

【注意事项】孕妇禁用。月经过多忌用。气血两虚，脾胃虚弱无积滞者慎服。

三　棱

【性味归经】辛、苦，平。归肝、脾经。

【美容功效】破血行气，消积止痛。

【临床应用】癥瘕痞块，瘀血经闭，痛经，蟹足肿，无名肿毒，跌扑伤痛。

【用量用法】4.5~9g；或入丸、散。外用酌量。醋炒能加强止痛之功。

【注意事项】孕妇禁用。月经过多忌用。气虚体弱、血枯经闭忌服。

（5）疏肝理气法：理气药大多气香性温，其味辛、苦，善于行散或泄降，具有疏肝解郁、破气散结，或调气健脾、行气止痛、顺气降逆等功效。

气机不畅往往与肝失疏泄有关，还与脾、胃、肺等脏腑功能失调有关。如肝失疏泄，气滞血瘀，可见黧黑斑等症；脾胃升降失司，气滞水停，聚为湿痰，见浮肿虚胖、湿热内蕴型粉刺；肺失宣降，影响及大肠，见便秘，诱发或加重一系列损容性疾病或美容缺陷。临床常根据病情，配用养肝柔肝、健脾祛湿、消食导滞、润肠通便之药物。

临床上肝失疏泄是损容性疾病的重要病机之一。肝失疏泄则气郁，气郁可致血、痰、食、湿之郁，则诸症丛生。

代表药物：柴胡、香附、郁金、陈皮、木香。

代表方剂：越鞠丸(《丹溪心法》)、逍遥散(《太平惠民和剂局方》)。

柴　胡

【性味归经】苦，微寒。归肝、胆经。

【美容功效】疏散退热，疏肝，升阳。

【临床应用】黧黑斑，扁瘊，疮疡，瘰疬，乳痈。

【用量用法】3~10g，或入丸散。

【注意事项】真阴亏损，肝阳上升之证忌用。

香　附

【性味归经】辛、微苦，微甘，平。归肝、脾、三焦经。

【美容功效】疏肝理气，调经止痛。驻颜悦色，洁牙固齿，香口除臭。

【临床应用】黧黑斑，扁瘊，疣目，牙齿黄黑、动摇，口臭。

【用量用法】6~9g，或入丸散。外用研末撒，调敷或作饼热敷、熨。

【注意事项】凡气虚无滞，阴虚血热者忌服。

郁　金

【性味归经】辛、苦，寒。归肝、心、肺经。

【美容功效】行气化瘀，凉血清心，利胆退黄。

【临床应用】白疕，痒疮肿痛。

【用量用法】6~12g，磨汁或入丸散。

【注意事项】畏丁香。孕妇慎用。阴虚失血及无气滞血瘀者忌服。

陈　皮

【性味归经】辛、苦，温。归脾、肺经。

【美容功效】理气健脾，燥湿化痰。

【临床应用】疮痈肿痛，蛇串疮、湿疮、摄领疮，皮肤瘙痒症。

【用量用法】3~10g，或入丸散。外用，鲜品捣烂、装瓶液化后，蘸涂。

【注意事项】本品辛散苦燥，温能助热，舌红少津，内有实热者须慎用。气虚及阴虚燥咳者不宜。吐血者慎服。

木　香

【性味归经】辛、苦，温。归脾、胃、大肠、三焦、胆经。

【美容功效】行气止痛，健脾消食。香身除臭。

【临床应用】黧黑斑、狐臭、白癜风。

【用量用法】3~10g，生用专行气滞，煨熟用以止泻，不宜久煎；或研末服，每次0.6~0.9g，或磨汁，或入丸散。外用研末调敷或磨汁涂。

【注意事项】阴虚火旺者慎用。

(6) 养血润肤法：主要选用滋阴养血药。常用于如血虚引起的早衰、脱发、面色萎黄、苍白等；或用于血虚正气不足的损容性疾患，以补血扶正祛邪。与补阴药（血为阴，血虚与阴虚关系密切）、补气药（气能生血）同用。此外，风邪客于肌肤，郁久伤阴耗血，或久病体虚，肌肤失养，均可导致血虚风燥证。如各种慢性瘙痒性皮肤病、皮肤干燥等。治宜养血润燥。

代表药物：人参、党参、黄芪、茯苓、白术、麦冬。

代表方剂：当归饮子(《医宗金鉴》)。

人　参

【性味归经】甘、微苦，平。归脾、肺、心经。

【美容功效】大补元气，复脉固脱，补脾益肺，生津止渴，安神增智。驻颜润肤，生发乌发，润发泽毛。

【临床应用】虚羸消瘦，面容憔悴，须发早白、头发脱落，毛发干枯。

【用量用法】5~10g，宜文火另煎，将参汁兑入其他药汤内饮服；或研末吞服，每次1~2g，日服2~3次。如挽救虚脱，当大量（15~30g）煎汁分次灌服。或入丸、散。

【注意事项】实证、热证而正气不虚者忌服。反藜芦，畏五灵脂，恶皂荚，均忌同用。服人参不宜喝茶，以免影响药力。

党　参

【性味归经】甘，平。归脾、肺经。

【美容功效】补中益气，健脾益肺。

【临床应用】黧黑斑，瘾疹，湿疮，皮炎，蟹足肿。

【用量用法】9~30g，或入丸、散，或熬膏，或合鸡、鸭、鸽子、猪蹄等食物炖服。生津、养血宜生用，补脾益肺宜炙用。

【注意事项】不宜与藜芦同用。热证不宜单独应用。有实证者忌服。

黄　芪

【性味归经】甘，温。归脾、肺经。

【美容功效】补气固表，利尿，托毒，排脓，敛疮生肌。

【临床应用】黧黑斑，粉刺，扁瘊，白疕，白癜风，油风，皮肤瘙痒，痈疽不溃或溃久不敛，血虚萎黄，肥胖症。

【用量用法】10~15g，大剂量可用30~60g，或入丸散，或熬膏。补气升阳宜炙用，其他多生用。

【注意事项】本品补气升阳，易于助火，又能止汗。故凡表实邪盛、气滞湿阻、食积内停、阴虚阳亢、痈疽初起或溃后热毒尚盛等证，均不宜服用。

茯　苓

【性味归经】甘、淡，平。归心、肺、脾、肾经。

【美容功效】利水渗湿，健脾安神。驻颜泽面，祛斑增白。

【临床应用】面色萎黄，粉刺，油风，发蛀脱发，黧黑斑，湿疮，瘾疹，摄领疮，下肢溃疡，女阴溃疡，肥胖症。

【用量用法】10~15g，或入丸散。用于安神可以朱砂拌用。

【注意事项】虚寒精滑或气虚下陷者忌服。

白　术

【性味归经】苦、甘，温。归脾、胃经。

【美容功效】健脾益气，燥湿利水，止汗，安胎。驻颜去䵟。

【临床应用】面色萎黄，黧黑斑，湿疮，汗疱疹，面游风，疱疹样皮炎。

【用量用法】3~15g，熬膏或入丸散。燥湿利水宜生用，补气健脾宜炒用，健脾利湿宜炒焦用。

【注意事项】阴虚内热或津液亏耗燥渴者，均不宜服用。

麦　冬

【性味归经】甘、微苦，微寒。归肺、心、胃经。

【美容功效】养阴生津，润肺益胃，清心除烦，润肠通便；驻颜润肤，明目。

【临床应用】皮肤干燥，粉刺，出血性皮肤病；两目昏暗。

【用量用法】10~15g，或入丸散。清养肺胃之阴多去心用，滋阴清心多连心用。

【注意事项】脾胃虚寒泄泻者忌服。

（7）温阳补肾法：主要选用补虚类药或补养类药。

温阳补肾类药具有补充人体营养物质和增强机能的作用。根据其作用和范围的不同分为补气药、补阳药、补血药、补阴药。因气血互化，阴阳互补，气、血、阴、阳相互依存，故应相须、相兼而用。

中医美容多用于驻颜、防皱、润面、明目、乌发、生发等。气虚用补气药，阳虚用补阳药，血虚用补血药，阴虚用补阴药。气虚和阳虚表示机体活动能力的衰退，阳虚多兼气虚，而气虚也易导致阳虚；血虚和阴虚表示机体精血津液的损耗，阴虚多兼血虚，而血虚也易导致阴虚。阴虚为主，要以补阴为主，补阳为辅；阳虚为主，要以补阳为主，补阴为辅。服用补血、补阴药时，宜适当配伍健脾益胃的药物，以防滋腻碍胃，影响脾胃消化及药效。

代表药物：山药、肉苁蓉、杜仲、补骨脂、核桃仁、紫河车、鹿茸、菟丝子、附子、枸杞子、天冬、地黄、女贞子、何首乌、黑芝麻、柏子仁等。

代表方剂：四君子汤(《太平惠民和剂局方》)、六味地黄丸(《小儿药证直诀》)、金匮肾气丸(《金匮要略》)、七宝美髯丹(《医方集解》)。

山　药

【性味归经】甘，平。归脾、肺、肾经。

【美容功效】补脾养胃，生津益肺，补肾涩精；延年驻颜，润肤悦色。

【临床应用】面色萎黄，皮毛干燥，黧黑斑，皮炎，痈肿疮毒。

【用量用法】10~30g，大量60~250g。研末吞服，每次6~10g，或入丸散。外用，捣敷。补阴宜生用，健脾止泻宜炒黄用。

【注意事项】湿盛中满或有积滞者、有实邪者忌服。

肉 苁 蓉

【性味归经】甘、咸，温。归肾、大肠经。

【美容功效】补肾阳，益精血，润肠通便，驻颜悦色。

【临床应用】阳痿，不孕，腰膝酸软，筋骨无力；肠燥便秘；面色晦黯。

【用量用法】10~20g，或入丸散。

【注意事项】阴虚火旺及大便泄泻者忌服。肠胃有实热之大便秘结者亦不宜用。

杜 仲

【性味归经】甘，温。归肝、肾经。

【美容功效】补肝肾，强筋骨，安胎，延衰驻颜。

【临床应用】肾虚腰痛，颜面无华，须发早白。

【用量用法】10~15g，浸酒或入丸散。炒用疗效较生用为佳。

【注意事项】阴虚火旺者慎用。

补 骨 脂

【性味归经】辛、苦，温。归肾、脾经。

【美容功效】温肾助阳，纳气平喘，止泻；驻颜益色，乌须发。

【临床应用】白癜风，油风，疣，白疕，早衰，发白。

【用量用法】5~9g，或入丸、散。外用20%~30%酊剂涂患处；或熬膏涂，或研末擦。

【注意事项】阴虚火旺及大便秘结者忌服。

核 桃 仁

【性味归经】甘，温。归肾、肺、大肠经。

【美容功效】补肾，温肺，润肠；驻颜悦色，润肤黑发。

【临床应用】酒渣鼻，面游风，湿疮，白癜风，发白，疮疡瘰疬。

【用量用法】6~9g。单味嚼服，10~30g；式入丸、散。外用酌量，研末调敷。

【注意事项】痰火积热、阴虚火旺，以及大便溏泄者禁服。不可与浓茶同服。

紫 河 车

【性味归经】甘、咸，温。归心、肺、肾经。

【美容功效】温肾补精，益气养血。

【临床应用】虚劳羸瘦，咳嗽气喘，阳痿遗精，不孕少乳，血虚面黄，瘾疹，皮肤瘙痒症，面游风，过敏性紫癜，猫眼疮。

【用量用法】2~3g，研末吞服，或入丸剂；新鲜胎盘，半个至1个，水煎服食。外用酌量。

【注意事项】凡有表邪及实证者禁服。脾虚湿困纳呆者慎服。

鹿 茸

【性味归经】甘、咸，温。归肝、肾经。

【美容功效】补肾阳，益精血，强筋骨，调冲任，托疮毒，延年驻颜。

【临床应用】早衰，阳痿滑精，宫冷不孕，畏寒，腰脊冷痛，筋骨痿软，羸瘦，神疲，眩晕，耳鸣耳聋，崩漏带下，疮疡久溃不敛。

【用量用法】研细末1~3g，一日3次分服，或入丸散，也可酒浸。

【注意事项】宜从小量开始服用，缓慢增加，不宜骤用大量，以免阳升风动，头晕目赤，或伤阴动血。凡阴虚阳亢、血分有热，胃火炽盛或肺有痰热，以及外感热病者均忌服。

菟丝子

【性味归经】甘，温。归肝、肾、脾经。

【美容功效】滋补肝肾，驻颜增白，润肤悦色；固精缩尿，明目止泻，安胎。

【临床应用】面容憔悴，皮肤不荣，黧黑斑，粉刺，白癜风，蛇串疮，油风。

【用量用法】10~15g，或入丸散。外用炒研调敷。

【注意事项】阴虚火旺，大便燥结，小便短赤者不宜服用。

附子

【性味归经】辛、甘，大热，有毒。归心、肾、脾经。

【美容功效】回阳救逆，补火助阳，逐风寒湿邪，泽发生发。

【临床应用】痈疽疮肿，头风白屑，脱发，颜面枯槁。

【用量用法】3~15g，或入丸散，入汤剂应先煎30~60分钟以减弱其毒性；外用研末调敷。

【注意事项】孕妇忌用。反贝母、白蔹、半夏、瓜蒌、白及。阴虚阳盛，真热假寒者禁服。

枸杞子

【性味归经】甘，平。归肝、肾经。

【美容功效】滋补肝肾，益精明目，安神，生津润肺，延年驻颜，润悦肌肤。

【临床应用】体弱早衰，血虚萎黄，肌肤不泽，目昏不明，疮疡痈疽。

【用量用法】6~12g，熬膏、浸酒或入丸、散。外用酌量。

【注意事项】脾虚便溏者不宜服。

天冬

【性味归经】甘、苦，寒。归肺、肾经。

【美容功效】滋阴润燥，清肺降火，生津止渴，润肠通便；驻颜养肤，乌须黑发，固齿牢牙。

【临床应用】肺火鼻红，扁瘊，肌肤不泽，须发早白，牙齿松动。

【用量用法】6~15g，熬膏或入丸散。外用，鲜品捣烂敷。

【注意事项】脾胃虚寒，食少便溏者忌服。

地黄

【性味归经】鲜地黄甘、苦，寒；归心、肝、肾经。生地黄甘，寒；归心、肝、肾经。熟地黄甘，温；归肝、肾经。

【美容功效】鲜地黄清热生津，凉血止血。生地黄清热凉血，养阴生津，驻颜润肤，乌须黑发，固齿牢牙。熟地黄补血滋阴，益精添髓。

【临床应用】黧黑斑，油风，发蛀脱发，白癜风，白疕，酒渣鼻，湿疮，皮肤瘙痒症。鲜地黄用于热病伤阴，烦渴，斑疹，吐血，衄血，咽喉肿痛。生地黄用于热病烦渴，阴虚内热消渴，吐血，衄血，斑疹。皮肤皱纹，须发早白。熟地黄用于血虚萎黄，眩晕心悸，月经不调，潮热盗汗，遗精阳痿，不育不孕，腰膝酸软，耳鸣耳聋，皮肤皱纹，须发早白。

【用量用法】鲜地黄12~30g，生地黄9~15g，熟地黄9~15g。

【注意事项】本品性寒而滞，脾虚湿滞，腹满便溏者不宜服。

女 贞 子

【性味归经】甘、苦，凉。归肝、肾经。

【美容功效】滋补肝肾，明目乌发，降脂轻身。

【临床应用】眩晕耳鸣，腰膝酸软，须发早白，目暗不明。高脂血症，发蛀脱发，油风，黧黑斑。

【用量用法】6~12g，或熬膏或入丸剂。清虚热宜生用，补肝肾宜熟用。外用酌量。

【注意事项】脾胃虚寒泄泻及阳虚者不宜服用。

何 首 乌

【性味归经】苦、甘、涩，微温，归肝、心、肾经。

【美容功效】补肝肾，益精血，乌须发，强筋骨，驻颜悦色；祛风解毒，润肠通便。

【临床应用】精血亏虚，头晕眼花，腰膝酸软，肢体麻木，须发早白，脱发，面色萎黄，失眠；疮痈瘰疬，风疹瘙痒，疣。

【用量用法】10~30g，或熬膏，或浸酒，或入丸散。外用煎水洗，研末撒或调涂。补益精血用制首乌；解毒、润肠宜用生首乌；鲜首乌解毒润肠的功效较生首乌更佳。

【注意事项】大便溏泻及湿痰较重者不宜服。未经炮制的生首乌，功能解毒消痈、润肠通便，用于瘰疬疮痈、风疹瘙痒、肠燥便秘及高脂血症。

黑 芝 麻

【性味归经】甘，平。归肝、肾、大肠经。

【美容功效】补肝肾，益精血，润肠燥；益寿延年，润肤乌发。

【临床应用】须发早白，病后脱发，肠燥便秘，肌肤干燥，白癜风，瘾疹，痈疮湿疮，疮疡瘰疬，烫火伤，诸虫咬伤。

【用量用法】9~15g，宜炒熟用；或入丸、散。外用酌量，煎水洗浴或捣敷。

【注意事项】大便溏泻者不宜服。本品若作食疗时，以研为细末为好。

柏 子 仁

【性味归经】甘，平。归心、肾、大肠经。

【美容功效】养心安神，止汗，润肠，润肤，黑发。

【临床应用】虚烦失眠，心悸怔忡，阴虚盗汗，肠燥便秘。须发早白，油风。

【用量用法】3~9g。便溏者制霜用；或入丸、散。外用酌量，研末调敷或鲜品捣敷。

【注意事项】便溏及痰多者慎服。

2. 外治法

由于中药往往兼具营养和药效双重作用，且作用缓和，被选择用于外治的美容中药已达百余种。根据剂型不同，外用中药美容制品分为美容粉、美容液、美容膏、美容面膜等许多类型。通过熏洗、湿敷、扑撒、涂擦、浸浴、贴敷、喷雾、电离子导入、超声波导入等方法，促进皮肤对药物的吸收。常用给药法有中草药药浴、超声离子透入、直流电离子导入、药物蒸汽等法。

常用中药及代表方如下：

（1）祛斑除黑

①行滞活血类：由行滞活血、疏通肌肤经络、软坚散结、破瘀化斑类药物组成。常用药物有当归、川芎、桃仁、红花、月季花、益母草、紫草、丹参、厚朴、皂角、玫瑰花

等。方中常配伍疏泄发散类、腐蚀平胬类和养颜增白类药物，以达行滞活血、疏泄肌肤、化斑增白的作用。主要用于治疗面部色斑，皮肤粗糙、皱纹、晦黯无华等疾病，古方如麝香膏(《刘涓子鬼遗方》)、桃花酒(《备急千金要方》)、洗手檀香散(《御药院方》)、桃仁洗面方(《外台秘要》)等。

②养颜增白类：由健脾和胃、滋润肌肤、养颜增白类药物组成。常用药物有僵蚕、白蔹、白茯苓、白术、杏仁、菟丝子、琥珀、朱砂、山药、杏仁、冬瓜仁、瓜蒌仁、薏苡仁、黄精、黑芝麻、珍珠等，且以"白"字头中药和果仁类中药为多。组方时，多配以疏泄发散类和行滞活血类药物，主要用于手面体润泽驻颜和皮肤粗糙、皱纹、晦黯无华等疾病的防治。古方有七白膏(《御药院方》)、广济澡豆方(《外台秘要》)，以及《鲁府禁方》中的莹肌玉白散、八白散、杨太真红玉膏等。

(2) 疗渣消痘

①疏泄发散类：由辛散走窜类药物组成，具有开阖皮毛、疏泄肌肤、祛风燥湿、透邪外出的功效。常用的药物有防风、藁本、荆芥、细辛、甘松、白附子、白蒺藜、藿香、川椒、白蔹、白豆蔻、白僵蚕、麝香等。方中常配伍清热解毒、行滞活血类药，用于治疗色斑、皮疹、粉刺、皮炎、皮肤粗糙、皱纹、晦黯无华等皮肤疾病。古方如《圣济总录》的白芷膏、木兰膏，《医方类聚》的面膏方等。

②清热祛湿类：由清热解毒、祛湿散结类药物组成，常用药物有马齿苋、黄芩、黄连、山栀、苦参、薄荷、赤小豆、地肤子、白鲜皮、地骨皮、生石膏、侧柏叶、木兰皮、生大黄、蒲公英、紫草、丝瓜络、硫黄粉等。方中常配伍疏泄发散类药物，以达清热解毒、疏泄肌肤、透湿于外作用，主要用于治疗粉刺、皮炎等病。古方如《千金翼方》的治面皯方、《医宗金鉴》的颠倒散、《外科正宗》的加味真君妙贴散等。

(3) 去痣消疣：常用药物有山慈菇、密陀僧、松脂、露蜂房、五倍子、铅粉、轻粉、鸦胆子、硫黄、土荆皮、生半夏、蟾酥、丹药、皂角、鹰粪白等。此类药物均具有一定腐蚀作用，通过剥脱肌肤，使黑斑或增生的赘生物腐蚀枯落。组方时一般不单独应用，多配入行滞活血、芳香化浊类方药中，主要用于治疗面部色斑、疣痣，如时珍正容散(《医宗金鉴》)、肥皂方(《鲁府禁方》)、藿香散(《御药院方》)、去面上靥子黑痣方(《备急千金要方》)等。

(4) 抗皱驻颜：常用药物有人参、黄芪、杜仲、益母草、麝香、丁香、藿香、朱砂、桃仁、红花、丹参、川芎、甘草、白石脂、杏仁、桃仁、朱砂、紫草等。外用可起到润肤增白，红颜减皱，嫩肤香肤，细面防裂等保健及化妆美容效果。如孙仙少女膏(《鲁府禁方》)、去皱面膏。

(5) 增白润肤：常用药物有珍珠、珍珠母、白茯苓、白术、白附子、白及、白蔹、当归、熟地黄、灵芝、黄精、玉竹等。此类药物多具有补益、滋阴润泽之功。如《太平圣惠方》中的七白膏、玉容散、七香嫩容散、永和公主澡豆方。

(6) 乌须防脱：常用药物有何首乌、黑芝麻、核桃仁、枸杞子、怀牛膝、菟丝子、熟地、马齿苋等。此类药物多具有滋阴补益肝肾、黑发固脱之效。如彭祖养生方、邵康节真人方、白发还黑方等。

(7) 减肥消瘦：以天然香料植物类药物为主，有丁香、沉香、檀香、零陵香、藿香、苏合香、肉豆蔻、木香、白豆蔻、麝香、樟脑、桂心、香附等。具有芳香化浊，透邪于外之作用。组方常配以疏泄发散类和清热祛湿类药物，如减肥方。

二、针灸疗法

针灸疗法以经络学说为基础，是中医美容用于损容性疾病的治疗和美容保健的重要手段之一，具有其操作简便、疗效确切、经济安全、无副作用等优点。

通过针刺、灸疗等方法刺激经穴，以疏通经络、调节气血、协调阴阳，通过调节脏腑组织的功能，调动机体的内在因素，消除引起损容性疾病的病因，使机体恢复到正常的生理状态。同时针刺还能促进皮肤新陈代谢，增强肌肉弹性，从而达到改善肤质与肤色、养颜防皱、延衰美颜目的。

现代研究证明，针灸经络穴位，可以调节人体的神经、内分泌、消化、生殖等系统的功能以及人体免疫功能，使之处于良好的功能状态，从而促进新陈代谢，增强人体免疫力，达到防病治病的目的。针灸疗法具有祛病养颜、防皱抗衰、保健美容等作用。

针灸疗法分为针刺法和灸法两大类。针法分为毫针、皮肤针、三棱针、埋线法、火针、电针、水针、光针。灸法分为艾柱灸、艾条灸、温针灸等。此外，还有拔罐疗法、耳针疗法等。在临床上治疗疾病或用于美容保健时，针法和灸法在治疗上常结合应用，可以达到更加显著而快速的治疗作用。

针灸疗法的注意事项：①严格遵守常规消毒程序，预防感染。②皮肤有溃疡、感染、瘢痕、肿瘤者，不采用针灸法。③热证、实证及阴虚内热者，慎用灸法，颜面、五官和大血管部位不宜施瘢痕灸。④慎用火针、三棱针，以防发生意外。⑤糖尿病患者、精神过度紧张及疲劳者不宜用火针。⑥有出血倾向、孕妇、体虚者不用放血法。⑦出现烫伤、小水泡时，可不必处理，任其自然吸收；水泡较大时，应用消毒针头刺破水泡，放出水液，然后涂上龙胆紫。

（一）针刺法

1. 毫针

【原理】即采用不同的针具，刺激人体的一定部位，运用各种方法激发经气，疏通经络，协调气血，以达到治疗或保健的目的。

【针型】美容常用的毫针，以不锈钢针为多，粗细一般选直径 0.28～0.30mm，长25～75mm 毫针，损容性疾病以面部多见，故多用直径 0.23～0.28mm，长 13～25mm 的毫针，腹部透穴可选直径为 0.30mm、长 75mm 左右毫针。

【操作方法】进针用舒张法或提捏法，操作多选用浅刺、平刺、透刺、围刺等。行针手法一般以平补平泻为主，面部不用手法，尽量少捻针，以减轻疼痛，其他穴位除提插捻转外，还常用刮柄、弹柄等辅助手法以加强针感，助气运行。留针时间 30 分钟左右，出针时面部穴位要多按压，不要揉动，以免出血过多或留瘀斑。此法常用于粉刺、酒渣鼻、黧黑斑、雀斑、黑眼圈、眼袋、扁平疣、口臭、腋臭、白癜风等病的治疗。

行针基本手法为提插和捻转两种手法，常用的辅助手法为刮法和弹法，一般留针 20～30 分钟。

2. 皮肤针

【原理】皮肤针由“九针”中的“镵针”发展而来。运用皮肤针叩刺皮部，使局部皮肤发红或轻微渗血，通过孙脉、络脉和经脉以调整脏腑功能。在皮肤病的治疗中较常用，具有疏通经络、调和气血、宣泄皮表邪气的作用。多用于如神经性皮炎、顽癣、斑秃等皮肤病的治疗。

【针型】梅花针、七星针、罗汉针。

【操作方法】右手持针柄，以无名指、小指将针柄末端固定于小鱼际处，以拇中二指夹持针柄，示指置于针柄中段上面，运用腕部弹力，使针尖刺到皮肤，然后由于反作用力而弹起。此法主要为强壮作用，用于由全身的慢性疾病所引起的皮肤老化现象。

【部位】叩刺部位一般可选用循经叩刺，常用于项背腰骶部的督脉和足太阳膀胱经及四肢肘膝关节以下的经脉。也可根据经络辨证，选择有关的经脉循行路线（如叩刺腿部三阴经可防治面部皱纹等）、腧穴及病变局部。叩刺力度由轻至中或重，叩刺头面五官周围时，应选用针尖钝圆的针具，以减轻疼痛。

3. 三棱针法

【原理】三棱针是用于点刺放血的针具，即用三棱针刺破患者一定腧穴或体表血络，放出适量血液的方法，又称“刺络法”。它具有行气活血、泄热排毒、消肿止痛等作用。

【操作方法】

点刺法：适用于十二井穴、十宣穴、耳尖放血等。可治疗粉刺、黧黑斑、瘾疹、麦粒肿、高热等病证。

散刺法：对病变局部由外缘呈环形向中心点刺。多用于治疗顽癣、丹毒、神经麻痹、酒渣鼻等病证。

密刺法：在局部皮损处密刺，使微微出血。多用于治疗斑秃等皮肤病。

挑刺法：将穴位或反应点挑破出血或挑断皮下白色纤维状物。多用于胸背部、腰部，可治疗麦粒肿、便秘、肛裂、痔疮等症。

三棱针操作手法要稳、准、快，出血不宜过多，切勿伤及动脉。需出血量较大时，可在点刺处加拔火罐。每次选穴不宜过多，一般不超过 10 个。每日或隔日一次，挑刺法宜 5~7 天一次。面部一般不用放血法。

4. 火针法

【原理】火针由“九针”中的“大针”发展而来，又称为粹针，是将特制的金属针加热烧红后迅速刺入一定部位并快速退出，以治疗疾病的方法。具有温经散寒，通经活络的作用。临床多用于治疗痣、疣、雀斑、粉刺、黧黑斑、顽癣、血管瘤等病证。除损容性疾病治疗外，还可用于痤疮愈后色素印或凹陷的修复，具有治愈率高、无炎症反应、术后不留瘢痕等优点。

【针型】针尖改制成环形、三角形等，可用于痤疮愈后色素印及凹洞的修复治疗。

【操作方法】火针针刺深度要根据病情、体质、年龄和针刺部位的肌肉厚薄、血管深浅而定。面部慎用火针，避免损伤皮肤而遗留色素沉着或瘢痕。如治疗粉刺时，对准粉刺尖头迅速点刺，深至粉刺底部即出针。对囊肿性或聚合性痤疮，尚需在隆起部位加刺数针。

5. 电针 电针是针刺腧穴得气后，用电针器输出接近人体生物电的微量脉冲电流并通过毫针作用于人体经络穴位的一种针刺方法，是在针刺基础上结合微量电刺激的一种疗法，具有针和电刺激的双重效应，能客观地控制针刺的刺激量，是临床常用的一种方法。

电针多用于治疗斑秃、摄领疮、面瘫等较顽固的损容性疾病或用于除皱、减肥。

6. 水针 又称“穴位注射”，是在人体一定部位或腧穴中注入中西药物注射液，通过针刺与药液对穴位的渗透性刺激作用以调整机体功能的治疗方法。此法适应证广泛，疗效显著，可用于防治多种疾病，如痤疮、银屑病、脱发、斑秃、黧黑斑、三叉神经痛、瘾疹、蛇串疮、瘙痒、眼袋、皱纹等。

水针可采用辨证选穴。临床上常结合经络、经穴触诊法选取“阳性反应点”及俞、募、郄、原穴等。选穴以1~2个腧穴为妥。每日或隔日1次，7~10次为一疗程。应用时，对能引起过敏反应的药物必须先做皮试。

7. 挑刺 挑刺法由我国古代“九针”刺法中的“络刺”发展而来，用特制的针具挑断一定穴位或部位皮下白色纤维组织以治疗某些疾病。在中医美容中，常用于治疗痤疮、湿疮、银屑病等病。

（二）灸法

灸法：用艾绒或其他药物放置在体表的穴位、部位上烧灼、熏熨，借灸火的温和热力以及药物的作用刺激体表一定部位，通过经络的传导，起到温通气血、扶正祛邪作用，达到治病和保健目的。

临床中可应用于斑秃、瘾疹、湿疹、蛇串疮、白癜风、摄领疮、眼袋、皱纹等多种损容性疾病的治疗，同时又有保健作用。灸法对于虚寒性损美疾病以及养生保健美容较为适用。灸法能够治疗针刺效果较差的某些病证，或结合针法应用，能够提高疗效。

1. 灸法的功能

（1）温散寒邪：偏于治疗寒邪引起的各种实寒证和由于阳虚引起的虚寒证。

（2）温通经络、活血逐痹：灸法的温热刺激温煦经络，并可推动加速气血的运行，能治疗气血瘀阻引起的病证和由外邪引起的经络不利，如风寒湿痹等。

（3）回阳固脱：用于阳气虚脱病证。

（4）消瘀散结：用于乳痈初起、瘰疬和寒性疮疡未化脓者。

（5）防病保健：激发人体正气，增强抗病能力，起到防病保健的作用。

2. 灸法的种类 ①艾炷灸，包括直接灸（化脓灸、非化脓灸）和间接灸［隔姜灸、隔蒜灸、隔盐灸、隔饼灸（包括附子灸、豆豉灸、黄土灸、黄蜡灸、硫黄灸等）］。②艾条灸，包括温和灸、雀啄灸、太乙针、雷火针。③温针灸。④灸器灸。⑤药物灸（药物发泡法），如用毛茛、斑蝥、白芥子、蒜泥、旱莲草等敷贴。⑥灯火灸。

（三）耳针法

耳针是指用针或其他方法刺激耳郭上的穴位，以防治疾病的一种方法。它具有操作简便、适应证广、疗效迅速、经济安全等优点。近十几年来，耳针疗法在美容治疗及美容保健方面取得了较好的疗效，如黧黑斑、湿疮、白癜风、油风、粉刺、摄领疮等的治疗及减肥、驻颜、祛皱、生发等美容保健的应用。多采用针刺法、埋针法、压籽法、刺血法等。

1. 耳与脏腑经络的联系

（1）耳与脏腑的关系非常密切。《灵枢·脉度》说：“肾气通于耳，肾和则耳能闻五音矣。”《难经·四十难》：“肺主声，令耳闻声。”《证治准绳》：“肺气虚则少气……是以耳聋。"《素问·脏气法时论》："肝病者……虚则耳无所闻……气逆则头痛，耳聋不聪。"《厘正按摩要术》中进一步将耳分为心、肝、脾、肺、肾五部，其中"耳珠属肾，耳轮属脾，耳上轮属心，耳皮肉属肺，耳背玉缕属肝"。

(2) 耳部与全身经络的联系密切。《灵枢·口问》曰："耳者，宗脉之所聚也。"手足三阳经都直接或间接通于耳部：手阳明经的别络入耳中；手太阳经入耳中；手少阳经从耳后出耳上角，支脉入耳中；足少阳经下耳后，支脉至耳中，出耳前；足阳明经上耳前；足太阳的支脉至耳上角。六阴经虽不上头面，但通过经别合于阳经而与耳郭相通。奇经八脉中亦有三条经脉与耳联系：阴、阳跷并入耳后；阳维脉循头入耳。

耳不是一个单纯的听觉器官，是人体整体的一部分，它体现了中医局部与整体的相关性。分布在耳郭上的耳穴，可以作为针灸的刺激点治疗各种疾病。出现在耳郭上的阳性反应点，也可作为诊断参考。

2. 耳郭表面的解剖名称

(1) 耳部的正面解剖

①耳垂部

耳垂：耳郭下部无软骨的部分。

耳垂前沟：耳垂与面部之间的凹沟。

②耳轮部

耳轮：耳郭卷曲的游离部分。

耳轮脚：耳轮伸入耳甲部分。

耳轮脚棘：位于耳轮脚和耳轮之间的软骨隆起。

耳轮脚切迹：位于耳轮棘前方的凹陷处。

耳轮结节：位于耳轮后上方的膨大部分。

耳轮尾：耳轮向下移行于耳垂的部分。

轮垂切迹：位于耳轮与耳垂后缘之间的凹陷处。

耳轮前沟：耳轮与面部之间的浅沟。

③对耳轮部

对耳轮：与耳轮相对，呈"丫"字形的隆起部，由对耳轮体、对耳轮上脚与对耳轮下脚三部分组成。

对耳轮体：对耳轮下部呈上下走向的主体部分。

对耳轮上脚：对耳轮向上分支的部分。

对耳轮下脚：对耳轮向前分支的部分。

屏轮切迹：对耳轮与对耳屏之间的凹陷处。

④三角窝部：对耳轮上、下脚与相应耳轮之间的三角形凹陷。

⑤耳甲部

耳甲：部分耳轮和对耳轮、对耳屏、耳屏及外耳门之间的凹陷，由耳甲艇、耳甲腔两部分组成。

耳甲艇：耳轮脚以上的耳甲部。

耳甲腔：耳轮脚以下的耳甲部。

外耳门：耳甲腔前方的孔窍。

⑥耳屏部

耳屏：在外耳门前方呈瓣状的软骨隆起。

屏上切迹：耳屏与耳轮之间的凹陷处。

上屏尖：耳屏游离缘上面的隆起部。

下屏尖：耳屏游离缘下面的隆起部。

耳屏前沟：耳屏与面部之间的浅沟。

⑦对耳屏部

对耳屏：位于耳垂上方，与耳屏相对的瓣状软骨隆起。

对屏尖：对耳屏游离缘的隆起部。

屏间切迹：耳屏和对耳屏之间的凹陷处。

（2）耳郭的背面解剖

耳轮背面：耳轮背部的平坦部分。

耳轮尾背面：耳轮尾背部的平坦部分。

耳垂背面：耳垂背部的平坦部分。

耳舟隆起：耳舟在耳背呈现的隆起。

三角窝隆起：三角窝在耳背呈现的隆起。

耳甲艇隆起：耳甲艇在耳背呈现的隆起。

耳甲腔隆起：耳甲腔在耳背呈现的隆起。

对耳轮上脚沟：对耳轮上脚在耳背呈现的隆起。

对耳轮下脚沟：对耳轮下脚在耳背呈现的隆起。

耳轮沟：对耳轮体在耳背呈现的凹沟。

耳轮脚沟：耳轮脚在耳背呈现的凹沟。

对耳屏沟：对耳屏在耳背呈现的凹沟。

3. 耳穴的分布规律　耳穴是指分布在耳郭上特定的刺激点。人体在发生疾病时，常会在耳郭的相应部位出现“阳性反应点”，如压痛、变形、变色、水疱、结节、丘疹、凹陷、脱屑、电阻降低等，这些反应点也可以作为耳针刺激点，即耳穴。

耳穴的分布有规律可循，它在耳郭正面的排列像一个倒置的胎儿，头部朝下，臀部及下肢朝上，胸腹部及躯干在中间。具体地说，与头面相应的耳穴多分布在耳垂；与上肢相应的耳穴多分布在耳舟；与躯干和下肢相应的耳穴多分布在对耳轮体部和对耳轮上、下脚；与盆腔相应的耳穴多分布三角窝；与腹腔脏器相应的耳穴多分布在耳甲艇；与胸部脏器相应的耳穴多分布在耳甲腔；与消化道相应的耳穴多分布在耳轮脚周围；与耳鼻咽喉相应的耳穴多分布在耳屏四周（图 2-1）。

4. 常用美容耳穴的定位和主治　耳穴在耳郭上有一定的分布区域，称为耳区，耳区的分布有一定规律。

（1）耳中

【部位】在耳轮脚处，即耳轮 1 区。

【主治】荨麻疹、皮肤瘙痒。

（2）风溪

【部位】在耳轮结节前方，指区与腕区之间，即耳舟 1、2 区的交界处。

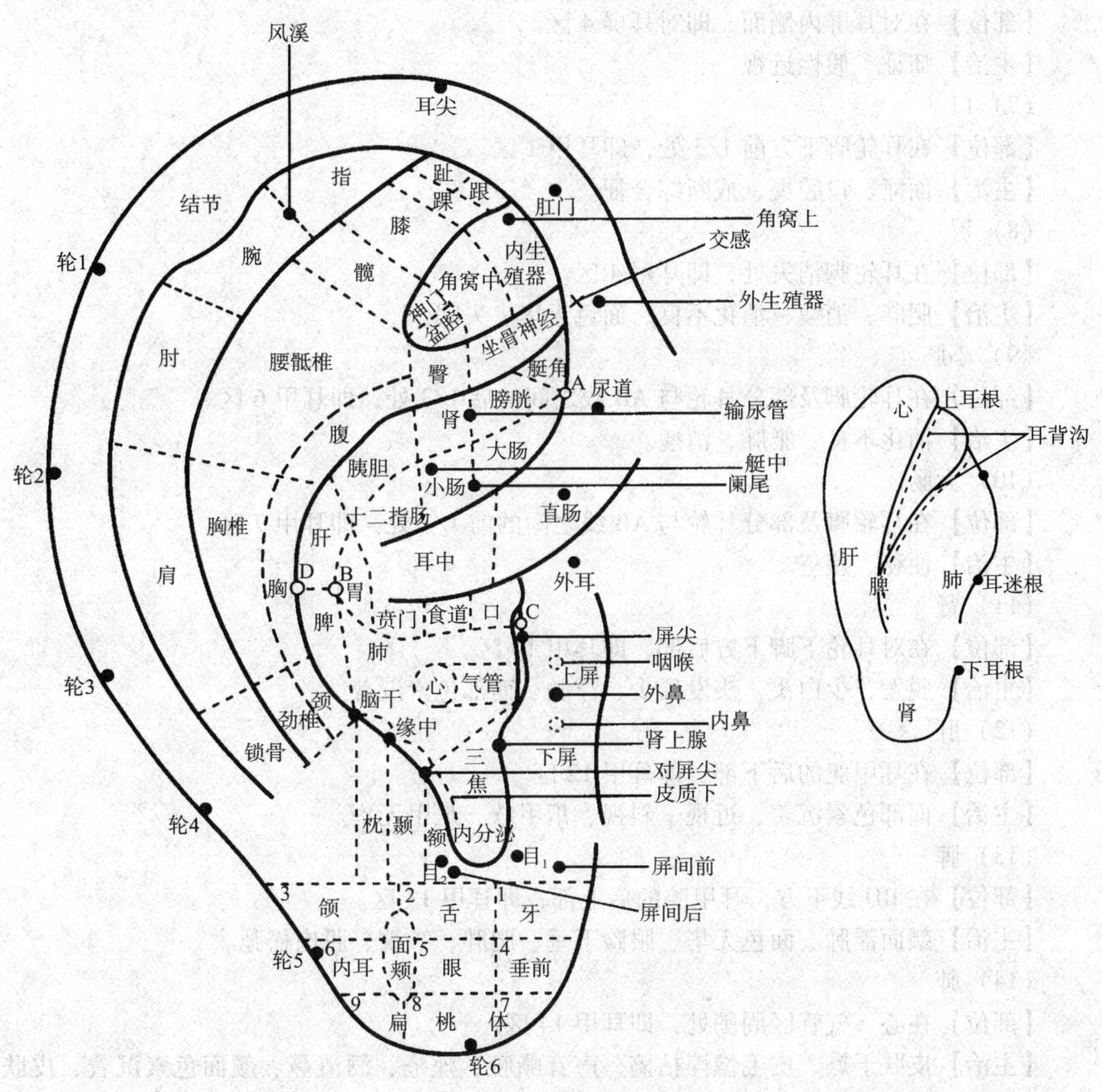

图 2-1　耳穴分布示意图

【主治】荨麻疹、皮肤瘙痒、过敏性鼻炎。

（3）神门

【部位】在三角窝后 1/3 的下部，即三角窝 5 区。

【主治】失眠、多梦、痛证、戒断综合征。

（4）额

【部位】在对耳屏外侧面的前部，即对耳屏 1 区。

【主治】额部色素沉着、痤疮、失眠、多梦。

（5）对屏尖

【部位】在对耳屏游离缘尖端，即对耳屏 1、2、4 区交点处。

【主治】哮喘、皮肤瘙痒。

(6) 皮质下

【部位】在对耳屏内侧面，即对耳屏 4 区。

【主治】痛证、假性近视。

(7) 口

【部位】在耳轮脚下方前 1/3 处，即耳甲 1 区。

【主治】面瘫、口腔炎、戒断综合征。

(8) 胃

【部位】在耳轮脚消失处，即耳甲 4 区。

【主治】肥胖、消瘦、消化不良、面色无华、失眠。

(9) 小肠

【部位】在耳轮脚及部分耳轮与 AB 线之间的后 1/3 处，即耳甲 6 区。

【主治】消化不良、肥胖、消瘦。

(10) 大肠

【部位】在耳轮脚及部分耳轮与 AB 线之间的前 1/3 处，即耳甲 7 区。

【主治】便秘、痤疮。

(11) 肾

【部位】在对耳轮下脚下方后部，即耳甲 10 区。

【主治】脱发、少白头、头发稀少、浮肿、面部色素沉着。

(12) 肝

【部位】在耳甲艇的后下部，即耳甲 12 区。

【主治】面部色素沉着、近视、斜视、爪甲软、爪甲无华。

(13) 脾

【部位】在 BD 线下方，耳甲腔的后上部，即耳甲 13 区。

【主治】颜面浮肿、面色无华、眼睑下垂、肥胖、皱纹、肌肉松弛。

(14) 肺

【部位】在心、气管区周围处，即耳甲 14 区。

【主治】皮肤干燥、皮毛憔悴枯槁、声音嘶哑、痤疮、酒渣鼻、颜面色素沉着、皮肤瘙痒、荨麻疹、扁平疣、便秘。

(15) 心

【部位】在耳甲腔正中凹陷处，即耳甲 15 区。

【主治】面色晦黯、面色㿠白、面部黑变病、失眠、口舌生疮。

(16) 三焦

【部位】在外耳门后下，肺与内分泌之间，即耳甲 17 区。

【主治】便秘、腹胀、水肿。

(17) 内分泌

【部位】在屏间切迹内，耳甲腔的前下部，即耳甲 18 区。

【主治】痛经、月经不调、更年期综合征、痤疮、间日疟。

(18) 面颊

【部位】在耳垂正面眼区与内耳区之间，即耳垂 5、6 区交界处。

【主治】周围性面瘫、三叉神经痛、痤疮、扁平疣。

(19) 耳背心

【部位】在耳背上部，即耳背 1 区。

【主治】面部晦黯、面部黑变病、失眠、多梦。

(20) 耳背肺

【部位】在耳背中内部，即耳背 2 区。

【主治】咳喘、皮肤瘙痒。

(21) 耳背脾

【部位】在耳背中央部，即耳背 3 区。

【主治】消化不良、食欲不振、消瘦、肥胖、水肿。

(22) 耳背肝

【部位】在耳背中外部，即耳背 4 区。

【主治】面部色素沉着、近视。

(23) 耳背肾

【部位】在耳背下部，即耳背 5 区。

【主治】脱发、少白发、面部色素沉着。

(24) 耳背沟

【部位】在对耳轮沟和对耳轮上、下脚沟处。

【主治】高血压、皮肤瘙痒。

5. 耳针美容的选穴　可以根据病变的部位，结合中医基础理论、现代医学知识和临床经验等进行。如：面部的黄褐斑，按部位可选面颊；因肝主疏泄，气血郁滞可选肝；黄褐斑与内分泌失调有关，故选内分泌。面颊、肝、内分泌三穴组成面部黄褐斑的耳穴处方。

美容耳穴的选取必须精炼，一般每次以 2~4 穴为宜。一侧病取同侧穴，两侧病或内脏病取双侧穴；也可左病取右，右病取左，或两侧交替使用。7~10 次为一疗程，疗程间歇 2~3 天。

6. 耳针美容的操作及方法

(1) 耳穴探查：在应用耳针治病时，除可在耳穴分布示意图上寻找穴位外，还应结合探查法来确定耳穴刺激点的位置以提高疗效，常用的探查法有：

①肉眼观察法：直接通过肉眼或借助放大镜在自然光线下，对耳郭由上而下，由内而外，分区观察，仔细查找与疾病有关的变色、变形、丘疹、充血、脱屑等阳性反应。

变色：耳穴部位的颜色不同于周围耳郭皮肤的颜色，常见的变色有点状、片状或环状红晕、暗红、暗灰、苍白、褐色、中央白色边缘红晕等。

变形：常见的变形有点状凹陷、条索状或结节状隆起等。

丘疹：耳穴部位点状隆起高于周围皮肤，有水泡样、红色或白色丘疹。

充血：耳穴部位的血管过于充盈或扩张。

脱屑：呈白色、片状、糠秕样皮屑，不易擦去。

②压痛点探查法：用弹簧探棒等在与疾病有关的部位由周围向中心，以均匀的压力仔细探查；或自上而下，自外而内对整个耳郭进行普查。探压时在病人密切配合下，探找出压痛最敏感的部位作为耳穴刺激点。

③电测定法：采用仪器测定耳穴电阻及电位变化，以电阻值降低、导电量增加，形成的良导点作为耳穴刺激点。

（2）针刺

①消毒：耳穴皮肤消毒应先以 2.5%的碘酒消毒，再用 75%的酒精脱碘。

②进针：医者左手拇、食二指固定耳郭，中指托着针刺部的耳背，右手拇、食二指持针，用快速插入的速刺法或慢慢捻入的慢刺法进针皆可，一般刺入 2～3 分即可达软骨，其深度以毫针能稳定而不摇晃为准，但不可刺透耳郭背面皮肤。

③手法：针刺手法以小幅度捻转为主，刺激强度应根据患者的病情、体质、耐痛度而灵活掌握。若局部感应强烈可不行针。

④留针：留针时间一般是 20～30 分钟，慢性病、疼痛性疾病适当延长，小儿、老人不宜多留。

⑤出针：左手托住耳背，右手起针，并用消毒干棉球压迫针孔以防出血，必要时再用 2.5%碘酒棉球涂擦 1 次。

（3）埋针：先以 2.5%的碘酒消毒，再用 75%的酒精脱碘，左手固定耳郭，绷紧埋针处皮肤，右手用镊子夹住消毒的揿针针柄，轻轻刺入所选耳穴皮内，一般刺入针体的 2/3，再用胶布固定。通常仅埋患侧单耳，必要时可埋双耳。每日自行按压 3 次，留针 3～5 天。

（4）压籽：使用前，将王不留行籽用沸水烫洗后晒干，贮瓶中备用。压籽时，将王不留行籽贴附在小方块胶布中央，然后贴敷于耳穴上，每天患者可自行按压数次，留针 3～5 天。

（5）刺血：先按摩耳郭使其充血，严格消毒后，用三棱针点刺法快速刺入、退出，并轻轻挤压针孔周围，使之少许出血。最后用消毒干棉球按压针孔。隔日 1 次，急性病可一日 2 次。

7. 耳针美容的注意事项

（1）严格消毒，防止感染。因耳郭暴露在外，表面凹凸不平，结构特殊，针刺前必须严格消毒。针刺后，一旦针孔发红、肿胀时，应及时涂 2.5%碘酒，或涂擦消炎抗菌类软膏，严重者加服抗生素，防止化脓性软骨膜炎的发生。

（2）耳郭上有湿疹、溃疡、冻疮破溃等，不宜用耳针治疗。

（3）有习惯性流产的孕妇禁用耳针治疗；妇女怀孕期间也应慎用，尤其不宜用子宫、盆腔、内分泌、肾等耳穴。

（4）对年老体弱、有严重器质性疾病、高血压病者，治疗前应适当休息，治疗时手法要轻柔，刺激量不宜过大，以防意外。

（5）耳针治疗时，应防止发生晕针，一旦发生应及时处理。

三、按摩疗法

按摩疗法是指运用各种特定手法作用于人体一定部位或相应经络腧穴，一方面通过疏通局部气血、促进皮肤新陈代谢以增强皮肤的弹性和光泽，另一方面通过经络调整以调节机体内部的功能状态、祛除病因而达到祛病、健身、延衰驻颜目的的一种治疗和保健方法。

按摩是中国最古老的一种手技疗法，亦称推拿、按跻等。《灵枢·九针》曰：“筋脉不通，病生于不仁，治之以按摩。”《黄帝内经》中记载按摩治疗范围有痹证、痿证、口眼㖞斜等。时至隋唐，按摩已较为兴盛，设有按摩专科，且有了自我按摩法。

（一）按摩的作用机制

按摩疗法能疏通经络、调和气血、调整脏腑组织的功能，以平衡阴阳，达到治病及保健目的。

现代机理研究：①促进血液循环和淋巴循环。②促进皮脂腺、汗腺的分泌，加速皮肤细胞的新陈代谢。③增加局部组织的耗氧量，加速二氧化碳、氮等废物的排泄，减少油脂在皮肤的积累，使脂肪层保持正常厚度，故具有减肥的作用，并令皮肤组织充满弹性。④刺激骨胶原蛋白恢复活力，从而对皱纹软化和消除有很大功效。⑤按摩对皮下神经具有良性刺激，能减轻神经紧张度，缓解肌肉疼痛或紧张，以达缓解疲劳和精神困乏的作用。

（二）按摩疗法的特点

1. 操作简便，经济实惠　按摩疗法不受医疗设备条件和美容设施的限制，可利用晨起寝前的空暇之余，随时、随地进行；可根据自身的美容要求进行操作，节约时间，经济实惠。术后肌肉放松，精神振奋，缓解身心疲劳。

2. 疗效可靠，副作用小　按摩美容对人体生理机能没有负面干扰，适应范围广，尤其适应于某些药物治疗少效或无效，且副作用大的病证，以及一些不宜或不需做美容手术治疗或手术禁忌的病人。现代研究表明，按摩美容之所以能美容，是由于在按摩手法作用下，人体内部发生了从外周到中枢各级水平并涉及神经体液的各种效应。按摩美容的疗效确切，安全可靠，作用持久。

3. 防治结合，健美合一　按摩美容集保健与美容于一体，既能治疗各种疾病，又能防病健身，增强机体抗病能力，促进身体康复。

4. 多法配合，相得益彰　按摩美容可与化妆美容、整形美容、药物美容、食疗美容及其他美容的方法和手段相结合，加强美容效果。

（三）按摩疗法的常用方法

按照方式不同，又可分为电动按摩和人工按摩。电动按摩指以器械作用于人体表面进行按摩，多以小环形的按摩形式作用于受治部位。人工按摩指用美容医师的手作用于人体一定部位进行按摩。

美容按摩的手法既要以西医的解剖、生理为基础，又要以中医的理论为指导，主要包括以下部分：

1. 局部肌纹理按摩　按肌肉走向理顺纤维，促进其弹性恢复，使肌肉紧实、有弹性，防止皱纹产生。

2. 经穴点按　指压穴位，发挥经络的调整作用，疏通局部气血，调整阴阳，使面色红润、光泽。

3. 淋巴引流按摩　系在淋巴系统上轻施压力，促进淋巴循环，加速淋巴的新陈代谢，促进废物更快排出体外以增进抵抗力。

4. 保健按摩　腰背部主要是足太阳膀胱经及督脉循行的部位。通过刺激腰背部，可通阳强身，改善肥胖体型、皮肤过敏、月经不调，或因子宫发育不全引起的雀斑，或因雌激素分泌紊乱引起蝴蝶斑。对皮肤晦黯、粗糙、皱纹均有改善作用。

（四）按摩疗法的常用手法

按摩疗法所要求的手法应有较高的技巧性，能运用自如、得心应手，其熟练程度及如何适当地运用手法，对治疗效果有直接的影响。因此，要想达到预期疗效，除辨证外，还应根据患者具体情况（如受治者的体质、年龄、性别）以及操作部位的不同要求选择相应的手法。

1. 㨰法 以第5掌骨关节背侧为吸定点，用腕关节的伸屈和内外旋转，带动手掌做往返的滚动。

功能与应用：舒筋活血，温经通络，散寒止痛。可增强肌肉的活动能力，促进局部血液循环，消除肌肉疲劳。㨰法可用于腰、臀、大腿等脂肪沉积部位，还可用于因肥胖而引起的膝关节疼痛及颈部美容等。

2. 摩法 用指腹或掌贴附于体表的一定部位或穴位，以腕部、前臂以及掌或指作协调、连续而有节律的环转摩动。可分为指摩法和掌摩法，频率为每分钟120次左右。

功能与应用：温经散寒，和中理气，消积导滞，增健胃肠蠕动。摩法是按摩减肥常用的手法，多用于腹部。

3. 捏法 用手指夹挤治疗或养护部位。可分三指捏、五指捏及捏脊三类，捏压要循序而下，均匀有节律。

功能与应用：舒筋通络，活血祛瘀，行气导滞。适用于颈、背、腰、臀、腹及四肢等美形。而捏脊法具有调阴阳、理气血、和脏腑、通经络、培元气之功，用途广泛，是美容、美形、保健及治疗多种疾病的常用手法。

4. 揉法 用手掌大鱼际、掌根或手指罗纹面吸定于一定部位或穴位上，腕部放松，以肘部为支点，前臂做主动摆动，带动腕部和手指，作轻柔缓和的回旋揉动。

功能与应用：舒筋通络，活血祛瘀，消积导滞，增强皮肤活力。其中带动皮肤揉法与点按法复合应用于局部，既有放松肌肉、活血祛瘀之功，亦可发挥相应穴位的作用。不带动皮肤的揉法是一种轻刺激手法，多应用在头面部，可使面部紧张的肌肉放松，促进面部血液循环，是面部美容的主要手法。

5. 按法 用单掌、双掌或双掌重叠在一定部位上，逐渐由轻至重用力按压。临床上常与带动皮肤揉法合用。

功能与应用：疏通筋脉，活血祛瘀，放松肌肉。适用于背、腰、臀、下肢等脂肪沉积部位的减肥。

6. 拿法 拿法分三指拿法、五指拿法及辗转拿法。三指拿法是以拇指与食、中二指相对，五指拿法是拇指与其余四指相对，捏某一部位，逐渐由轻至重用力。辗转拿法是在三指、五指拿法的基础上加入左右旋转力完成的。

功能与应用：舒筋通络，活血散寒。可用于颈、肩、下肢、腰、腹等部位。通过提捏、旋转作用于脂肪沉积部位，是减肥美形的主要手法之一。

7. 推法 用指腹、手掌或肘部贴附在一定部位，进行单方向直线推动，用力要稳，速度要缓慢而均匀。

功能与应用：理气活血，通经祛瘀。指推法多适用于头面颈部，操作时宜轻柔；掌推法适用于腹、背、腰、臀及四肢，操作时可适当加大力度。推法为美容、美发及美形的常用手法之一。

8. 击法　用指尖、手掌尺侧（小鱼际）、拳背等部位叩打体表的方法。用力要快速而短暂，垂直叩击，动作要均匀有节奏。在推拿美容中，常用指尖击法及小鱼际击法。

功能与应用：舒筋活络，理气和血。指尖击法多用于头面部美容、美发；小鱼际击法多用于腰、臀、下肢等部位的减肥美形。腰臀部脂肪较厚者亦可用拳击法操作。

9. 振法　手掌或手指着力于体表一定的部位或穴位上，连续不断地迅速振动，使治疗部位产生振动感。又称振荡法、颤法等。

功能与应用：消食导滞，调节胃肠，和中理气，活血通络。指振法适用于全身各部穴位及面部美容。掌振法为腹部减肥的常用手法之一。

10. 擦法　用全掌、大鱼际或小鱼际附着在一定部位，直线往返擦动。压力不宜大，频率为每分钟 100~120 次。

功能与应用：温通经络，活血祛瘀。适用于背、腰、臀、腹及四肢部，为该部位减肥治疗的常用手法，擦动时多以热透为度。

11. 抹法　用双手拇指罗纹面紧贴皮肤，上下、左右或按弧形曲线往返推动的方法。用力轻而不浮、重而不滞。

功能与应用：清醒头目，开窍镇静，疏通气血。适用于头面及颈项部，为头面及颈项部推拿美容以及治疗头晕、头痛、项强、失眠等病的常用手法。

12. 拍法　用五指并拢，指间关节伸直，掌指关节微屈以形成虚掌，有节奏地拍打体表一定部位。

功能与应用：疏通经脉，行气活血。多用于肩背、腰臀及下肢疾患，是常用的保健按摩手法。

13. 弹法　用一手的指腹紧压另一手的指甲，用力弹出，连续弹击治疗部位。

功能与应用：疏经通络，祛风散寒。用于全身皮肤，尤以头面、颈项之疾常用。

（五）注意事项

1. 熟悉人体正常解剖和经络、穴位，了解按摩部位的组织结构和生理功能。按摩的活动幅度应由小到大，由浅入深，先轻后重，由慢到快，循序渐进。

2. 按摩的手法要求持久、深透、均匀、柔和。手法要轻而不浮，重而不滞，变换手法自然，不可用蛮力。

3. 施术者的双手要保持清洁和温暖，不戴戒指，要经常修剪指甲。

4. 操作时，应在推拿局部皮肤涂上介质，以减少对局部皮肤的摩擦。

5. 按摩禁忌：皮肤感染、严重皮肤损伤、传染性皮肤病、血液病、素有出血倾向，以及严重心、脑、肺疾患或极度衰弱者。

6. 妊娠期、月经期、空腹者，饭前饮后半时内均不宜进行按摩。

四、气功疗法

气功疗法是指运用各种气功功法以防治损容性疾病或延衰驻颜、轻身健体、增添气韵、美化形体的一种美容方法。

气功是历史悠久的养生保健方法。它将姿势的调整或特定的动作（即调身）、呼吸的锻炼及内气运行的掌握（即调息）、身心的松弛安静及意念的集中运用（即调心）这三者结合，是通过内练“精、气、神”，外练“筋、骨、皮”，以内练为主，达到身心俱健的内在美与外在美协调统一的自我身心锻炼方法。气功有利形体健美和美容养颜。

（一）气功疗法的机理

1. 强身健体，美化形貌 气功美容通过调节体内脏腑经络、阴阳气血的平衡，达到治病保健美容的目的，有着双向调节作用。肥胖者通过减肥功法的训练可有效消除饥饿感，减少摄食而减肥；瘦削者通过修炼内养强壮功法，整体调节脏腑经络，使气血运行健旺，元气充沛，可达到增强体质而使身材变得健壮匀称的目的。

人体的外在美呈现在容颜。气功训练可使脏腑功能协调、气血充沛而流溢于肌肤之间，使其细嫩光滑、润泽柔韧、毛发乌黑茂密，产生令人赏心悦目的美感。此外，气功锻炼中“三调合一”之调身练功有助于形成人体优雅协调并洋溢内在生命活力的优美姿态。

2. 修身养性，心身俱美 练气功可使人胸怀宽广豁达、心境开朗坦荡，日久可培养高尚的道德情操和远大的志向，净化心灵，使内在的美得到升华。

练气功首先要求息心宁神，心静则杂念息，情绪平稳而五脏气机和顺流畅，经络四肢百脉调和，既美化容貌形体，又美化情志气质，从而形神兼修，心身俱美。

（二）练功要点

1 调心练意 放松法、暗示诱导法、忆想法、视物法、意守法。

2. 调身练形 坐式（盘坐式、平坐式、靠坐式）、卧式（仰卧式、侧卧式、半卧式）、站式、走式。

3. 调息练气 随息法、数息法、听息法（长呼吸法）、腹式呼吸法（顺腹式呼吸法、逆腹式呼吸、胎息）。

4. 调时 选择适宜的练功时间。

5. 调境 选择环境优美、安静的场所。

6. 调食 调整饮食，合理安排食物品种，勿过饥过饱。

（三）常用美容功法

气功美容一词是现代名词，但内容却源于古老的气功学。历代医家和气功养生家有很多保持颜面滋润细腻和嫩白洁净的美容功法。

1. 金津美容法 练气功时，利用所产生的金津玉液（唾液）来进行养颜美容。古人认为唾液是人体津液的重要组成部分，具有润肤养颜之效，李时珍将其称为“神水”“金浆”和“灵液”。金津美容法有以下两种：

（1）吞津美容法：每日早晨起床后 10 分钟或临睡前 30 分钟，盘腿打坐，意守丹田，至有温热气感后，轻轻地、有节奏地叩齿，鼓漱和赤龙搅海（舌头在口腔中上下左右搅动）数十次后，口中津液满盈，不可吐，徐徐分次咽下，并以意念引归丹田。

（2）涂津美容法：在吞津美容法基础上再搅再鼓，使津液溢满蓄于口中待用，先摩热双手掌，按贴于面部推抚搓擦，吸气时由下而上从正中推抚，呼气时由面颊两侧往下搓擦，要求动作柔和，呼吸深长。再将口中津液唾于手心，趁热均匀涂于面部，揩面数次，然后再端坐意守丹田，全身放松，双手置膝上，于呼气时意想一片甘露缓慢从头而下，洒满面部，意念红光满面，如此反复行数次。注意涂津抹面每次只限 3 口，过多会损肾伤身。此外，面部已产生皱纹或为了预防皱纹出现，也可在涂津抹面后配合导引按摩，即以搓热双手之中示指按摩皱纹易出现的眼下眶、目外眦旁、太阳穴和额部等处。

金津美容法久练可增强皮肤弹性，减少或减缓皱纹的出现，还可悦泽肌肤，使颜面光滑柔嫩，红光满面，洁牙固齿，使人青春常驻。

2. 运气美容法　通过气功锻炼，运气循行面部，使局部气血运行健旺，久练则可令颜面悦泽红润，具有较好的美容效果。具体操作方法如下：

预备势：多用坐位，排除杂念入境，意守"海阔天空"，松静自然，意气合一。口眼微闭，以鼻呼吸，舌抵上腭，沉肩坠肘，含胸收腹松胯。下肢踝、膝、髋关节均呈 90°，双手掌心向上自然放在大腿上。练前手面洗净、搓热双手，自然静息 40 秒，气沉膻中穴。收势也相似。

第一势：左拳掌心向前握起，将食指第三节的突起部放在两眼之间的山根穴处，并以此为起止点。沿双眼眶呈"8"字形旋转，顺逆时针各旋 50~100 个"8"字，一呼一吸转"8"字一圈。然后右拳以同样方式旋"8"字。要求调息、运气均应深长、均匀而缓慢。一拳旋"8"字时，另一拳掌心向下松开放腿上。

第二势：握拳同第一势，将示指第三指突对准"人中穴"，以此为起止点，沿口角下行一圈，在此交叉后上行在面颊与额部划一圈，如此呈"8"字形交叉旋转，方法次数同第一势。

第三势：以太阳穴下耳前动脉搏动处为起止交叉点，下行绕耳旋转一圈，交叉后下行至唇下沿对侧颜面至上额与发际交界处下行至交叉点，呈一横"8"字循行。握拳方法、旋转次数同第一势。

运气美容法多选在早晚空气清新时进行。

五、饮食疗法

饮食疗法是运用食物或在食物中加入可药食两用的某些中药，通过日常饮膳而达到防病治病、保健美容的目的。

"药食同源"，饮食疗法和药物疗法一样，以中医基础理论为核心，强调整体观念，利用食物性味归经、升降浮沉等特性，祛除病邪，消除病因，协调脏腑，纠正阴阳偏盛偏衰的病理现象，使机体在最大限度上恢复至正常状态，乃至具有旺盛的生理功能。饮食疗法具有润肤白面、悦容增颜、抗老去皱、祛斑除疣、疗痤灭痕、祛脂减肥等作用，它以膳驻颜、以膳强身，是中医学中特有的美容方法，且所用之物美味可口，无毒性或不良反应，宜于长期服用。

油性皮肤可多食柠檬、柚子、苹果、甜瓜、葡萄、芹菜，此类食品多酸涩、收敛，能减少油脂分泌。干性皮肤可多食梨、橄榄、卷心菜、哈密瓜、柿子、香蕉，此类食物多滋润，能补充皮肤的水分。中性皮肤可多食西瓜、木耳、黄瓜、无花果、洋葱，此类食品能维持皮肤正常酸碱平衡，保持皮肤正常的新陈代谢。胖人可多食党参、冬瓜、山楂、莴苣、海带等，此类食品多能祛湿化痰消脂。无怪乎蔬菜、水果、饮料等有天然化妆品的美称。

常用美容食物见如下分类：

（一）果品类

1. 白果

【性味归经】甘、苦、涩，有毒。归肺、肾经。

【美容功效】止咳，收涩，祛疣，疗痤，除斑。

【临床应用】粉刺、黑斑、扁平疣。

2. 胡桃仁

【性味归经】甘，温。归肺、肾、大肠经。

【美容功效】补肾助阳，补肺敛肺，润肠通便，润肤悦容，生发乌发。

【临床应用】脱发、白发、白癜风、酒渣鼻。

3. 柿子

【性味归经】甘、涩，寒。归肺、胃、大肠经。

【美容功效】清热润肺、祛斑润肤。

【临床应用】黑斑。

应用举例：治黑斑，生柿晒干，日食之。

4. 冬葵子

【性味归经】甘，寒。归大肠、小肠经。

【美容功效】利水滑肠，润肤白面，疗瘢痕。

【临床应用】肤色发黑、瘢痕。

5. 桃仁

【性味归经】苦、甘，平。归肝、肺、大肠经。

【美容功效】破血行瘀，润燥滑肠，润肤去皱，悦泽人面。

【临床应用】唇部皲裂、酒渣鼻、白发、皱纹、肤色黑、白癜风。

6. 杏仁

【性味归经】苦、有小毒，温。归肺、大肠经。

【美容功效】消肿杀虫，祛斑疗痤。

【临床应用】面部黑斑、粉刺、面痣、白癜风、酒渣鼻。

应用举例：①治黑斑：取杏仁适量，热水浸泡去皮、尖，捣烂，用鸡蛋清少许调匀。每晚睡前涂面部，次晨用温水洗净。②治粉刺、黑斑：取杏仁、云母粉各适量。共研细末，用牛乳少许调匀，略蒸，贮净瓶备用。每晚临睡前洗面后外涂患处，次晨以温泔水洗去。

7. 红枣

【性味归经】甘，温。归脾、胃经。

【美容功效】养脾和胃，益气生津，悦泽容颜。

【临床应用】面容憔悴无华。

应用举例：红枣粥。红枣 50g，大米 90g，煮粥常食。

8. 龙眼肉

【性味归经】甘，温。归心、脾经。

【美容功效】生津润燥，养血益颜。

【临床应用】皮肤衰老、色素沉着。

9. 香蕉

【性味归经】甘，寒。归脾、胃经。

【美容功效】清热生津，润肠通便，滋润肌肤。

【临床应用】皱纹、黄褐斑、皮肤粗糙。

应用举例：鲜香蕉面膜。用纱布2层剪成面巾，留出眼、口、鼻孔，铺上面部，将鲜香蕉捣成糊状，敷在纱布上，半小时后连纱布一并揭下。

（二）蔬菜类

1. 胡萝卜

【性味归经】甘，平。归脾、肺经。

【美容功效】健胃补脾，润肤美容。

【临床应用】皮肤干燥、老化。

2. 茄子

【性味归经】甘，凉。归脾、胃、大肠经。

【美容功效】祛风通络，凉血消肿。

【临床应用】扁平疣、寻常疣。

3. 大蒜

【性味归经】辛，温。归脾、胃经。

【美容功效】解毒、消痈、杀虫。

【临床应用】斑秃。

应用举例：取鲜大蒜1枚切厚片，摩擦患处至轻度充血为度，每日1~2次。

4. 辣椒

【性味归经】辛，热。归心、脾经。

【美容功效】开胃，杀虫。

【临床应用】斑秃、腋臭。

5. 黄瓜

【性味归经】甘，凉。归脾、胃、大肠经。

【美容功效】清热，解毒，利水，消斑。

【临床应用】白癜风、面部黑斑。

6. 苦瓜

【性味归经】苦，寒。归脾、胃经。

【美容功效】清暑，解毒，明目，疗疣。

【临床应用】扁平疣。

7. 丝瓜

【性味归经】甘，凉。归肝、胃经。

【美容功效】清热，解毒，祛斑。

【临床应用】雀斑。

8. 冬瓜

【性味归经】甘、淡，凉。归肺、大小肠、膀胱经。

【美容功效】清热，解毒，消肿，疗渣鼻。

【临床应用】酒渣鼻。

9. 冬瓜子

【性味归经】甘，凉。归肝经。

【美容功效】消痈利水，开胃益气，悦泽面容。

【临床应用】面斑、粉刺。

10. 豆腐

【性味归经】甘，凉。归脾、胃、大肠经。

【美容功效】生津润燥，清热解毒，洁肤白面。

【临床应用】增白皮肤。

应用举例：取豆腐少许，每晚擦面，使面白嫩清洁。

11. 黑木耳

【性味归经】甘，平。归胃、大肠经。

【美容功效】补气益志，活血行瘀，凉血止血。

【临床应用】黄褐斑。

12. 莲藕

【性味归经】甘，寒。归心、脾、胃经。

【美容功效】生用清热润肺，凉血行瘀。熟用健脾开胃，止泻固精。驻颜轻身，葆青春。

【临床应用】肥胖而容颜将衰败者；或年近30岁，欲使青春常在者。

13. 白果

【性味归经】甘、苦、涩，平，有毒。归肺、肾经。

【美容功效】止咳，收涩，祛疣，疗痤，除斑。

【临床应用】粉刺、黑斑、扁平疣。

14. 芫荽

【性味归经】辛，温。归脾、肺经。

【美容功效】醒脾调中，发散透疹。祛黑子，消雀斑。

【临床应用】黑痣、雀斑。

15. 海带

【性味归经】咸，寒，无毒。归肺、大肠经。

【美容功效】清热利水，软坚消瘿，祛脂减肥。

【临床应用】肥胖症。

（三）肉、蛋、乳类

1. 猪肉

【性味归经】甘、咸，平。归脾、胃、肾经。

【美容功效】滋阴润燥。

【临床应用】皮肤粗糙。

2. 鸡肉

【性味归经】甘，温。归脾、胃经。

【美容功效】温中，益气，补精，添髓，荣颜。

【临床应用】面黄肌瘦。

3. 鸡蛋白

【性味归经】甘，凉。

【美容功效】清热解毒，润肺利咽，润肤白面，除皱疗斑。

【临床应用】皱纹、黑斑、粉刺、黑痣、白癜风。

4. 牛乳

【性味归经】甘，平。归脾、胃经。

【美容功效】补虚益胃，生津润肤。

【临床应用】皮肤干燥、皮肤暗黑。

（四）造酿类

1. 蜂蜜

【性味归经】甘，平。归肺、脾、大肠经。

【美容功效】润肠通便，润肺止咳，驻颜悦色，乌须黑发。

【临床应用】面部黑斑，白发。

2. 食盐

【性味归经】咸，寒。归胃、肾、大肠、小肠经。

【美容功效】涌吐清火，凉血解毒，固齿白牙，明目除疣，荣养须发。

【临床应用】酒渣鼻、疣目、龋齿、牙齿黄黑、鬓发脱落、脂溢性脱发。

3. 醋

【性味归经】酸、苦，温。归肝、胃经。

【美容功效】活血散瘀，消肿软坚，除斑消痣。

【临床应用】面部红斑、粉刺、脂溢性脱发、腋臭。

（五）谷物类

1. 薏苡仁

【性味归经】甘、淡，凉。归脾、胃、肺经。

【美容功效】清热解毒，健脾利湿，润肤白面。

【临床应用】扁平疣、皮肤粗糙暗黑。

2. 芝麻

【性味归经】甘，平。归肝、肾、肺经。

【美容功效】滋养肝肾，活血脉，乌须发。

【临床应用】青少年白发、白癜风。

3. 绿豆

【性味归经】甘，寒、凉。归心、胃经。

【美容功效】清热解毒，清暑利水。

【临床应用】雀斑、黑斑、痤疮。

六、芳香疗法

芳香疗法是指将气味芳香的药物作用于全身或局部以防治疾病的方法。从广义上说，是指用芳香的药物来防治疾病的方法，包括内服和外用；从狭义上说，是指将高香度植物的鲜花瓣、枝叶、根茎、果实及树脂经过现代高科技方法提炼出高浓度、高香气的芳香精油，使之通过人体嗅觉器官及其他方法渗入内皮深层，调理人体各系统功能，达到美容健身的方法。又称之为“花香疗法”“香熏美容”“香氛美容”等。

芳香疗法是中医学的一个重要组成部分，可以调养心身，增强对疾病的抵抗力以及提高战胜疾病的意志力。芳香疗法具有安全有效、简便易行等优点。植物性的配方适用于皮肤，没有副作用，还具有不易残留化学毒性物质、不易伤害人体、不留后遗症等特点。

（一）芳香疗法的机理

1. 对各系统功能的影响 现代香料学的气味分子学说认为：当气味分子接触鼻腔嗅细胞，与黏液融合产生化学反应后，其化学信息就转换为嗅神经电脉冲，传致嗅觉系统并刺激自主神经，启动和调节全身各器官、各系统的功能平衡，从而调动人体全身感官产生各种感觉反应，如放松感、安定感、镇静感或振作感。芳香气味可以影响呼吸机能，并使人感到呼吸通畅、心情舒畅、精神振奋。芬芳气味可刺激唾液分泌，使食欲旺盛，并能促进消化器官的运动和消化液的分泌，从而提高消化、吸收的效果。芳香的气味能调节心血管机能，促进血液循环。

2. 对情绪的影响 芳香性药物含有挥发油，可激活脑细胞或抑制脑细胞功能，起到镇静安神，清醒头脑，消炎止痛或促进人体细胞代谢进而健美肌肤的功能。

3. 对免疫功能的影响 香气可调节人体内分泌，增强机体的抗病能力，特别对某些传染病能起到一定的预防作用。

（二）芳香疗法的功效

1. 传递人类与大自然信息，发挥人类的积极潜化，提升个人魅力。
2. 调节生理机能，增强内分泌系统功能。
3. 消除疲劳，舒缓神经紧张、镇定、减压，治疗头痛及失眠。
4. 增强人体免疫力，抗病，防止过敏。
5. 促进细胞再生，利于伤口愈合，延缓皮肤老化。
6. 排除毒素。

（三）常用的剂型

1. 原药剂 使用原药材料，一般不加工，用于香枕法，如菊花枕中的菊花等。

2. 散剂 将药物研成细末，或制成香囊、香兜、腰带等，或外用于撒、掺、扑、吹等。

3. 煎剂 是将单味或多味药物加工浸泡后，再加以煎煮而得药汁。可用于全身药浴或局部药浴，适用于蒸气、熏洗、浸泡、足浴、坐浴、含漱等。

4. 膏剂　将药物研细末，或经提取后浓缩，再加入适宜的基质（如水、醋、油、鸡蛋清、凡士林、蜂蜜、麻油、黄蜡等）混合均匀，制成一种易于涂抹于皮肤、黏膜的半固体制剂。

5. 滴鼻剂　将药物捣烂取汁，或浓煎取汁，或按现代制剂工艺制成滴鼻剂，同时滴入鼻内。

6. 气雾剂　将药物用水煎沸产生气雾，或用超声雾化吸入器制成气雾剂吸入，直接作用于呼吸道。

7. 烟熏剂　用易燃的药物制成烟熏剂，或制成普通香或盘香，用时点燃，用其产生的烟雾熏口、鼻、衣物或居室。多用于预防感冒及空气消毒。

8. 提炼油　指从花、草和树木中提取出来的香精。用于按摩、涂抹和嗅鼻，以增强人身免疫力、抵抗力，从而达到预防、治疗和美容保健的一种自然疗法，即现今美容界所盛行的香熏美容法。

（四）芳香精质油

芳香油也称为精油，是从花、草、树木提取出来的香精。多半存在植物的油腺或腺毛中，有些则溶在树脂而充塞于植物体的空腔内。

芳香精质油并非真正的油脂，而是指植物的荷尔蒙，它如同植物的生命能量，靠嗅觉、皮肤进入人体，可以激发人体的活力，达到预防和治疗疾病、美化容貌的目的。

1. 基础油　又称之为媒介油或是基底油。大多数的精油无法直接抹在皮肤上，它们必须在基础油中稀释后才可以使用。芳香疗法使用的基础油是以冷压萃取的植物油，可以使植物中的矿物质、维生素、脂肪酸不流失，具有良好的滋润补养特质，可做成各种按摩油。常用的基础油：

甜杏仁油：是中性不油腻的基础油，为较好的滋润混合油，适合婴儿、干性、皱纹、粉刺以及敏感性肌肤使用。

核桃仁油：具有营养、缓和、治疗的特性，适合于肤色蜡黄或是脸部有脱皮现象的患者。

小麦胚芽油：含高量天然维生素 E，是一种抗氧化剂，能清除自由基，促进人体代谢，预防老化，对干性皮肤、黑斑、瘢痕、湿疹、牛皮癣、妊娠纹有滋养效果。

荷荷芭油：油质较轻滑，似脂腺分泌的油脂，非常滋润，有良好的渗透性，是稳定性极高、延展性特佳的基础油。适用于油性、敏感性皮肤的护理，以及风湿关节炎、痛风等疾患的治疗。可以改善粗糙的发质，是头发用油的最佳选择。

酪梨油：属渗透较深层的基础油。适合于干性、敏感性、缺水性、湿疹肌肤使用。

橄榄油：芳香疗法用的橄榄油必须经过冷压萃取，目前仅使用于减肥、老化、晒伤及各种风湿、关节扭伤等的治疗。

2. 精质油

甘菊：抗炎、抗菌，治疗皮肤过敏、溃烂。

桉树：感冒时可擦拭于胸部，对鼻塞有一定疗效。

茉莉：松弛神经，解除压力，用于治疗因精神紧张及其引发之病证。

薰衣草：安抚、镇静、消炎等多种功效。

柠檬：含丰富的维生素 A、B、C 及柠檬油精成分，用于脂溢性皮肤的治疗及保养，并可预防肥胖。油性面疱可直接涂，疗效显著。

迷迭香：抗菌，去油脂。对循环器官产生作用，并刺激荷尔蒙激素，加强表皮功能。

薄荷：镇静、消炎之功，涂在皮肤上以驱蚊虫。

玫瑰：最珍贵的一种精质油，具有补充水分、美白、调节情绪和舒缓压力之功效。

鼠尾草：具有特异的消炎、镇静作用。常用于治疗日晒红斑，也可用于油性皮肤及松弛性皮肤，滋养头皮头发。

百里香：极强的消炎杀菌剂，性质强烈，只可外用。

椴树（欧洲茶树）：具有天然镇静成分，对敏感性皮肤有特效。

金盏花：用于敏感皮肤保养，具有舒解痉挛、发汗的作用。

可可椰子：从椰子硬壳中抽取精华，可滋润皮肤，使之光滑细腻。

铃兰：有收敛性，可洁白皮肤、收紧毛孔。

金缕梅：具有安抚镇静的功能。可用于龟裂和皮肤晒伤，还可消除粉刺及面疱。

橄榄：防止皮肤干糙，是干性皮肤的保养品。

芦荟：消肿、镇静、消炎，对皮肤也有滋润保湿作用。

胡萝卜：能紧缩皮肤，并消除鱼尾纹及眼部周围的细纹。

蛇麻草：抗菌、解痉、柔软皮肤。

马栗树：收敛，促进血液循环，抗充血。

小黄瓜：消炎、美白，治皮肤龟裂、瘙痒、皮垢。

山金车：消瘀，促进皮肤血液循环及伤口愈合。

佛手柑：杀菌、抗病毒。

菩提树：柔软、滋润皮肤。

（五）精油的使用方法

1. 嗅觉吸收法

（1）熏香式：是维护嗅觉顺畅，呼吸自然空气，不受污染物质伤害的最好方式；可改善环境卫生，净化空气，避免感染病菌；可安抚情绪，改善精神状况如失眠，提升情欲等。

（2）热水蒸气式：透过水蒸气，可以使精油之气吸入肺部循环，进入血液。

（3）手帕式：将 3~4 滴精油滴在面纸或手帕上，开会、驾车，或搭乘飞机、车、船，或上课时皆可使用。

（4）手掌摩擦式：滴 1~2 滴精油于手掌上，用双手摩擦生热，可以立即改善疲倦，提振精神。

（5）喷雾式：于 100mL 的喷式容器中注满纯水之后，加 5~30 滴精油，摇晃均匀后即可使用。

2. 按摩吸收法 精油经过基础油稀释调和后，通过按摩很快地被皮肤吸收渗入体内。这种方法可运用在脸部护理、全身按摩、减肥健胸及痛经、腹痛、便秘、淋巴引流等治疗。掌握的原则有三点：

（1）身体按摩：10mL 基础油，5 滴精油。

（2）脸部按摩：10mL 基础油，2~3 滴精油。

（3）止痛按摩：10mL 基础油，50 滴精油，只做局部按摩 3 天。

3. 敷抹法

（1）冷敷：头痛、发烧或流鼻血时，将精油 2~4 滴滴在湿毛巾上，并置于额头，加冰块或冰袋冷敷。在镇定、安抚皮肤时，用毛巾吸附表层的精油与水，约 15 分钟即可。

（2）热敷：深层洁肤，软化角质及痛经、神经痛、风湿关节炎、宿醉等治疗。痛经敷于腹部；宿醉敷于前胸肝脏与后背肾脏部位；肌肉酸痛、关节炎、风湿痛、痛风除热敷外，还可配合手足或全身的按摩，以及精油浴或足浴。

（3）涂抹：各种外伤、蚊虫咬伤及瘙痒、头痛、咳痰、关节炎、风湿痛、香港脚、湿疹、轮癣、脓肿等治疗。可直接使用调好的稀释精油（50mL 乳胶+10~15 滴精油）于患部上涂抹或直接将未稀释的精油擦于患部上。

4. 沐浴法　常用有盆浴、足浴、臀浴、淋浴等。

5. 注意事项

（1）精油由植物制成，可能与药物有类似的功效，应小心使用。

（2）勿让小孩接触精油，误吞后可服大量清水或牛奶以中和，或送医院治疗。

（3）孕妇只适用于香氛治疗（数滴混入按摩油）。

（4）勿触及眼部，触及后应尽快用大量清水冲洗。

（5）有些人对精油敏感，故在治疗前应做简单测试，观察皮肤对精油的反应，如发现皮肤有发红、发痒或头痛、头晕时，立即停用。

（6）成年人的最高用量为每月 2 次，每次 2~3 滴。

七、心理调节

人之七情，与生俱来，是人体对客观外界事物刺激在情志上的正常反应，没有这些情志活动，人体就无法适应千变万化的社会生活。七情当发即发，不但不会伤人，还可使人阴阳气血调和，有益于身心健康和疾病恢复。唯有突然的、剧烈的或持久的情志刺激，才会内伤脏腑，造成气血功能紊乱，诱发或加速病情恶化。

通过心理调节，改善心理状态，既可以充分享受情感活动所带来的欢乐，又可以避免情志失控所产生的痛苦，甚至疾患，以达到防治疾病、健美心身的目的。

现代研究认为：皮肤病和情绪有密切联系，心理矛盾和人格倾向均可通过情绪变化以皮肤病形式表现出来，如瘙痒、脱发、湿疹、皮疹等。而皮肤的异常斑点又可引起患者的情绪焦虑。

（一）心理调节的原理

形神关系学是中医心理学的基础。形指形质、形体、形态而言，指有形的物质，即人体的组织器官。而神是无形的。广义的神，指人体生命现象的总括，即以精气、营血、津液等为物质基础的脏腑经络的全部功能活动：狭义的神，指人的精神、意识、思维、情感和个性特征，是人的心理活动。欲长寿，当神全，即“形与神俱”，然神对形则发挥更重要的作用。

人体是形神统一的整体，而形与神有着极为密切的关系。精神情志与形体之间相互联系，相互影响，心理因素对疾病有着特殊的双向调节作用。在人体能够承受的范围内，情绪变化对内脏功能、气机升降、精血盛衰亦有积极的影响。但过度的情绪变化能够导致心理变异，从而损伤形体，故可通过精神因素调动机体正气以达到扶正祛邪、延年益寿、美容驻颜的目的。

（二）心理调节的方法

依据中医心理调节方法进行调摄精神，可以防治皮肤病。一是清心寡欲。排除杂念，保持淡泊宁静状态，使真气内存，心神平安。二是乐观愉快，心情舒畅。《素问·上古天真论》曰："美其食，任其服，乐其俗，高下不相慕。"精神乐观是防病的要素，长寿的法宝。三是调畅情志。对于不良情绪，采用包含五行相克原理的情志相胜法，以达到调畅情志的目的。四是通过说理开导、宣泄、暗示等方法，以减少或消除不良情绪对人体的影响。

各类患者具有不同生活境遇，所受的教育、职业、性格、性别有差异，故患病后心理变化不一。因此，医务人员在进行精神护理时要因人、因病施治施护。

对于性格坚强的人，要善于发现他们表情中的微细变化，对不利因素及时处理；对于性格懦弱的人，要多鼓励，多以勇者为榜样，鼓舞其战胜疾病的斗志。

对于老年人，要多照顾，多询问，多安慰，使之感到温暖，战胜孤独感，提高抗病能力；对于中年人，要减轻心理负担，使其振作精神，战胜疾病；对于青年人，则要了解其形志苦乐，顺其性志，使之正确对待疾病，有助于提高疗效。

总之，开之以其所苦，导之以其所便，抵消消极心理所造成的不良刺激，争取最佳疗效。

通过对患者的心理调节，逐步消除不良情绪，让患者精神愉快，情志舒畅，使脏腑功能协调，气血通畅，正气充足，体质增强，从而预防疾病，健体护肤，延衰驻颜，达到精神和外形美的统一。

（张　明）

思考题

1. 如何运用中医整体观思想来看待皮肤与脏腑、皮肤与气血津液，以及皮肤与经络的关系？
2. 导致损容性疾病的病因分哪几类？这些病因会导致哪些常见的损容性疾病？
3. 如何理解脏腑功能失调、气血津液失调和经络功能失调所导致的皮肤病变机制？
4. 皮肤性质分哪几类？各有什么特征？
5. 简述痤疮常见的临床类型及其临床表现。
6. 斑分为哪几种？分别描述其临床症状特点？
7. 简述疣的常见临床证型及其表现。
8. 脱屑分为哪几类？各自的临床表现如何？
9. 毛发与爪甲的病理表现有哪些？分析其病变机制。

10. 阐述中医美容问诊的要点。

11. 五脏功能失常会导致哪些常见的损容性临床表现？

12. 气血津液失常会导致哪些损容性疾病的病理变化？表现出哪些损容性疾病的临床症状？

13. 头面部与哪些经络有密切关系？详述循行于颜面部（目、耳、鼻、口唇、颧骨）的各条经络。

14. 损容性疾病的中药治疗分为哪几类？具体的方法有哪些？阐述每类治法的代表药物及方剂。

15. 针灸疗法的优势有哪些？其作用机制如何？

16. 治疗损容性疾病的针刺法分为哪几类？

17. 如何进行耳针美容的选穴？耳针美容有哪些治疗方法？

18. 按摩美容的特点有哪些？常用的按摩美容操作手法有哪些？

19. 阐述气功美容的作用机制。气功美容有哪些练功要点？

20. 饮食美容食物分哪几类？各类的代表食物有哪些？

21. 阐述芳香美容的作用机制。芳香美容有哪些功效？

22. 阐述心理调节的美容原理。

23. 简述心理调节的美容方法。

第三章　中医皮肤美学基础

中医美学认为，皮肤是人体形、神、气形式美感信息传递器官。健美的皮肤能传递人体形、神、气形式美感信息，使人产生美感，从而展示出人体的美感。皮肤是人体美的最直观表象。

第一节　人体皮肤美学

一、人体皮肤美学的意义

1. 皮肤的健美是健康的标志　健康是人体皮肤健美的基础，只有人体健康才会使皮肤红润柔嫩，光滑细腻，富有光泽和弹性，充满生命活力。而健美的皮肤又是人体在结构形式、生理功能、心理过程和社会适应能力等方面处于健康状态的标志。当皮肤的这种健康状态遭到破坏时，就会出现各种类型的皮肤损害，例如形态各异、颜色不同的色素斑疹，大小、稀疏不一的丘疹、脓疱、结节、囊肿与瘢痕等，从而影响人体皮肤的健美。

2. 皮肤健美传递生命的美感信息　健美的皮肤是向外界传递释放各种美感信息的重要器官之一。皮肤的美感信息可以通过肤色、光泽、质感、动感、体味和表情来释放。皮肤传递和释放的生命美感信息因性别、年龄、职业、民族和情感而异。在性别方面，女性的皮肤较男性的皮肤更为细腻、光泽、柔嫩和圆润，体现女性阴柔之美的生命美感信息；而男性的皮肤则粗犷坚实、血管充盈、起伏强烈，是男性阳刚之美的生命美感信息的体现。在年龄方面，少女的皮肤柔嫩润滑而富有弹性，表现出一种青春的、自然美的生命美感信息；而中老年人的皱纹和银发所展示出的则是丰富的内涵美和成熟美的生命信息。

3. 皮肤的健美反映出心理情感　人体的情感是一种心理活动，是人对客观世界的特殊反映形式。情感具有很高的主观色彩和很强的个性特点，不同人对不同的事物所表现出的是不同的情感和不同的情感状态。在美好情感的刺激作用下，人体皮肤会因微循环被激活而表现出红光满面、精神焕发，充满生命活力，给人一种美好人生的特殊生命美感。

二、人体皮肤美学的特点

1. 健美的皮肤是健康状态的反映　健美的皮肤是通过对称、均衡、和谐、色调等自然属性反映出来的，而机体的内部结构和生理功能又会通过皮肤的状态反映出来。因此，皮肤是机体的一面镜子，它不仅反映出皮肤自身的状况，而且也反映出机体的健康状况。例如，风湿性心脏病患者的二尖瓣面容、结核病患者双颊的粉红、高原缺氧的高原红等，都是通过皮肤反映出的机体病理状态。

2. 健美的皮肤是神与形的统一　健美的皮肤是人体形式美的一种外在表现形式，气质的形成是与遗传、社会、环境等因素密切相关的，两者是神与形的和谐统一。一个人的气质美总是通过一定的外化形式表现出来。

3. 健美的皮肤具有共性和差异性　健美的皮肤具有肤色红润，光泽细腻而富有弹性等共性特征。然而，不同的民族、阶级及不同的历史时期，会表现出不同的皮肤美学观。

三、人体皮肤美学的要素

1. 肤色　皮肤的色泽是视觉审美的重要特征。皮肤色泽的变化，可以引起审美心理的强烈反应。肤色美可在情感上引起对审美对象的高度审美评价及审美主体的自信。皮肤的色泽因民族、性别、年龄、职业的不同而有别。黄种人在正常情况下的肤色应是微红稍黄，肤色均匀一致。而疾病则可以破坏这种皮肤的美，例如皮肤淀粉样变的患者皮肤肥厚、粗糙，严重影响了皮肤的美观。

2. 光泽　皮肤的光泽是具有生命活力的体现，给人一种容光焕发、精神饱满而自信的感觉。若皮肤晦黯，往往是一些慢性疾病或心理障碍的表现。

3. 湿润　皮肤含水量约占人体含水量的20%，占自身重量的70%。因此，皮肤的湿润是皮肤光滑、滋润的前提，也是皮肤健美的重要标志。某些疾病可以改变皮肤的这种平衡状态，如肾功能衰竭患者的皮肤干燥并伴有瘙痒、甲状腺功能减退患者也可出现皮肤干燥症状。

4. 细腻　细腻是皮肤美学特点的重要表征之一。细腻的皮肤无论是从视觉还是从触觉的角度来讲，都给人以无限的美感。细腻的皮肤传递着青春，传递着美丽，传递着生命美感的信息。

5. 弹性　具有弹性的皮肤，坚韧、柔嫩、富有张力，它展示的是具有诱人的魅力，为人体增添了无尽的美感信息。年轻人的皮肤脂肪丰富，新陈代谢旺盛，皮肤保持较好的弹性，而显得光滑平整。老年人由于新陈代谢缓慢，皮下脂肪减少，尤其是弹性纤维的退化，导致皮肤弹性较差，皮肤松弛。病理状态下的皮肤弹性也会改变，如肾上腺皮质功能亢进患者可以出现皮肤变薄进而失去弹性。

第二节　中医人体皮肤审美

一、“天人合一”的整体审美思想

中国传统美学思想十分推崇医学整体审美观，提出“人与天调”“天人合一”，强调人与自然的和谐统一、渗透交融。“天人合一”的哲学思想对中医学和中国传统美学都有重大影响，其强调的整体观念既是中医学的基本理论之一，也是中医皮肤美容理论体系的核心。《内经》就十分强调整体观，认为人是自然的一部分，“人以天地之气生，四时之法成”（《素问·宝命全形论》），说明人来源于自然，人体与自然、社会是一个有机的整体。所以自然环境的变化对人体有影响，人的行为如果违背大自然的基本规律，就不能维持身体的健康；而人体本身又是一个有机的整体，须保持相对稳定状态才能保持形神健美。

人体自身、人与自然之间都是协调统一的整体，形现于外的面、发、齿、目等都是脏腑气血的升华，藏象学说中具体阐明了这种关系。如心主血脉，其华在面；脾主肌肉，其华在唇；肝主血脉，其华在爪；肺开窍于鼻，外合皮毛；肾主骨，其华在发。故肌莹面润、形体健美是阴平阳秘，气血旺盛，脏腑功能强健的标志；反之，容颜憔悴、形体枯槁、发堕齿落，是机体阴阳失调，精血亏虚，脏腑功能异常的反应。机体内外的任何生理病理改变，必然影响其他部分乃至整个机体，都会影响人体的整体美。如果形神不能相依，则发生诸多损美性疾病。

二、健康是健美皮肤的基本保障

中医美容皮肤科学认为，人体健康与人体美有着密不可分的联系。人体的健康包括躯体的健康和心理健康。一个人只有躯体健康，脏腑机能正常，才能使皮肤红润、肌肉丰满、身躯挺拔、动作矫健，从而给人以外型上的美感。而只有心理健康，才能精神愉悦、思维敏捷、豁达大度、积极向上，从而给人以气质上的美感。

从躯体健康而言，任何损美性疾病和损美性生理缺陷，都是人体内在脏腑、气血功能紊乱所致。如《内经》认为，五脏气血亏虚，可导致“面焦”“面黑”或“黄如土”“发堕齿槁”“发鬓如白”，皮肤“色白，夭然不泽”。

从心理健康而言，中国传统美学思想十分强调情志与美容的密切关系，认为过极的情志可以内伤脏腑，其病理信息若发于外，则可影响人的外表美，提出“形神共养”是养生美容的关键，积精全神不仅能益寿养形，而且有利于驻颜美容。若情志过极，首先伤及五脏，“怒伤肝”“喜伤心”“思伤脾”“悲伤肺”“恐伤肾”，进而导致气机的逆乱，怒则气上，喜则气缓，思则气结，悲则气消，恐则气下，最终形伤容损，使人面容憔悴、发白早衰、频生痤疮或黄褐斑。而养神畅志，则五脏安和，气机舒畅，身心和谐，容光焕发，生机勃勃。

（吴艳霞）

思考题

1. 人体皮肤美学的意义是什么？
2. 人体皮肤美学的特点有哪些？
3. 人体皮肤美学的要素有哪些？

第四章　皮肤的中医美容护理与保健

中医皮肤美容护理与保健是以中国传统的审美认识和中医皮肤理论为指导，研究中医中药、针灸按摩、气功食疗等中医技艺进行的养颜驻颜、美白嫩肤、乌须生发等皮肤美容保健。此外，这些中医技艺还能对损美性皮肤病进行护理，给人的颜面肌肤、须发唇甲增添光彩，达到美容的效果。

第一节　皮肤保健

皮肤的美容保健是中医美容极具特色的一部分，中医皮肤的美容保健自古以来就与生活美容息息相关。在中医皮肤美容保健中所采用的一些手段，如药膳饮食、点穴按摩、中药品化妆及气功等，都成为人们日常进行肌肤保健的方法。这些手段的操作与运用，只需要有一定的中医药相关知识就可开展。因此，没有医疗资质的生活美容院也可以开展这些服务，或自已在家里进行皮肤的保健养护。

一、健美皮肤的标准

1. 身心健康　皮肤的健美是建立在人体健康基础上的一种美的形态。只有身心健康，才能使人体脏腑经络、气血津液、精神情志处于和谐状态下，共同发挥正常的生理机能，皮肤红润细腻，明润含蓄，富于弹性和张力，体现健美之态。

2. 肌肤清洁　皮肤洁净，没有污垢和斑点，没有不适的气味。

3. 富有弹性　有弹性的皮肤，从视觉或触觉审美来看，显得坚韧、柔嫩和具有张力，给人以一种充满生命活力的美感，能显现出肌肤的质感、动感与起伏感。它表示皮肤含水量及脂肪的含量适中，血液循环良好，新陈代谢旺盛，是人体健康的标志。

4. 红润光泽　颜面皮肤红润光泽是具有生命活力的体现，给人一种容光焕发、精神饱满而自信的感觉。

5. 不易过敏　皮肤没有经常过敏所导致的红斑、丘疹、脱屑、苔藓样变、色素沉着和毛细血管扩张的红血丝等症状。

6. 衰老延缓　肌肤随着年龄增长而未显现衰老迹象或衰退缓慢，毛发较少变白，指甲红活、明润有光泽。

因此，健康清洁、弹性良好、红润光泽且不易过敏和衰老的皮肤，就是健美的皮肤。

二、影响皮肤健美的因素

1. 肾精不足 肾藏精，为脏腑阴阳之本，生命之源，故称“先天之本”。其所藏之精气是构成人体和维持人体生长发育及各种生命活动所需要的物质基础。《素问·上古天真论》有云：“女子七岁肾气盛，齿更发长；二七而天癸至，任脉通，太冲脉盛，月事以时下……五七，阳明脉衰，面始焦，发始堕；六七，三阳脉衰于上，面皆焦，发始白……”由此可见，《内经》指出了肾之精气盛衰与机体衰老的密切关系。先天禀赋不足或后天劳累过度、房室不节、久病体虚均可导致肾之精气不足，使人容颜憔悴、毛发花白、爪甲失去光泽而致未老先衰。肾主一身之阴阳，肾阳可温煦人体各脏腑组织器官，面部的肌肉组织与器官依赖肾阳的温煦。肾阳不足，面部肌肤失于温养而出现寒冷之象，面色黑。肾阴主滋润，面部肌肤需要肾阴的滋润营养，肾阴虚、水液不足时，面部皮肤发干，可表现为皮肤干燥、脱屑、粗糙。

2. 脾胃失调 脾胃为后天之本，气血生化之源。若脾胃失调，运化失常，水谷不能化生精微则肌肤、毛发失于濡养，可见颜面皮肤萎黄而无血色、头发枯黄容易脱落、口唇指甲苍白而无光泽。脾失健运，气血生化乏源，或水湿不化，聚而为饮，又易诱发其他疾病，加速肌肤衰老。此外，脾主肌肉，面部的肌肉乃脾脏化生的气血充养而成。脾坚则气血充沛，能充分营养肌肉，在面部可见肌肉丰满有弹性；脾虚则气血不足，面部肌肉缺少营养则肌肉松弛。脾主运化水湿，脾虚水湿不化，湿盛阻滞经络，症见形体肥胖的同时，面部肌肤肥胖而下垂。胃主腐熟水谷而降浊，胃气降浊功能正常，则面部肤色光滑；胃气降浊失常，浊气上逆，则湿热毒气蕴集于面部，而引起痤疮、粉刺、酒渣鼻等。

3. 心气不足 心主血脉，其华在面，其色红。心气推动血液在脉管中不断地运行，血液作为载体运载水谷精微、清气等营养物质供养全身，使五脏六腑、四肢百骸，包括面部的肌肉、皮毛等均能获得充足的营养，以维持其正常的生理功能活动。若心气不足则行血无力，或心血虚时，可见面色苍白无华或萎黄不泽，甚者面色晦黯、唇色青紫。

4. 肺失宣降 肺具有宣发卫气，输送精津于皮毛而温养和润泽肌肤的作用，故称“肺主身之皮毛”。凡肺之生理功能正常者，其皮肤致密、毫毛光泽，抵御外邪侵袭的能力亦较强。若肺气不能输精于皮毛，则会出现皮肤枯槁、面容憔悴、皱纹增多、多汗等症状。此外，肺开窍于鼻，当肺经热甚，可通过经络上传至鼻，则出现鼻头红赤的酒渣鼻。

5. 情志失常 肝主疏泄而藏血，脾主运化且统血。情志过极或不畅，都会使人体肝脾功能失调，加速肌肤毛发的衰老。若暴怒伤肝，肝火上升则见面红目赤；肝郁气滞，气滞血瘀，皮肤失养，则表现为颜面肌肤青黄、晦黯无光。思伤脾，若思虑过度，导致脾失健运，气血生化、输布障碍，则颜面皮肤会失其濡润、弹性减弱而出现皱纹，且肤色萎黄。

6. 外邪侵袭 外界六淫邪气、酷暑阳毒或者劣质化妆品都会直接影响肌肤的健美。面部及手背常年暴露于外，当非其时而有其气，或天气呈现严寒酷暑或风霜雨雪时，都会影响这些部位的皮肤。风邪侵袭，营卫失调，面部肌肤则干涩起屑；燥邪侵袭，皮肤失于濡润，则干枯，甚至皲裂；寒邪侵袭，则肌肤坚涩不润；光毒侵袭，则皮肤潮红、肿胀、灼痛，甚至起水疱、糜烂，色素沉着，且皮肤老化加速，弹性降低，过早地出现皱纹。此外，滥用劣质化妆品会导致皮肤过敏或铅汞中毒，促使皮肤老化、粗糙、起皱，颜面肌肤色斑满布。

中医皮肤保健就是通过补肾健脾、养心益肺、舒畅情志、虚邪贼风避之有时，使人体所藏之精、气、血、津液能滋养五脏，敷布全身，润泽肌肤，达到驻颜悦色、祛老防皱、唇色红润、须发乌黑靓丽的目的。

三、皮肤的类型及特点

根据皮肤含水量多少、皮脂腺分泌状况及 pH 值，结合皮肤对外界刺激的反应划分皮肤的类型，按照各型皮肤的特点进行养护，是皮肤美容护理与保健的基本要求。

常见的皮肤类型有 5 种，它们分别是中性皮肤、干性皮肤、油性皮肤、混合型皮肤、敏感性皮肤。不同类型皮肤要用不同的护理保养方法，因此，了解各类皮肤的特点，根据不同类型皮肤进行保养，才能使皮肤护理达到理想的美容效果，促进皮肤的健美。

（一）中性皮肤

中性皮肤是理想的皮肤类型，皮肤 pH 值为 5~5.6，皮脂分泌量中等，皮肤细腻，毛孔细小，富于弹性，不干不油，对外界刺激不敏感。中性皮肤的护理有以下几方面:

1. 清洁　选择洁肤品时应根据气候的不同进行选择。夏季气候炎热，皮肤分泌油脂较多，此时可选择泡沫型、弱碱性的洁面乳或香皂；其他季节可选择对皮肤有保湿、滋润作用的清洁剂。做面部皮肤深部清洁时，可用磨砂膏或去角质膏，3~4 周一次。

2. 保湿　也要按不同时令季节来选择保湿剂。一般春夏季可用水包油型的乳、露类润肤品，此类润肤品清凉舒爽。秋冬季则可用油包水型的霜类润肤品，它的保湿和滋润度相对较好。此外，在化妆前要使用温和的油性保湿剂以保持皮肤的湿润。

3. 防晒　应避免阳光的照射，特别是中波和长波紫外线对皮肤的损伤。室内工作者可使用 SPF=15，PA+~++的防晒霜，每 4 小时使用一次；室外工作者应选择 SPF>15，PA++~+++的防晒霜，每 2~3 小时使用一次。

（二）干性皮肤

皮肤 pH 值为 4.5~5，皮脂分泌量少，皮肤干燥无光泽，毛孔不明显，易产生细小皱纹，对外界刺激比较敏感。干性皮肤可分为缺水性干性皮肤和缺油性干性皮肤。护理时要分清是缺水还是缺油，缺水的要补水保湿，缺油的则要使用一些油脂含量高的营养霜。

1. 清洁　沐浴洗澡不宜过勤，一般 2~3 天洗一次；如果皮肤干燥，则 5~7 天一次。洗浴水温不宜过高，沐浴时间 10 分钟左右即可。沐浴时，选用含亲水性及亲油性物质、不含碱性物质的洁肤品，这样既可达到清洁的目的，又可保持皮肤的自然湿度。洗脸忌用碱性洗面奶或香皂等洁肤品，避免使用磨砂去角质产品。

2. 补水　可用保湿性化妆水滋润皮肤。但夏季要用收敛性化妆水收紧皮肤。

3. 保湿　对于干性皮肤保湿很重要。沐浴后，应立即用柔软毛巾擦干皮肤，并在肌肤上涂抹保湿霜。一般选用油包水型的膏霜类护肤品，其中含有保湿成分如神经酰胺、透明质酸、胶原蛋白或天然油脂（如橄榄油）等最好，可深度滋润皮肤。对于严重干燥的肌肤，需要用较滋润的浓稠的乳霜类保湿润肤产品。而面部肌肤的护理，应选用保湿效果好的保湿柔肤水，拍后几分钟再搽保湿霜。化妆前要使用保湿剂，选用滋润性粉底。口唇要使用护唇膏，上下眼睑要使用具有滋润营养作用的眼霜。面部皮肤保养，每星期最少做一次补水、保湿面膜以滋养肌肤。

4. 防晒 室内工作者可使用 SPF=15，PA+~++的防晒霜，每 4 小时使用一次；室外工作者应选择 SPF>15，PA++~+++的防晒霜，每 2~3 小时使用一次。

5. 饮食 要注意选择一些含脂肪、维生素 A 高的食物，如坚果、牛奶、鸡蛋、猪肝、鱼肝油、胡萝卜及新鲜水果等，不要饮用含咖啡因的饮料。

（三）油性皮肤

皮肤 pH 值为 5.6~6.6，皮脂分泌量多，皮肤油腻光亮，弹性好，毛孔粗大，不易起皱纹，对外界刺激耐受性强。由于皮脂分泌过多，易生粉刺、痤疮。对此类皮肤的护理应保持皮肤清洁，抑制皮脂过多分泌，严防毛囊堵塞而引起粉刺、痤疮。

1. 清洁 洁面可选择中性、缓和的弱碱性且具有保湿作用的清洁剂，用 35℃左右的温水清洗以便皮脂溶解。每次洗脸时间一般 2~3 分钟，甚至可适当增加洗脸次数，但不要超过 3 次。因为频繁洗脸也会刺激皮肤，增加皮脂腺分泌。

2. 控油保湿 对于缺水的油性皮肤，应选择具有控油保湿功能的水包油型乳液剂、凝胶、啫喱状护肤品，注意不宜过多使用化妆品，特别是油性粉底，以免加重油腻或造成毛孔阻塞。

3. 防晒 室内工作者可使用 SPF=15，PA+~++的防晒露或防晒液，每 4 小时使用一次；室外工作者应选择 SPF>15，PA++~+++的防晒露或防晒液，每 2~3 小时使用一次。

4 饮食 不要食用辛辣、油炸食品或甜食，特别是巧克力类食品。饮食以清淡为主，多吃凉性瓜果蔬菜。

（四）混合性皮肤

此类皮肤兼有干性皮肤和油性皮肤的特点。通常面部 T 型区（额、鼻、颏部）为油性皮肤，面颊部位为干性皮肤。此类皮肤的护理稍显麻烦，应在脸部不同的区域分别使用干性皮肤和油性皮肤的护理方法进行。

（五）敏感性皮肤

此类皮肤表现为皮肤角质层薄而干燥，颜面皮肤表面可见毛细血管扩张。此类皮肤对外界刺激敏感，特别容易发生过敏反应，如红斑、丘疹、瘙痒、灼热等。护理上主要是避免接触致敏源，不使用刺激性化妆品，逐步提高皮肤的耐受性，增强皮肤抵抗力。

1. 清洁 首先选用温和、弱酸性洁肤产品，也可直接用清水洁面，水温稍低于人的体温，不可过热或过冷，忌用磨砂膏、去死皮膏等产品，应用质地柔软的面巾拭水。

2. 补水 选用具有防敏、保湿功效的化妆水来增加皮肤的水分，增强皮肤的水合作用，以降低皮肤敏感性。最好选择具有抗敏保湿功效的医学护肤品或特殊用途化妆品。

3. 防晒 对于敏感性皮肤，防晒是一项重要举措。可选用 SPF>30，PA++的防晒剂，一般每 2~4 小时使用一次，但应注意防晒霜的致敏性。因此，尽量戴帽子、打伞或使用物理性防晒霜，以避免对敏感性皮肤的刺激。

每个人的皮肤类型不是固定不变的，它会随着年龄、环境、季节及饮食习惯的改变而发生变化。

四、日常皮肤的清洁保养

（一）洁面

1. 卸妆　用蘸有卸妆液的棉片进行卸妆，顺序依次为：睫毛、眼线、眼影、眉、唇、腮红。

2. 表层清洁　先用温水清洁；再用洗面奶清洁，以打圈的方式由下向上、由内到外进行清洁。顺序依次为：额部、眼周、鼻部、口周、面颊、下颏、颈部。

3. 深层清洁　深层清洁又称去角质，是用去角质产品去除皮肤表层及毛孔内的污垢及皮脂，去除已衰老死亡的角质层细胞。深层清洁间隔时间一般是28天。

（二）蒸汽美容

喷雾机内加入蒸馏水，利用电加热产生的蒸汽通过离子化后喷雾而出，对面部进行喷雾熏蒸，以补充皮肤的水分，达到护肤、美容的目的。

（三）按摩

根据皮肤的类型，选择合适的按摩膏。按摩方向与肌肉的走向一致，与皱纹的方向垂直，不做向下用力的动作。按摩要平稳而有节奏，不可忽轻忽重、忽快忽慢，手法要顺畅连续。面部按摩可以减轻面部肌肉、神经的紧张，促进血液循环和淋巴循环，加速皮肤细胞的新陈代谢，延缓皮肤衰老，达到保健的目的。

（四）敷面膜

面膜的种类很多，按照其化学性质可分为软膜、硬膜、药物面膜。根据不同的求美需要和皮肤状况，选择不同的面膜。敷面膜具有清洁、保温保湿、促进血液循环、增强皮肤新陈代谢、增加营养、滋润皮肤、延缓衰老、治疗各类损美性皮肤病的功效。

（五）润肤

拍爽肤水，涂润肤乳。

五、不同季节颜面皮肤的清洁养护

（一）春季皮肤保养要点

1. 选用清爽保湿的保养品　春季是人体机能活跃的季节，皮脂腺分泌开始趋向旺盛。此时感觉干燥是因为皮肤缺水或油水不均衡而造成的。春季应选用具有保湿功效的清爽护肤品，例如化妆水、保湿滋润乳液等，避免油性面霜。春季多风，皮肤容易过敏，皮肤敏感者应使用防敏感专用产品。

2. 避免使用刺激性的外用药物及化妆品　春季使用化妆护肤品时，应考虑皮肤的耐受性。皮肤敏感者对功能性化妆品的使用要避免使用含果酸、维A酸类刺激性产品，防止出现各种红肿、瘙痒等症状。在春季使用功能性强的产品，有帮助老化皮肤快速更新的作用，然而失去角质保护的肌肤，很容易受到强风、阳光的伤害。因此，某些春天的皮肤过敏现象也与保养不当和某些外用药物的刺激或过敏有关。

（二）夏季皮肤保养要点

1. 保持皮肤清洁 夏季天气炎热，人体汗腺和皮脂腺的分泌随之增加，排泄出大量的汗液和废物，用来帮助人体散发过多的热量。此时应注意保持皮肤的清洁，否则容易造成毛孔堵塞、细菌感染而引起毛囊炎、痤疮和粉刺。因此，夏季应注意清洁皮肤，使毛孔保持通畅，减少发病机会。

2. 饮食清淡 对皮脂分泌旺盛者，应禁食糖类及油腻、辛辣、刺激性的食物，多吃些清淡食品和凉性的瓜果蔬菜。

3. 护理得当 夏季人体过度排汗，为避免皮肤水分缺乏，应增加补水护理。家庭护理时，可使用补水精华素、补水啫喱等产品。这些护理可以每天晚上进行，这样可以增加皮肤的水分和弹性，并且也可以加强皮肤的抵抗力。同时应大量饮水，保持体内正常代谢，使内外平衡，达到良好护肤效果。饮食上，应多食富含维生素的水果和蔬菜，如柠檬、芦柑、西瓜、草莓、胡萝卜、西红柿等。

（三）秋季皮肤保养要点

1. 洁肤重在杀菌 由于秋天温差大，忽冷忽热的天气使皮肤抵抗力下降，易遭细菌感染。因此，秋季护肤着重洁肤。首选杀菌力强、清洁效果好、弱酸性的防晒洗面奶。洗脸、洗浴时，可适当加入食醋，以增加清洁效果。

2. 护肤按时调养 兼顾早晚温差。白天应使用夏季清爽防晒的保养品，诸如各种防晒霜、润肤蜜；晚上应选用滋润保湿护肤品，比如晚霜、营养霜等。因秋天气温干燥，皮脂腺的油脂分泌减少，水分蒸发较快，脸部易出现紧绷感觉，故要重视肌肤角质层的保湿护理。除不使用含酒精的化妆水、保湿乳外，有些肤质还应经常用滋润乳液搽抹脸部，同时用化妆水擦拭额头、鼻翼、下巴等油脂分泌旺盛处。

3. 润肤因人而异 对于干性皮肤者，可进行多次颜面按摩，以促进血液循环，使皮肤不易流失水分。对于比较干燥的皮肤，不妨在睡前多搽一些保湿霜；油性皮肤者，仅在干燥时搽少量面霜即可。此外，最好每隔两小时喝水一次。

此外，还要重视紫外线的伤害。初秋紫外线依然强烈，这个时期皮肤更容易受到日照伤害，晒黑的皮肤一般不容易消退。其原因是天气转凉，皮肤新陈代谢开始变慢，出门时还应搽防晒霜。

（四）冬季皮肤保养要点

冬季保养皮肤，必须做到以下5个方面：

1. 补充体内水分 每天饮水6~8杯，并通过经常洗澡以保持皮肤表面湿润；用蒸汽熏蒸脸部，补充水分。

2. 保持良好情绪，加强锻炼 用健康的心态和强健的体魄来保证皮肤的健康。同时，经常按摩面部，促进面部血液循环。

3. 确保充足睡眠 保证每天 6~8 小时的睡眠时间。

4. 注意饮食和营养 多吃滋阴润肺食物，少吃刺激性食物。

5. 科学使用润肤护肤品 保护皮肤，改善皮肤生理环境，减少皮肤皱纹。

六、对日光损害的防护

暴露于日光下的皮肤，由于受紫外线的影响，可对人体发生一系列的反应。其中有益的是参与维生素 D 的合成或机体免疫等，但有害性更大，尤其体现在皮肤色泽、质地的影响，容易造成皮肤的光老化、光过敏等。因此，防晒是皮肤护理与保健极为重要的措施。因此，对防晒产品的 SPF 值和 PA 值应有相应了解。

1. 关于 SPF 值 SPF，是 Sun Protection Factor 的缩写，即防晒系数。防晒品一般都标注了“SPF”值。SPF 和后面的数值表示该产品具有的防晒系数，是皮肤抵挡紫外线中 UVB 的时间倍数。如 SPF 15 是指 15 倍的防晒强度，假设一个人在没有抹防晒霜的情况下晒 20 分钟，皮肤开始出现红斑，那么抹上 SPF 15 的防晒霜后，可保证她在 5 小时（20 分钟×15=300 分钟）后才会晒伤皮肤。市场上防晒产品的 SPF 值从 6~40 倍不等，倍数越大，防晒时间越长，防晒效果越好；但系数高的产品往往含有大量物理或化学防晒剂，对皮肤的刺激较大一些，容易堵塞毛孔，造成粉刺，并发细菌感染，形成痤疮。防晒化妆品的系数越高，质地和触感越是黏腻、不透气，油性皮肤者使用时尤应注意。

SPF 虽然是防晒的重要指标，但并不表示 SPF 值越高，保护力就越强。例如 SPF 15 有 93%的保护能力，而 SPF 34 却只有 79%的保护能力。但 SPF 值越大，其通透性越差，会妨碍皮肤的正常分泌与呼吸。研究结果表明，东方人日常防护可选用 SPF 10~15 的防晒品；如果从事户外活动，SPF 20 就足以抵抗紫外线的伤害，而不会给肌肤造成负担；在高原地区生活的人，由于紫外线较强，SPF 可选择在 25~30 为佳。对于防晒系数过高的产品，涂抹于皮肤上会比较油腻、厚重，容易阻塞毛孔，且一些属于化学性防晒的高系数防晒品在经过长波紫外线照射下，吸收热能后会转换成其他物质，导致肌肤过敏。在挑选防晒产品时，除了考虑防晒系数之外，还要看它所含的成分。

2. 关于 PA 指数 SPF 主要是用来评估防晒产品对紫外线中的 UVB 防晒能力的标准，而对于 UVA 则缺乏全世界一致认同的标准。目前采用较多的是 PA 指数，它是日本化妆品工业联合会公布的“防 UVA 测定标准”。依此标准，有的防晒产品会标出 PA 值，这样的防晒产品就具备防御 UVA 和 UVB 的功能。PA 值分为三级，分别为 PA+、PA++、PA+++。其中“+”表示可以延长肌肤晒黑时间 2~4 倍，“++”表示可以延长至 4~8 倍时间，“+++”表示可延长 8 倍以上。

在使用防晒产品时，敏感性皮肤应选择以植物性成分为配方的防晒品，避免化学性成分引起过敏反应；使用含有维生素 E 及不含防腐剂的产品。若平时服用降压药或减肥药、镇静剂时，应使用防晒系数较高的防晒品，因服用这类药剂的皮肤容易对光过敏，故要提高防晒系数。对油性皮肤，要选择清爽不油腻的乳液状产品，不宜使用防晒油、隔离霜类的防晒品。

第二节　损美性皮肤病的防护

一、损美性皮肤病的预防

中医学历来重视预防，早在《内经》中就提出："圣人不治已病治未病。"《千金翼方》中提出："上医医未病之病，中医医欲病之病，下医医已病之病。"强调预防为主的重要性。

损美性皮肤病的预防应根据各种疾病的病因、流行规律、疾病性质和预后等不同情况，分别采取不同的措施。做到未病先防必须注意以下几个方面：

1. 调摄精神　中医认为精神情志活动，与人体的生理、病理变化有密切关系。突然强烈的精神刺激，或反复、持续的情致低落，可使人体气机逆乱，气血阴阳失调而造成损美性皮肤病的发生和加重。平时应保持心情舒畅，尽量减少不良的刺激和过度的情志变动，预防疾病的发生。

2. 锻炼身体　增强体质，提高抗病能力。

3. 调节饮食　少食肥甘油腻及辛辣煎炸等助湿生热之品，多食新鲜蔬菜水果。合理膳食，注意营养搭配，除提供足够的热量、蛋白质之外，还要供给适量的维生素和微量元素。

4. 生活规律，睡眠充足　合理安排作息时间，保证充足且高质量的睡眠，避免情绪波动，保持肌肤有充足的血液和营养供给。

5. 保持皮肤清洁　勤洗澡，勤换衣被。避免皮肤或黏膜的外伤及感染，防止过强日光暴晒皮肤。

6. 控制传染　对于传染性皮肤病，应控制传染源，切断传播途径，防止接触传染。

7. 寻找病因　对于患病肌肤，要寻找病因，避免接触致敏原。

二、损美性皮肤病的护理

针对损美性皮肤病进行妥善而合理的护理，对其治疗效果和预后均有重要影响。正确掌握损美性皮肤病的护理原则和方法，减轻患者痛苦，促进损美性皮肤病早日治愈，避免后遗症的发生。

1. 心理护理　损美性皮肤病患者多数有不同程度皮损，影响形象，易产生心理负担。医护人员要加强对患者进行损美性皮肤病知识的宣传，消除其对疾病的恐惧、忧虑及自卑心理，帮助其树立治愈的信心。

2. 饮食护理　损美性皮肤病患者一般忌食辛辣刺激、腥发动风之品，以及浓茶、咖啡、糖果、烟酒等。

3. 注意皮肤卫生　清洁皮肤时，应注意患者的皮损特点、部位，并根据所用药物的性能进行清洁。患者勤剪指甲，防止抓破皮肤和预防感染。患者的内衣以松软棉织品为宜。

4. 按时服药　应告知患者按时服药，不得自行减药或停药，特别是激素类药物，突然减量或停药会使病情加重甚至出现危险，使疾病难以控制；要密切观察病情，注意不良反应。

5. 瘙痒性皮肤病患者的护理　应避免搔抓，减少刺激；禁用肥皂水及热水烫洗；饮食宜清淡，禁食刺激性食物及饮料，如酒、浓茶、辛辣食物等。

6. 过敏性皮肤病患者的护理　应避免食用或接触有关的致敏食物、药物或器物。

7. 化脓性或其他传染性皮肤病患者的护理　要注意做好隔离及衣被、器物、敷料等的消毒工作，防止交叉感染。

8. 全身大疱性皮肤病或其他重症全身性皮肤病患者的护理　应密切观察病情，换药时严格施行无菌操作，注意保持适当的室温，防止病人受凉，并给以相应的预防性护理，防止继发感染及并发症。

第三节　皮肤的中医护理保健技术

中医皮肤美容护理保健，一方面强调对损美性皮肤病的预防，一方面极为重视护理保健的内、外结合。在内调整人的脏腑阴阳气血，扶助正气，提高机体抗病能力，防治内在失调而引起皮肤疾病，延缓皮肤衰老；在外则局部施用药物、中药化妆品，进行针灸、按摩等，以固密肌腠，防止外邪入侵，或调整皮肤局部气血，或美化颜面肌肤。如此内外结合，使皮肤保持自然健美状态，延缓肌肤衰老。根据皮肤保健部位和美容功用的不同，皮肤美容护理保健技术可分为驻颜除皱、润肤白面、洁肤香身、润唇艳唇、秀发乌发、生发固发等。

一、驻颜除皱

颜面皮肤皱纹的显现是衰老的标志。由于皮肤弹性降低，皮下脂肪减少，使皮肤组织松弛，出现折叠而形成皱纹。随着年龄增长，机体的新陈代谢减弱，皮肤的老化过程即开始，一般额部皱纹最早出现，其次是眼部鱼尾纹和口角上的鼻唇沟。皱纹的出现使人显得苍老，失去生命活力。

中医认为，人体脏腑气血旺盛则肤色红润有光泽，肌肉坚实丰满，皮毛荣润，看上去容颜不老。肌肤的衰老是自然规律，不可能改变，但通过驻颜除皱之法可以延缓皮肤衰老。驻颜除皱是一系列延缓皮肤衰老，保持青春容貌的中医养生方法。通过中医内调外施，使颜面皮肤变得红润、光滑、细腻、富有弹性，体现年轻健美。

驻颜除皱术就是通过益肾健脾，补养心之气血，调和肺之宣降，疏达肝之气机，祛除外来之邪气，使人体精、气、血、津液能滋养五脏，敷布全身，润泽肌肤，达到驻颜悦色除皱的目的。对于衰老之象要探其原因，对证施养，才能达到养颜驻颜之目的。

（一）衰老形成的原因

1. 肾精亏损　人体的生、长、壮、老、已是自然规律，与肾中精气有关。肾中精气盛衰对人体外在皮肤起着决定性的影响。肾中精气不足，一方面使得机体衰老，一方面容颜得不到濡养而出现皱纹。

中医认为，肾为人的“先天之本”，所藏之精气是构成和维持人体生长发育及脏腑功能活动的物质基础。在《黄帝内经》中就指出了肾的精气盛衰与机体衰老有着密切的关系。《素问·上古天真论》云："女子七岁肾气盛，齿更发长，二七而天癸至，任脉通，太冲脉盛，月事以时下……五七，阳明脉衰，面始焦，发始堕；六七，三阳脉衰于上，面皆焦，发始白……"由此可见，先天禀赋不足或后天劳累过度、房室不节、久病体虚均可导致肾之精气亏损而造成人的早衰。

2. 脾胃失调 脾胃为气血生化之源，后天之本。同样，皮肤的健美也需要靠脾胃化生的水谷精微来维持。脾的运化水谷精微功能旺盛，则化生气、血、津液的来源充足，才能使脏腑、经络、四肢、百骸及筋肉皮毛等组织得到充分的营养，皮肤才能呈现健康滋润之态；若脾胃失调，运化失常，水谷不能化生精微气血濡养肌肤，可使容颜肌肤渐衰。此外，脾胃失运，水湿不化，聚而为饮，又易诱发其他疾病，加速人体衰老。若饮食不节、劳役思虑过度等，均可导致脾胃功能失调，生化输布障碍而促使皮肤衰老。脾失健运则机体得不到充分的营养，皮肤作为机体的一部分也必然受到影响，出现面色无华、皱纹增多、皮肤弹性差等损美性症状。

3. 心气不足 心主血脉，其华在面。心气不足，运血无力，面部血液供给不充分，皮肤失于滋养，则面色晦黯无华且易于衰老。

4. 肺失宣降 肺主气，司呼吸，外合皮毛。《素问·六节藏象论》曰："肺者……其充在皮。"肺在体合皮，宣发正常，则能输布卫气、津液于皮毛，使皮肤滋润。肺功能失调，则不能行使"温分肉，充皮肤，肥腠理，司开阖"之职，使皮肤失去润泽、细腻变得憔悴、枯槁、皱纹显现，而且易为外邪所感。

5. 情志失常 情志过极或情志不畅，都会使人体脏腑功能失调，加速衰老。肝主疏泄，具有调畅人体气机和调达情志作用。若肝失疏泄，气滞血瘀，则皮肤失养，会变得晦黯无光；气机不调，心情郁闷，愁眉苦脸，易出现面部皱纹。

6. 饮食失宜 饮食全面，不偏食，才能使人体获得各种需要的营养。若饮食过寒或过热，则可导致阴阳失调，或某些营养的缺乏。若过饥则摄食不足，以致气血生化乏源，使面部肌肤失养而早衰。如饮食五味偏嗜则使人的营养摄入不平衡，同样可致气血生化乏源。此外，五味与五脏各有其亲和性，长期偏嗜某种食物，会使该脏机能偏盛，根据五行生克规律而影响他脏，累生病变，造成脏腑机能的衰退，诱发皱纹。

7. 劳逸损伤 正常的劳动和体育锻炼，有助于气血流通，增强体质，使颜面肌肤莹润光泽而富于弹性。必要的休息，可以消除疲劳，恢复体力和脑力，延缓衰老，而过劳或过逸则成为衰老的因素。

（1）过劳：包括劳力过度、劳神过度和房劳过度。劳力过度则伤气，久之则气少力衰、神疲消瘦、皱纹显现；劳神过度则易伤心脾，耗伤气血，出现精神萎靡、面色无华，且出现皱纹。恣情纵欲、房劳过度则耗损真阴，精血不足，肌肤失于濡养而渐衰老，产生皱纹。

（2）过逸：过度安闲，不劳动、不运动，易使人体气血不畅，脾胃功能减弱，影响水谷精微化生气血而致皱纹。

8. 外邪侵袭 外来的六淫邪气，可从肌表皮毛、口鼻而入伤及肌肤。面部裸露于外，气候环境的变迁，如严寒酷暑、风霜雪雨对面部皮肤都有直接的影响。风性轻扬升散，易袭人体的上部头面和皮肤体表等属阳的部位。风邪侵袭，面部肌肤营卫失调，则干涩起屑；燥邪侵袭，皮肤失于濡润，则干枯，甚至皲裂；寒邪侵袭，出现阴寒偏盛之面色苍白或青黑。若寒凝血脉，气血不和，致肌肤失养，可见皮皲肉裂等症；太阳直射，光毒侵袭，则皮肤潮红、肿胀、灼痛，甚至起水疱、糜烂，且皮肤老化加速，弹性降低，过早地出现皱纹。

（二）养颜抗衰技术

1. 药物调养

（1）内服药：却老养容丸(《太平圣惠方》)、八仙丸(《寿亲养老新书》)、令好颜色方(《千金翼方》)、红妆丸(《普济方》)。

（2）外用药：鹿角膏(《太平圣惠方》)、却老去皱面膏(《备急千金要方》)、艳容膏(《种福堂公选良方》)。

2. 针灸　灸足三里穴。每月月初 8 天，用艾炷直接灸 2~3 壮，或者艾条悬灸 3~5 分钟。

3. 推拿按摩　第 1 步，全耳按摩，双手掌心摩热后，摩耳背 5~6 次，然后劳宫穴对准耳郭腹部，正反转各揉 18~27 次。第 2 步，摩耳轮数十次。第 3 步，揉捏、拽拉耳垂十余下。第 4 步，双手食、拇指相对按摩耳屏和对耳屏各 10~20 次。第 5 步，用双手食指尖按揉三角窝、耳甲艇和耳甲腔各数次。

二、增白润肤

颜面皮肤色泽，除了先天因素或环境因素以外，与人体脏腑有着明显的关系。增白润肤是通过中医的一些方法和手段，使颜面皮肤白皙、光泽、柔嫩。皮肤的着色灰黑无华或黧黑往往与脏腑气机郁闭、血行不畅、痰浊内生、腠理不和有关。治当调和脏腑经络气血，增白润肤除垢。增白润肤就是通过内调脏腑气血，外施中医技法，使黧黑、萎黄、晦黯无华的颜面肌肤变得红润光泽、柔润细腻、洁白光滑。

（一）肌肤晦黯、粗糙原因

1. 肺气不足　肺主气且外合皮毛，通过其宣发肃降与朝百脉之功敷布精微于肌腠皮毛。皮肤得精气濡养则卫外功能正常，肌肤得以滋润。如肺脏发生病理变化，影响它的正常功能，则肺气不足，宣发肃降失司，皮毛得不到肺所输精气的濡养，出现皮毛憔悴枯槁、面色黧黑晦黯等症。

2. 脾胃两虚　脾胃为后天之本，气血生化之源。由各种原因引起的脾失健运，则水谷精微不足，生化气血无源，导致全身性的气血不足。轻则面唇淡白无华，重则面色萎黄不泽。

3. 气血功能失常　气和血既是人体生命活动的物质基础，又是脏腑功能活动的产物，因而气血功能正常与否能反应脏腑功能的情况。人体病理变化无不涉及气血，同样，皮肤色泽与状态和气血功能的正常与否有直接关系。下面逐项分析气血失调所致肌肤黧黑粗糙、晦黯无华的病机。

（1）气功能失常：多表现为气虚、气滞、气逆。

①气虚：系指元气耗损，功能失调，脏腑功能衰退，抗病能力下降的病理状态。形成的原因主要由于先天禀赋不足，或后天失养，或肺、脾、胃的功能失调而致气的生成不

足；或因劳倦内伤，久病不愈等而致。这种病理状态反映于外，可见精神萎靡、倦怠、面色无华、皮肤枯槁等。

②气滞：即气机郁滞不畅。由情志内伤，或痰、湿、食积、瘀血等阻滞，影响气的流通，形成局部或全身的气机不畅或阻滞，从而导致脏腑、经络的功能障碍。气滞于某一局部，可出现胀满、疼痛；甚则引起血瘀、水停，颜面皮肤可呈现青黑晦黯、色斑沉着等。

③气逆：多为气机升降失常，脏腑之气上逆的病理状态。多由情志内伤，或因饮食寒温不适，或因痰浊壅阻等所致。气逆多见于肺、胃、肝等脏腑。肝气上逆，则见面红目赤；肝气郁结，郁久化热，气火上逆，燥伤阴血，致使颜面气血失和而见黧黑斑。

(2) 血功能失常：多表现为血虚、血瘀。

①血虚：多因失血过多或脾胃虚弱，生化不足或久病不愈，慢性损耗因素等所致营血暗耗，造成血液不足或血濡养功能减弱的病理状态。血虚皮肤失润可见面色不华，唇舌、爪甲淡白无华等症。血虚日久，可生风生燥，致血虚风燥，亦为多种损容性皮肤疾病的发病因素。由于血虚不能营养肌肤，加之生风生燥逗留肌肤，可引发皮肤干燥、粗糙、脱屑、瘙痒等症。

②血瘀：凡邪毒入营，或气滞不能行血，气虚无力行血，或外伤以及瘀血未消等，均可引起瘀血。皮肤常表现为皮损色暗、青紫，或出现瘀点、瘀斑，肌肤甲错，面色黧黑等。

4. 津液不足 津液亏少，进而导致内则脏腑外则皮毛肌腠失其濡养滋润作用，产生一系列干燥失润的病理状态。皮肤常见干燥、脱屑、瘙痒、毛发枯槁等。

5. 饮食偏嗜 饮食过寒或过热，可致阴阳失调或某些营养缺乏；若饮食五味有所偏嗜，就会使相应脏腑机能偏胜，久之损伤内脏。如果反映于体表，则引起各种皮肤问题。如《素问·五脏生成》中说："多食咸，则脉凝泣而变色；多食苦，则皮槁而毛拔；多食辛，则脉急而爪枯；多食酸，则肉胝陷而唇揭；多食甘，则骨痛而发落。"这段论述，明确地简述了五味偏嗜所造成皮肤及其附属器的问题。

6. 情志内伤 多种情志因素均可致五脏功能失调，气机紊乱，气血悖逆，不能上荣于面，而使面颜失泽。在五脏中，情志致病以影响心、肝、脾三脏和气血失调为多见。如思虑劳神过度，劳伤心脾，导致心脾气血两虚、阴血暗耗。出现早衰，如面部皱纹、憔悴、面色苍白或萎黄等。长期郁怒则伤肝，肝气横逆上冲，血随气逆，并走于上，导致气滞血瘀。临床见面色青灰或黧黑，双目无神，爪甲苍白无华，面肌痉挛，眼睑下垂等。

7. 气候与环境 若居处气候环境恶劣，高海拔而阳光炙热之地会使人面部皮肤黧黑、粗糙而枯槁。如《望诊遵经》指出："形容枯槁，面貌黧黑，因受酷热严寒之困……身体柔脆，肌肤肥白，缘处深闺广厦之间。"

（二）增白润肤技术

1. 药物调养

(1) 内服药：八仙丸(《寿亲养老新书》)、令好颜色方(《千金翼方》)、红妆丸(《普济方》)、神仙延年除风散(《圣济总录》)。

(2) 外用药：令面白净悦泽方(《千金方衍义》)、令面悦泽光润方(《备急千金要方》)、白雪膜(《备急千金要方》)、令面白如玉色方(《外台秘要》)。

2. 药膳调养　天门冬粥(《饮食辨录》)、珠玉二宝粥(《医学衷中参西录》)、莲子龙眼汤（经验方)。

3. 针灸　千金白面针法(《备急千金要方》)：用毫针刺行间、太冲两穴。体质强盛者用泻法，虚弱者用补法。功能：疏泄调畅肝气，调和气血，白皙皮肤。

4. 推拿按摩　彭祖乌发白面法(《千金翼方》)：晨起以左右手摩双耳，从头上挽两耳又引发，则面气流通。又摩掌令热，以摩面从上向下二十七遍。功能：疏通气血，乌须黑发，悦白容颜。

三、洁肤香身

当人体内在脏腑机能出现异常，或皮肤结构和功能发生病理改变时，就会释放出病理性的体味，直接影响人体的嗅觉审美。洁肤香身是指通过运用中医药内服外治，使身体洁净，肌肤润泽，祛除病理性体味，使躯体散发芳香气息的一系列治疗。

（一）皮肤污浊，散发异味的原因

1. 平素嗜食肥甘厚味、油腻酒酪等，致使湿热蕴郁于内，湿热污垢酿成秽浊之气，熏蒸于体肤之外。

2. 天热汗浸，久不洗浴换衣；饭后未漱，口齿不洁，而使躯体的污垢及秽浊气味散发于外。

3. 体气不和，复感湿热之毒，郁于腠理，出现身体臭秽。正如《诸病源候论》所言："人有体气不和，使精液杂秽，故令身体臭也。"

4. 长期从事接触腥臭秽浊之物工作者，平时不注意清洗沐浴，身体会散发出臭秽之气。

5. 中毒或患有某些疾病者。如刺鼻的大蒜味，可考虑有机磷农药中毒；浓烈的氨味，可能是尿毒症；狐臭、足臭是汗液被细菌分解所产生等。

（二）洁肤香身技术

1. 内治法

（1）药物法：令香方(《历代古传秘方》)、乌龙丸(《万病回春》)、五香丸(《备急千金要方》)、洗香丸(《鲁府禁方》)、香身丸(《鲁府禁方》)、体臭令香方(《备急千金要方》)、香身丸(《千金翼方》)。

（2）饮食法：美肤方(《果菜疗法大全》)、润肤方(《果菜疗法大全》)。

2. 外治法　香粉方(《太平圣惠方》)、香皂方(《慈禧光绪医方选议》)、澡豆方(《历代古传秘方》)、澡洗方(《御药院方》)、沐浴方(《慈禧光绪医方选议》)、体臭方(《千金翼方》)、腋臭方(《历代古传秘方》)、胡粉方(《历代古传秘方》)、肢臭方(《历代古传秘方》)、狐臭方(《历代古传秘方》)、甘露饮(《太平惠民和剂局方》)、清臭饮(《仙拈集》)、石灰散(《太平圣惠方》)。

四、润唇艳唇

中医认为，唇部的各种健康问题与脾有很大关系，"脾开窍于口，其华在唇"。因此，当双唇不再滋润、娇艳，健脾、补气、养血就很重要。正常人的口唇色泽鲜红，形态丰满，质地润泽。若脾不健运或其他原因使口唇变得苍白、紫黑、紫红、皱裂、干瘪、枯槁，通过中医药润唇艳唇、美容调养以防治这些情况的出现，并改善已经出现的口唇色泽不正、焦枯状况。

（一）唇焦色差的原因

1. 脾病所致

（1）脾胃虚弱：若饮食劳倦、思虑过度导致脾胃虚弱，气血生化乏源，不上荣于唇，则口唇淡白。脾虚不能统摄血液，血不归经，可致大便下血、妇女崩漏等出血之症；失血过多，则口唇苍白无华。

（2）脾经蕴热：感受热邪或过食辛辣肥甘酒酪之品，造成脾经蕴热。脾热灼伤津液，不能上润口唇，则口唇枯槁、焦而无泽。正如《望诊遵经》所言："唇枯槁者，病在脾……唇焦枯无泽者，脾热也。"

2. 血瘀不华 因久病体虚、疲劳过度、年老体弱而气虚，推血无力，脉络阻滞；或因病邪内阻，七情郁结及阳气虚弱，温运不足，而致气滞血瘀，出现口唇紫暗。

3. 津枯不润 感受热邪，邪热耗津伤液；或大汗、吐泻，津液丢失严重；或脾胃虚弱，气血津液化生之源匮乏等原因，均可致津液虚少不能上滋于唇，而使唇焦色枯。

4. 肾虚失养 年高肾亏，或久病伤肾，或房劳过度等原因引起肾之阴阳不足。肾阴不足，虚火灼于上，致唇口干燥；阳虚则气血失于温运，不能上荣，则唇干瘪、无泽、生皱。

5. 感受外邪 《诸病源候论》有云："唇口面皴者，寒时触冒风冷，冷折腠理，伤其皮肤，故令皴劈。经络之会，皆在于面，其脉有环唇夹于口者。若血气实者，虽劲风严寒不能伤之；虚则腠理开而受邪，故得风冷而皴劈也。"机体正气不足，外受邪气侵袭，可使人唇口皴裂。

6. 护唇不当 口唇黏膜上皮较薄，易受外来之物损害。若误用了一些劣质唇脂、唇膏，或饮食一些刺激性食物，就可使唇黏膜致敏或被刺激，而造成口唇干燥、皲裂、脱屑。

7. 唇部疾病 若患了唇风、唇疮等一类疾病，或有舔唇、撕脱唇皮陋习，可表现为唇裂脱屑。

（二）润唇艳唇技术

1. 药物调养

（1）内服药：润脾膏(《备急千金要方》)、升麻泻热散(《太平圣惠方》)、白术丸(《太平圣惠方》)、清凉饮(《证治准绳》)。

（2）外用药：煎口脂(《备急千金要方》)、治唇干拆出血方(《备急千金要方》)、急作唇脂法(《外台秘要》)。

2. 药膳调养 八仙糕(《外科正宗》)。

3. 针灸

（1）取外关（双）、承浆、少商（双）、关冲（双）穴。毫针刺，隔日一次。治唇口破裂，血出干痛。

（2）灸法：取合谷、承浆。将艾绒捏成米粒大小的艾炷，先灸合谷，再灸承浆，每穴

3壮。

4. 推拿法　首先在足阳明胃经足、腿部，由上而下沿经络来回按摩数十遍，并稍用力按揉足三里0.5分钟。然后在足太阳膀胱经的脾俞、胃俞、肝俞、肾俞穴分别按揉0.5分钟。再从长强至大椎，循经捏5~10遍，在脾俞、胃俞、肝俞、肾俞、命门处停下，分别用力按揉0.5分钟。每日一次。此法适用于脾胃失健、肝失疏泄、肾阳虚损所致唇色淡白或晦黯，唇形虚浮肿胀。

五、乌发固发

头发是皮肤的附属器之一。当毛发出现数量减少、质地异常或变色时，就会影响人的形体美，给患者带来审美心理障碍。

中医认为，发为血之余。机体精血盛则头发乌黑亮泽，精血衰则毛发脱落稀少。头发变白、发黄、发焦，甚至整个头发变白及失其润泽，显得焦枯、细脆而易分叉、易折断等异常变化都与精血不足有关。故巢氏《诸病源候论·令发润泽候》云："足少阴之经血，外养于发，血气盛，发则光泽，若虚则血不能养发，故发无润泽也。"《太平圣惠方》亦说："夫足少阴为肾之经也，主于骨髓，其华在发，若血气盛则肾气强，肾气强则骨髓充满，故发润而黑。"乌发固发的方法就是通过各种中医保健方法改善发色、发质，保持头发的润泽、柔软、秀丽、乌黑和富有弹性。肝肾所藏之精血的多少、脾胃化生气血的强弱，直接影响毛发的质地、数量和色泽。肝肾不足，精血亏虚，或气血两虚，须发不得滋润，就会脱落稀少，发色变得枯黄无泽，甚至出现白发。因此，乌发固发需综合治疗，内调外治，才能保持头发的数量与色质健美。

（一）影响毛发色质及数量的原因

1. 风盛血燥　过食辛辣肥甘之品，或情志抑郁化火，损耗阴血，以致皮肤失荣、腠理不固、风邪乘虚而入。风盛血燥，发失所养而成片脱落，且发色焦枯无泽。

2. 肝肾精血不足　肝藏血，发为血之余；肾主骨，其华在发。肝肾功能正常，精血充足，则头发乌黑润泽、生长茂盛。若肝肾所藏精血不足，则头发枯槁、发黄发白或脱落。

3. 气血两虚　气血亏虚，不能温煦肌腠，毛根空虚，故而毛发稀疏、粗糙而分叉、干燥易折。

4. 肝郁血瘀　精神紧张、抑郁，对毛发亦有影响。其中情绪高度紧张可引起毛细血管收缩，使营养达不到毛囊的根部，易使毛发失养而脱落；而过度忧郁悲愁则肝气郁滞，经脉阻塞，血行不畅，新血不生，发失滋养，容易使人头发变白甚至出现突发性白发。

5. 护发不当　误用一些洗涤用品或质量低劣的洗发产品，或过于吹烫、染发时，易致毛发受损，出现发色、发质改变及头发的脱落。

（二）乌发固发技术

1. 药物调养

（1）内服药：美发、固发以补益精血为主。常用的药物有何首乌、地黄、菟丝子、旱莲草、怀牛膝、柏子仁、地骨皮、黑芝麻、黑豆、杏仁、菊花、桑叶等。此等药物亦大多具有延缓衰老之功效，因此，内服美发方剂也常有养颜的作用。常用方：地骨皮丸(《太平圣惠方》)、人参丸(《圣济总录》)、何首乌丸(《太平惠民和剂局方》)、七宝美髯丹(《积德堂经验方》)、神仙不老丸(《寿亲养老书》)。

(2) 外用药：洗发菊花散(《御药院方》)、令发不落方(《太平圣惠方》)、润发油(《太平圣惠方》)、治白屑立效方(《太平圣惠方》)。

2. 药膳 首乌蛋、黑发豆、糯米阿胶粥、何首乌粥、怀山药芝麻糊等经验方。

3. 针灸 取穴肾俞、三阴交、风池、百会、头维、生发穴（风池与风府连线之中点)、上星。血虚风盛者，配心俞、膈俞、足三里；肝肾不足者，配肝俞、太溪；气滞血瘀者，配膈俞、血海、太冲；脾虚湿热者，配脾俞。均双侧取穴。操作：风池用泻法，其余诸穴用补法，背俞穴亦可加艾条温灸。中等刺激，每日或隔日一次，留针 20 分钟，10 次为一疗程。

4. 推拿按摩

(1) 揉中脘：左手掌放在右手掌下，重叠于上腹部的中脘穴，先逆时针按揉 50~100 次；再换右手在下，顺时针按揉 50~100 次。每晚睡前一次。

(2) 摩关元：左手掌放在右手掌下，重叠于脐下关元穴处，先逆时针按摩 50~100 次；再换右手在下，顺时针按摩 50~100 次。每晚一次。

（石　瑜　吴艳霞）

思考题

1. 皮肤健美的主要标志有哪些？
2. 影响皮肤健美的因素有哪些？
3. 皮肤的类型有哪些？各自的特点是什么？如何进行护理与保健？
4. 简述日常皮肤基础护理的步骤。
5. 简述中性、干性、油性及敏感性皮肤的护理要点。
6. 损美性皮肤病的预防措施有哪些？
7. 简述中医的驻颜防皱技术。
8. 简述中医的润肤白面技术。
9. 引起毛发受损的因素有哪些？

下篇　各论

第五章　色素障碍性皮肤病

第一节　黄褐斑

黄褐斑是一种常见于中青年妇女面部的淡褐色或黄褐色色素沉着斑。色斑往往对称而不规则，表面无鳞屑，无自觉症状。中医称之为“黧黑斑”“肝斑”。

中医学对本病早有认识。晋代葛洪所著《肘后备急方》称之为“肝暗”；隋代《诸病源候论》称“面黑皯”，并对其病因、病机有所论述；唐代孙思邈在其所著《备急千金要方》中将之称为“面皯”“肝黯”；唐代《外台秘要》称“面肝暗”，并配用面膏、面脂以治疗；明代《外科理例》指出本病好发于女子，多与情志不调有关；明代《外科正宗》称“黧黑斑”。清代《医宗金鉴·外科心法要诀》说“原于忧思抑郁、血弱不华、火燥结而生于面上，妇女多有之”。后世因其颜色、形状特点而称为“褐斑”“蝴蝶斑”；因多发于孕妇而名“妊娠斑”；又因本病常由肝郁气滞引起，故俗称“肝斑”。

一、病因病机

1. 情志不遂

（1）凡情志失调，如肝气郁结、暴怒伤肝、思虑伤脾、惊恐伤肾等，皆可使气机紊乱，气血悖逆，不能上荣于面，则生褐斑。

（2）若肝郁日久化火，灼伤阴血，使颜面气血失和或血瘀于面，亦可致褐斑发生。

2. 劳伤脾土

（1）饮食不节，劳倦过度，偏嗜五味，均可使脾失健运，气血不能荣于面而生斑。

（2）土不制水，水气上泛，痰湿蕴结，气血不能濡养，可变生褐斑。

3. 肾气不足

（1）房室过度，久伤阴精；或人到中老年，肾精亏耗，颜面不得荣润而成褐斑。

（2）水亏不能制火，虚火上炎，郁结不散，滞于经络，致使颜面气血失和而成黑斑。

（3）肾阳虚，水湿上泛，颜面肌肤失养而生斑。

4. 风邪阳毒

外热侵袭，腠理不固，肌表灼于阳毒，致局部气血不和而生斑。

二、临床表现

中国中西医结合学会皮肤性病专业委员会色素病学组《黄褐斑和白癜风的诊疗标准》（2010 年版）提出黄褐斑的临床诊断标准及分型如下。

1. 诊断标准

（1）皮损表现为面部淡褐色至深褐色斑片，通常对称性分布，无炎症表现及鳞屑。

（2）女性多发，主要发生于青春期后。

（3）病情可有季节性，常夏重冬轻。

（4）排除炎症后色素沉着、颧部褐青色痣、Riehl 黑变病、色素性扁平苔藓等皮肤病。

2. 临床分型

（1）蝶形型：皮损见于面颊部，呈蝶形对称性分布。

（2）面中部型：皮损见于前额、颞部、鼻部、唇上和颊部。

（3）下颌型：皮损见于三叉神经下颌支区，颊下部。

（4）泛发型：皮损泛发于全面部。

三、鉴别诊断

1. 雀斑 有家族史，色素斑点小且不融合。多发生于学龄前儿童。

2. 黑变病 好发于前额、颧部及颈侧，呈弥漫性深褐色或青灰色斑片，呈边缘性分布，愈近面部中央色素愈浅，常有微细粉状鳞屑，状似蒙尘。

四、辨证施治

（一）中药治疗

1. 内治

（1）肝气郁结证

证候：面部皮肤呈现黄褐斑片，两侧对称而无鳞屑；伴月经不调或痛经，经前斑色加深，两乳胀甚，性情急躁易怒，胸胁胀满不舒或疼痛，纳谷不香，舌红或有瘀斑，苔薄白，脉弦或弦细。

治法：疏肝解郁，理气消斑。

方药：逍遥散(《太平惠民和剂局方》）加减。

加减：胸闷乳胀者，加川楝子、郁金；口苦舌红者，加栀子、龙胆草；痛经有血块者，加当归；肝阳上亢伴眩晕、耳鸣者，加珍珠母、僵蚕、菊花、夏枯草。

（2）脾虚湿蕴证

证候：颜面淡褐色斑片；伴神疲乏力，腹胀，纳少，或宿有痰饮内停，或带下清稀；舌淡红微胖，苔薄黄微腻，脉滑数。

治法：健脾化湿，活血悦色。

方药：参苓白术散(《太平惠民和剂局方》）加减。

加减：酌加红花、当归等。

(3）肾精亏损证

证候：斑色灰黑而无光泽；伴腰膝酸软，头昏耳鸣，神疲乏力，失眠多梦，心悸健忘；舌红少苔，脉沉细。

治法：滋阴补肾，育阴消斑。

方药：六味地黄丸(《小儿药证直诀》）合二至丸(《证治准绳》）加减。

加减：阴虚火旺者，加知母、黄柏；失眠多梦者，加生龙骨、牡蛎、酸枣仁。

(4）肾阳不足证

证候：颜面黄褐或灰褐色斑片；伴形寒肢冷，腰膝酸冷，夜尿频清；舌淡红，苔少，脉沉缓。

治法：温阳补肾，化瘀退斑。

方药：肾气丸(《金匮要略》）加减。

加减：酌加巴戟天、仙灵脾、菟丝子、炒槐花等。

2. 外治

(1）七白膏(《太平圣惠方》）

组成：白芷30g，白蔹30g，白术30g，白附子9g，白茯苓9g，白及15g，细辛9g。

制用法：上药研为细末，以鸡蛋清调和为膏，阴干。每夜洗净面后，将其用温热水于瓷器中磨成汁涂之。具有光滑润泽，美白皮肤之功。

(2）玉容散(《备急千金要方》）

组成：白附子、密陀僧、牡蛎、茯苓、川芎各二两。

制用法：将这些药物研为细末，和以羊乳。夜涂面，以手摩之，旦用浆水洗净。具有祛风和血，消斑润肤作用。

(3）中药面膜——祛斑面膜粉（刘复兴教授经验方）

组成：明玉竹、冬瓜仁、益母草、皂角刺、百合各30g。

制用法：碾为极细粉末备用。用时取适量加水调成糊状，外敷于面部，每日1次，连用1个月为一个疗程。

加减：皮肤干燥、脱屑多者，加杏仁、桃仁；色深者，加白芷、玫瑰花。

(4）丹白膏

组成：白芍、白芷、白茯苓、白僵蚕、白菊花、丹参、丹皮各等分。

制用法：上药粉碎过100目筛，装入干燥瓶中贮存。用时取药物细粉15g，加入适量鸡蛋清或黄瓜汁调成糊状，即为丹白膏。根据皮损面积大小，将丹白膏均匀涂于患处，保留20~30分钟后，清水洗去，每日治疗1~2次，20日为1个疗程。[注：来源于于恒斌，赵立新．外敷丹白膏治疗黄褐斑107例．中国民间疗法，2000，8（8）：16]

(5）化斑霜

组成：当归、白芷、丹参、紫草各30g。

制用法：上药经醇提浓缩，制成水泡型霜膏备用。治疗时令患者仰卧，以治疗巾包头，铺巾，面部清洁后，负离子喷雾蒸面10分钟，再用化斑霜适量外涂，然后运用摩、揉、推、搓、按、叩、梳等手法做面部按摩约 20 分钟，以面部潮红、肤温增高为度。继用油纱条对眼、眉、口做保护性遮盖，最后上面膜（于医用熟石膏中加入适量白芷粉，每次取 250g 左右，用 45℃的温开水调成糊状，从前额、鼻根部迅速向下颏部均匀摊成面具型，30 分钟后揭膜，用热毛巾擦净面部，当晚不洗脸）。每周治疗 1~2 次，10 次为 1 个疗程。

（二）针灸疗法

1. 毫针刺法

原则：根据色素沉着区域选取主穴，辨证分型选取配穴。

主穴：颧颊区皮损选颧髎、颊车、四白，前额区皮损选上星、阳白，鼻梁区皮损选印堂、迎香，上唇区皮损选人中、禾髎，下颌区皮损选承浆，并于每个色斑区色素深处取阿是穴。

配穴：肝郁气滞者，配三阴交、足三里、太冲、肝俞、脾俞、行间、阴陵泉等；脾虚湿蕴者，配中脘、足三里、三阴交、脾俞、上脘、下脘；肾虚者，配太溪、三阴交、肾俞、阴陵泉。

操作方法：平补平泻，留针 30 分钟，每日 1 次，10 次为 1 个疗程。

2. 灸法

取穴：足三里、气海、关元、双肾俞、双肝俞、局部黄褐斑区。

操作方法：悬灸或隔姜灸，每次 20 分钟，每日 1~2 次。

3. 穴位注射

方法一

主穴：迎香、四白、下关、颊车、合谷。

配穴：肝郁气滞者，配太冲、内关；脾虚湿郁者，配足三里、公孙；气血亏虚者，配足三里、气海（灸）；肾虚者，配三阴交、阴陵泉。

操作方法：每次选取 2~3 穴，主穴用强刺激，配穴则视虚实或补或泻，针刺 5 次后，每穴注射维生素 B_{12} 0. 1~0. 3mL，每日或隔日 1 次，10~15 次为 1 个疗程。

方法二

取穴：肺俞、脾俞、肝俞、肾俞、心俞、手三里、足三里。

用药：血虚者，用当归注射液；肝郁血瘀者，用丹参注射液或川芎注射液；气虚者，用参芪注射液。

操作方法：每次选双侧各 2 穴（共 4 穴），得气后，每穴注入 0. 3~0. 5mL 药液，每日或隔日 1 次，10 次为 1 个疗程。

4. 刺络拔罐

取穴：大椎、双侧肺俞穴，三点形成一个三角形的刺络拔罐区。

操作方法：三角区内选 1~2 个叩刺点，用梅花针于点上叩刺出 15 个左右小出血点，选 2 号玻璃罐，用闪火法于叩刺点上拔罐，出血约 1mL 左右即可，隔日 1 次，10 次为 1 个疗程。

5. 耳穴治疗

(1) 放血法

取穴：耳前区热穴、胃穴，耳背静脉。

操作方法：先按摩耳部至充血，常规皮肤消毒，每次选取1穴（交替使用），刺破表皮，放血3~5滴，消毒棉球按压3~5分钟，隔日1次，10次为1个疗程。生效后，改隔周1次。

（2）压豆法

取穴：子宫、神门、卵巢、内分泌、肝、肾、大肠、皮质下、肾上腺、枕、失眠点、褐斑点（颈椎与枕之中点），脾虚加脾、胃穴。

操作方法：每次取6~7穴，王不留行籽胶布压耳穴部，按压每日3~4次，双耳轮换，隔日1次，10次为1个疗程。症状好转后，隔周1次。

6. 刮痧法

刮痧部位：面部为鱼腰、太阳、颧髎等穴及鼻两侧局部穴位，背部为肝俞、脾俞、肾俞，腹部为中脘，下肢部为足三里、三阴交、太溪。

操作方法：使用水牛角刮痧板，蘸取刮痧油在以上穴位上直推刮动。每个穴位5~10次，3~6日刮拭1次，3~5次为1个疗程。

7. 按摩疗法

取穴：太阳、阳白、丝竹空、攒竹、承泣、颧髎、颊车、地仓等。

操作方法：治疗前先在患处涂祛斑、美白药物，然后用双手按摩面部穴位，使药物逐渐渗入表皮，促进局部血液循环。每日1次，3~5次为1个疗程。

五、西医治疗

西医目前尚无满意的疗法。一旦查出病因，应尽快针对病因治疗。由避孕药引起者，应停止服用，但短期内未必能消退。

1. 局部治疗

（1）外用药物：外用酪氨酸酶抑制剂软膏，如2%~5%氢醌霜、2%~4%曲酸霜及3%熊果苷、超氧歧化酶（SOD）霜、0.025%~0.1%维A酸等。

（2）激光或强脉冲光治疗：近来有报道，应用光子嫩肤术及应用Q开关激光治疗黄褐斑也有一定疗效。

2. 系统药物治疗　口服维生素C、维生素E和氨甲环酸等。

六、药膳调养

1. 三七当归红花鹌鹑蛋汤

组成：鹌鹑蛋10g，当归10g，三七10g，红花1g。

做法：先将鹌鹑蛋煮熟，去壳；当归、三七洗净，与鹌鹑蛋一起放入砂锅中，加清水适量，用文火煲45分钟，将好之时再放入红花及食盐、味精等。

2. 米仁扁豆红枣汤

组成：薏苡仁100g，扁豆50g，红枣10枚。

做法：将食物洗净，红枣去核，放入锅中，加水1500mL，煮汤即可。

3. 花生生地兔肉汤

组成：兔肉100g，生花生60g，生地黄20g，枸杞子20g。

做法：先将花生洗净，用清水浸泡3小时；再将兔肉洗净、剁成块，生地黄、枸杞子洗净，一起放入炖锅中，加水1500mL，文火炖煮3小时，加盐及调味品即可。

4. 当归生姜羊肉汤(《金匮要略》)

组成：羊肉500g，当归50g，生姜100g。

做法：先将羊肉洗净、切块，用沸水过一遍，去除羊膻味；再将当归、生姜（去皮）洗净；最后将所有食材一起放入炖锅中，加水适量，武火煮沸5分钟后，改用文火炖3小时，加盐、胡椒粉调味即可。

七、美容调护

1. 少晒太阳。夏季可戴阔边帽，使用遮阳伞，或面部搽防晒霜，以减少紫外线对皮肤的刺激。

2. 解除精神负担，保持心情舒畅，生活规律，多饮水，多吃新鲜蔬菜和水果，少食辛辣等刺激性食物，保证足够睡眠。

3. 积极寻找病因，对症处理，预防和治疗面部皮炎、妇科疾病；避免使用避孕药或镇静类药。

4. 避免滥用化妆品，尤其是有刺激作用的祛斑增白类劣质化妆品。

5. 树立治疗信心，坚持系统治疗。

八、临床报道参考

1. 美妍靓肤汤治疗肝肾不足型黄褐斑100例 美妍靓肤汤组成：墨旱莲20g，女贞子15g，当归10g，黄精20g，白僵蚕10g，川芎15g，白芷15g，白附子10g，凌霄花30g，鸡冠花30g，白芍15g，淫羊藿15g，赤芍15g，茯苓20g，羌活15g，红花15g。加减：腰酸腰疼者，加杜仲、菟丝子以补肾；夜尿频者，加益智仁、芡实、桑螵蛸缩尿止遗；阴虚火旺明显者，加知母、黄柏清虚热；失眠多梦者，加夜交藤、生龙骨、生牡蛎、珍珠母以安神；黄褐斑日久色深者，重用丹参以活血化斑；月经不调者，加柴胡、郁金、益母草调理冲任。煎服方法：每日1剂，每次150mL，早晚饭后服用。1个月为1个疗程，3个疗程后评定疗效。治疗期间避免强光照射。100例患者全部完成1个疗程治疗，其中82例完成2个疗程，18例完成3个疗程以上治疗。结果：临床治愈29例，显效44例，有效18例，无效9例，显效率73%，总有效率91%。［王俊志，石洪瑞．美妍靓肤汤治疗肝肾不足型黄褐斑100例．中医药学报，2013，41（1）：104-105.］

2. 围刺法结合中药治疗黄褐斑临床疗效观察 设治疗组和对照组。治疗组：围刺方法选取面部色斑分布处取穴。患者取仰卧或坐卧位，斑片分布处常规消毒，采用医用20号半寸一次性美容针围刺面部斑块周围，斜刺进针约0.5cm。对于病程较长、较难消退的斑块，可配合梅花针叩刺。针刺时，动作和缓轻柔，以面部微微红润为度，隔日1次，每次留针20分钟。中药汤剂：柴胡25g，枳壳15g，橘核20g，陈皮25g，川芎10g，当归15g，黄芪10g，三七3g，茯苓15g，党参20g，白术15g，淫羊藿10g，菟丝子10g，巴戟天10g。每日1剂，水煎2次，取汁200mL，分早晚两次温服。20天为1个疗程，疗程间隔休息3~5天，连续治疗3个疗程。对照组：单纯应用中药汤剂治疗，其处方、服用方法及服用疗程皆同治疗组。结果：治疗组总有效率为90.0%，对照组为83.3%，疗效差异有统计学意义（$P<0.05$）。结论：局部围刺结合中药治疗黄褐斑疗效显著，优于单纯中药内

服治疗。[张晓琳，徐佳．围刺法结合中药治疗黄褐斑临床疗效观察．针灸临床杂志，2013，29（4）：19-20.]

第二节　雀　斑

雀斑是发生在面部皮肤的浅褐色点状色素沉着斑，因其状如雀卵而得名。常在青春期发病或加重，女性多见，多伴有家族史，日晒后加重。其皮损特点为针尖至芝麻大小的褐色斑点，数目不定，互不融合，无自觉症状。中医也称之为“雀斑”。

中医学对本病早有认识，晋代《肘后备急方》称之为“肝暗”；隋代《诸病源候论》记载：“人面皮上，或有如乌麻，或如雀卵上之色是也。此由风邪客于皮肤，痰饮渍于脏腑。”明代《外科正宗》称之为“雀斑”并沿用至今。

一、病因病机

1. 肾水不足　多因禀赋偏虚，肾水不足，不能荣华于面；或阴虚火滞郁结，郁于面部而为斑点。

2. 热郁孙络　肝郁气滞，忧思烦恼，加之日晒阳毒侵袭，郁热与阳毒相搏，阻于孙络而起斑点。

二、临床表现

1. 雀斑常见于5岁左右的儿童，女性居多。皮损随年龄增长而增多，至青春期达到高峰。日晒可加重。

2. 好发于暴露部位，以面部多见，特别是鼻部和两颊，也有见于手背、颈部和肩部者。

3. 皮损为点状色素沉着斑，圆形、卵圆形或不规则形，直径一般在0.5cm以下，多为针尖至米粒大小，颜色深浅不同，数目不定，对称分布，互不融合。

三、鉴别诊断

雀斑样痣　往往于1~2岁开始出现，分布多不对称，可出现在身体的任何部位，颜色较深，接近黑色。与季节无关，日晒后不加重。

四、辨证施治

（一）中药治疗

1. 内治

（1）肾水不足证

证候：面色少华，皮疹呈淡褐色，点状对称分布于鼻部、面颊；舌淡、苔白，脉细数。自幼发病，有家族史。

治法：滋补肾阴，活血消斑。

方药：六味地黄丸合四物汤(《仙授理伤续断秘方》）加减。

加减：口干者，加南沙参、北沙参、玉竹；面色无光泽者，加生黄芪、党参。

（2）热郁孙络证

证候：皮疹呈黄褐色或淡褐色粟粒大小斑点，颜面、手背部多见，日晒或夏季加重；舌红，苔薄黄，脉滑数。

治法：祛风清热，凉血活血。

方药：犀角升麻汤(《普济本事方》）加减。

水牛角、升麻、防风、羌活、生地黄、白附子、白芷、川芎、红花、黄芩、当归、知母。

加减：面部发红者，加白茅根、牡丹皮。

2. 外治

（1）中药面膜

①白芷、白茯苓、滑石粉各 6g，绿豆粉 250g，碾细和匀，取适量，每日早晚洗脸后用鸡蛋清调匀外搽。

②石菖蒲、甘草、白茯苓、淡豆豉、皂角各等分，共研成细末，以鸡蛋清调涂面上，20 分钟后用水洗去。

（2）中药剥脱剂：五妙水仙膏（黄柏、紫草、五倍子、碳酸钠、生石灰）。皮肤消毒后，用牙签蘸五妙水仙膏点涂雀斑，干燥后再涂，用药 2～4 次，至皮疹周围潮红，然后用生理盐水棉签抹去药物。点涂处结痂，7 天左右脱落。本品有腐蚀性，切忌大面积涂抹，用药后结痂不能强行剥离，让其自行脱落。

（二）针灸疗法

1. 毫针刺法

主穴：三阴交、曲池、足三里、肾俞。

配穴：肝俞、血海、命门等。

操作方法：用平补平泻法。针刺加电针刺激，留针 15～20 分钟，每日 1 次，10 次为 1 个疗程。

2. 耳针

主穴：面颊、肾上腺、内分泌、交感、肺、肾等。

操作方法：每次选 2～3 穴，两耳交替，每周 1 次，5 次为 1 个疗程，症状好转后改为隔周 1 次。

3. 火针治疗　先在雀斑处涂表面麻醉剂，10 分钟后，按雀斑颜色深浅、斑点大小，选用相应的粗、中、细不同型号的平头火针，在酒精灯上烧至针头发红，迅速准确地点刺雀斑，以斑点变白结痂为度。2 周左右痂皮脱落，雀斑可消除，一般不留瘢痕。1 个月左右复诊，对少量遗漏斑点，补刺即可。保护创面，操作时严格消毒，注意点刺深度。

4. 推拿　点按迎香、颊车、睛明、鱼腰、四白、太阳等穴，然后用指腹轻轻叩击面部，着重叩打有雀斑的部位，直至微微发红为度。

五、西医治疗

一般以局部治疗为主，常用物理化学疗法及外用药物治疗。

1. 物理化学疗法

（1）美容冷冻：采用特制针头喷涂或接触法，冻融 1~2 次，一般 1 周左右皮损结痂脱落，有一定效果。

（2）皮肤磨削术及化学剥脱术：曾经用于治疗雀斑，但治疗对皮损并无选择性，常引起一些后遗症，治疗过深易引起凹陷性瘢痕或增生性瘢痕，并可能导致色素沉着或减退，故谨慎使用。

（3）脉冲激光：常用 Q 开关倍频 Nd：YAG532nm 激光。雀斑数量少者可不施麻醉；数量多或不能耐受疼痛者，术前 1 小时涂 5%恩纳霜，并用保鲜膜盖贴。治疗操作：常规消毒后，选择颜色较深的色素点，频率 1~2Hz，能量大小以皮损处瞬间变白即可，术后立即冰敷 20 分钟，1 周后治疗部位结痂脱落。这是目前治疗雀斑的首选方法。

2. 外用药物

（1）防晒剂：5%二氧化钛霜、5%对氨基苯甲酸霜或溶液、氧化锌软膏等。

（2）脱色剂：3%过氧化氢或 10%氧化氨基汞软膏等局部外涂，每日 1~2 次。

六、药膳调养

1. 冬瓜枸杞猪肝瘦肉汤

组成：猪肝 100g，猪瘦肉 100g，冬瓜 500g，枸杞 10g，生姜 10g，料酒、鸡精、香油、食盐各少许。

做法：先将冬瓜削皮切成角状；猪肝和猪瘦肉洗净、切薄片，用料酒、鸡精腌制 10 分钟。把冬瓜、姜片、枸杞子放入开水锅，文火煮沸 5 分钟，再放入猪肝、猪瘦肉炖熟，加入盐、香油调味。本汤具有清热养阴、洁肤除斑的功效。

2. 银花芦根红枣粥

组成：金银花、芦根各 20g，红枣 10g，粳米 100g。

做法：将金银花、芦根洗净，同装在纱布口袋内，扎紧口袋，将洗净的红枣和粳米加水 1000mL，大火烧开后，放入纱布袋，用小火慢慢熬成粥，取出纱布袋，加入少量蜂蜜，调匀即可。

3. 当归山楂茶

组成：当归、山楂各 10g，白鲜皮、白蒺藜各 5g。

做法：将诸药同置于杯中，冲入沸水，密封浸泡 10~20 分钟后代茶饮用，每日 1 剂，连续 1 个月。

4. 胡桃芝麻饮

组成：胡桃 30g，芝麻 20g，牛奶、豆浆各 200mL，白糖适量。

做法：先将胡桃、芝麻研为细末，与牛奶、豆浆混匀，煮沸后白糖调味，分为 2 份，早晚各 1 份。每日 1 剂。

5. 茯苓消斑汤

组成：白茯苓、白僵蚕、白菊花、玫瑰花各 10g，丝瓜络 5g，珍珠母 20g，红枣 10 枚。

做法：将以上药物同置锅中，加清水适量，水煎取汁，分为2份，早晚饭后饮用，每日1剂，连服7~10日。

七、美容调护

1. 避免日晒，外出时戴帽子或打伞，也可以使用防晒霜等护肤品。
2. 多食富含维生素C和维生素E的食物，如西红柿、黄瓜、白菜、萝卜、鸡肝等。
3. 保持心情舒畅及足够的休息和睡眠。
4. 不宜滥用祛斑药物。

八、临床报道参考

消斑方内服外熏治疗雀斑105例　消斑方组成：生黄芪30g，生地黄12g，玄参12g，麦冬12g，黄芩9g，炙麻黄10g，桑白皮12g，生山楂30g。视临床表现略做加减。治疗方法：消斑方每日1剂，常规煎煮2次，每次约200mL，混匀后早晚分2次口服；第3煎多加水致沸腾，蒸气熏脸，稍冷却后反复拍洗面部，每日1次，每次10分钟。3个月为1个疗程。结果：105例患者中痊愈69例，显效23例，有效8例，无效5例，总有效率为95.2%；非常满意98例，满意5例，一般2例，满意率为98.1%。不良反应：105例患者中有7例经中药熏洗后，面部轻微皮肤发红，有灼热感，停药后消失。[吴菊生，杨新伟．消斑方内服外熏治疗雀斑105例．上海中医药杂志，2005，39（8）：49.]

第三节　黑变病

黑变病是一种多因素色素沉着疾病，以颜面出现淡褐色、灰褐色或深褐色的色素沉着斑，伴有网眼状或毛细血管扩张为特征。好发于成年人，女性多见。本病也属于中医“黧黑斑”的范畴。

清代《医宗金鉴·外科心法要诀》说：“此证一名黧黑斑，初起色如尘，日久黑似煤形，枯暗不泽，大小不一……与皮肤相平。”又说：“黧黑斑者，水亏不能制火，血虚不能华面，以致火燥，结成黑斑，色枯不泽。”

一、病因病机

1. 脾气虚弱　脾虚运化失常，不能化生精微，致气血亏虚，肌肤失养；或脾虚水湿泛滥，痰湿内生，面部肌肤失养。

2. 肝郁血瘀　忧思恼怒，情志不舒，肝气郁结，失其调达；或外感风邪，循经上犯，肝脉连目系，出于额，下行颊里，血瘀气滞，局部肌肤失养致色素沉着。

3. 肾阴不足　劳倦内伤，阴精暗耗；或过用温燥，阴液伤耗，肾水不能制火，虚火上炎，灼伤脉络，脉络瘀阻致斑。

二、临床表现

1. 可发生于任何年龄，中年妇女多见。

2. 皮损主要发生在面颈部，边界不清，或见相互融合的青灰色或灰褐色色素沉着斑片，典型皮损呈致密的网眼状损害。

3. 皮肤干燥，上附少量细碎糠秕状鳞屑。

4. 皮损多无不适，少数患者有轻微痒感。

5. 发病缓慢，多在数月之后停止发展，色素沉着长期存在。

三、鉴别诊断

黄褐斑　主要发生在颜面部，以两颧、颊部、头额、鼻背最为明显。淡褐色或黄褐色斑片，往往对称分布。

四、辨证施治

（一）中药治疗

1. 内治

（1）脾气虚弱证

证候：面颈部皮肤呈淡灰褐色，逐渐弥漫；伴疲倦乏力，食少腹胀、便溏；舌质淡胖有齿痕，苔白腻，脉沉缓。

治法：健脾益气，化湿消斑。

方药：补中益气汤(《脾胃论》）合三仁汤(《温病条辨》）加减。

加减：晨起口苦异味者，加焦山栀、淡豆豉；纳差腹胀者，加焦三仙、鸡内金。

（2）肝郁血瘀证

证候：眼周或面颈部皮肤有青灰色斑，可见网眼状或毛细血管扩张；伴胸胁胀闷，烦躁易怒，食欲欠佳，或经行腹痛；舌质暗红，苔薄白，脉弦细。

治法：疏肝解郁，活血化瘀。

方药：柴胡疏肝散(《证治准绳》引《统旨》）加减。

加减：情绪不佳者，加刺蒺藜、合欢皮；经行腹痛者，加牛膝、续断、乌药；胁肋胀痛者，加郁金、川楝子。

（3）肾阴不足证

证候：斑色深，范围较大，病程较久；伴有腰膝酸软，头晕耳鸣，女子月经量少或经行腰痛；舌红苔少，脉沉细。

治法：滋阴补肾，养血消斑。

方药：六味地黄丸(《小儿药证直诀》）加减。

加减：面部潮热者，加知母、黄柏；失眠多梦者，加生龙骨、生牡蛎、酸枣仁；腰膝酸软者，加牛膝、续断、菟丝子；色斑日久不退者，加莪术、僵蚕。

2. 外治

（1）白僵蚕粉(《普济方》)

组成：将白僵蚕晒干，碾成极细粉末。

制用法：每晚于睡前洗脸后，取一小勺，在色斑处轻轻按摩3分钟，然后洗去。

(2) 玉容散(《备急千金要方》)

组成：白附子、密陀僧、牡蛎、茯苓、川芎各50g。

制用法：将这些药物研为细末，和以羊乳。夜涂面，以手摩之，停留20分钟后用水洗去。具有祛风活血，消斑润肤作用。

(3) 石膏面膜

组成：白芷300g，白茯苓100g，白僵蚕50g，白菊花100g，白及50g。

制用法：碾成极细末，用霜基质做成祛斑膏。面部穴位按摩后薄敷药膏，再取熟石灰粉300g温水调成糊状敷面，约30分钟后取下石膏面膜，洗净。每周1次，8次为1个疗程。

(4) 中药熏洗治疗

组成：白薇、白菊花、白蔹、白僵蚕、白鲜皮、白扁豆各10g。

制用法：煎汤熏洗患处，每日1次。

(5) 白茯苓粉

组成：白茯苓碾成极细末备用。

制用法：每晚睡前洗面后，取一小勺，放入白蜜调匀，敷于患处，干后洗去。

(二) 针灸疗法

1. 毫针刺法

(1) 脾气虚弱证

主穴：取脾俞、胃俞、足三里。

配穴：取中脘、梁丘、阴陵泉。

操作方法：用平补平泻法，每日1次，留针20分钟，10次为1个疗程。症状好转后，改为隔日1次。

(2) 肝郁血瘀证

主穴：取肝俞、脾俞、太冲。

配穴：取血海、内关。

操作方法：平补平泻法，每日1次，留针20分钟，10次为1个疗程。症状好转后，改为隔日1次。

(3) 肾阴不足证

主穴：取肾俞、肝俞、三阴交。

配穴：取血海、关元、中极。

操作方法：用补法，每日1次，留针20分钟，10次为1个疗程。症状好转后，改为隔日1次。

2. 穴位注射

主穴：取脾俞、足三里、肝俞、三阴交、阳陵泉。

操作方法：用当归注射液或丹参注射液，每次选2~4个穴，每个穴位推0.3~0.5mL，隔日1次，10次为1个疗程。

3. 灸法

主穴：取脾俞、足三里、肝俞、肾俞。

操作方法：用艾条点燃后用雀啄灸法，每个穴位5分钟，每日1次。

4. 推拿　点按迎香、颊车、睛明、鱼腰、四白、太阳等穴。然后用指腹轻轻叩击面部，着重叩打有色斑的部位，直至微微发红为度。

5. 耳针

主穴：取内分泌、皮质下、肺、心、肝、肾。

配穴：月经不调者加子宫、卵巢。

操作方法：常规消毒后，用28号5分毫针轻刺透皮肤，每隔5分钟轻捻转行针1次，留针30分钟。同时配合梅花针治疗：在患处消毒后，均匀涂维生素E油，用梅花针自上而下轻轻叩打，使皮肤潮红为度，隔日1次，15次为1个疗程，休息1周后继续第二个疗程。

五、西医治疗

1. 局部治疗　外用脱色剂，如3%氢醌霜、20%壬二酸霜、1%~2%曲酸霜、复方维A酸霜（含3%氢醌、0.1%曲安西龙、0.1%维A酸）、SOD乳膏、3%~5%熊果苷霜、每日1~2次。脱色剂外用时，都有可能出现局部红斑、灼痛、脱屑等刺激反应。因此，应从低浓度、每日或隔日1次用药开始，并向患者讲清楚可能出现的反应，若反应明显时暂停用药。维A酸霜有一定的光敏性，最好晚上使用，或使用复方制剂。

2. 全身治疗　静脉注射大剂量维生素C，每日1~3g，或硫代硫酸钠。此外，还可口服复合维生素B、氨甲环酸。

六、药膳调养

1. 白菜薏米莲子粥

组成：小白菜250g，薏米60g，莲子30g。

做法：先将薏米、莲子洗净，用适量的水煮成稀粥，再将洗净切好的小白菜加入，再煮两三沸（不宜久煮），加少量盐、调味品即可。每日食用2次。

2. 赤豆桃花粥

组成：赤豆50g，桃花3g，粳米100g。

做法：现将赤豆、粳米洗净，用适量的清水煮成稀粥，再将开水泡开的桃花加入，再煮两三沸（不宜久煮），加少量盐、调味品即可。每日食用2次。

3. 黑豆桑椹粥

组成：糯米100g，黑豆50g，桑椹子30g。

做法：以上3味洗净，加水1000mL煮成粥即可，食用时加适量冰糖。

七、美容调护

1. 避免接触焦油等光敏性物质。
2. 宜多食新鲜蔬菜、水果。
3. 注意调理情绪，避免各种精神刺激。
4. 不要滥用脱色剂及劣质化妆品。
5. 注意防晒。

八、临床报道参考

中西医结合治疗瑞尔黑变病 1 例 治疗方法：给参附注射液 30mL、维生素 C 注射液 3.0g，静脉滴注，每日 1 次；内服补阳还五汤（黄芪 45g，川芎 30g，赤芍、当归各 15g，桃仁、红花各 10g）去地龙，加百合 30g，玉竹 45g，水煎服，每日 1 剂；局部外搽 3%双氧水、肝素钠乳膏，每日各 2 次，交替使用。治疗 15 天后，皮疹稍淡化，无新疹出现。第 2 个疗程给黄芪注射液 30mL、丹参注射液 10mL，静脉滴注，每日 1 次；内服补阳还五汤去地龙，加女贞子、墨旱莲各 30g，水蛭 15g，水煎服，每日 1 剂；局部外用 0.025%维 A 酸霜、肝素钠乳膏，每日各 2 次，交替使用。治疗 15 天后，皮疹进一步改善，停静滴药物，内服、外用药物不变，继用 15 天。此后内服、外用连续使用，治疗 14 个月后痊愈。［陈思宏，黄屏．中西医结合治疗瑞尔黑变病 1 例．北京中医 2007，26（3）：183.］

第四节 眶周色素沉着症

眶周色素沉着症是病因不清的眶周色素过度沉着性疾病。其特点是眼眶周围色素沉着过度，一般可累及上下眼睑，无自觉症状。

中医学对本病记载较少，清代医书《目经大成》中说："两目无弊，但上下外睑煤黑，有如淡墨沉于旧棉纸，望之若米家山水，烟雨空蒙。"

一、病因病机

1. 肝郁气滞 肝开窍于目，肝气郁结，气血运行不畅，气滞血瘀，阻于眼眶，肌肤失养。

2. 肝肾阴虚 肝之本色为青，肾之本色为黑，若房劳过度，或劳倦体衰，肝肾精血耗损，本色外露，则眼周青黑。

二、临床表现

1. 男女均可发病，多见于中老年人。

2. 皮损表现为眼眶周围色素沉着过度，一般可累及上下眼睑，随年龄增大可扩展至眉毛及颧骨部。

3. 无自觉症状。

三、鉴别诊断

黑变病 好发于前额、颊部及颈侧，呈弥漫性深褐色或青灰色斑片，呈边缘性分布，愈近面部，中央色素愈浅，常有微细粉状鳞屑，状似蒙尘。

四、辨证施治

（一）中药治疗

1. 内治

（1）肝郁气滞证

证候：眼眶青黑；伴胸胁胀痛，急躁易怒，女性患者或有月经不调或痛经，两乳胀痛；舌红或有瘀斑，苔薄白，脉弦或弦细。

治法：疏肝解郁，活血通络。

方药：逍遥散(《太平惠民和剂局方》）合四物汤(《太平惠民和剂局方》）加减。

加减：睡眠不佳者，加珍珠母、夜交藤；色素明显者，加玉竹、冬瓜仁。

（2）肝肾阴虚证

证候：眼眶周围青黑；伴有腰膝酸软，头昏耳鸣，神疲乏力，失眠多梦，心悸健忘；舌红少苔，脉沉细。

治法：滋补肝肾，活血消斑。

方药：六味地黄丸(《小儿药证直诀》）加减。

加减：阴虚火旺者，加知母、黄柏；失眠多梦者，加生龙骨、牡蛎、酸枣仁；头晕目眩者，加天麻、菊花。

2. 外治

（1）中药熏洗：当归、丹参煎汤的热蒸汽或煮水后熏洗患处，每日 1~2 次，每次 10 分钟，7 天为 1 个疗程。

（2）中药面膜：当归、鸡血藤、丹参、冬瓜仁各 30g，碾成极细粉末，配制成中药面膜。每日 1 次，7 天为 1 个疗程，一般治疗 2~3 个疗程。

（3）中药湿敷：白及、白附子、白僵蚕、白扁豆、白菊花适量，煎汤外敷患处，每日 1 次，7 天为 1 个疗程，一般治疗 2~3 个疗程。

（4）土豆片外敷：刮去土豆皮，洗净，将土豆切成薄片。平卧后，将土豆片敷在眼眶周围，每次 5~10 分钟，使用后清水洗净。

（二）针刺疗法

1. 毫针刺法

主穴：取承泣、睛明、攒竹、鱼腰、丝竹空、瞳子髎、太阳、四白。

配穴：心俞、曲池、风池、膈俞、肝俞、肾俞、合谷、太冲、血海。

操作方法：眼周围用毫针针刺，用平补平泻法，每日 1 次，留针 20 分钟，10 次为 1 个疗程。症状好转后，隔日 1 次。

2. 电针疗法　在皮损部位毫针针刺，然后上电针仪，用疏密波，强度以患者能耐受为度。每日 1 次，留针 20 分钟，10 次为 1 个疗程。症状好转后，隔日 1 次。

3. 耳穴疗法

取穴：眼、目、肝、肾、内分泌、皮质下。

操作方法：用王不留行籽埋穴，每周 1 次，6 次为 1 个疗程。

4. 穴位注射

主穴：曲池、三阴交、关元、足三里等。

操作方法：每次取 2~4 穴，皮肤常规消毒后，在穴位上刺入 10~15mm，缓慢提插至有针感，抽吸针筒无回血后，每个穴位注射丹参注射液各 0.3~0.5mL。隔日 1 次，3 次为 1 个疗程。

（三）推拿

眼部按摩法：闭上双眼，用无名指指尖轻轻按眼角 3~5 秒后放开，连续做 10 次。再轻按印堂、睛明、鱼腰、承泣、四白，促进眼周围血液循环。

五、药膳调养

四物猪肝汤

组成：猪肝 200g，熟地黄 10g，白芍 8g，当归 6g，川芎 3g，水发黑木耳 20g，黄花菜 10g，高汤 400mL。

做法：先将各中药用水煎煮后取汁去渣。将猪肝洗净，切成薄片，加适量盐、酱油、酒、淀粉调匀。在锅中加药汁、高汤、木耳、黄花菜，煮沸后，将猪肝片放入锅中，加入盐、胡椒等调味品，煮熟即可。

六、美容调护

1. 生活规律，保证充足睡眠，不熬夜或过度用眼。
2. 注意饮食，保障维生素摄入，减少盐分摄入。

第五节　白癜风

白癜风是一种常见的后天性皮肤黏膜色素脱失疾病。临床以皮肤颜色减退、变白，无明显自觉症状为特征。本病可发生于任何年龄，男女发病率大致相当，但以青年人多见。慢性病程，病因不明，易诊难治。中医称之为“白驳风”。

中医学对本病早有认识，中医文献中有“白癜”“白驳”“斑白”“斑驳”等名称。“白癜”之名首见于隋代《诸病源候论 · 白癜候》：“白癜者，面及颈项身体皮肤肉色变白，与肉色不同，也不痒痛，谓之白癜。”《医宗金鉴 · 外科心法要诀》记载：“此病自面及颈项，肉色忽然变白，状类斑点，并不痒痛，形如雪片。”中医认为，本病的发生多由气血失和，脉络瘀阻所致。如《医宗金鉴 · 白驳风》说：“由风邪相搏于皮肤，致令气血失和。”

一、病因病机

1. 肝郁气滞　情志内伤，肝气郁结，气机逆乱，气血失调；复受风邪，搏于肌肤，肌肤腠理失养，酿成白斑。

2. 肝肾不足　素体肝肾不足，或亡精失血，伤及肝肾，致肝肾虚损；兼外邪入侵，肌腠失养，局部气血失和而致白斑。

3. 气滞血瘀　跌打损伤，局部血肿，可使络脉瘀阻，毛窍闭塞，肌肤腠理失养，发生白斑。

二、临床表现

中国中西医结合学会皮肤性病专业委员会色素病学组《黄褐斑和白癜风的诊疗标准》（2010 年版）中白癜风的临床诊断标准及分型如下。

（一）诊断标准

1. 通常在儿童期或青年期发病，表现为大小和形状各异的脱色性白斑，周围颜色正常或有色素增加。

2. 皮损好发于面部、颈部、手背和躯干；口腔黏膜及周围皮肤也易受侵犯，如眼、鼻、口、耳、乳头、脐、阴茎、外阴和肛门；亦常见于外伤部位；白斑部位的毛发通常也变白。

3. 排除炎症后色素减退斑、斑驳病、特发性色素减退斑、白色糠疹、无色素和贫血痣等皮肤病。

4. Woods 灯下白斑区见亮白色荧光。

（二）白癜风分型和分期

1. 分型　分为寻常型和节段型。

（1）寻常型：①局限型：局限于某一部位皮肤或黏膜，皮损面积<1%。②散在型：散在、多发白斑，累及多个部位，皮损面积<50%。③泛发型：由散在型发展而来，白斑多相互融合成不规则大片，有时仅残留小片岛屿状正常肤色。皮损面积>50%。④肢端型：白斑初发于肢端，可累及黏膜。

（2）节段型：白斑为一片或数片，沿神经节走向分布，一般为单侧。

2. 分期　分为进展期和稳定期。

（1）判定标准参考白癜风疾病活动性评分（VIDA）：近 6 周内出现新皮损或原皮损扩大（+4 分），近 3 个月内出现新皮损或原皮损扩大（+3 分），近 6 个月内出现新皮损或原皮损扩大（+2 分），近 1 年内出现新皮损或原皮损扩大（+1 分），至少 1 年内稳定（0 分），至少 1 年内稳定且有自发色素再生（－1 分）。总分≤1 分为稳定期。总分>1 分即为进展期，>4 分为快速进展期。

（2）判定标准参考 Woods 灯：在自然光下观察皮损，然后与 Woods 灯下的白斑进行比较。进展期的 Woods 灯下面积>自然光下面积，稳定期的 Woods 灯下面积≤自然光下面积。

（3）有同形反应者为进展期。

三、鉴别诊断

1. 单纯糠疹　多发生在面部，其他部位很少累及；儿童多见。皮损淡白或灰白，上覆少量灰白色糠状鳞屑，边界不清。

2. 花斑癣　多发于颈、躯干、双上肢。皮损呈边界清楚的圆形或卵圆形，上覆细碎鳞屑，皮损处镜检可找到真菌。

3. 贫血痣 先天性色素减退斑，皮损淡白，以手摩擦局部，则周围皮肤发红，而白斑不红。多发生在躯干部。

四、辨证施治

（一）中药治疗

1. 内治

（1）肝郁气滞证

证候：白斑散在渐起，数目不定；伴有心烦易怒，胸胁胀痛，夜眠不安，月经不调；舌质正常或淡红，苔薄，脉弦。

治法：疏肝理气，活血祛风。

方药：逍遥散(《太平惠民和剂局方》）加减。

加减：心烦易怒者，加牡丹皮、栀子；月经不调者，加益母草、香附、台乌药；发于头面者，加蔓荆子、升麻；发于下肢者，加杜仲、牛膝。

（2）肝肾不足证

证候：多见于体虚或有家族史者。病史较长，白斑局限或泛发；伴头晕耳鸣，失眠健忘，腰膝酸软；舌红少苔，脉细弱。

治法：滋补肝肾，养血祛风。

方药：六味地黄丸(《小儿药证直诀》）加减。

加减：神疲乏力者，加党参、白术；真阴亏损者，加阿胶、女贞子、旱莲草；男子遗精者，加芡实、菟丝子、五味子。

（3）气血瘀滞证

证候：多继发于外伤、跌打损伤、血肿等。白斑局限或泛发，边界清楚，局部可有刺痛；舌质紫暗或有瘀斑、瘀点，苔薄白，脉涩。

治法：活血化瘀，通经活络。

方药：通窍活血汤(《医林改错》）加减。

加减：胀痛者，加乳香、没药；刺痛者，加炙山甲、白芷；沿神经节段分布者，加当归、赤芍、丝瓜络。

2. 外治

（1）稳定期，可外搽30%补骨脂酊，同时配合日光照射5~10分钟，或紫外线照射2~3分钟，每日1次。

（2）大黄30g，丹参30g，红花10g，何首乌30g。用75%酒精300mL浸泡2周后，外擦患处。

（3）补骨脂、菟丝子、栀子各等分，研成粗末，置玻璃瓶内，加入50%vol左右的白酒1000mL，密封浸泡10天后即可应用。涂擦患处，每日3~4次。

（二）针灸疗法

1. 毫针刺法

主穴：取曲池、阳陵泉、行间。

配穴：血虚者，加血海、三阴交、肺俞；血瘀者，加肺俞、膈俞、合谷、膻中。

操作方法：平补平泻法，留针 15~20 分钟。

2. 耳针疗法　取肺、肾、内分泌、肾上腺，每次选 2~3 穴，单耳埋针，双耳交替，每周轮换。

3. 艾灸疗法　取阿是穴（患处皮肤），用艾条于患处温和灸，以白斑充血为度，每次 10~30 分钟，每日 1 次。对于皮损面积较大者，可配合回旋灸法。

4. 刺络拔罐疗法　取阿是穴，局部常规消毒后，用三棱针在局部点刺，呈梅花状；再用火罐拔出污血，留罐 10~15 分钟，每周 1~2 次。

五、西医治疗

1. 局部治疗

（1）光疗法：目前临床广泛使用窄谱中波紫外线（308~311nm，NB-UVB）照射治疗。其主要作用机制是抑制局部 T 淋巴细胞活性及刺激黑色素生成。开始剂量为小于最小红斑量（MED），以后每次增加约 10%，每周 3 次，连续照射 20~40 次；或用 308nm 准分子激光照射，每周 2 次，平均 24~48 次疗效较好。

（2）外用免疫抑制剂：成人用 0.1%他克莫司软膏，儿童用 0.03%他克莫司软膏；或吡美莫司软膏。

（3）手术疗法：采用自体表皮移植术。其适应证为局限型或节段型的稳定期患者。

（4）脱色疗法：又称反向治疗。适用于皮损面积大，或面部仅有极少色素岛影响美观者。可使用氢醌霜去除残存的色素。

2. 系统药物治疗

对于泛发型进展期损害，又无糖皮质激素禁忌证者，可考虑系统使用糖皮质激素。如口服泼尼松 15~20mg/d，见效后减量至停药。

六、药膳调养

1. 芝麻胡桃膏

组成：胡桃仁 500g，黑芝麻 300g。

做法：将两者磨成泥状，搅匀，贮存备用。每次取 50g，倒入 500mL 豆浆中，煮沸后加适量白糖。早晚各服用 1 次。

2. 花生红花女贞茶

组成：花生仁 15g，红花 1.5g，女贞子 15g，冰糖 30g。

做法：将女贞子打碎，加花生仁、红花、冰糖及水煎汤。代茶饮，每日 1 剂，并吃花生仁。

3. 砂锅黄鳝

组成：黄鳝 2 条，黑木耳 30g，红枣 5 枚。

做法：将黄鳝去内脏洗净，切成小段，将黑木耳水发后洗净，三料共入砂锅，加清水适量，用文火煨煮食用。

4. 白芷鱼头汤

组成：白芷 9g，鱼头（胖鱼头或草鱼头为好）1 个。

做法：加适量水炖汤，油盐调味。喝汤。

5. 猪肝芝麻片

组成：黑芝麻60g，猪肝1具，食盐少许。

做法：先将黑芝麻炒熟研成细末备用，再将猪肝洗净，放锅中加水及盐，煮至用筷子扎猪肝不出血为度，捞出切薄片，用黑芝麻洒在猪肝上服用，每日1次。适用于肝肾不足，精血亏虚之白癜风。

6. 白蒺藜猪肝片

组成：白蒺藜15g，猪肝1具。

做法：先将白蒺藜炒干研成细末备用。再将猪肝洗净，放锅中加水及盐，煮至用筷子扎猪肝不出血为度，捞出切薄片。用白蒺藜末洒在猪肝上服用，每日2次。适用于风邪入络，气血不通，精血亏虚之白癜风。

七、美容调护

1. 尽量减少有害物的接触，如化工原料、油漆涂料、重金属盐类等。经常性接触的工作人员，要做好劳动防护措施。

2. 适当日光浴及理疗，注意光的强度和时间，并在正常皮肤上搽避光剂或盖遮挡物，以免晒伤。

3. 避免滥用外搽药物，尤其进展期禁用刺激性强的外用药。

4. 坚持治疗，树立信心；愈后巩固治疗，防止复发。

5. 少吃富含维生素C的蔬菜、水果，多吃豆类制品。

6. 保持心情舒畅，劳逸结合。

八、临床报道参考

1. 消白灵汤治疗17例白癜风的临床分析 消白灵汤（熟地、菟丝子各15g，当归、赤芍、川芎、补骨脂、白芷、防风各10g，刺蒺藜20g，甘草6g）加减治疗白癜风。上肢白斑，加桑枝10g或片姜黄6g；下肢白斑，加牛膝10g；泛发性白斑，加威灵仙12g；瘙痒者，加白鲜皮30g；性情急躁者，加香附10g，柴胡10g，或郁金10g。水煎服，每日2次，7天为1个疗程。同时外用自制消白液（补骨脂、丹参各15g，当归、红花各10g，加75%酒精500mL浸泡7天，取上清液入棕瓶备用），每日2次。治疗半年统计疗效，结果：痊愈5例（29.4%），显效5例（29.4%），有效4例（23.5%），无效3例（17.6%），显效率为58.8%，总有效率为82.4%。起效时间最快者7天，疗程最短者1月。[薛文辉．消白灵汤治疗17例白癜风的临床分析．四川中医，2004，22（9）：70-71.]

2. 活血补肾合剂联合NB-UVB治疗白癜风临床观察 口服活血补肾合剂（由生地黄、丹参、益母草、玄参、黄芪、党参、麦冬、猪苓、金钱草、白花蛇舌草组成，上海中医药大学附属龙华医院制剂室制，沪药制字Z05170520），每日2次口服，每次25mL，2个月为1个疗程；配合窄谱UVB照射，波长310～315nm，峰值311nm，起始剂量0.3 J/cm^2，以后每次递增0.1 J/cm^2，每周2次，2个月为1个疗程。结果：治疗组56例中痊愈12例，显效27例，好转13例，无效4例，愈显率为69.6%。[李晓睿，李咏梅．活血补

肾合剂联合 NB-UVB 治疗白癜风临床观察．长春中医药大学学报，2011，27（1）：118-119.］

（杨恩品　廖承成）

思考题

1. 黄褐斑怎样辨证施治？
2. 雀斑有哪些局部治疗方法？
3. 黑变病的临床表现有哪些？如何辨证施治？
4. 什么是眶周色素沉着症？怎样调护？
5. 白癜风有哪些类型？简述各型临床表现。
6. 白癜风临床常见辨证分型有哪些？试述其常用方药。
7. 简述白癜风的调护。

第六章 皮肤附属器疾病

第一节 寻常痤疮

寻常痤疮俗称“青春痘”，是一种毛囊、皮脂腺的慢性炎症性皮肤病。古代文献有“肺风粉刺”“面疮”“面皰”等病名。以发于颜面、胸背等处的粉刺、丘疹、脓疱等为主要皮损，常伴皮肤油腻。皮疹易反复发生，常在饮食不节或月经前后加重。

中医学早在《内经》时期就有关于“痤疮”的记载，如《素问·生气通天论》：“劳汗当风，寒薄为皶，郁乃痤。”张介宾注曰：“形劳汗出，坐卧当风，寒气薄之，液凝为皶，即粉刺也。若郁而稍大，乃形小节，是名曰痤。”论述了痤疮的病因及发病机理。晋《肘后备急方》云：“年少气充，面生疱疮。”认识到发病与年龄有关，乃青春期气盛阳旺使然。隋代《诸病源候论·面皰候》中记载：“面皰者，谓面上有风热气生皰，头如米大，亦如谷大，白色者是也。”明代以来，本病多称“肺风粉刺”，也多从肺论治，如《外科正宗》云：“肺风、粉刺、酒渣鼻三名同种，粉刺属肺、酒渣鼻属脾，总皆血热郁滞不散。”《医宗金鉴·外科心法要诀》云：“肺风粉刺，此症由肺经血热而成，每发于鼻面，起碎疙瘩，形如黍屑，色赤肿痛，破出白粉汁。日久皆成白屑……宜内服枇杷清肺饮，外敷颠倒散，缓缓自收功也。”

一、病因病机

1. 肺胃热盛 素体阳热偏盛，肺胃蕴热，复受风邪，熏蒸面部而发。

2. 饮食不节 过食辛辣肥甘厚味，致胃肠湿热内生，上蒸颜面而致。

3. 情志不遂 凡情志失调，肝郁气滞，或肝郁化火，日久成瘀，瘀阻肌肤而发。

4. 脾失健运 劳伤脾土，土虚不能制水，湿浊内停，郁久化热，炼液成痰，湿热痰瘀，凝滞肌肤而发。

总之，本病主要因肺胃有热或胃肠湿热，加之外受风、寒、湿邪，郁阻肌肤，毛窍闭塞，化热酿脓所致。其病位多在肺经，以实证居多。

二、临床表现

1. 好发于青春期男女。主要发生在颜面部，尤其是前额、双颊、下颏部；其次是胸背部。皮损多对称分布，常伴皮脂溢出。

2. 皮损初起为与毛囊一致的针头大小丘疹，即白头粉刺及黑头粉刺，可挤出白色或淡黄色脂栓；日久毛囊发炎后，出现红丘疹，顶端可出现小脓疱；随着病情发展，可出现结节、脓肿、囊肿、窦道及瘢痕，或面部皮肤呈橘皮样改变。愈后常有暂时性色素沉着，严重者可遗留凹陷性或增生性瘢痕。

3. 一般无自觉症状，炎症明显时疼痛。病程长短不一，青春期后可逐渐痊愈。

4. 目前国内常根据皮损严重程度，采用 Pillsbury 法将痤疮分为 4 级（表 5-1）。

表 5-1　痤疮分类及临床表现

分类	临床表现
Ⅰ级（轻度）	散发至多发粉刺，伴散在炎性丘疹
Ⅱ级（中度）	Ⅰ级+较多炎性丘疹和少量浅表性脓疱，仅限于面部
Ⅲ级（重度）	Ⅱ级+深在性脓疱，分布于面、颈和胸背部
Ⅳ级（重度-簇集性）	Ⅲ级+结节、囊肿、瘢痕，分布于上半身

三、鉴别诊断

1. 酒渣鼻　好发于中年人，局限于鼻部及面部中央，皮疹较单一，以红斑为主，伴毛细血管扩张及鼻赘，无粉刺，无明显自觉症状。

2. 颜面播散性粟粒性狼疮　多见于成年人，局限于颊部、眼睑、鼻唇沟，皮疹单一，为粟粒大小紫红色结节，玻片压诊呈苹果酱色。

四、辨证施治

（一）中药治疗

1. 内治

（1）肺胃蕴热证

证候：颜面多发粉刺、红色丘疹，或有小脓疱，轻度痒痛；伴口渴喜饮，大便偏干，小便黄；舌红，苔薄黄，脉浮数。

治法：清泻肺胃热毒。

方药：枇杷清肺饮(《医宗金鉴》）加减。

加减：口渴喜饮者，加生石膏、炒知母、天花粉；大便秘结者，加生大黄；脓疱多者，加蒲公英、野菊花、地丁；皮肤油腻者，加茵陈、生山楂。

（2）胃肠湿热证

证候：颜面、胸背部皮肤油腻，大量粉刺及炎性丘疹，间有脓疱、结节、囊肿，皮疹红肿疼痛；伴口苦口干，便秘，溲黄；舌红，苔黄腻，脉滑数。

治法：清热除湿解毒。

方药：黄连解毒汤(《外台秘要》引崔氏方）加减。

加减：脓疱多者，加蒲公英、地丁、野菊花、白芷；舌苔厚腻者，加厚朴、法夏、炒苍术；口干喜饮者，加生石膏、炒知母；结节、囊肿者，加浙贝母、丹参、皂角刺。

（3）肝郁血瘀证

证候：多见于女性，皮损为粉刺、暗红色丘疹、结节、囊肿、小脓疱及瘢痕等；皮疹常于经期前后加重，伴情绪不畅、口苦咽干、月经不调或经前乳房胀痛；舌暗红，边尖见瘀点，苔薄白，脉弦细或涩。

治法：疏肝解郁，活血化瘀。

方药：丹栀逍遥散(《内科摘要》）合桃红四物汤(《医宗金鉴》）加减。

加减：经前加重或月经不调者，加益母草、丹参、香附；乳房胀痛者，加川楝子、橘核；囊肿、结节或瘢痕者，加浙贝母、三棱、莪术。

（4）痰瘀互结证

证候：病程长，皮疹色暗红，以结节、囊肿、瘢痕为主，或见窦道；伴胸闷，纳呆腹胀；舌质暗红，苔黄腻，脉弦滑。

治法：除湿化痰，活血散结。

方药：二陈汤(《太平惠民和剂局方》）合血府逐瘀汤(《医林改错》）加减。

加减：月经不调者，加益母草、香附、丹参；囊肿或脓肿者，加浙贝母、穿山甲、皂刺；结节、囊肿、瘢痕、窦道经久难消者，加三棱、莪术、海藻、蜈蚣。

2. 外治

（1）颠倒散(《医宗金鉴》）

组成：大黄、硫黄各等分。

制用法：上药研细末，水调或茶水调，洗净后涂搽患处，每日2~3次。具有清热散瘀消肿之效。

（2）金黄膏(《医宗金鉴》）

组成：大黄、黄柏、姜黄、白芷各25g，南星、陈皮、苍术、厚朴、甘草各10g，天花粉50g。

制用法：上药共研细末，取药粉2/10和凡士林8/10，调匀成膏。洗净后涂搽患处，每日2~3次。具有清热消肿、除湿化痰、散瘀止痛之功。

（3）中药面膜治疗：可用颠倒散加医用石膏面部倒模；或用黄芩、黄连、大黄、地榆等清热解毒、消肿散结的中药研末，加适量绿豆粉或淀粉，调敷于面部，每周1~2次。具有清热解毒、散瘀消肿之功。

（二）针刺疗法

1. 体针

主穴：大椎、合谷、内庭、阳白、颊车。

配穴：肺胃蕴热者，加曲池、肺俞；胃肠湿热者，加大肠俞、足三里、丰隆；月经不调者，加太冲、膈俞、三阴交；痰瘀互结者，加丰隆、阴陵泉、血海。

操作方法：中等刺激，留针30分钟，每日1次，10次为1个疗程。

2. 刺络拔罐

取穴：大椎、肺俞。

操作方法：用三棱针快速点刺放血，加拔罐3分钟，每周1次。

3. 耳穴治疗

（1）放血法：取耳前区热穴、胃穴、耳背静脉。先按摩耳部至充血，常规皮肤消毒，每次选取1穴（交替使用），刺破表皮，放血3~5滴，消毒棉球按压3~5分钟，隔日1次，10次为1个疗程。生效后改隔周1次。

（2）耳穴压豆：常取穴肺区、内分泌、交感、面颊、额区。皮脂溢出者，加脾区；便秘者，加大肠区；月经不调者，加子宫、肝区。每次取穴4~5个，贴压王不留行籽，2~3天换豆1次，5次为1个疗程。

五、西医治疗

（一）局部治疗

1. 药物外治

（1）抗生素：杀灭痤疮丙酸杆菌及炎性介质，如莫匹罗星软膏、克林霉素凝胶、夫西地酸乳膏、甲硝唑凝胶等。

（2）维A酸：减少油脂分泌及溶解粉刺，如维胺脂乳膏、维A酸乳膏、阿达帕林凝胶等，夜间避光使用。

（3）过氧苯甲酰：杀灭痤疮丙酸杆菌及溶解粉刺。

（4）壬二酸：对皮肤粉刺内各种需氧菌和厌氧菌有抑制和杀灭作用。

（5）硫化硒：抑制细菌及真菌，降低皮肤游离脂肪酸含量。

2. 物理疗法

（1）蓝-红光照射：可抑制痤疮丙酸杆菌，减轻炎症反应，并促进受损组织修复。

（2）药物喷雾及石膏倒模治疗。

3. 手术疗法

（1）脓肿、囊肿：可手术切开引流或电离子、激光打孔引流。

（2）增生性瘢痕：可局部注射曲安奈德注射液封闭治疗。

（3）萎缩性及凹陷性瘢痕：可用点阵激光、微晶磨削或瘢痕填充治疗。

（二）系统药物治疗

1. 抗生素　抑制痤疮丙酸杆菌及炎症介质趋化，以四环素类及大环内酯类的使用最广泛，如四环素、多西环素、米诺环素等。

2. 维A酸类药物　减少油脂分泌，抑制痤疮丙酸杆菌，如维A酸胶囊、异维A酸等。

3. 雄激素拮抗剂　减少油脂分泌，如西咪替丁、螺内酯；口服避孕药，如环丙孕酮+炔雌醇片。

4. 糖皮质激素　具有抗炎作用，如地塞米松、强的松等，对严重的结节、囊肿、聚合性及暴发性痤疮，可小剂量口服或皮损内局部注射。

5. 锌制剂　促进维生素A利用及抑制角化过度，如硫酸锌、甘草锌等。

六、药膳调养

1. 绿豆薏苡仁汤

组成：绿豆、薏苡仁各25g，山楂10g。

制用法：洗净，加清水500mL，泡30分钟后煮开，沸几分钟后即停火，不要揭盖，焖15分钟即可。当茶饮，每天3~5次。

功用主治：清热解毒、利湿消炎。适用于肺胃蕴热和胃肠湿热者。

2. 薏苡仁海带双仁粥

组成：薏苡仁、枸杞子、桃仁各15g，海带、甜杏仁各10g，绿豆20g，粳米80g。

制用法：将桃仁、甜杏仁用纱布包扎好，水煎取汁，加入薏苡仁、海带末、枸杞子、粳米一同煮粥。每日2次。

功用主治：清热解毒、消炎、活血化瘀、养阴润肤。适用于肝郁血瘀者。

3. 海藻薏苡仁粥

组成：海藻、昆布、甜杏仁各9g，薏苡仁30g。

制用法：将海藻、昆布、甜杏仁加水适量煎煮，弃渣取汁，再与薏苡仁煮粥食用。每日1次，21天为1个疗程。

功用主治：化痰软坚。适用于痰瘀互结者。

七、美容调护

1. 温水洗脸，不过度清洁皮肤。

2. 忌酒、浓茶及咖啡，忌食辛辣刺激及油腻、甜食。不吃腥发之物，如虾蟹等，因腥发之物常使皮脂腺的慢性炎症扩大而难以祛除。不吃补品，补药大多为热性之品，补后使人内热加重，更易诱发或加重痤疮。

3. 多吃新鲜蔬菜及水果，多吃富含维生素A、维生素B_2、维生素B_6及含锌丰富的食物，保持大便通畅。

4. 不滥用化妆品，尤其是粉质、油膏状化妆品。

5. 禁用手挤压、搔抓。

6. 生活规律，睡眠充足，保持心情舒畅。

八、临床报道参考

1. 消痤汤合药物倒模治疗寻常型痤疮疗效观察　设治疗组和对照组。①治疗组口服消痤汤（自拟方）。基础方为：金银花12g，连翘15g，桑白皮10g，枇杷叶10g，蒲公英30g，丹参20g，黄芩10g，菊花10g，当归10g，生栀子10g，茵陈20g，黄柏10g，黄连6g，大黄（后下）6g。临床根据辨证分型加减：肺胃热甚者，加生石膏、知母；湿热较甚者，加白茅根、薏苡仁；脾虚者，加白术、茯苓、山楂；阴虚者，加女贞子、旱莲草；结节囊肿者，加夏枯草、浙贝母。用法：每日1剂，分2次早晚温服。结合药物倒模，用北京市中医医院皮肤科痤疮面膜组方，其成分为野菊花、黄芩、黄柏、大黄、天花粉、白芷、薄荷各等量，共研细末，加入适量石膏粉配成药物面膜。方法：先进行面部清洁，离子喷雾15分钟，进行面部按摩10分钟，然后进行石膏药物倒模，30分钟后除去面膜；外用复方维A酸凝胶，睡前每晚1次。②对照组口服米诺环素，每次50mg，每日2次；甲硝唑片每次200mg，每日3次；甘草锌颗粒每次3. 5g，每日3次；维生素B_6片每次20mg，每日3次。外用复方维A酸凝胶，睡前每晚1次。14天为1个疗程，2个疗程后观察疗效。治疗组及对照组治疗期间均要求忌食辛辣、油腻等刺激性食物，尽可能保证作息规律，做好面部清洁。结果：治疗组86例中痊愈53例，显效21例，有效8例，无效4例，总有效率为95.3%；对照组72例中痊愈33例，显效21例，有效10例，无效8例，总有效率88.9%。两组痊愈率经统计学处理，差异有统计学意义（$P<0.05$）。治疗组6例复发，对照组13例复发，两组比较，差异有统计学意义（$P<0.05$）。结论：消痤汤合药物倒模治疗寻常型痤疮，疗效较好且复发率低。[武建勇，韩世娟，裴文元．消痤汤合药物倒模治疗寻常型痤疮疗效观察．世界中西医结合杂志，2011，6（10）：865.]

2．梅花针叩刺拔罐结合针刺治疗寻常型痤疮40例 设中医治疗组和西医治疗组。①中医治疗组：采用针刺，主穴为大椎、合谷、四白、太阳、血海、颊车、委中、脾俞。肺经风热者，加曲池、肺俞；肠胃湿热者，加大肠俞、足三里、丰隆；月经不调者，加三阴交、地机、膈俞。中等刺激，留针30分钟，每日1次，10次为1个疗程。梅花针叩刺拔罐选穴：大椎、双侧肺俞、双侧膈俞。患者取俯卧位，针具和叩刺穴位用75%酒精棉球消毒，将梅花针针头对准穴位叩击，运用腕部的弹力，使针尖叩刺皮肤后立即弹起，如此反复叩击。叩击时，针尖与皮肤必须垂直，弹刺要准确，强度要均匀，以皮肤出血为度。然后在其皮肤出血处拔罐（火罐口径稍大于叩刺面积），留罐时间为每次10~15分钟，每3天1次，15天为1个疗程。两种治疗方法同时进行，在梅花针叩刺拔罐间隔时间内单独进行针刺。②西医治疗组：口服利君沙，每次0.5g，每日3次，症状好转后减量或停药；同时外用2%酮康唑霜，每日2次，4周为1个疗程。治疗期间嘱患者注意生活饮食规律，忌食辛辣肥甘厚味之物，多食蔬菜水果，保持大便通畅，不用冷水洗脸，不用刺激性化妆品，注意皮肤清洁卫生。结果：中医治疗组40例中痊愈36例，有效3例，无效1例，总有效率为97.5%；对照组32例中痊愈19例，有效5例，无效8例，总有效率75%。两组比较，差异有统计学意义（$P<0.05$）。结论：采用梅花针叩刺拔罐结合针刺治疗痤疮的疗效明显优于西药治疗，且方法独特，无毒副作用。[容波，崔文惠．梅花针叩刺拔罐结合针刺治疗寻常型痤疮40例．中医临床研究，2012，4（24）：38.]

第二节 酒渣鼻

酒渣鼻俗称“糟鼻子”或“红鼻头”，是一种发生于鼻头及面部中央的慢性皮肤炎症，因鼻色紫红如酒渣而得名。中医亦称之为“酒皶鼻”“赤鼻”。其特点是鼻及颜面部中央持续性红斑或毛细血管扩张，伴丘疹、脓疱，晚期可形成鼻赘。

中医学对本病早有认识，《素问·热论》记载：“脾热病者，鼻先赤。”《魏书·王慧龙传》已出现“酒糟鼻”之名。《诸病源候论》认为：“此由饮酒，热势冲面，而遇风冷之气相搏所生。”说明了此病的病因病机与饮酒和寒温失调有关。《外科大成·酒兹鼻》云：“酒兹鼻者，先由肺经血热内蒸，次遇风寒外束，血瘀凝滞而成，故先紫而后黑也。治宜宣肺气，化滞血，使营卫流通，以滋新血，乃可得愈。”指出此病的病因病机为肺经蕴热合并寒温失调。《丹溪心法》称之为“肺风”。鉴于本病在发展过程中具有一般粉刺的特征，故明代陈实功在《外科正宗》中说：“肺风、粉刺、酒渣鼻，三名同种，粉刺属肺，渣鼻属脾，总皆血热郁滞不散。”唐代以前，治疗以外治为主，主要药物为水银、雄黄等。至元代，逐步开始用内服方药。明代《外科启玄》提出以“清肺、消风、和血”

为治疗原则。清代《医宗金鉴》认为，肺经血热引起的称为肺风粉刺，由血瘀凝结而成者为酒渣鼻，前者用枇杷清肺饮宣肺清热，后者用凉血四物汤、栀子仁丸等凉血清热，活血化瘀。其创制的外用方剂颠倒散，一直沿用至今。《医林改错》则采用通窍活血汤治疗，因而活血化瘀也成为本病的治法之一。

一、病因病机

1. 肺胃热盛，复感外邪 肺胃积热上蒸，加之风寒外袭，热邪不得发散，蕴结于面部而致。

2. 血热蕴毒，上蒸于面 嗜酒之人，酒热毒邪熏蒸，复受风寒之邪，血中热毒不得散越，交阻于肌肤而发。

3. 瘀血阻滞 病程日久，气血不畅，瘀血凝滞，脉络扩张而成。

二、临床表现

1. 多见于中年人，男女均可发病。好发于鼻部及颜面中部，对称分布，尤其是鼻尖、鼻翼、两颊、前额、下颏等部位，少数鼻部正常，仅发于两颊、额部或下颏。

2. 慢性病程，时轻时重，皮损以红斑、丘疹、脓疱为主，有明显毛细血管扩张，鼻赘则多见于男性。

3. 无明显自觉症状，可伴有痤疮及脂溢性皮炎，或习惯性便秘。

4. 按损害进展情况又可分为红斑期、丘疹脓疱期、鼻赘期三期，但各期之间并无明显界限。

三、鉴别诊断

1. 寻常痤疮 好发于青春期，皮损多见于面颊、前额、胸背等处，表现为粉刺、丘疹、脓疱等多形损害，无毛细血管扩张和鼻赘。

2. 脂溢性皮炎 常见于皮脂溢出部位，如头面、腋窝、胸背部及腹股沟等，分布广泛，皮疹为红斑伴油腻性鳞屑，伴有不同程度的瘙痒。

四、辨证施治

（一）中药治疗

1. 内治

（1）肺胃热盛证

证候：多见于红斑期。红斑发于鼻部及周围、前额，对称分布，压之退色，伴皮脂溢出、毛细血管扩张；常喜食辛辣油腻，伴口干口渴、便秘、溲黄；舌红，苔薄黄，脉浮数。

治法：清泄肺胃积热。

方药：枇杷清肺饮(《医宗金鉴》）加减。

加减：红斑及毛细血管扩张明显者，加栀子、槐花、大青叶；口渴喜饮者，加知母、生石膏；大便秘结者，加生大黄；皮肤油腻者，加茵陈、土茯苓、苦参、生山楂。

（2）血热蕴毒证

证候：多见于丘疹脓疱期。在红斑基础上出现痤疮样丘疹、脓疱，毛细血管扩张明显，局部灼热；常嗜酒，伴口干、便秘；舌红绛，苔黄，脉滑数。

治法：清热凉血解毒。

方药：凉血四物汤(《医宗金鉴》）合黄连解毒汤(《外台秘要》引崔氏方）加减。

加减：脓疱多者，加连翘、野菊花、白芷；红斑及毛细血管扩张明显者，加水牛角、紫草、槐花；舌苔厚腻者，加藿香、佩兰、厚朴。

（3）瘀血阻滞证

证候：多见于鼻赘期。鼻头紫红肥大，表面凹凸不平，鼻部组织增生，形成紫红色结节状隆起，毛孔粗大，毛细血管显著扩张；舌暗红，边尖可见瘀点瘀斑，苔白或黄，脉弦或涩。

治法：活血化瘀散结。

方药：桃红四物汤(《医宗金鉴》）加减。

加减：伴丘疹、脓疱者，加蒲公英、地丁、野菊花；鼻赘明显者，加三棱、莪术、浙贝母、蜈蚣、穿山甲。

2. 外治

（1）颠倒散(《医宗金鉴》）

组成：大黄、硫黄各等分。

制用法：上药研细末，用茶水调或冷开水调敷患处，每次 15～20 分钟，每日 1～2 次。

功用主治：具有清热散瘀消肿之效，适用于红斑、丘疹为主者。

（2）四黄膏（经验方）

组成：黄连、黄柏、黄芩、大黄、乳香、没药各等分。

制用法：上药研细末，用药末 20%加入 80%凡士林调匀成膏。外搽患处，每日 2～3 次。

功用主治：具有清热解毒消肿之功，适用于脓疱为主者。

（3）形成鼻赘者，可先用三棱针点刺放血，再用颠倒散茶水调或醋调外敷。

（二）针刺疗法

1. 体针

主穴：印堂、迎香、地仓、承浆、颧髎、四白。

配穴：禾髎、大迎、合谷、曲池、血海、内庭。

操作方法：取坐位，轻度捻转，留针 20~30 分钟，每日 1 次，5 次为 1 个疗程。

2. 放血疗法　形成鼻赘者，用三棱针局部点刺放血，以出新鲜血液为止。

3. 耳穴治疗

（1）放血法：取耳前区热穴、胃穴、耳背静脉。先按摩耳部至充血，常规皮肤消毒，每次选取 1 穴（交替使用），刺破表皮，放血 3~5 滴后，用消毒棉球按压 3~5 分钟，隔日 1 次，10 次为 1 个疗程。见效后改为隔周 1 次。

（2）耳穴压豆：取穴肺区、内分泌、交感、面颊。皮脂溢出者加脾区；便秘者加大肠区。每次取穴 4~5 个，贴压王不留行籽，2~3 天换豆 1 次，5 次为 1 个疗程。

五、西医治疗

（一）局部治疗

1. 药物外治 常用的有硫黄洗剂、硫化硒洗剂、甲硝唑霜、维生素 B_6软膏等。脓疱多者，可加用抗生素药膏，如红霉素软膏、克林霉素凝胶等。

2. 物理疗法

（1）红斑期，可采用激光或光子照射治疗，使血管闭合，红斑消退。

（2）单纯血管扩张型酒渣鼻，可用脉冲激光或微波、多功能电离子治疗机治疗，通过光热等作用达到热凝固、祛除毛细血管扩张的目的。

3. 手术疗法 毛细血管扩张明显及鼻赘期，可采用酒渣鼻切割术，切断扩张的毛细血管及破坏增生的皮脂腺和结缔组织，使毛细血管不再扩张充血，也可清除反复炎症后粗糙的表皮，促使毛囊上皮细胞再生，创面愈合，形成正常或接近正常的表皮，从而达到治疗目的。鼻赘期也可行外科整形手术。

（二）系统药物治疗

1. 口服 B 族维生素，如维生素 B_2、B_6和复合维生素 B。

2. 抗生素以四环素类及大环内酯类的使用最广泛，如四环素、红霉素、多西环素等。合并毛囊蠕形螨感染者，可加用甲硝唑口服。

3. 皮脂溢出较多者，可口服维 A 酸类药物和锌制剂。

4. 女性患者经前症状加重者，可口服谷维素片。

六、药膳调养

1. 马齿苋苡仁银花粥

组成：马齿苋、薏苡仁各 30g，银花 15g。

制用法：用 3 碗水煎银花至 2 碗时去渣，与马齿苋、薏苡仁混合煮粥，每日食用 1 次。

功用主治：清热解毒，凉血利湿。适用于酒渣鼻丘疹期。

2. 鲜枇杷叶栀子粉

组成：新鲜的枇杷叶（将叶背绒毛去掉）、栀子各等分。

制用法：共研成粉末，每次 6g，每日 3 次。

功用主治：清热、解毒、凉血。适用于酒渣鼻红斑期、丘疹脓疱期。

七、美容调护

1. 温水洗脸，不使用刺激性强的肥皂。

2. 忌挤压、搔抓及烫洗，避免冷、热刺激及日晒。

3. 忌饮酒及浓茶、咖啡，忌食辛辣、油腻、高糖食物，多食新鲜蔬菜、水果，保持大便通畅。

4. 生活规律，睡眠充足，避免情绪激动、精神紧张。

5. 禁用粉质、油膏状及刺激性化妆品。

6. 不滥用药物，特别是激素类药物。

八、临床报道参考

1. 中医药内外合治酒糟鼻36例　设治疗组和对照组。①治疗组口服清宣凉血解毒汤（自拟方）：黄芩9g，黄连9g，黄柏10g，柴胡10g，石膏30g，桑白皮15g，栀子12g，生地黄20g，赤芍12g，紫草根9g，当归12g，川芎9g，泽泻20g，滑石30g，生甘草9g。加减：红斑期，加枇杷叶15g，车前子30g；丘疹脓疱期，加金银花20g，连翘15g，薏苡仁30g；口渴明显者，加知母12g，天花粉15g；心烦易怒者，加莲子心15g；便秘者，加大黄6g，火麻仁15g；血瘀之象明显者，加桃仁、红花各10g。用法：每日1剂，分2次，早晚温服。结合外用清热散瘀面膜方：黄芩、虎杖、野菊花、夏枯草、丹参、连翘各等分共研细末，过100目筛备用。斑疹消退后色素沉着较重者，加玫瑰花、白茯苓等化瘀消斑。方法：先用温水清洁面部皮肤后，再用0.9%的生理盐水棉球清洁皮肤，然后取适量清热散瘀面膜粉用开水调和成糊状，待稍凉后均匀涂敷于面部，厚1~2mm，外敷塑料保鲜膜以保湿，约30分钟后除去面膜，洗净面部即可。隔日敷膜1次，4周后观察疗效。②对照组口服甲硝唑片每次0.2g，每日3次；2周后每次0.2g，每日2次。四环素片每次0.5g，每日4次；2周后每次0.25g，每日2次。维生素B_2片每次10mg，每日3次。维生素B_6片每次20mg，每日3次。外用自制复方硫黄洗剂（主要成分：沉降硫黄、10%樟脑酮、甘油、硫酸锌）适量外涂，每日3~4次。4周后观察疗效。治疗结果：治疗组36例中痊愈21例，显效10例，有效2例，无效3例，总有效率为91.7%；对照组35例中痊愈13例，显效9例，有效6例，无效7例，总有效率80%。两组痊愈率、总有效率经统计学处理后，有统计学差异（$P<0.05$），治疗组优于对照组。结论：以自拟清宣凉血解毒汤内服结合清热散瘀面膜方外用治疗酒糟鼻疗效满意。[张翠月，高征．中医药内外合治酒糟鼻36例．中国实验方剂学杂志，2011，17（18）：266.]

2. 血府逐瘀汤治疗老年性酒渣鼻临床疗效观察　药物组成：当归9g，生地黄9g，川芎5g，桃仁12g，红花9g，赤芍药6g，牛膝9g，桔梗5g，柴胡3g，枳壳6g，甘草3g。每日1剂，水煎取汁300mL。①取250mL早晚分2次温服，留50mL备用。②叠取4层5cm×5cm大小灭菌医用脱脂纱布，在留用的药液内充分浸泡后，覆盖于病变部位，每次15~20分钟，每日2次。③嘱避免过冷、过热刺激及精神紧张，忌食辛辣、酒类等，保持大便通畅，平时洗脸时的水温要适宜，避免冷、热水及不洁物等刺激。10天为1个疗程。共治45例，治愈33例（红斑期22例，丘疹期11例），好转12例（红斑期2例，丘疹期7例，鼻赘期3例），总有效率100%。结论：血府逐瘀汤内服外敷治疗老年性酒渣鼻安全、有效、操作简便，适宜临床推广使用。[边尧鑫．血府逐瘀汤治疗老年性酒渣鼻临床疗效观察．河北中医，2011，33（6）：861.]

第三节　脂溢性皮炎

脂溢性皮炎是发生于头面、胸背等皮脂溢出部位的一种浅表性、慢性炎症性皮肤病，又称脂溢性湿疹。中医称为“白屑风”，发于面部者又名“面游风”“面游风毒”等。其特点是：头发、皮肤多脂发亮、油腻，瘙痒潮红，皮损倾向于黄红色或褐色斑片，边界清楚，上有油腻性鳞屑或结痂。

中医学对本病早有记载，《外科正宗》云：“白屑风多生于头、面、耳、项、发中，初起微痒，久则渐生白屑，叠叠飞起，脱之又生。此皆起于热体当风，风热所化。”在此阐述了本病的病因、发病机理及临床表现。《医宗金鉴·外科心法要诀》记载“白屑风生头与面，燥痒日久白屑见”，指明了本病的皮损特点。又云“此证生于面上，初发面目浮肿，痒若虫行，肌肤干燥，时起白屑。次后极痒，抓破，热湿盛者津黄水，风燥盛者津血水，痛楚难堪。由平素血燥，过食辛辣厚味，以致阳明胃经湿热受风而成。痒甚者，宜服消风散；痛甚者，宜服黄连消毒饮”，对本病不同的证型表现、病因病机和治疗进行了详细的描述。

一、病因病机

1. 血热风燥

（1）风热之邪外袭，日久耗伤阴血，阴伤血燥，肌肤失养。

（2）平素血燥，复感风热之邪，风热燥邪蕴阻，肌肤失养。

2. 血虚风燥 病情日久，损伤阴血，致阴虚血燥，肌肤毛发失养。

3. 胃肠湿热 过食膏粱厚味及辛辣刺激之品，致脾胃运化失司，湿热内生，兼感风邪，风湿热邪郁于肌肤，致肌肤毛发失养而成。

二、临床表现

1. 多见于青壮年，也可见于乳儿期。常见于皮脂溢出及多毛、多汗的部位，如头面、胸背部，也可自头皮开始，向下蔓延至面部、耳后、颈后、腋窝、胸背、肩胛部、脐窝、腹股沟等皱褶部位。严重者可泛发全身，发展成为脂溢性红皮病。

2. 皮损初起为毛囊性丘疹，逐渐扩大融合成黄红色或暗褐色斑片，被覆糠秕状白屑或油腻性痂屑，重者可伴渗出、结痂，呈湿疹样改变，自觉不同程度的瘙痒。

3. 慢性经过，易反复发作，或伴发毛囊炎、睑缘炎，面部常并发痤疮、酒渣鼻、螨虫皮炎等。

4. 按皮损表现不同可分干性和湿性两类。

（1）干性型：多为红斑脱屑性损害，皮损为大小不一的淡红色斑片，上覆片状白色糠秕状鳞屑，头部可伴毛发干枯、细软、稀疏或脱发。

（2）湿性型：多在皮脂分泌旺盛部位，皮损为潮红色斑片，上覆淡黄色油腻性痂屑，严重者伴糜烂、流滋、结痂，常有臭味。

5. 婴儿脂溢性皮炎大多发生在出生后1个月内，为头皮局部或全部、面部及皱褶等处出现圆形红斑，上覆细碎白色鳞屑或油腻性黄色痂屑，对称发生，微痒，无成人的毛囊损害与皮脂溢出，一般在3周到2个月内痊愈。若持续不愈，常并发婴儿异位性皮炎，也可继发细菌或念珠菌感染。

三、鉴别诊断

1. 银屑病 全身均可发生，不局限于皮脂溢出部位，皮疹为浸润性红斑，上覆多层银白色云母状鳞屑，有薄膜现象和点状出血。可伴束状发及顶针样指甲。

2. 白癣　好发于儿童，皮疹局限于头部，为灰白色鳞屑斑片，有长短不齐的断发，断发根部包裹白色菌鞘，真菌镜检阳性。

四、辨证施治

（一）中药治疗

1. 内治

（1）血热风燥证

证候：多见于干性脂溢，好发于头面部。皮损为淡红色斑片，干燥脱屑，如糠秕状或细碎状，瘙痒，受风加重，或头皮瘙痒，头屑多，毛发干枯脱落；伴口干口渴，大便干；舌边尖红，苔薄白，脉浮数。

治法：清热凉血，祛风止痒。

方药：消风散(《医宗金鉴》）合犀角地黄汤(《备急千金要方》）加减。

加减：皮损偏红者，加槐花、白茅根；瘙痒较重者，加白鲜皮、刺蒺藜、地肤子；皮损干燥明显者，加沙参、麦冬。

（2）血虚风燥证

证候：多见于干性脂溢。皮损为淡红色斑片，干燥脱屑，瘙痒；伴口干，头晕乏力，大便干燥；舌淡红，苔薄白，脉细数。

治法：养血润燥，祛风止痒。

方药：当归饮子(《济生方》）加减。

加减：皮损偏红者，加丹皮、赤芍；皮损肥厚者，加鸡血藤、丹参；口干者，加麦冬、天花粉；瘙痒较重者，加蜈蚣、乌梢蛇。

（3）胃肠湿热证

证候：多见于湿性脂溢，好发于皮脂溢出部位或泛发全身。皮损为鲜红色或黄红色斑片，上覆油腻性痂屑，脂溢明显，甚或糜烂、渗出，瘙痒剧烈；伴口苦口干，口臭腹胀，大便臭秽，小便黄；舌红，苔黄腻，脉滑数。

治法：清热除湿，解毒止痒。

方药：茵陈蒿汤(《伤寒论》）合除湿胃苓汤(《医宗金鉴》）加减。

加减：皮损鲜红者，加水牛角、丹皮、赤芍；油腻者，加车前子、苍术、土茯苓、生山楂；瘙痒剧烈者，加白鲜皮、地肤子、苦参；糜烂、渗出者，加龙胆草、苦参、黄芩。

（4）脾虚湿蕴证

证候：多见于湿性脂溢，尤其是肥胖者。皮损为淡红色或黄红色斑片，上覆油腻性痂屑，脂溢明显，瘙痒；伴纳呆腹胀，大便黏腻；舌淡红，边有齿痕，苔白腻，脉濡滑。

治法：健脾除湿，祛风止痒。

方药：除湿胃苓汤(《医宗金鉴》）加减。

加减：皮损偏红者，加丹皮、赤芍、紫草；脂溢明显者，加茵陈、侧柏叶、苦参；瘙痒较重者，加白鲜皮、地肤子、乌梢蛇；纳呆腹胀者，加生山楂、炒枳实。

2. 外治

（1）侧柏叶酊（经验方）

组成：二甲亚砜100g，侧柏叶酒精浸出液（生侧柏叶250g，用60%酒精渗漉）加到1000mL即成。

制用法：涂搽患处，每日2~3次，糜烂处禁用。

功用主治：具有清热凉血止痒之功。适用于头皮干性脂溢。

（2）白屑风酊（经验方）

组成：蛇床子40g，苦参40g，土槿皮20g。

制用法：上药共研粗末，先用75%的酒精80mL将药粉浸透，放置6小时后，再加入75%的酒精920mL，依照渗漉分次加入法，取得酊剂约1000mL，最后加入薄荷脑10g即成。涂搽患处，每日2~3次，糜烂处禁用。

功用主治：具有祛风除湿止痒之效。适用于头皮干性脂溢。

（3）润肌膏(《疡医大全》)

组成：当归身45g，甘草30g，白芷24g，血竭18g，紫草15g，白蜡（切片）60g。

制用法：用真麻油240mL，先将当归身、白芷、甘草熬成深黄色、滤去滓；再入血竭熬化，又滤清；再入紫草、白蜡片略沸十数滚，即起火，滤去紫草滓即成。涂搽患处，每日2~3次。

功用主治：具有凉血活血润肤之效。适用于面部干性脂溢。

（4）青黛膏（经验方）

组成：青黛12.5g，石膏25g，滑石25g，黄柏12.5g。

制用法：上药各研细末混匀，凡士林300g烊化冷却，再将药末徐徐调入即成。涂搽患处，每日2~3次，糜烂、渗出处禁用。

功用主治：具有清热凉血、除湿解毒之功，兼有润肤作用。适用于面部干性脂溢。

（5）湿性脂溢伴渗出、糜烂者，可用清热解毒止痒的中药如龙胆草、苦参、黄柏、蒲公英、大青叶、马齿苋等煎汤冷敷或外洗患处，每次30分钟，每日1~2次。头皮部脂溢明显者，可用苍耳子、苦参、侧柏叶、明矾等清热消炎、除湿祛脂的中药煎水洗头。

（二）针刺疗法

1. 体针

主穴：大椎、阴陵泉、合谷、曲池、内庭。

配穴：血热风燥证，加膈俞、血海，或肺俞、内庭；胃肠湿热证，加大肠俞、足三里、丰隆；血虚风燥证，加气海、血海、三阴交；脾虚湿蕴证，加脾俞、丰隆、三阴交。

操作方法：中等刺激，留针30分钟，每日1次，10次为1个疗程。

2. 耳穴压豆

主穴：肺区、内分泌、肾上腺、交感、面颊、额区。

配穴：皮脂溢出者，加脾区；便秘者，加大肠区；月经不调者，加子宫、肝区。

操作方法：每次取穴4~5个，贴压王不留行籽，2~3天换豆1次，5次为1个疗程。

五、西医治疗

（一）局部治疗

1. 药物外治　常用的有硫黄、雷锁辛、咪唑类、水杨酸、煤焦油、硫化硒等。按不同部位、不同皮损选用不同的剂型。如头皮损害可用2%酮康唑溶液或香波外搽或洗头，也可用75%乙醇加入15%丙二醇外搽；其他部位可用50%硫黄洗剂、炉甘石洗剂、2%~5%硫黄煤焦油糊剂或20%酮康唑霜局部涂搽，也可用水杨酸软膏涂搽。

2. 物理疗法　药物喷雾、离子导入及面膜等治疗可祛脂及消炎杀菌。

（二）系统药物治疗

1. 止痒镇静药　瘙痒严重时，可口服抗组胺药及镇静止痒药，如氯雷他定、西替利嗪、扑尔敏、赛庚啶等。急性期可选用钙剂、维生素C、硫代硫酸钠等静滴。

2. B族维生素　可调节油脂分泌及皮肤代谢，如口服复合维生素B及维生素B_2、B_6。

3. 抗生素　如红霉素和四环素等，用于治疗渗出明显或继发细菌感染者。

4. 抗真菌药　如口服伊曲康唑，用于治疗继发真菌感染者。

此外，可口服锌制剂。若皮疹泛发，炎症明显，或有红皮倾向者，在无明显禁忌证下，可小剂量短期使用糖皮质激素和（或）雷公藤多苷片。

六、药膳调养

1. 薏苡仁山药龙骨汤

组成：生苡仁30g，怀山药30g，猪脊骨250g。

制用法：清水泡30分钟，煮熟后服用。

功用主治：健脾利湿。适用于脾虚湿蕴者。

2. 茯苓三豆粥

组成：茯苓30g，绿豆30g，赤小豆30g，白扁豆15g，粳米200g。

制用法：茯苓、绿豆、赤小豆和白扁豆洗净，与粳米一起煮粥服用。

功用主治：清热利湿、健脾。适用于胃肠湿热者。

七、美容调护

1. 温水洗脸，不要使用刺激性强的肥皂。

2. 忌搔抓烫洗，避免日晒，不过度使用去油、去角质产品。

3. 忌饮酒及浓茶、咖啡，忌食辛辣、油腻、高糖食物，多食新鲜蔬菜、水果，保持大便通畅。

4. 生活规律，睡眠充足，避免过度劳累及紧张。

5. 不滥用药物，特别是激素类外用药物。

八、临床报道参考

1. 石蓝草煎剂治疗肺胃热盛型面部脂溢性皮炎疗效观察　分为治疗组和对照组。

①治疗组给予石蓝草煎剂加减口服治疗，方药组成：生石膏 30g（下同），板蓝根 20g，龙胆草 10g，车前子 30g，黄芩 10g，生地 30g，丹皮 15g，赤芍 15g，马齿苋 30g，滑石 30g，甘草 6g，苦参 15g，白鲜皮 20g，苍术 20g，金银花 20g，白术 20g，薏苡仁 20g。每日 1 剂，加水 400mL，煎至 100mL，复煎，早晚饭后分两次温服。同时，予以地氯雷他定片 5mg，每日 1 次，睡前口服。外用 0.9%氯化钠注射液 500mL+2%盐酸利多卡因注射液 10mL+苯海拉明注射液 5mL+维生素 B_6 注射液 5mL 混合配制的湿敷液湿敷。②对照组：不服用石蓝草煎剂，其余治疗同治疗组。4 周为 1 个疗程，连续治疗 2 个疗程后统计疗效。结果：治疗组 60 例中治愈 34 例，好转 21 例，未愈 5 例，总有效率为 91.3%；对照组 30 例中治愈 7 例，好转 13 例，未愈 10 例，总有效率为 66.6%。两组治愈率、总有效率经统计学处理，有统计学差异（P<0.05），治疗组优于对照组。结论：石蓝草煎剂治疗肺胃热盛型面部脂溢性皮炎疗效好，值得临床推广。［曹光仕，吴景东．石蓝草煎剂治疗肺胃热盛型面部脂溢性皮炎疗效观察．中国美容医学，2012，21（1）：127.］

2. 清热除湿汤治疗湿热内盛型脂溢性皮炎 48 例疗效观察 设治疗组和对照组。①治疗组口服清热除湿汤：黄芩 10g，车前子 10g，茯苓 20g，白术 10g，厚朴 10g，泽泻 10g，白鲜皮 10g，生苡仁 30g，丹皮 10g，知母 10g，地骨皮 10g，大黄 10g。水煎服，每日 1 剂。②对照组口服龙胆泻肝丸 6g，息斯敏 3mg，每日 1 次；维生素 C 片每次 0.2g，每日 3 次。两组疗程均为 4 周。4 周后观察两组治疗前后皮损体征、瘙痒症状变化情况。结果：两组治疗前后症状积分比较，差异均有统计学意义（P<0.05）；治疗组症状积分下降较对照组明显，但两组比较，差异无统计学意义（P>0.05）。结论：清热除湿汤治疗湿热内盛型脂溢性皮炎有较好的疗效。［康兰瑞，李雪冬．清热除湿汤治疗湿热内盛型脂溢性皮炎 48 例疗效观察．北京中医药，2011，30（12）：940.］

第四节　斑　秃

斑秃俗称“鬼剃头”或“鬼舐头”，是一种突然发生的局限性斑片状脱发。以头发突然片状脱落，病变处头皮正常，无炎症及自觉症状为临床特点。中医称之为“油风”。

中医学对本病早有记载，如《诸病源候论·鬼舐头候》云：“人有风邪，在于头，有偏虚处，则发秃落，肌肉枯死……或如钱大或如指大。发不生亦不痒，故谓之鬼舐头。”这是对本病最早的记载。《外科大成》云：“油风则毛发成片脱落，皮肤光秃，痒如虫行者是也，由风热乘虚攻注，血不能养荣所致。”首次提出了“油风”的病名并沿用至今。

一、病因病机

《诸病源候论》说：“若血盛则荣于须发，故须发美；若血气衰弱，经脉虚竭，不能荣润，故须秃落”。

《血证论·瘀血》说：“瘀血在上焦，或发脱不生”；《医林改错》说：“头发脱落，各医书皆言伤血，不知皮里肉外血瘀，阻塞血路，新血不能养发，故发脱落”。

古代医家从不同角度阐述了本病的病因病机，主要认为与气血虚弱、气滞血瘀等有关。

1. 血热风燥

(1) 过食辛辣炙煿、肥甘厚味，致血热内盛，复感风邪，血热夹风，上窜头部，伤及阴血，则毛发失养而脱落。

(2) 情志不畅，五志化火，内热生风，风热之邪上窜巅顶，损伤阴血，毛发失于濡养而脱落。

2. 气滞血瘀

(1) 情志不畅，肝郁气滞，血瘀内阻，头皮脉络不通，毛发失养脱落。

(2) 跌仆损伤致头皮血肿，瘀血阻滞，局部毛发失养而脱落。

3. 气血两虚　久病或产后气血两虚，不能滋养头发而脱落。

4. 肝肾不足　禀赋不足，或久病体弱，或房劳过度，致肝肾精血亏虚，不能滋养头发，发无生长之源，毛根空虚而脱落。

二、临床表现

1. 发病突然，多无自觉症状，常于无意中发现或被他人发现。

2. 典型表现为头发呈圆形、椭圆或不规则形片状脱落，直径1~10cm，数目不等，大小不一，脱发区边界清楚，皮肤光滑无炎症，无断发。

3. 可发生于任何年龄，但多见于青壮年，性别差异不明显。

4. 病程缓慢，可持续数月或数年，多数可在半年至1年内自愈。亦有反复发作或边长边脱者。脱发时间越长，则再生机会越少。

5. 按病程可分为进展期、静止期及恢复期。

(1) 进展期：脱发区边缘头发松动，拉发试验阳性，脱落的头发可见发根近端萎缩，呈上粗下细的“感叹号”样。

(2) 静止期：脱发停止，脱发区范围不再扩大，边缘头发不再松动，但生长缓慢。

(3) 恢复期：有新生毛发长出，初期往往为细软色浅的绒毛，或呈白色毳毛，以后逐渐变粗、变黑，最后恢复正常。

6. 斑秃继续发展，出现头发全部脱失者，称全秃；眉毛、胡须、腋毛、阴毛甚至毳毛等全身毛发全部脱落者，称普秃。

三、鉴别诊断

1. 假性斑秃　是一种永久性、多发性秃发，秃发区皮肤萎缩变薄，毛囊口消失，呈圆形、椭圆形或不规则形头皮萎缩性斑片。

2. 头癣（白癣）　好发于儿童，为真菌感染，仅限于头部，呈灰白色鳞屑性斑片，有断发，断发根部有白色菌鞘，真菌镜检阳性。

四、辨证施治

（一）中药治疗

1. 内治

(1) 血热风燥证

证候：头发突然成片脱落，偶有头皮烘热或轻微瘙痒；伴心烦易怒，眠差；舌红，苔薄，脉浮数。

治法：清热凉血，祛风生发。

方药：凉血四物汤(《医宗金鉴》) 合神应养真丹(《外科正宗》) 加减。

加减：风热偏盛，脱发迅猛者，加丹皮、桑叶、桑白皮；心烦眠差者，加生栀子、石决明、珍珠母；瘙痒者，加刺蒺藜、钩藤、僵蚕。

（2）气滞血瘀证

证候：病程较长，常由精神因素引起或有外伤史。脱发处常感头皮刺痛，头皮触之偏硬；伴胸胁胀痛或刺痛，失眠多梦；舌暗，边有瘀点、瘀斑，脉弦细或涩。

治法：通窍活血，通络生发。

方药：通窍活血汤(《医林改错》) 加减。

加减：头痛明显者，加白芷、丹参、蜈蚣；失眠多梦者，加丹参、夜交藤、珍珠母；胸胁胀痛或刺痛者，加炒川楝子、延胡索、香附；血瘀症状明显者，加三棱、莪术、王不留行。

（3）气血两虚证

证候：多见于久病后或产后。头发呈斑块状脱落，并渐进性加重，甚或全部头发脱落，毛发稀疏干枯，轻拉即掉；伴面色无华，口唇色淡，心悸失眠，气短乏力；舌淡，苔薄，脉细弱。

治法：益气养血，补虚生发。

方药：八珍汤(《正体类要》) 加减。

加减：毛发稀疏干枯者，加制黄精、制首乌、桑椹子；心悸失眠者，加柏子仁、五味子、煅龙骨、煅牡蛎；气短乏力明显者，加黄芪、山药。

（4）肝肾不足证

证候：病程日久，平素头发枯黄或花白，发病时头发大片均匀脱落，重者全头或全身毛发均脱落；伴头晕目眩，耳鸣，腰膝酸软；舌淡，苔少，脉沉细。

治法：滋补肝肾，填精养血。

方药：七宝美髯丹(《本草纲目》) 加减。

加减：偏阳虚者，加淫羊藿、巴戟天、肉桂；偏阴虚者，加旱莲草、女贞子、熟地；肾精不足者，加制黄精、沙苑子、覆盆子；头晕耳鸣者，加天麻、钩藤、磁石；腰膝酸软者，加续断、杜仲、桑寄生。

2. 外治

（1）鲜生姜切片（老者尤佳），用毛刺面涂搽脱发区，搽至有灼热感为佳，或捣生姜汁外涂脱发处，每日 2~3 次。

（2）5%~10%斑蝥酊（经验方）：斑蝥 10g 加 75%酒精 100mL，浸泡 2 周，过滤澄清即成。涂擦患处，每日 2~3 次，糜烂处禁用，有攻毒活血生发之功。

（3）10%补骨脂酊(《赵炳南临床经验集》)：补骨脂 180g 碾碎，置于 75%酒精 360mL 内，浸泡 7 昼夜，过滤去渣即成。涂擦患处，并摩擦 5~10 分钟，每日 1~2 次，糜烂处禁用。具有活血通络之功。

（4）10%辣椒酊外搽，每日 2~3 次；或用制首乌、川芎、桑白皮、补骨脂、川椒等养血活血、乌须生发中药加白酒浸泡 1 周后涂搽，每日 2~3 次。

（5）全秃者，可用艾叶、制首乌、川芎、红花、补骨脂、蜈蚣等养血活血、乌须生发中药煎水湿敷头部，每日1~2次。

（二）针刺疗法

1. 体针

主穴：百会、头维、翳明、上星、生发穴（风池与风府连线中点）、足三里、三阴交。

配穴：血热证，配太阳、风池、血海；血瘀证，配膈俞、太冲、内关透外关；气血两虚证，配气海、血海、肺俞、脾俞；肝肾不足证，配肝俞、肾俞、太溪、昆仑。

操作手法：实证用泻法，虚证用补法，留针20~30分钟，每日或隔日1次，10次为1个疗程。

2. 围刺法　常规消毒后，用毫针呈15°角斜刺入秃发区边缘及周围，留针30分钟，其间捻转3~5次，隔日1次，10次为1个疗程。

3. 梅花针

主穴：阿是穴（秃发区）。

配穴：顶部脱发者，配百会、前顶、后顶；侧头部脱发者，配头维、足临泣、侠溪、太冲、昆仑、太溪。

操作方法：中等强度，每日或隔日1次，14次为1个疗程。病程长者，可在脱发区和头皮足太阳膀胱经循行部位用梅花针移动叩击，每日1次，5次为1个疗程。

此外，还可用穴位注射、耳穴埋压等疗法辅助治疗。

五、西医治疗

（一）局部治疗

1. 药物外治

（1）5%的米诺地尔酊（蔓迪）或霜剂、10%芥子酊或1%敏尔啶溶液等，可改善皮肤局部血循环，促进毛发生长。

（2）糖皮质激素外用或脱发处局部皮内点状注射，每点注射0.1mL，各点间隔距离为1~2cm，每次总量不超过2mL，每周1次，10次为1个疗程。常用的有曲安奈德注射液、复方倍他米松针剂等。

2. 物理疗法　局部按摩、紫外线照射、共鸣火花治疗、音频电疗等可改善局部血循环以促进毛发生长。

（二）系统药物治疗

内服B族维生素、胱氨酸、泛酸钙可有助于生发。对于精神紧张、焦虑及失眠的患者，可内服镇静药，如地西泮、艾司唑仑等；系统使用糖皮质激素，可用于病变范围广、全秃及普秃患者，一般2个月内毛发即开始生长，但不宜大量长期使用，因停药后头发常又脱落，故应注意激素的副作用。

六、药膳调养

1. 黄精八宝粥

组成：黄精15g，黑豆15g，制首乌15g，生山药30g，桑椹15g，黑芝麻15g，核桃仁

15g，大枣10枚，粳米200g。

制用法：前8味洗净，与粳米一起煮粥同食。

功用主治：健脾益肾，养血生发。适用于气血两虚，肝肾不足的斑秃。

2. 侧柏桑椹膏

组成：侧柏叶50g，桑椹200g，蜂蜜50g。

制用法：水煎侧柏叶20分钟后去渣，再纳入桑椹，文火煎煮半小时后去渣，加蜂蜜成膏。

功用主治：清热生津，祛风生发。适用于斑秃属血热生风型，伴有头晕目眩、口干者。

七、美容调护

1. 生活调理 讲究头发卫生，不滥用护发用品，忌搔抓及烫洗，不用碱性太强的肥皂洗发，减少烫发、染发，尽可能少用电吹风或少戴帽子。

2. 饮食调理 饮食多样化，适当加强营养，注意摄入富含维生素的食物，纠正偏食，忌酒及辛辣刺激、油腻及高糖食物。

3. 精神调理 劳逸结合，保持心情舒畅，睡眠充足，忌过度焦虑、紧张及熬夜。

八、临床报道参考

1. 辨证分型论治与外用药治疗斑秃疗效观察 ①血虚风燥型：脱发时间较短，头发干燥，稍有痒感，伴头昏、失眠多梦，舌质淡红，苔薄白，脉细数。治以养血祛风，安神潜镇。方用神应养真丹加减。药用熟地黄、合欢皮各150g，菟丝子、当归、川芎、白芍、旱莲草、女贞子、夜交藤、木瓜各100g，共研末，炼蜜为丸（9g/丸）。用法：每次1丸，每日2次，分早晚服，连服90天。②气滞血瘀型：病程较长，伴有头痛或胸胁疼痛，夜难安眠，舌质暗紫或有瘀斑，脉沉涩。治以理气活血通络。方用逍遥散合通窍活血汤加减。药用当归、桃仁、赤芍、川芎、柴胡、白芷、枳壳、鸡血藤、香附、柏子仁各100g，共研末，炼蜜为丸，每丸9g。用法：每次1丸，每日2次，分早晚服，连服90日。③肝肾不足型：脱发经久不愈，或边脱边长，伴头昏、失眠、耳鸣、目眩、腰膝酸软，舌淡苔少，脉沉细。治宜补益肝肾，养血祛风。方药：何首乌、枸杞子、木瓜、菟丝子、补骨脂、女贞子、旱莲草各90g，黄芪、党参、茯苓、熟地黄各150g，研末，炼蜜为丸，每丸9g。用法：每次1丸，每日2次，分早晚服。④中药外洗：药用红花、干姜、当归、花椒、侧柏叶各50g，艾叶20g，将上药切碎放入75%酒精1000mL密封浸泡10日后备用。涂搽脱发区至微发热，每日2次。总疗程为3个月，停药观察6个月。治疗36例患者，痊愈18例，显效9例，有效5例，无效4例，总有效率为86.5%。［范华．辨证分型论治与外用药治疗斑秃疗效观察．陕西中医，2013，34（8）：1014.］

2. 艾灸加梅花针叩刺治疗斑秃17例 治疗方法：以艾条悬灸患处，距离2~3cm，以患者能耐受为度，每处灸10~15分钟；以碘伏消毒患处皮肤后，采用消毒梅花针，利用弹力垂直叩打患处，反复进行，直至皮肤微出血为度。隔日治疗1次，7次为1个疗程。治疗2个疗程后观察疗效。结果：17例中痊愈13例，显效3例，无效1例，总有效率为94.1%。［刘顺益，丁喜艳．艾灸加梅花针叩刺治疗斑秃17例．中医药导报，2011，17（4）：89.］

第五节 雄激素性脱发

雄激素性脱发是一种与遗传因素和雄激素相关的特征性脱发性疾病，又称男性型脱发、早秃等。因常伴有皮脂溢出，以往被称为脂溢性脱发，中医称其为“蛀发癣”或“虫蛀脱发”。其特点是：常有家族史，脱发一般先从两侧额角、前额或头顶中间开始，继而弥漫于整个头顶致秃顶，但头部四周脱发却不明显。

中医学认为，“肾藏精，其华在发”，“发为血之余”。《素问·上古天真论》云：“肾者，主蛰，封藏之本，精之处也，其华在发。”《金匮要略》云：“肝主藏血，主疏泄；肾藏精，其华在发。”《素问·上古天真论》云：“丈夫八岁，肾气实，发长齿更……五八肾气衰，发堕齿槁。”认为脱发的发生与肝肾有关。隋代巢元方《诸病源候论》云：“若血盛则荣于头发，故须发美。若血气衰弱经脉虚竭，不能荣润，故须发秃落。”并指出：“常梳头可使血液不滞，发根常牢。”元代张从正《儒门事亲》中说：“人年少发早落或脱屑者，此血热太过也。”认为血热也能造成发落。

根据这些病因病机认识，逐渐形成了补肾、养血、益气、凉血或祛风等治疗方法，对后世影响很大，沿用至今。

一、病因病机

1. 血热风燥

（1）素体血热内盛，复外感风邪，内外合邪，上扰头部，伤及阴血，毛发失养而脱落。

（2）过食辛辣，日久生热化火，上扰头部，伤及阴血，化燥生风，致毛发失养脱落。

（3）情志不畅，五志化火，血热生风，上扰头部，伤及阴血，毛发失养而脱落。

2. 脾胃湿热 平素嗜食肥甘厚味，或烟酒无度，致脾胃运化失调，生湿生热，湿热之邪向上熏蒸巅顶，阻塞毛窍，使毛根不固，造成脱发。

3. 肝肾不足 过度思虑或劳累，损阴耗血，伤及肝肾，精血生化不利，毛发失于濡养而脱落。

二、临床表现

1. 本病主要开始于20~30岁的男性青壮年，常有家族史，脑力劳动者多于体力劳动者，近年来女性患者也有增加的趋势。

2. 一般从两侧额角、前额开始，头发逐渐变得纤细、稀疏，并逐渐向头顶部延伸，前额发际向后退缩，头顶部头发也开始稀疏脱落；或头发从头顶部开始散在脱落，逐渐延及前发际。随着病情发展，前额逐渐变成“高额”，呈“W”字形脱发，进而与头顶部脱发区连成片，仅枕部及两颞剩余头发。日久秃发区皮肤光滑发亮，仅见纤细毳毛。女性患者症状一般较轻，多为头顶部头发稀疏，但不完全光亮，前额发际也不后移。

3. 无自觉症状或轻微瘙痒。

4. 病程缓慢，脱发的速度及程度因人而异，患病率随年龄的增大而增加，严重者到

30～40 岁头发就基本脱光。如不及时控制，病情发展到后期，头发将可能形成永久脱落，无法再生。

三、鉴别诊断

1. 斑秃 男女发病差异不明显，头部和（或）全身毛发片状脱落，边界清楚，头皮正常，轻者多数可自愈。

2. 产后脱发 仅限于女性，见于产后或停服避孕药后，有分娩史或服药史，无家族史，一般可自愈。

四、辨证施治

（一）中药治疗

1. 内治

（1）血热风燥证

证候：多见于病程初期，头发干枯，散在稀疏脱落，可伴头屑增多、瘙痒；常喜食辛辣或情志不畅；伴心烦口渴，大便干，小便短赤；舌红，苔薄黄，脉浮数。

治法：凉血祛风，润燥生发。

方药：凉血消风散(《朱仁康临床经验集》）加减。

加减：血热偏盛，脱发迅猛者，加丹皮、赤芍、侧柏叶；风热偏盛，头屑增多，瘙痒者，加桑叶、钩藤、僵蚕；心烦口渴者，加生栀子、天花粉；头发干枯者，加制首乌、制黄精。

（2）脾胃湿热证

证候：脂溢明显，头皮油亮多脂，头发细软油腻，甚则黏在一起，或稀疏脱落，可伴油腻性痂屑，瘙痒；常嗜食肥甘厚味及嗜酒，伴口苦口干、大便臭秽、小便黄；舌红，苔黄腻，脉滑数。

治法：运脾清胃，祛湿生发。

方药：祛湿健发汤(《赵炳南临床经验集》）加减。

加减：脂溢明显者，加茵陈、侧柏叶、生山楂；瘙痒剧烈者，加苦参、白鲜皮、蜈蚣；病程日久者，久病则瘀，加丹参、红花、当归。

（3）肝肾不足证

证候：病程日久，前额、头顶头发稀疏脱落或全部脱光，头皮光亮；伴头晕目眩，耳鸣，腰膝酸软；舌淡，苔少，脉沉细。

治法：滋肝补肾，养血填精。

方药：七宝美髯丹(《本草纲目》）合二至丸(《证治准绳》）加减。

加减：偏阳虚者，加淫羊藿、巴戟天、肉桂；偏阴虚者，合六味地黄丸加减；肾精不足者，加制黄精、沙苑子、金樱子；头晕耳鸣者，加天麻、益智仁、磁石；腰膝酸软者，加杜仲、续断、桑寄生。

2. 外治

（1）皮脂溢出不多者，用生发健发酊或10%补骨脂酊(《赵炳南临床经验集》）。

组成：补骨脂 180g 碾碎。

制用法：置于 75%酒精 360mL 内，浸泡 7 昼夜，过滤去渣即成。涂擦患处，并摩擦 5~10 分钟，每日 1~2 次，糜烂处禁用。或用制首乌、川芎、红花、补骨脂等养血活血、乌须生发的中药加白酒浸泡 1 周后涂搽，每日 2~3 次。

功用主治：具有活血通络之功。

（2）皮脂溢出多，头发油腻、瘙痒者，用侧柏叶酊。

组成：侧柏叶 50g 置于 75%酒精 200mL 内。

制用法：浸泡 7 昼夜，过滤去渣即成。外搽，每日 2~3 次；或用茵陈、透骨草、苦参、侧柏叶、明矾等清热消炎、除湿去脂的中药煎水洗头，每周 1~2 次。

（二）针刺疗法

1. 体针

主穴：百会、四神聪、头维、翳风、生发穴（风池与风府连线中点）、足三里、三阴交。

配穴：血热风燥证，配曲池、风池、血海；脾胃湿热证，加阴陵泉、脾俞、丰隆；肝肾不足证，配肝俞、肾俞、太溪、昆仑。

操作手法：实证用泻法，虚证用补法，留针 20~30 分钟，或加用电针刺激，每日或隔日 1 次，10 次为 1 个疗程。

2. 耳穴压豆

主穴：肺区、肝区、肾区、交感、内分泌、肾上腺、额区。

配穴：皮脂溢出者，加脾区；便秘者，加大肠区。

操作方法：每次取穴 4~5 个，贴压王不留行籽，2~3 天换豆 1 次，5 次为 1 个疗程。

3. 梅花针

主穴：阿是穴（秃发区）。

配穴：顶部脱发者，配百会、四神聪、前顶、后顶；前额部脱发者，配头维、发际。

操作方法：中等强度，每日或隔日 1 次，14 次为 1 个疗程。病程长者，可在脱发区和头皮足太阳膀胱经循行部位用梅花针移动叩击，每日 1 次，5 次为 1 个疗程。

4. 头三针

主穴：防老和健脑穴。

配穴：脂溢明显者，取上星穴；瘙痒者，取大椎穴。

操作方法：防老穴向前方斜刺，留针 15~30 分钟，每日或隔日 1 次，10 次为 1 个疗程。

五、西医治疗

（一）局部治疗

1. 外用药　以 2%~5%的米诺地尔酊或霜剂为主，可改善局部血循环，促进毛发生长。脂溢明显、头皮瘙痒者，可用硫化硒洗剂、复方硫黄洗剂洗头以抑制油脂分泌；伴真菌感染者，可以酮康唑洗剂洗头以抗真菌。

2. 头发移植术 头顶已光亮且有条件者。

（二）系统药物治疗

内服药可用雄激素拮抗剂，如螺内酯可竞争雄激素受体达到抑制雄激素的作用；或5α-还原酶抑制剂，如非那雄胺可降低血清和头皮中二氢睾酮的水平而直接针对病因及发病机制治疗。脂溢明显，头皮瘙痒者，可加用B族维生素、锌制剂和止痒镇静剂。

六、药膳调养

1. 苡仁冬瓜汤

组成：薏苡仁30g，冬瓜200g。

制用法：用清水煮食。

功用主治：健脾利湿。适用于脾胃湿热者。

2. 栗子炖鸡

组成：栗子30g，大枣10枚，枸杞15g，鸡500g。

制用法：清水泡30分钟后，一起煮食。

功用主治：滋补肝肾。适用于肝肾不足者。

3. 首乌黄精粥

组成：制首乌30g，黄精30g，核桃15g，黑芝麻15g，粳米200g。

制用法：制首乌、黄精、核桃仁和黑芝麻洗净，与粳米一起煮粥同食。

功用主治：滋补肝肾，生发乌发。适用于肝肾不足者。

七、美容调护

1. 合理饮食，戒烟忌酒及浓茶、咖啡，忌食辛辣刺激、油腻及高糖食物，多食富含维生素及微量元素的食物。

2. 温水洗发，忌搔抓及烫洗，洗发也不宜过勤，不用碱性太强的肥皂洗发，不滥用护发用品，减少烫发、染发，尽可能少用电吹风或少戴帽子，经常梳头和按摩头皮。

3. 避免暴晒及长时间使用电脑，避免不带游泳帽在公共泳池长时间游泳。

4. 放松心态，劳逸结合，睡眠充足。忌过度焦虑、紧张及熬夜，保持大便通畅。

八、临床报道参考

1. 祛湿生发汤治疗湿热型雄激素源性脱发58例 分为治疗组和对照组。①治疗组予祛湿生发汤：生薏苡仁15g，茯苓10g，泽兰10g，泽泻10g，生地15g，丹皮10g，生侧柏叶15g，石菖蒲10g，茵陈10g，木瓜10g，丹参15g，生山楂15g，六一散10g。每日1剂，水煎服。②对照组予非那雄胺（保法止）口服，每次1mg，每日1次。6个月后对患者治疗前后头皮屑情况、头发油腻程度、瘙痒、掉发程度分别评分，并据此判定疗效。结果：治疗组56例患者，显效10例，好转33例，无效13例，总有效率为76.79%。对照组38例患者，好转24例，无效14例，总有效率为63.16%。治疗组优于对照组。［吴学春，魏跃钢，任芳，等．祛湿生发汤治疗湿热型雄激素源性脱发58例．中国中西医结合皮肤性病学杂志，2013，12（2）：123.］

2. 埋线配合艾灸及放血疗法治疗雄激素源性脱发42例临床观察　分为治疗组和对照组。治疗组：①埋线治疗：将可吸收性羊肠线用含中药（红花、当归、肉桂等）的酒精溶剂浸泡1周；取双侧肾关穴、明黄穴、足三里穴；治疗前将药线用生理盐水进行冲洗，埋线局部定位、消毒，用9号一次性埋线针将药线植入穴位肌层，得气后出针，对穴位进行按压止血，贴敷棉球。每月埋线1次，3个月为1个疗程。②艾灸治疗：选取气海穴区与关元穴区；患者平卧，暴露少腹部，将艾条点燃后用三孔温灸盒置于气海穴区，用四孔温灸盒置于关元穴区（以关元穴为中心横向放置温灸盒所覆盖的区域），随时调整温度，以舒适为度。每次30分钟，每日1次，10次为1个疗程，疗程间休息2天。③放血疗法：选取头部少发区或秃发区常规消毒，用一次性梅花针以中度刺激叩刺放血，出血量以血流自止为度。每周2次，1个月为1个疗程，疗程间休息1周。对照组予非那雄胺口服，每次1mg，每日1次，1个月为1个疗程，疗程间休息5天，连续服用3个月。治疗过程中，两组患者均用生姜水洗头，两组治疗时间均为3个月，随访6个月。结果：治疗组42例患者控制15例，显效19例，有效5例，无效3例，总有效率为92.9%。对照组42例患者控制3例，显效9例，有效12例，无效18例，总有效率为57.1%。两组比较，有统计学差异，治疗组优于对照组。［高建英，杨阳，刘海全等．埋线配合艾灸及放血疗法治疗雄激素源性脱发42例临床观察．中医药导报，2013，19（10）：55.］

第六节　白　发

白发是一种与遗传、营养障碍和精神情绪因素相关的毛发疾病，表现为毛发全部或部分变白。中医也称为“白发”。

白发在中医学中早有记载，如《诸病源候论》云：“足少阴之经也，肾主骨髓，其华在发。若血气盛则肾气强，肾气强则骨髓充满，故润而黑；若血气虚则肾气弱，肾气弱则骨髓竭，故发变白也。”《儒门事亲》说：“年少发白早落，此血热太过也，世俗只知发者血之余，血衰故耳！岂知血热而发反不茂；肝者木也，火多水少，水反不荣，火至于顶，炎上之甚也，热病汗后，发多脱落。”

一、病因病机

本病的发生多与肝肾不足、肝旺血燥、血热风燥等有关。

1. 肝肾不足　先天禀赋不足，或后天失养，或慢性疾病损伤肝肾；或过度思虑、劳累，损阴耗血，伤及肝肾，均可导致肾精不足，肝失濡养，精血既亏，毛发失养而变白。

2. 肝旺血燥　情志不畅，五志化火，水不涵木，肝旺血燥，上扰头部，伤及阴血，毛根失养，故发变白。

3. 血热风燥　素体血热内盛，复感风邪，内外合邪，上扰头部，伤及阴血；或过食辛辣，胃肠积热，日久内热化火，上扰头部，伤津耗液，毛发失养而变白。

二、临床表现

1. 毛发全部或部分变白，可骤然起病或呈慢性发展。

2. 临床上主要分为早老性白发和老年性白发两种。

(1) 早老性白发：又称“少白头”，在青少年或青年时发病，最初头发有稀疏散在的少数白发，大多数首先出现在头皮的后部或顶部，夹杂在黑发中呈花白状。随后，白发可逐渐或突然增多。

①先天性少白头：常有家族遗传史，往往一出生就有白头发，或头发比别人白得早。此外，无其他异常表现。

②后天性少白头：多由营养不良、情绪因素、某些慢性消耗性疾病和内分泌疾病等造成，故常伴有营养不良、情绪异常等表现。

(2) 老年性白发：其白发常从两鬓角开始，缓慢向头顶发展。数年后胡须、鼻毛等也变灰白，但胸毛、阴毛和腋毛即使到老年也不变白。

三、鉴别诊断

1. 遗传性白发 通常出生时即有，或在儿童期迅速出现。包括全身性毛发变白的白化病和局限性毛发变白的斑驳病等。与白化病伴发者，全身毛发呈灰白色，皮肤及虹膜均缺乏色素；先天性局限性白发病（斑驳病）多有家族史，系在身体某部分有一处或数处局限性白发区，有时眉毛及睫毛部分变白。

2. 白癜风 后天性疾病，局限性或全身性皮肤变白，在白斑区域毛发也变白。

四、辨证施治

（一）中药治疗

1. 内治

(1) 肝肾不足证

证候：多见于营养不良、慢性消耗性疾病。头发花白，稀疏脱落；伴头晕目眩，耳鸣，腰膝酸软；舌淡，苔少，脉沉细。

治法：滋肝补肾，填精乌发。

方药：七宝美髯丹(《本草纲目》）合八珍汤(《正体类要》）加减。

加减：偏阳虚者，加淫羊藿、巴戟天、肉桂；偏阴虚者，加女贞子、旱莲草、桑椹子；肾精不足者，加制黄精、沙苑子、菟丝子；头晕耳鸣者，加天麻、益智仁、磁石；腰膝酸软者，加杜仲、续断、桑寄生。

(2) 肝旺血燥证

证候：发病前常有情志不遂、烦劳太过、焦虑紧张等诱发因素。头发骤然变白，头部烘热感，性情急躁易怒或精神抑郁，忧愁烦恼，不思饮食，眠差；舌质红，苔薄黄，脉弦数。

治法：疏肝解郁，养血乌发。

方药：丹栀逍遥散(《内科摘要》）合荆防四物汤(《医宗金鉴》）加减。

加减：烦躁易怒者，加龙胆草、珍珠母；精神抑郁者，加郁金、合欢皮；不思饮食者，加生山楂、白术；夜眠不安者，加丹参、炒酸枣仁、远志。

（3）血热风燥证

证候：多见于青少年，头发干枯发白，可伴稀疏脱落、瘙痒；常喜食辛辣，伴心烦口渴，大便干，小便短赤；舌红，苔薄黄，脉数。

治法：凉血祛风，滋阴乌发。

方药：凉血四物汤(《医宗金鉴》）合神应养真丹(《外科正宗》）加减。

加减：血热偏盛者，加丹皮、水牛角；风热偏盛，伴头发脱落、瘙痒者，加桑叶、钩藤、僵蚕；心烦口渴者，加生栀子、天花粉；头发干枯者，加制首乌、制黄精。

2. 外治

（1）10%补骨脂酊(《赵炳南临床经验集》）

组成：补骨脂 180g 碾碎。

制用法：置于 75%酒精 360mL 内，浸泡 7 昼夜，过滤去渣即成。涂搽患处并按摩 5~10 分钟，每日 1~2 次。具有活血通络乌发之功。

（2）用制首乌、川芎、红花、补骨脂等养血活血、乌须生发的中药加白酒浸泡 1 周后涂搽，每日 2~3 次。

（二）针刺疗法

1. 体针

主穴：百会、四神聪、头维、翳风、生发穴（风池与风府连线中点）、足三里、三阴交。

配穴：血热风燥证，配曲池、风池、血海；肝旺血燥证，加太冲、行间、血海；肝肾不足证，配肝俞、肾俞、太溪、昆仑。

操作方法：实证用泻法，虚证用补法。留针 20~30 分钟，或加电针刺激，每日或隔日 1 次，10 次为 1 个疗程。

2. 耳穴压豆

主穴：肺区、肝区、肾区、交感、内分泌、肾上腺、头区。

配穴：不思饮食者，加脾区；便秘者，加大肠区。

操作方法：每次取穴 4~5 个，贴压王不留行籽，2~3 天换豆 1 次，5 次为 1 个疗程。

3. 梅花针

主穴：阿是穴（白发区）。

配穴：顶部白发者，配百会、四神聪、前顶、后顶；前额部白发者，配头维、发际。

操作方法：中等强度刺激，每日或隔日 1 次，14 次为 1 个疗程。病程长者，可在白发区和头皮足太阳膀胱经循行部位用梅花针移动叩击，每日 1 次，5 次为 1 个疗程。

4. 头三针

主穴：防老和健脑穴。

配穴：瘙痒者，取大椎穴。

操作方法：防老穴向前方斜刺，留针 15~30 分钟，每日或隔日 1 次，10 次为 1 个疗程。

五、西医治疗

（一）局部治疗

局部按摩头皮，有需要者可将头发染黑。

（二）系统药物治疗

1. 补充微量元素 微量元素与头发的颜色有密切关系，尤其是铁和铜，应适当增加摄入。

2. 补充B族维生素 缺乏维生素 B_1、B_2、B_6是白发的一个重要原因，应增加这类维生素的摄入。

3. 适当摄入酪氨酸 黑色素形成的基础是酪氨酸，酪氨酸缺乏也会造成白发，应增加酪氨酸摄入。

六、药膳调养

1. 枸杞首乌煮黑豆

组成：黑豆500g，枸杞60g，首乌30g。

制用法：清水泡30分钟后，一起煮服。

功用主治：滋补肝肾乌发。适用于肝肾不足者。

2. 首乌黑芝麻核桃粉

组成：何首乌、黑芝麻、核桃仁等量。

制用法：共研为粉，淡盐水服下，每次一小匙，每日2~3次。

功用主治：滋补肝肾乌发。适用于肝肾不足者。

3. 首乌黄精粥

组成：制首乌30g，黄精30g，核桃仁15g，黑芝麻15g，粳米200g。

制用法：制首乌、黄精、核桃仁和黑芝麻洗净，与粳米一起煮粥同食。

功用主治：滋补肝肾、生发乌发。适用于肝肾不足者。

七、美容调护

1. 合理饮食，戒烟忌酒及浓茶、咖啡，忌食辛辣刺激、油腻及高糖食物，增加富含维生素及微量元素的食物摄入，保持大便通畅。
2. 温水洗发，忌搔抓及烫洗，勤梳头和按摩头皮。
3. 治疗原发疾病，祛除诱发因素。
4. 调整心情，保持乐观，劳逸结合，睡眠充足，忌焦虑、紧张及熬夜。

八、临床报道参考

治疗白发中药内服方剂的组方原则及用药分析 通过查阅文献，收集到292首治疗白发的内服中药处方，对其组方原则及用药特点等进行分析。结果：治疗白发中药内服方剂多以滋补肝肾、益气养血、祛风、健脾、养心、清热凉血等为治则组方，而以治疗肝肾不足、血热偏盛型处方为主，其中滋补肝肾类处方常用的有六味地黄丸、七宝美髯丹等，用药较多的则有：熟地黄、制首乌、生地黄、枸杞子、牛膝、当归、黑芝麻等。结论：治疗白发可在辨证论治的基础上，以七宝美髯丹等方为主方进行加减。[梁培干，肖琴芳，曾峰，等．治疗白发中药内服方剂的组方原则及用药分析．中国美容医学，2010，19（5）：746.]

第七节 多汗症

多汗症是指多种病因导致的自发性出汗异常过多的现象，表现为阵发性、局限性或全身性出汗增多，常为两侧对称性，但也可见偏身多汗。正常人在生理情况下出汗过多，见于炎热季节、运动、高温环境、情绪激动及进食辛辣食物时，这种出汗多为对称性，且以头颈部、手掌、足底等处为明显。本节介绍的多汗症，是指并非在上述情况下发生的异常出汗过多。

本病属中医“汗证”范畴。早在《内经》即对汗的生理及病理有了一定的认识。明确指出汗液为人体津液的一种，并与血液有密切关系，并明确指出生理性的出汗与气温高低及衣着厚薄有密切关系。如《灵枢·五癃津液别》说：“天暑衣厚则腠理开，故汗出，……天寒则腠理闭，气湿不行，水下留于膀胱，则为溺与气。”在出汗异常的病证方面，谈到了多汗、寝汗、灌汗、绝汗等。《景岳全书·汗证》对汗证做了系统的整理，认为一般情况下自汗属阳虚，盗汗属阴虚。但“自汗盗汗亦各有阴阳之证，不得谓自汗必属阳虚，盗汗必属阴虚也”。《临证指南医案·汗》说：“阳虚自汗，治宜补气以卫外；阴虚盗汗，治当补阴以营内。”奠定了中医治疗多汗症的理论基础。

一、病因病机

1. 卫外不固 素体禀赋不足或病久体虚，损及肺气，肺气虚弱，卫外不固，腠理开合失司，则见汗出。

2. 营卫不调 素体表虚，复感风邪，致营卫失调，腠理开合失司，则见汗出。

3. 阴虚火旺 过度思虑或劳累，损耗阴血，阴不敛阳，阴虚火旺，蒸汗而出。

4. 湿热内蕴 喜食辛辣肥甘或饮食不节，致脾失健运，湿热内生，熏蒸则汗出。

二、临床表现

1. 局限性多汗症

（1）常始于儿童或青春期，男女两性均可发生，或有家族史，可以持续几年，至25岁以后有一个自然减轻的倾向。

（2）常见的部位是掌跖和摩擦面，如腋下、腹股沟、会阴部。其次为前额、鼻尖和胸部。掌跖多汗可以持续性或短暂性，由情绪波动造成，没有季节区别，常出现手足发冷甚或发绀现象，日久可伴手足角化表现。

（3）腋部出汗可由于热或精神活动所诱发，是由于小汗腺过度活动引起，不像腋臭起因于大汗腺。

2. 泛发性多汗症 主要由于其他疾病引起的全身广泛性多汗，如发热性疾病由于神经系统的调节或口服退热剂后出汗以散发热量。其他如中枢神经系统，包括皮质及基底神经节、脊髓或周围神经的损害可以造成全身多汗。

三、鉴别诊断

1. 腋臭 汗液有臭味或汗液被分解而放出臭味。

2. 黄汗症 汗液为黄色，会染衣着色。

四、辨证施治

（一）中药治疗

1. 内治

（1）肺卫不固证

证候：全身汗出增多，汗出恶风；稍劳尤甚，易于感冒，体倦乏力，面色少华；舌淡，苔薄白，脉细弱。

治法：益气固表止汗。

方药：玉屏风散(《世医得效方》）加减。

加减：出汗不止者，加麻黄根、浮小麦、煅牡蛎；兼阴虚者，加麦冬、五味子；兼阳气亏虚者，加熟附子、干姜。

（2）营卫不调证

证候：全身多汗，汗出恶风；周身酸痛，或微发热、头痛；舌淡红，苔薄白，脉浮缓。

治法：调和营卫止汗。

方药：桂枝汤(《伤寒论》）加减。

加减：出汗不止者，加麻黄根、浮小麦、煅牡蛎；兼气虚者，加黄芪、党参。

（3）阴虚火旺证

证候：虚烦少眠，寐则汗出；形体消瘦，骨蒸潮热，五心烦热，或有久咳虚喘；女子月经不调，男子遗精；舌红少苔，脉细数。

治法：滋阴降火止汗。

方药：当归六黄汤(《兰室秘藏》）加减。

加减：潮热者，加地骨皮、银柴胡、白薇；汗多者，加煅牡蛎、浮小麦、糯稻根。

（4）湿热内蕴证

证候：局部出汗或全身汗出，汗出而黏，或蒸蒸发热；口中黏苦或口渴不欲饮，纳呆腹胀，大便黏滞不爽，小便黄；舌红，苔黄腻，脉滑数。

治法：清热除湿止汗。

方药：茵陈五苓散(《金匮要略》）加减。

加减：蒸蒸发热者，加竹叶、石膏；纳呆腹胀，大便黏滞不爽者，加炒枳实、炒厚朴、生大黄；汗出多者，加麻黄根、煅牡蛎。

2. 外治

（1）用煅龙骨、煅牡蛎粉各等量混匀，直接涂搽于出汗部位，可收敛止汗。

(2) 用茵陈、透骨草、枯矾等清热除湿，收敛止汗的中药煎汤泡洗，每日 1~2 次，适用于手足部出汗多者。

(二) 针刺疗法

1. 体针

主穴：合谷、复溜、内关、足三里、三阴交。

配穴：肺气不固证，配肺俞、风池、关元；阴虚火旺证，配肝俞、肾俞、太溪、昆仑；湿热内蕴证，加丰隆、阴陵泉、曲池。

操作方法：实证用泻法，虚证用补法。留针 20~30 分钟，或加用电针刺激，每日或隔日 1 次，10 次为 1 个疗程。

2. 耳穴压豆

取穴：肺区、肝区、肾区、交感、内分泌、肾上腺。

操作方法：每次取穴 4~5 个，贴压王不留行籽，2~3 天换豆 1 次，5 次为 1 个疗程。

3. 穴位贴敷　用煅龙骨、煅牡蛎、五倍子粉各等分混匀，冷开水调成糊状，敷于神阙穴，外用纱布固定，每日 1 次。

五、西医治疗

全身性多汗症很难控制，重点是医治与之相关的基础疾病。掌跖多汗症以局部处理为主，而腋部多汗症的治疗效果往往不如掌跖多汗症。

(一) 局部治疗

1. 外用药　常用的止汗剂包括 20%~25%氯化铝溶液、0.5%醋酸铝溶液、3%~5%甲醛溶液、5%明矾溶液、5%鞣酸溶液。外用药使用次数过多，会引起局部干燥、轻度皲裂或严重刺激现象。

2. 物理疗法　自来水离子电泳疗法，适用于局部（掌跖、腋窝）外用治疗失败的患者。安装心脏起搏器者禁用。浅层 X 线照射可抑制汗腺分泌，仅适用于其他治疗失败的严重掌跖多汗症患者。

3. 肉毒杆菌毒素 A（BTX-A）局部注射　多用于治疗掌跖及腋窝多汗症。一般注射后 5~7 天止汗明显，平均可维持 9~12 个月。

4. 手术治疗　选择性切除第二至第四对胸交感神经，对手掌、腋窝、胸部及面部多汗症均有显著效果，但不适用于足跖多汗症患者。且手术可致永久性无汗及其他部位的代偿多汗，故应慎用。仅腋窝多汗者，可选择性切除腋下分泌最活跃的汗腺部分，此法有肯定的疗效。

(二) 系统药物治疗

全身性多汗症主要是治疗相关的原发疾病。镇静药（苯巴比妥、异戊巴比妥、司可巴比妥、氯美扎酮等）及小剂量抗焦虑药（地西泮、羟嗪、多塞平等）对情绪性多汗症有效，而较大剂量的抗胆碱能药具有抑制汗液分泌作用，可引起难以忍受的口干，故趋向淘汰。

六、药膳调养

1. 黑豆龙眼大枣汤

组成：黑豆 50g，龙眼肉 15g，大枣 10 枚。

制用法：清水泡 30 分钟后，一起煮服。

功用主治：益气养血。适用于虚证汗多者。

2. 冬瓜苡仁汤

组成：冬瓜 500g，薏苡仁 50g。

制用法：清水泡 30 分钟后，一起煮服。

功用主治：清热利湿。适用于实证汗多者。

3. 苡仁赤小豆汤

组成：生薏仁 30g，赤小豆 30g。

制用法：清水泡 30 分钟后，一起煮服。

功用主治：清热利湿。适用于脾胃湿热者。

七、美容调护

1. 合理饮食，忌食辛辣刺激、油腻及高糖食物，增加富含维生素及微量元素的食物摄入，保持大便通畅。

2. 勤换衣物，勤洗澡，注意个人卫生。

3. 治疗原发疾病，祛除诱发因素。

4. 放松心态，保持乐观，劳逸结合，睡眠充足，忌过度劳累。

八、临床报道参考

1. 止汗散敷脐治疗肿瘤患者多汗症临床观察 120 例肿瘤合并多汗症者，随机分成试验组与对照组，其中试验组 68 例，对照组 52 例，分别予止汗散与安慰剂敷脐治疗。采用 Lai 出汗等级标准评分观察评定患者用药前后的汗出程度，并根据中医常见症状、体征分级积分表观察用药前后证候以及 KPS 的变化。止汗散组成：五味子、五倍子、郁金、冰片，按照 1∶1∶1∶0.3 的比例组成。将上述诸药按比例研磨成粉，分别置于 3.5cm×2.5cm 大小的密封塑胶袋中，贴上标签，每袋 3g。安慰剂组成：荞麦粉、冰片，按照 1∶0.3 比例组成，制作方法同止汗散。给药方法：敷于脐中，外覆一层贴膜，防止挥发性药物发散，同时预防药物撒出而影响疗效。每日 1 袋，24 小时换药 1 次。结论：止汗散组用药前后汗出等级程度的比较具有统计学差异性（$P<0.01$）；止汗散组于用药后第 2 天与对照组比较具有统计学差异（$P<0.05$）；中医证候中，用药前后除了自汗、盗汗具有统计学差异（$P<0.01$）外，在口干、手足心热、身热、畏寒肢冷等伴随症状方面，亦具有不同程度的差异性。[林宥任，贾立群，李利亚，等．止汗散敷脐治疗肿瘤患者多汗症临床观察．吉林中医药，2010，30（1）：31.]

2. 黄芪颗粒治疗小儿多汗症的疗效观察 将多汗症患儿 60 例随机分为两组，治疗组予黄芪颗粒（4g/袋）口服治疗，2~3 岁每次 1/2 袋，3~6 岁每次 2/3 袋，6~10 岁每次 1 袋，均为每日 2 次。对照组嘱加强营养、锻炼。4 周为 1 个疗程，1 个疗程后观察疗效。结果：治疗组30例中显效20例，有效6例，无效4例，总有效率87%；对照组30例中显效8例，有效4例，无效18例，总有效率40%。两组总有效率比较，差异有统计学意义。[张维红．黄芪颗粒治疗小儿多汗症的疗效观察．现代中西医结合杂志，2010，19（20）：2499.]

第八节　汗疱疹

汗疱疹又称为出汗不良性湿疹，是一种在手掌、足跖部发生小水疱的疾病。本病与中医"田螺疱"相类似，如《医宗金鉴·外科心法》记载："初生形如豆粒，黄疱闷胀，硬痛不能着地，连生数疱，皮厚难以自破。"

一、病因病机

1. 脾虚湿蕴　平素脾胃虚弱，或饮食不节，损伤脾胃，脾失健运，水湿内生，湿泛肌肤。

2. 湿热阻滞

（1）过食辛辣厚味之品，致使湿热内蕴，胃肠湿热，外犯腠理。

（2）接触不耐之物，或湿邪外袭，蕴于皮肤。

二、临床表现

1. 多见于青少年，中年以后可逐渐减轻或自愈。

2. 好发于手掌、指端、手指侧面，少见于手背、足底，常对称发生。

3. 典型损害为突然出现的多数群集或散在的位于表皮深处的小水疱，呈正常肤色。疱破后流出黏液性液体，数天后水疱吸收、干涸后残留环状鳞屑，自觉瘙痒及有烧灼感，如患病日久可引起手掌皮肤干燥、脱屑、皲裂。

4. 有继发感染时，可形成脓疱，炎症明显。重症者，可引起淋巴管炎或淋巴结炎。

5. 本病始于春末夏初，夏季加重，入冬可自愈，常与手足多汗并存，每年定期反复发作。

三、鉴别诊断

1. 水疱型手足癣　常先有足癣再感染到手部，多为一侧先发，炎症明显。真菌镜检阳性。

2. 剥脱性角质松解症　主要表现为表皮片状剥脱，与季节无关。亦可发生小水疱，但无任何自觉症状。

四、辨证施治

（一）中药治疗

1. 内治

（1）脾虚湿蕴证

证候：掌指部对称分布针尖至粟粒大小水疱，疱液澄清，数日后水疱干涸脱屑，轻微瘙痒；伴纳呆腹胀，大便偏稀；舌淡红胖大，边有齿痕，苔白腻，脉缓。

治法：健脾除湿。

方药：除湿胃苓汤(《医宗金鉴》) 加减。

加减：瘙痒剧烈者，加白鲜皮、地肤子、苦参；水疱渗液多，或伴发脓疱者，加茵陈、虎杖。

（2）湿热阻滞证

证候：喜食辛辣厚味，掌指部对称分布针尖至粟粒大小水疱，疱液浑浊或见脓疱，数日后水疱干涸脱屑，瘙痒较重；伴口苦口干，大便干，小便黄；舌红，苔薄黄腻，脉滑数。

治法：清热利湿。

方药：茵陈蒿汤(《伤寒论》) 加减。

加减：瘙痒剧烈者，加白鲜皮、地肤子、苦参；伴红斑丘疹者，加丹皮、赤芍。

2. 外治 根据汗疱疹以湿邪为主的特点，可用清热除湿的中药煎水湿敷或泡洗：茵陈30g，苦参30g，地肤子30g，藿香30g，黄柏30g。水煎取汁，泡洗患处，每次15分钟，每日2次。

（二）针刺疗法

1. 体针

主穴：可取合谷、劳宫、鱼际、间使。

配穴：曲池、足三里、三阴交。

操作方法：平补平泻。留针20~30分钟，每日或隔日1次，10次为1个疗程。

2. 耳穴压豆

取穴：脾区、交感、内分泌、肾上腺。

操作方法：每次取穴4~5个，贴压王不留行籽，5天换豆1次，5次为1个疗程。

五、西医治疗

（一）局部治疗

早期水疱性损害的治疗以干燥止痒为主，可用1%酚炉甘石洗剂外搽；开始脱皮时，可用糖皮质激素霜剂或软膏等外搽；局部反复脱皮、干燥疼痛者，可外用2%~5%水杨酸软膏、10%尿素软膏等外搽。

（二）系统药物治疗

短程口服泼尼松效果较好，一般每日30mg，连续服用5~7天。对有精神紧张者，可适当选用镇静安神剂。

六、药膳调养

茵陈苓豆粥

组成：茵陈30g，赤小豆、薏苡仁各50g，茯苓粉20g。

制用法：茵陈水煎去渣取汁，加入赤小豆、薏苡仁煮至豆烂，加入茯苓粉略煮，再加白糖适量调味。

功用主治：清热利湿。适用于湿热阻滞型汗疱疹。

七、美容调护

1. 避免接触肥皂、洗衣粉、洗涤剂、汽油、酒精等物。
2. 不要用手撕脱蜕皮，以防染毒成脓。
3. 忌食辛辣刺激食物，戒烟戒酒；多吃水果和蔬菜，保持大便通畅。
4. 注意调理情绪，保持心情舒畅。

八、临床报道参考

1. 针刺联合中药治疗汗疱疹20例　①针刺疗法：选用曲池、三阴交、血海、足三里等穴位，用6805-2针灸治疗仪，选用1.0~2.0寸毫针，采用密波、频率2~4Hz，强度以患者能耐受为限，每日1次，7天为1个疗程，2个疗程间休息2~3天。②中药洗剂：苦参10g，艾叶10g，石菖蒲15g等中药，煎水制成洗剂，泡洗患病的手足。每次30分钟，每日2次，连续1个月。慢性汗疱疹患者，需适当延长治疗时间。治疗期间不需服用其他药物。③心理疗法：由于汗疱疹多发生于青年人，他们多处在工作、学习易波动的不稳定时期，情绪上也易激动，汗疱疹瘙痒症状会加重他们烦躁心情。因此，对患者应进行开导，采取耐心、细心的心理安慰，鼓励患者，树立战胜疾病的信心。评价标准：第二年未发生、皮肤正常为治愈；第二年发生但较上年症状轻，皮肤欠正常为有效。结果：20例汗疱疹患者经过1~3个月治疗后，除1例中途未坚持外，4例好转，其余均治愈。[邢丹智，邢政．针刺联合中药治疗汗疱疹20例．中国民康医学，2011，23（7）：888.]

2. 皮肤康洗液治疗手部小水疱型汗疱疹临床疗效观察　入选57例患者，以患者左右手自身随机对照。患者用清水清洁双手，干燥后于患处外涂卤米松或三氯生乳膏，每日1次，连续7天，同时口服盐酸曲普利啶胶囊5mg，每日2次，连续7天。治疗组于外涂卤米松或三氯生乳膏后，即湿敷皮肤康洗液。其方法：患手经5层无菌纱布包敷后，用以凉开水稀释10倍皮肤康洗液淋湿，湿度以药液不下滴为宜，并用上稀释液维持纱布湿润，每日1次，每次2小时，连续7天，疗程为1周。结果：治疗组57例中痊愈52例，显效5例，总有效率100%；对照组57例中痊愈45例，显效5例，有效5例，无效2例，总有效率88%。两组比较，差异有统计学意义（$P<0.05$）。治疗组1例出现干燥紧缩感，未处理，停药后2天自行消退，不影响疗程；对照组未出现明显不良反应。结论：皮肤康洗液湿敷治疗小水疱型汗疱疹疗效肯定，安全性及耐受性好，且能明显提高患者的治疗依从性。[王慧丽，邬运学．皮肤康洗液治疗手部小水疱型汗疱疹临床疗效观察．现代中西医结合杂志，2010，19（24）：3053.]

第九节　臭汗症

臭汗症是指汗腺分泌液有特殊臭味或汗液被分解后释放臭味的疾病，可分为全身性和局部性两种。中医称为“体气”“狐燥”及“狐臭”。

《诸病源候论·体臭候》记载："人有体气不和，使精液杂秽，故令身体臭也。"《狐臭候》记载："人腋下臭如葱豉之气者，亦言如狐狸之矢气者，故谓之狐臭。"

一、病因病机

1. 秽浊内蕴 禀赋于先天，承袭父母腋下秽浊之气，熏蒸于外，从腋下发为狐臭。

2. 湿热熏蒸

（1）过食辛辣厚味之品，致使湿热内蕴于腠理汗孔所致。

（2）天热衣厚，久不洗浴，使津液不能畅达，以致湿热秽浊外壅，熏蒸于体肤之外而致。

二、临床表现

臭汗症多见于多汗、汗液不易蒸发和大汗腺所在部位，临床上主要分为全身性和局部性两种。

1. 全身性 是指小汗腺分泌大量汗液，并被皮面附生细菌分解、释放而产生特异臭气，常与多汗症伴发。例如足底、趾缝常臭汗与多汗伴发。内服某些药物，如砷剂、缬草、磷化物、麝香等均可随汗液排出体表而发出特殊气味。

2. 局部性 多发于大汗腺所在部位，如腋窝、腹股沟、肛周、外阴、脐部及女性乳房下等处，以足部、腋部最为多见。

（1）腋臭：俗称狐臭。常见于青少年，女性多见，轻重不等，夏季更甚，常伴有色汗（以黄色多见）。多数患者外耳道内有柔软耵聍，少数患者外阴、肛门、乳晕等部位可同时散发此味。更年期过后，大汗腺逐渐萎缩，本病逐渐消退。

（2）足臭：往往与足部多汗症伴发，有刺鼻的臭味，尤以夏季不勤洗脚时更甚，多见于青少年。由于小汗腺分泌旺盛，若穿塑胶底鞋、靴，汗液不易挥发，足部湿热易滋生真菌、细菌，被分解后产生不饱和脂肪酸，发出臭味，亦可随年龄增长逐渐减轻或消失。

三、鉴别诊断

1. 多汗症 皮肤出汗异常过多，无特殊臭味。

2. 黄汗症 汗液为黄色，会染衣着色，无臭味。

四、辨证施治

（一）中药治疗

1. 内治

（1）秽浊内蕴证

证候：常有家族史，多在青春期开始发病，夏季或多汗时，臭气加剧，不可近人，尤其腋下有棕纹缕孔时，汗出色黄如柏汁沾衣；耳道处潮湿或发黏，耳垢通常为黄色柔软稀薄或黏稠的油脂状物体，舌脉可如常人。

治法：芳香辟秽，除湿化浊。

方药：三仁汤(《温病条辨》）加减。

加减：加木香、藿香、佩兰、白芷、槟榔等芳香化浊除湿之品。

（2）湿热熏蒸证

证候：常无家族史，好发于夏季，腋下多汗，染着衬衣呈黄色，有轻微狐臭气，洗浴后暂时减轻或消除；舌红，苔腻，脉滑数。

治法：清热利湿，芳香化浊。

方药：甘露消毒丹(《医效秘传》）加减。

加减：加木香、佩兰、白芷等芳香化浊除湿之品。

2. 外治

（1）腋臭局部可用密陀僧散或枯矾 30g，蛤蜊壳粉 15g，樟脑 15g，研细粉外扑。

（2）民间以热馒头或热山芋去皮，蘸密陀僧粉，趁热夹于腋下（以不烫伤为度），有一定疗效。

（3）龙眼核 6 枚，胡椒 27 枚，共研细粉扑撒患处。

（二）针刺疗法

1. 体针

主穴：合谷、复溜、丰隆、阴陵泉、足三里、三阴交、曲池、血海。

操作方法：平补平泻。留针 20~30 分钟，或加用电针刺激，每日或隔日 1 次，10 次为 1 个疗程。

2. 耳穴压豆

取穴：脾区、肾区、交感、内分泌、肾上腺。

操作方法：每次取穴 4~5 个，贴压王不留行籽，2~3 天换豆 1 次，5 次为 1 个疗程。

五、西医治疗

轻者不必治疗，勤沐浴，勤换衣物、袜子，保持局部清洁干燥。伴有多汗症者，以治疗局部多汗为主，如外用 20%~25%氯化铝溶液等；1%聚维酮碘溶液、1∶8000 高锰酸钾溶液或 0.5%新霉素溶液局部湿敷或浸泡，可杀菌和减轻臭味；腋臭严重者，可选择外科手术治疗。

六、药膳调养

藿香佩兰茶

组成：藿香 5g，佩兰 5g，白芷 5g。

制用法：冲水代茶饮。

功用主治：芳香化浊。适用于腋臭。

七、美容调护

1. 注意个人卫生，勤沐浴，勤换衣。
2. 衣着要透气凉爽，出汗后及时擦干，并外用爽身粉；足臭者，勿穿塑胶类鞋。
3. 忌辛辣刺激食物，戒烟戒酒。
4. 局部可每天用肥皂水清洗几次，破坏细菌生长环境。

5. 保持心情开朗，不宜做剧烈运动。

6. 若是多汗症引起者，先治疗多汗症。

八、临床报道参考

1. 消痔灵局部注射治疗臭汗症 103 例 入选 103 例患者，以前均未手术治疗，而用高频电刀或 CO_2激光治疗过。①药物配制：消痔灵注射液与利多卡因（100mg/5mL）注射液以 3∶1 混合而成；②注射方法：患者仰卧，上肢外展抱头位，腋窝与床沿平行。局部常规消毒，无须铺孔巾，术者戴手套。用 6 号半针头的 10mL 注射器抽药，针头斜面朝上紧贴真皮层进针，缓慢注药。注药后的皮肤略隆起，稍发白，毛孔粗大。对未发育成熟青少年的注射区要超过全部腋毛区周缘 0.5cm，成年人的注射区略大于其全部腋毛区。对腋窝凹凸不平处，须用手尽量抚平，有利于在正确平面层进针。每侧注药量 7~15mL，个别为 20mL。注射完毕，用针尖在已注射区域逐个点刺，如某处仍有疼痛，说明该处无药或药量不够，须适当补注。用 1.0cm 宽的胶布在注射部位远端稍紧缠绕上臂 5 小时，防止药物由于重力作用流向他处，然后用纱布在注射处适度挤压，进一步使药物均匀分布。术后服 3 日四环素，2 个月后复诊。结果：87 例（84.5%）患者的臭味全部或基本（在大汗时仍有少许味）消失，其中 29 例在 3~5 年后疗效仍然保持。6 例（5.8%）单侧仍有轻度臭味；5 例（4.9%）双侧仍有轻度臭味；5 例（4.9%）认为无效。所有患者注射部位的皮肤未出现感染和坏死，但稍微变硬。[罗建华．消痔灵局部注射治疗臭汗症 103 例．皮肤病与性病，2002，24（4）：29.]

（杨恩品　杨　瑾）

思考题

1. 试述痤疮的辨证分型、治法和代表方剂。
2. 简述痤疮的预防和护理要点。
3. 简述寻常痤疮和酒渣鼻的鉴别要点。
4. 如何诊断红斑期、丘疹脓疱期和鼻赘期的酒渣鼻？
5. 干性和湿性脂溢性皮炎如何诊断？
6. 简述中医辨证论治脂溢性皮炎的主要分型及其辨证要点。
7. 简述斑秃的进展期、静止期和恢复期的临床表现。
8. 斑秃的中医辨证分型、治法及方药是什么？
9. 雄激素性脱发的中医辨证治疗要点及代表方剂是什么？
10. 如何鉴别斑秃和雄激素性脱发？
11. 简述白发的病因病机。
12. 白发的中医辨证分型、治法及代表方剂是什么？
13. 简述多汗症的病因病机。
14. 简述汗疱疹的病因病机。
15. 汗疱疹应和哪些病鉴别？
16. 臭汗症的辨证要点及其代表方剂是什么？
17. 狐臭有哪些局部治疗方法？

第七章　病毒性皮肤病

第一节　带状疱疹

带状疱疹是一种急性疱疹性皮肤病，多见于成年人，老年人病情尤甚。本病好发于躯干，故中医文献又称为“蛇串疮”“缠腰火丹”“火带疮”“甑带疮”“蛇丹”等。

中医对本病早有记载。隋代巢元方《诸病源候论》说：“甑带疮者缠腰生，状如甑带，因以为名。”明代王肯堂《疡医准绳》说：“或问绕腰生疮，累累如贯珠，何如？曰是名火带疮，亦名缠腰火丹。”明代申斗垣《外科启玄》称“蜘蛛疮”。明代陈士铎《外科秘录》说：“蛇窠疮生于身体脐腹之上下左右，本无定处，其形象宛如蛇也。”清代祁坤《外科大成》说“名蛇串疮，初生于腰，紫赤如疹，或起水疱，痛如火燎”，具体描述了该病的临床特征。

一、病因病机

多因情志内伤，肝气不舒，久而郁结化火，肝经火毒蕴积而成；或因脾失健运，湿邪内生，日久化热，湿热搏结而发；若夹风邪上窜则发于头面；夹湿邪下注则发于阴部及下肢；火毒炽盛者，以躯干发病居多。体弱年老者，则因血虚肝旺，湿热蕴结，致气血凝滞，经络阻塞。总而言之，本病初期以湿热火毒为主，后期则多正虚血瘀，夹湿夹热为患。

西医学认为，本病是由水痘-带状疱疹病毒感染引起。

二、临床表现

1. 好发于成年人，且发病率随年龄增大而上升。四季皆可发病，春秋季节多见。

2. 发病前可出现全身不适，神疲乏力，低热，纳差，患部皮肤敏感，或灼热刺痛等前驱症状，皮疹可随疼痛同时出现，也可延迟数天后出现。好发部位依次为胸胁、颈部、头面和腰骶等。

3. 发病初期，患处皮肤先出现红色斑丘疹，很快变为粟粒至黄豆大小的水疱，簇集成群，累累如串珠，条索状排列，疱群之间隔以正常皮肤，水疱周围绕以红晕，疱液澄清，疱壁紧张发亮。

4. 皮损多发生在身体一侧，沿某一周围神经分布，一般不超过正中线。部分患者可无皮损，仅有局部刺痛感，或稍发红，无明显水疱；严重者，可出现大疱、血疱，甚至坏死。

5. 疼痛是本病主要症状。可于发病前或与皮损同时出现，疼痛轻重不等，因人而异。

儿童或年轻人疼痛较轻；年老体弱者疼痛剧烈，部分患者皮损消退后仍可留下顽固的神经痛，持续数月，甚至更长时间，称带状疱疹后遗神经痛。

6. 发于头面部者如眼部和耳部，病情较重，伴有附近臀核肿痛，也可导致视力和听觉损伤。

7. 病程一般 2~3 周，老年人 3~4 周，愈后一般不复发。

三、鉴别诊断

单纯疱疹 好发于皮肤黏膜交界处，皮损为针头至绿豆大小的水疱，多为一簇；伴有瘙痒或灼热感，易复发。

四、辨证施治

（一）中药治疗

1. 内治

（1）肝经郁热证

证候：皮疹色红，疱壁紧张光亮，灼热刺痛；伴口苦咽干，烦躁易怒，大便干结或小便黄；舌质红，苔薄黄或黄腻，脉弦滑数。

治法：清肝泻火，解毒止痛。

方药：龙胆泻肝汤(《兰室秘藏》）加板蓝根、土茯苓、延胡索等。

加减：发于头面者，加牛蒡子、菊花；发于眼部者，加谷精草、密蒙花；出现血疱者，加赤芍、水牛角粉、牡丹皮；疼痛明显者，加制乳香、制没药；大便干者，加生大黄。

（2）脾虚湿蕴证

证候：皮损颜色淡红，疱壁松弛；伴腹胀纳少，口淡不渴，大便溏；舌质淡或正常，苔薄白或白腻，脉缓或滑。

治法：健脾利湿，解毒止痛。

方药：除湿胃苓汤(《医宗金鉴》）加减。

加减：水疱多者，加萆薢、土茯苓；发于下肢者，加薏苡仁、牛膝、黄柏；腹胀纳少者，加大腹皮、砂仁。

（3）气滞血瘀证

证候：水疱干涸结痂或消退后局部仍疼痛不止，并扩散到附近部位，坐卧不安，影响睡眠；伴神疲，心烦，眠差；舌质暗红，苔薄白，脉弦细。

治法：理气活血，通络止痛。

方药：柴胡疏肝散(《证治准绳》引《统旨》）合桃红四物汤(《医宗金鉴》）加减。

加减：疼痛剧烈者，加制乳香、制没药、延胡索、蜈蚣、全虫等；心烦眠差者，加山栀子、牡蛎、珍珠母、酸枣仁；神疲乏力者，加生黄芪、白术等。

2. 外治

（1）水疱初起者，用鲜马齿苋、野菊花叶、玉簪花叶捣烂外敷；或二味拔毒散(《医宗金鉴》）用浓茶水调后外涂；或用玉露膏，或三黄洗剂（经验方）外搽；或双柏散（经验方)、清凉乳剂（麻油加饱和石灰水，上清液充分搅拌成乳状）外敷，每日 3 次。

（2）水疱较大者，可用三棱针或消毒空针刺破，抽出疱液或使疱液流出，以减轻胀痛不适感。

（3）无渗出者，用青黛膏、四黄膏（经验方）或黄连膏(《医宗金鉴》）外涂。

（二）针灸疗法

1. 体针

主穴：大椎、曲池、合谷、支沟、内关、阴陵泉、行间、夹脊穴、局部皮损处。

配穴：肝经郁热者，加太冲、侠溪、阳陵泉；脾经湿蕴者，加大都、三阴交、血海。

操作方法：常规针刺，皮损局部可围刺，每日 1 次。

2. 耳针

取肝、肺及皮疹所在部位的相应耳穴行针刺、埋针或药丸按压。

五、西医治疗

1. 局部治疗

（1）可外搽重组人干扰素凝胶、3%阿昔洛韦软膏或1%喷昔洛韦乳膏，每日 4 次；水疱溃破后避免继发感染，可外用莫匹罗星软膏或夫西地酸乳膏等。

（2）合并眼部损害者，请眼科医师协助处理。

（3）可选用红外线、频谱治疗仪等局部照射，以促进水疱干涸结痂，缓解疼痛。

2. 系统药物治疗

（1）抗病毒药物：应及早使用（发病 3 天内）。可用阿昔洛韦 5mg/kg 静脉滴注，每 8 小时 1 次，连用 7 日；或口服阿昔洛韦，每次 0. 2g，每日 5 次；或口服盐酸伐昔洛韦，每次 0. 3g，每日 2 次；或万乃洛韦，每次 0. 3g，每日 2 次，疗程均为 7~10 日。

（2）糖皮质激素：目前应用尚有争议。大部分学者认为，早期合理应用时，可减轻局部肿胀和疼痛，最好在发病 5~7 日内应用。一般用醋酸泼尼松片 20~30mg/d，分 2~3 次口服或早晨顿服，连用 3~7 日。

（3）止痛药物：可选用加巴喷丁胶囊、去痛片、罗通定、布洛芬、吲哚美辛、扶他林、戴芬等，也可用阿司匹林。

（4）营养神经药物：可用甲钴胺片、维生素 B_1 片口服，或甲钴胺针剂静脉滴注。

六、药膳调养

1. 大青叶炖莲藕

组成：柴胡、大青叶各 20g，莲藕 250g，盐、味精各 3g。

制用法：大青叶、柴胡洗净，放入瓦锅内，加水适量，置武火上烧沸，煎煮 25 分钟。去渣，留汁液待用。莲藕去皮，洗净，切 4cm 长，2cm 宽的条块，放入铝锅内，加入大青叶药液和水适量，用文火煮 30 分钟，加入盐、味精即成。每日 1 次，每次食莲藕 100g，喝汤。

功用：清热，凉血，止痒。

2. 蕹菜瘦肉

组成：蕹菜 250g，猪瘦肉 150g，料酒 6mL，盐、味精各 3g，水豆粉 15g，鸡油 20mL。

制用法：蕹菜嫩叶洗净；猪瘦肉洗净，切片，用水淀粉挂上浆。铝锅加入水，置武火上烧沸，再用文火煮猪瘦肉 25 分钟，再加入蕹菜、盐、料酒、味精、鸡油即成。每日 1 次，每次食蕹菜、猪肉 150g，喝汤。

功用：清热，补虚，解毒。

3. 冰糖煲荸荠

组成：荸荠 250g，冰糖 30g。

制用法：荸荠去皮，洗净，切块；冰糖打碎成屑。荸荠放在炖锅内，加水适量，置武火上烧沸，再用文火炖煮 20 分钟，加入冰糖屑再炖 5 分钟即成。每日食 1 次，每次 1 杯。

功用：清热润肺，解毒止痒。

4. 薏米拌黄瓜

组成：薏苡仁 30g，黄瓜 250g，盐、味精各 3g，香油 25g。

制用法：薏苡仁淘洗干净，去泥沙，煮熟备用。黄瓜带皮洗净，切 4cm 长、1cm 宽的长条，放入碗内，加入熟薏苡仁、盐、味精、香油拌匀即成。每日 1 次，每次食黄瓜、薏苡仁 100g，佐餐食用。

功用：利湿清热，解毒止痒。

5. 柏子仁红糖

组成：柏子仁 30g，红糖 30g。

制用法：柏子仁洗净，放入瓦锅内，加水适量，置武火上烧沸，再用文火煎煮 30 分钟，去渣，留汁液，在汁液里加入红糖，溶化即成。每日食 2 次，每次 150mL。

功用：养心安神。

6. 莲子赤豆茯苓羹

组成：莲子、赤小豆、茯苓各 30g，蜂蜜 20g。

制用法：将莲子、赤小豆、茯苓洗净。茯苓晒干或焙干，研成细末。莲子放入温开水中浸泡片刻，去皮及芯，与淘净的赤小豆同入砂锅，加水适量。大火煮沸后，改为小火煮至莲子、赤小豆熟烂如泥，边搅拌边调入茯苓细末，直至成羹。离火，趁温热加入蜂蜜，拌匀即成。早晚两次分服。

主治：对脾湿型中老年带状疱疹尤为适宜。

七、美容调护

1. 劳逸结合，调整情绪，避免肝郁气滞，加重病情。

2. 饮食宜清淡，忌食辛辣肥甘厚味和鱼腥海味食物，多吃新鲜蔬菜、水果。

3. 内衣宜宽松柔软，以减少摩擦；局部忌用热水烫洗。

4. 皮损应保持干燥、清洁，避免感染；忌用刺激性强的药膏涂搽，以免皮损范围扩大或加重病情。

八、临床报道参考

1. 龙胆泻肝汤加减治疗带状疱疹伴中、重度抑郁情绪 设治疗组和对照组。对照组：①口服药物：泛昔洛韦 0.25g，每日 2 次，抗病毒治疗 7 天。同时联合氟哌噻吨口服，每次 2 片，每日 2 次，抗焦虑抑郁治疗 14 天。另予口服布洛芬，每次 300mg，每日 2 次，止痛。②局部治疗：早期红斑水疱，外用收敛性的药物如炉甘石洗剂；有糜烂、坏死者，以 0.1%利凡诺尔液作湿敷，外用抗生素软膏，同时进行紫外线照射。眼局部疱疹可滴疱疹净滴眼液，外涂抗生素眼膏，疗程为14天。治疗组在对照组治疗方案的基础上，口服龙胆泻肝汤加减（自拟）：龙胆草6g，黄芩9g，山栀子9g，泽泻12g，木通9g，车前子9g，当归8g，生地黄20g，柴胡10g，紫草9g，板蓝根9g，香附10g，枳壳10g，陈皮10g，郁金9g，合欢皮9g，川芎9g，芍药9g，甘草6g。发于头面者，加牛蒡子8g，野菊花8g；有血疱者，加水牛角粉10g，牡丹皮8g；疼痛明显者，加乳香5g，没药10g。每日1剂，水煎服，连服14天。结果：治疗后观察组总有效率为94.5%，优于对照组的64.9%（$P<0.01$）。结论：中西医结合在治疗带状疱疹患者伴中、重度抑郁情绪时，能协同互补，共同达到有效止痛、改善患者抑郁情绪、提高临床疗效的目的。［霍则军，刘青云．龙胆泻肝汤加减治疗带状疱疹伴中、重度抑郁情绪．中国实验方剂学杂志，2013，19（4）：300.］

2. 带状疱疹的中医传统外治法 ①毫针治疗：采用局部围刺法与辨证取穴治疗。局部围刺时，常规消毒疱疹及周围局部皮肤，皮损局部的围刺可先在皮损之头、尾各刺1针，两旁则根据病变范围大小，用1~1.5寸毫针从皮损边缘向皮损中央沿皮刺入0.5~1寸，留针30分钟。常规针刺时，对辨证所选取的穴位（阴陵泉、血海、合谷、太冲、膈腧、肝俞、曲池、足三里）常规消毒，用1.5寸毫针依次常规针刺，留针30分钟。②火针治疗：通过火针针刺病变局部，开启经络外门，导入火热之性，鼓舞气血运行，使内外积滞之邪得以有所出路，使火热毒邪得以外泄，机体气血通畅，营卫调和，阴平阳秘，正胜邪去，以达除湿、散瘀之功。尤其对久病不愈，证属气血虚弱、脾阳不足的患者，火针治疗往往疗效显著。操作方法：选择皮损周围及龙头、体、尾，常规消毒后定好针刺部位，点燃酒精灯，左手持点燃的酒精灯移至针刺的部位，右手取火针在火焰上烧红至白亮时，先快速点刺龙头、体、尾，后刺疱疹周围。③刺络拔罐放血治疗：采用刺络放血的治疗方法，直接刺激皮损，调节局部气血，令风湿热毒之邪迅速随血而去，使祛邪务尽，邪去正安，既祛邪通络止痛，又祛瘀生新。对带状疱疹的治疗部位主要在龙头、龙尾及龙眼穴处。“龙头”是指疱疹延伸方向之端，“龙尾”是指疱疹最先出现处，在“龙头”及“龙尾”之间刺络放血，可控制邪气内传发散，局限病变部位；龙眼穴是经外奇穴，位于手小指尺侧，第二、三骨节之间的横纹处，属手太阳小肠经，心与小肠相表里，五行属性中均属火，而心主血脉，故龙眼穴放血可通过清泻心火以清泻肝热，活血化瘀，使邪毒从血而出。操作方法：用采血针点刺疱疹分布区，视疱疹面积的大小决定点刺数量，重点在皮损头、尾部，将疱疹刺破后，随即在点刺处用闪火法拔火罐，以拔罐后皮肤表面呈暗紫红色并伴有少量出血为宜，出血量以2~5mL为度，留罐10分钟。起罐后用消毒干棉球擦去皮损部吸出的疱液及血液，一般不外敷药物，尽量暴露皮损部位。最后在双侧龙眼穴处用采血针点刺放血，挤出5滴左右的血，后用消毒干棉球擦去局部血液。④拔罐疗法：依照辨证取穴，施以拔罐治疗。其治疗原理是以中医脏腑、经络辨证为依据，选择相应穴位进行拔罐治疗。常用穴位有膈俞、肝俞、脾俞、胃俞、阴陵泉、血海、足三里、丰隆。操作方法：对辨证所选取的穴位常规消毒，选用3号或4号玻璃罐，点燃火把，在罐中闪烧后，依次拔在所选取的穴位上，留罐5~10分钟，一般不超过10分钟。拔罐时间过久，易致罐内皮肤起水疱，造成皮肤损伤。如出现水疱，可将水疱刺破，外涂龙胆紫药水或绿药膏，防止皮肤感染。⑤刮痧疗法：刮痧治疗是基于人体脏腑、经络、营卫、腧穴的关系，通过对人体体表的刺激，联结成一个从内及外与从外达内的治疗反应通路，具有清热消肿、软坚散结、活血化瘀、调整阴阳、和谐脏腑的作用。操作方法：主要施术于手太阳小肠经体表分布范围，沿其走行方向由上至下刮痧，持续时间 3~5 分钟，以痧出为度。结论：带状疱疹的治疗方法很多，依据中医理论，尝试采用综合的中医传统治疗方法，可取得较好效果，尤其是对后遗神经痛的效果更好。[吴春节，曹明璐. 带状疱疹的中医传统外治法. 中国临床医生，2011，39（8）：18-20.]

第二节 单纯疱疹

单纯疱疹是一种急性疱疹性皮肤病，好发于口角、鼻孔周围。其特点为：红斑基础上簇集性小水疱，可破溃结痂，伴瘙痒或灼热，有自限性，易复发。中医称之为热疮，如《圣济总录》载："热疮本于热盛，风气因而乘之，故特谓之热疮。"

一、病因病机

风温热毒外感，肺胃二经被阻，蕴蒸皮肤而发；复发者，多邪热伤津，致阴虚内热。发热、月经来潮、胃肠功能障碍、妊娠等常常是诱发因素。

西医认为，颜面疱疹多由单纯疱疹病毒 I 型感染引起。

二、临床表现

1. 好发于皮肤黏膜交界处，如口角、唇周、面颊、鼻孔周围等部位。

2. 皮损表现为红斑基础上簇集性小水疱，可破溃结痂，痂脱而愈，留有轻微色素沉着，伴瘙痒或灼热感，有自限性，病程 1~2 周，易反复发作。

3. 一般无全身症状。发病前局部皮肤有轻微发胀、痒痛、烧灼感。发于口角唇缘或口腔黏膜者，可导致颌下或颈部臖核肿痛。

三、鉴别诊断

1. 蛇串疮 皮损多沿神经走向排列成带状，为多簇水疱，水疱不易破，疱群间有正常皮肤间隔；疼痛明显，愈后不易复发。

2. 黄水疮 好发于头面、四肢等暴露部位；初起为水疱，继而形成脓疱，疱破结脓痂，较厚，呈黄色。有传染性。

四、辨证施治

1. 内治

（1）肺胃热盛证

证候：面部群集小疱，刺痒灼热；或伴心烦郁闷，大便干，小便黄；舌质红，苔黄，脉浮数。

治法：疏风清热。

方药：辛夷清肺饮（《外科正宗》）合竹叶石膏汤（《伤寒论》）加减。

（2）阴虚内热证

证候：疱疹反复不愈，间断发作；伴口干唇燥，午后微热；舌质红，苔薄，脉细数。

治法：养阴清热。

方药：增液汤(《温病条辨》）加板蓝根、马齿苋、石斛、紫草、生薏苡仁。

2. 外治 局部外用以清热、解毒、收敛、干燥为原则。可用紫金锭（又名玉枢丹）磨水外搽，或青吹口散（经验方）油膏、黄连膏(《医宗金鉴》）外涂，或金黄散(《医宗金鉴》）蜂蜜调敷，每日2~3次。

五、西医治疗

1. 局部治疗 症状轻者，可选用重组人干扰素凝胶，3%阿昔洛韦软膏或1%喷昔洛韦乳膏，每日4次；继发感染者，可用莫匹罗星软膏、夫西地酸乳膏等。

2. 系统药物治疗 症状重者，可选择抗病毒药，如盐酸伐昔洛韦、万乃洛韦等口服，疗程7~10天。

六、美容调护

1. 清淡饮食，忌辛辣炙煿、肥甘厚腻之品。
2. 多吃蔬菜、水果，多饮水，保持大便通畅。
3. 注意保持局部清洁，防止继发感染。结痂后宜用油膏，以防其痂壳裂开。
4. 劳逸结合，对反复发作者，应避免诱发因素，锻炼身体，增强体质。

七、临床报道参考

中医治疗单纯疱疹170例疗效观察 治疗方法：①中药内服：自拟贯防汤加味。贯众15g，防风15g，重楼15g，郁金12g，粉葛15g，前胡15g，灵芝15g，芦根15g，连翘15g，银花15g，桑叶12g，板蓝根15g，大青叶12g，蜈蚣2条。反复发作者，大多兼脾胃积热，可酌加车前子、陈皮、苍术、竹叶等药。以上均为成人用药剂量，小儿剂量根据年龄、病情酌减。每日1剂，7天为1个疗程，治疗2个疗程后统计疗效。②中药外洗：在内治基础上，配合局部外洗，效果尤佳。用马齿苋、板蓝根、紫草、败酱草各30g，煎水待凉，用纱布5~6层湿敷，每次20分钟，每日2~3次。治疗结果：临床痊愈162例，有效8例，总有效率100%。[赵红梅．中医治疗单纯疱疹170例疗效观察．云南中医中药杂志，2005，26（3）：14.]

第三节 扁平疣

扁平疣是一种发生于皮肤浅表的良性赘生物。好发于颜面部、手背及前臂，青年男女多见。皮损表现为表面光滑的扁平丘疹，一般无自觉症状，时有瘙痒，可自行消退，但也可复发。中医称之为扁瘊。

一、病因病机

多因风热毒邪外袭，搏于肌肤而发；或郁怒伤肝，扰动肝火，肝旺血燥，致筋气不荣、肌肤失养所致。

二、临床表现

好发于颜面、手背和前臂，青年男女多见。皮损表现为表面光滑的圆形或椭圆形扁平丘疹，正常皮色或淡褐色，大小如米粒至黄豆。数目多少不定，散在分布，或簇集成群，常因搔抓，沿表皮剥蚀处发生，而成线状损害。一般无自觉症状，偶有瘙痒，有时可自行消退，少数可复发。

三、鉴别诊断

扁平苔藓　多发于四肢伸侧、背部及臀部。皮损为多角形扁平丘疹，呈暗红色或紫红色，表面有蜡样光泽，多数丘疹可融合成斑片，瘙痒剧烈。

四、辨证施治

1. 内治

（1）风热蕴结证

证候：皮损数目较多，色淡红，微痒或不痒，伴口干不欲饮；舌质红，苔薄白或薄黄，脉浮数。

治法：疏风清热，解毒散结。

方药：马齿苋合剂（经验方）加木贼草、郁金、浙贝母、板蓝根等。

（2）热瘀互结证

证候：皮疹较硬，大小不一，色黄褐或暗红，不痒不痛，病程较长；舌质红或暗红，苔薄白，脉沉弦。

治法：活血化瘀，清热散结。

方药：桃红四物汤（《医宗金鉴》）加生黄芪、板蓝根、紫草、马齿苋、浙贝母、薏苡仁。

2. 外治

（1）可选用木贼草、马齿苋、板蓝根、香附、苦参、白鲜皮、蛇床子各20~30g，煎水趁热洗涤患处，每天2~3次。

（2）用内服药的最后1遍煎汁外洗，用海螵蛸蘸药汁轻轻擦洗疣体，以其微红为度，每天2~3次。

（3）皮损散在者，用鸦胆子仁油外涂患处，每天1次，但应保护正常皮肤，防止受损。

五、西医治疗

1. 局部治疗

（1）外涂0.05%~0.1%维A酸软膏或阿达帕林软膏，每天1~2次。

（2）皮损散在、稳定、数目较少者，可采用微波、电灼、激光等局部烧灼或冷冻。

2. 系统药物治疗　尚无确切有效的药物，可尝试使用免疫调节剂如左旋咪唑、干扰素、胸腺肽等。

六、药膳调养

1. 香附鸡蛋

组成：制香附200g，研为细末，分装成15份备用。

制用法：鸡蛋1枚，打碎，与1份香附搅匀；取花生油15mL，放锅内烧热后，放入拌匀的香附鸡蛋，煎熟后，放入10mL米醋，趁热食。

2. 薏苡仁粥

组成：新产薏苡仁50g，拣去杂质，淘洗干净。

制用法：加水适量，用武火煮沸后，改文火煮熟成粥，调入白糖少许，空腹顿服。

3. 醋蛋

组成：鲜鸡蛋7个，醋80mL。

制用法：鸡蛋煮熟，去壳，用竹筷在鸡蛋上穿几个小孔，然后切成4份，装入杯内。醋注入杯内，加盖盖严，不要漏气，6小时后即成。每次吃鸡蛋2个，连醋一起服食，3次服完。忌盐、酱油及碱性食物。

功用：消肿，消食，健胃。

4. 黄豆芽马齿苋汤

组成：黄豆芽、鲜马齿苋各150g，盐、味精各3g。

制用法：黄豆芽、马齿苋洗净，马齿苋切成4cm长。锅内加入水适量，置武火上烧沸，下入黄豆芽、马齿苋，加入盐、味精即成。每日1次，每次食黄豆芽、马齿苋，喝汤。

七、美容调护

1. 避免搔抓，防止自身接种致病情加重。
2. 每周用沸水烫洗洗脸毛巾1次。

八、临床报道参考

中药导入联合煎服治疗扁平疣65例　①内服中药：当归、板蓝根、紫草、木贼、薏苡仁各60g，红花、牡蛎各30g，每日1剂，水煎2次，早晚服用。②外用导入方剂：马齿苋30g，苍术、蜂房、白芷各9g，蛇床子12g，苦参、陈皮各15g。将上述方药浓煎汤汁，用皮肤青春解码系统治疗仪（中国科学院武汉物理与数学研究所研制、武汉中科科理光电技术有限公司生产）治疗探头对准患处顺时针方向轻轻旋转移动，以皮肤轻微发红为宜，3天1次，每次治疗15分钟，5次为1个疗程。结果：65例扁平疣患者痊愈49例，显效9例，有效6例，无效1例，总有效率98.5%。其中64例患者均在用药1个疗程内取得疗效，65例扁平疣患者中8例患者在10天内痊愈。[王恒．中药导入联合煎服治疗扁平疣65例．中国美容医学，2013，22（6）：1334.]

第四节　寻常疣

寻常疣是一种发生于皮肤浅表的良性赘生物。多见于儿童及青少年，好发于手背、手指、足趾、足底、头皮等处。发于足趾、足底者，称跖疣；发于甲周者，称甲周疣；发于甲床者，称甲下疣。一般无自觉症状。

中医称本病为千日疮、疣目、枯筋箭或瘊子。《外科正宗》说："枯筋箭乃忧郁伤肝，肝无荣养，以致筋气外发。"

一、病因病机

风热毒邪阻于肌肤或动怒伤肝，肝旺血燥，筋气不荣，肌肤失养所致。跖疣还因局部气血凝滞，加之外伤、摩擦诱发而成。

二、临床表现

1. 儿童及青少年多见，好发于手背、手指、足趾、足底、头皮等处。

2. 皮损初起为绿豆大小的疣状赘生物，色灰褐或污黄，表面蓬松枯槁，粗糙而坚硬，呈半球形或多角形，突出表面，以后逐渐增大，形如乳头状，称母瘊。继而自身接种，数目增多，少则二三个，多则十余个至数十个不等，部分可呈群集状、斑块状。

3. 病程慢性，也有自行消退者。多无自觉症状，常因搔抓、摩擦、碰撞而出血。

三、鉴别诊断

1. 胼胝 与跖疣鉴别。胼胝也发于跖部受压部位，为不规则形角化斑片，多呈乳黄色，中厚边薄，范围较大，表面光滑，皮纹清晰，偶有疼痛。

2. 鸡眼 与跖疣鉴别。鸡眼好发于足底和趾间，皮损为圆锥形的角质增生，表面为褐黄色鸡眼样的硬结嵌入皮肉；压痛明显，行走时疼痛不舒。

四、辨证施治

1. 内治

（1）风热血燥证

证候：皮损为不规则丘疹，坚硬粗糙，大小不一，高出皮肤，色淡黄；舌质红，苔薄，脉弦数。

治法：养血活血，清热解毒。

方药：治瘊方（经验方）加板蓝根、夏枯草。

（2）湿热血瘀证

证候：皮损为斑块状，疏松，灰褐色，大小不一，高出皮肤；舌质暗红，苔薄，脉细。

治法：清化湿热，活血化瘀。

方药：马齿苋合剂（经验方）加薏苡仁、冬瓜仁。

2. 外治

（1）外洗法：皮损较多者，选用木贼草、板蓝根、马齿苋、香附、苦参、白鲜皮、地肤子各 20~30g，煎汤趁热洗涤患处，每天 2~3 次。

（2）推疣法：用于皮损头大蒂小，数目单一，明显高出皮面者。在疣的根部用棉花棒与皮肤平行或呈 30°向前推进，用力不宜猛，推除后创面压迫止血；或掺桃花散（《先醒斋医学广笔记》）少许，并用纱布盖贴，胶布固定。

（3）敷贴法：先用热水浸洗患部，用刀刮去表面的角质层，然后将鸦胆子仁5粒捣烂敷贴，用玻璃纸及胶布固定，3天换药1次。

（4）摩擦法：荸荠削去皮，用白色果肉摩擦疣体，每天3~4次，每次摩擦至疣体角质层软化、脱掉、微有痛感及点状出血为止。或取菱蒂长约3cm，洗去污垢，在患部不断涂擦，每次2~3分钟，每天6~8次。

（5）外敷法：跖疣适用，以千金散（经验方）局部外敷；亦可用乌梅肉（将乌梅用盐水浸泡1天，混为泥状），每次少许敷贴患处。

五、其他疗法

1. 冷冻法 局部消毒后以液氮喷涂，一般1~3个冻融周期。

2. 电灼法 常规消毒麻醉后烧灼，不宜过深，以免影响愈合，或形成过大的瘢痕。

3. 手术 常规消毒、局麻后，先以刀尖在疣与正常组织交界处修割，然后用止血钳钳住疣体中央，向外拉出，可以见到一个疏松的软蕊，但软蕊周围不易挖净而易复发，故挖后可敷腐蚀药，如千金散或鸡眼膏。敷药时间不宜过长，否则腐蚀过深，影响愈合。

4. 艾灸法 疣目少者，可用艾炷置于疣上灸之，每日1次，每次3壮，至脱落为止。

5. 针刺 用针尖从疣顶部刺入到达基底部，四周再用针刺以加强刺激，针后挤出少许血液，有效者3~4天可萎缩并逐渐脱落。

六、药膳调养

1. 青叶桃仁粥

组成：大青叶15g，桃仁15g，粳米100g。

制用法：将大青叶、桃仁加水煎取汁液。另将粳米淘洗干净入锅，加水1000mL，用大火烧开，再用小火煮粥，加入药汁稍煮即成。早晚分食。

功用主治：清热解毒，活血行瘀。适用于各种寻常疣。

2. 黄豆芽粥

组成：黄豆芽100g，粳米100g。

制用法：将黄豆芽洗净，与淘洗干净的粳米一同入锅，加水1000mL，用大火烧开，再用小火熬煮成粥，早晚分食。

功用主治：清热解毒，利小便。适用于各种寻常疣。

3. 冬瓜薏苡仁瘦肉汤

组成：瘦猪肉（切块）300g，冬瓜（连皮、瓤、子）500g，薏苡仁50g，陈皮10g，精盐、生姜、味精各适量。

制用法：冬瓜、薏苡仁、陈皮洗净，冬瓜切块，生姜切片，瘦猪肉洗净切块。将全部原料放入锅内，加适量清水，大火煮沸后，小火煨2小时，加入味精、精盐调味即成。当菜佐餐，每日1~2次。

功用主治：祛湿除斑，养血益颜，清热解毒。适用于各种寻常疣。

七、美容调护

1. 疣目应避免摩擦和撞击，以防出血。生于甲下者，疼痛异常，宜早治。

2. 跖疣避免挤压。

八、临床报道参考

中药熏洗治疗寻常疣 69 例 ①中药熏洗组：木贼草、香附各 50g，金银花、薏苡仁、紫草各 30g，每日 1 剂，水煎 2 次，共取汁 800mL，分早、晚 2 次熏洗、浸泡手部。在药汁刚煮好时，先熏蒸疣体，待药温稍低时，将疣体全部浸泡，并用手反复在药水内摩擦疣体，可以有少量出血，每次 30 分钟，浸泡后清除腐烂疣体。②火针治疗组：根据疣体大小，选用单头火针或多头火针，局部以 75%酒精常规消毒。将针尖在酒精灯上烧红，迅速刺入寻常疣疣体基底部，随即出针，每周 1 次，如治疗 1 周后疣体未脱落则行第 2 次治疗。每组最多治疗 3 周。结果：中药熏洗组总有效率为 100%，火针组总有效率为 92%。中药熏洗组与火针组比较，差异有统计学意义（$P<0.05$）。结论：中药熏洗治疗寻常疣具有明显的优势与疗效，适合推广应用。［关正荣．中药熏洗治疗寻常疣 69 例．陕西中医，2011，32（6）：709.］

第五节　传染性软疣

传染性软疣是由传染性软疣病毒感染引起的传染性皮肤病，中医称鼠乳。多见于儿童及女性，好发于躯干，愈后不留瘢痕。

一、病因病机

多由邪毒外染，风热或湿热毒邪阻于肌肤而生。

二、临床表现

儿童及女性多见，好发于躯干和面颈部；成人发病，可见于生殖器、臀部、下腹部等。皮损为半球形丘疹，中央有脐凹，表面有蜡样光泽；皮损呈米粒至绿豆、豌豆大小，内含乳白色干酪样物质；数目多少不定，几个到几十个不等，散在或簇集分布，互不融合。有一定传染性，愈后不留瘢痕。

三、鉴别诊断

单个较大的皮损应与角化棘皮瘤和基底细胞癌鉴别。

四、辨证施治

外治为主。可选用木贼草、板蓝根、马齿苋、香附、苦参、白鲜皮、地肤子各 20~30g，煎汤趁热洗涤患处，每天 2~3 次，可使部分皮疹脱落。

五、其他疗法

刮疣法是本病最有效的治疗方法。在无菌条件下用齿镊、痤疮针、弯曲血管钳或消毒针头等挑破疣体，挤出白色乳酪样物，再用 2.5%碘酒外搽压迫止血。若损害较多，应分批治疗，注意保护周围皮肤。

六、药膳调养

苡仁绿豆粥

组成：薏苡仁、绿豆各30g。

制用法：将上药洗净，放入砂锅内，加清水适量，用武火煎沸后，改文火熬至熟烂成粥，加入少许白糖调味，于早晨、空腹顿服，每日食用。

七、美容调护

1. 保持局部清洁，避免搔抓，以防继发感染及扩散。
2. 勿共用衣物和浴巾，贴身衣物换洗后应消毒处理。

八、临床报道参考

燥湿化痰法治疗传染性软疣100例临床观察　①对照组：采用传统外治拔疣法治疗。嘱患者暴露患处皮肤，消毒皮损病变区，用无菌小号止血钳夹住皮损的软疣小体拔除，再用消毒棉签蘸少许2.5%碘酊涂于软疣上并浸按10秒钟，既可消炎，又可止血。依据皮损数目多少，可一次或分次拔除。术后预防皮肤感染，注意个人卫生，内衣、内裤及毛巾等物品要日光暴晒消毒，避免与其他人密切接触，不共用生活用品，防止传播。②治疗组：在对照组治疗基础上，予燥湿化痰中药。药用陈皮15g，法半夏9g，茯苓12g，炙甘草9g，白芥子9g。皮损红赤加牡丹皮9g，赤芍药12g；并发感染加蒲公英20g，败酱草20g；瘙痒甚加荆芥9g，防风9g；舌苔黄腻明显加黄芩12g，黄连9g。每日1剂，水煎取汁300mL，分早、晚2次服，小儿酌减。两组均3周为1个疗程，服药期间忌食辛辣油腻食物。结果：治疗组100例，痊愈97例，复发3例；对照组100例，痊愈75例，复发25例。治疗组疗效优于对照组。结论：在传统外治拔疣法基础上采用燥湿化痰中药内服治疗传染性软疣与单纯传统外治拔疣法疗效比较，前者明显达到缩短病程、提高治愈率和降低复发率的效果，进而佐证了"痰湿"在本病发病过程中的作用，以及燥湿化痰中药具有抗传染性软疣病毒及增强机体免疫力的功效。[秦亮，王晓刚，鹿艳群，等．燥湿化痰法治疗传染性软疣100例临床观察．河北中医，2012，34（1）：37.]

（黄　虹）

思考题

1. 试述带状疱疹的临床表现及诊断要点。
2. 带状疱疹中医辨证分几型？试述各型的证候、治法、方药。
3. 简述单纯疱疹的临床表现及中医辨证治疗。
4. 单纯疱疹与脓疱疮如何鉴别？
5. 试述扁平疣的发病特点及治疗方法。
6. 寻常疣有哪些好发部位？临床常用的外治法有哪些？
7. 传染性软疣的皮损特点有哪些？如何治疗？

第八章　细菌性皮肤病

第一节　脓疱疮

脓疱疮是一种具有传染性的化脓性皮肤病。好发于儿童，常在幼儿园或家庭中传播流行。皮损主要表现为浅在性脓疱和脓痂，有接触传染和自体接种的特性。古代文献又称为“滴脓疮”“黄水疮”“天疱疮”等。

中医对本病的记载，如明代申斗垣《外科启玄》说：“黄水疮，一名滴脓疮，疮水到处即成疮。”清代祁坤《外科大成》说：“黄水疮于头面、耳项，忽生黄粟，破流脂水，顷刻沿开，多生痛痒。”《医宗金鉴》说：“火赤疮由时气生…… 初起小如芡实，大如棋子，燎浆水疱，色赤者为火赤疮。若顶白根，亦名天疱疮。俱延及遍身，焮热疼痛，未破不坚，疱破毒火浸烂不臭。”

一、病因病机

暑天气候炎热，兼夹湿气，暑湿熏蒸肌表，以致气机不畅，疏泄障碍；加之儿童肌肤柔嫩，搔抓染毒而发。

西医认为，本病病原菌主要为金黄色葡萄球菌，其次是乙型溶血型链球菌，或二者混合感染。

二、临床表现

1. 儿童多见，传染性强，夏秋季节好发。
2. 皮损常发于头面、四肢等暴露部位，重者也可蔓延全身。初起为红斑，上有水疱，如豌豆或蚕豆大小，1~2 天后变为脓疱，界限清楚，周围绕有明显红晕；脓液浑浊，壁薄易破，脓疱破后露出糜烂面，周围常有卫星灶，脓液干涸，形成灰黄色厚痂，痂皮逐渐脱落而愈，愈后不留瘢痕。
3. 自觉瘙痒，脓疱破后则糜烂疼痛，可引起附近臀核肿大。
4. 一般无全身症状，重者可有发热恶寒，甚至并发败血症、肺炎、急性肾炎等严重疾病而危及生命。

三、鉴别诊断

水痘　多见于冬春季节，头面、躯干好发，皮损可同时表现为丘疹、水疱、结痂等。

四、辨证施治

1. 内治

（1）暑湿热蕴证

证候：脓疱多而密集，周围绕以红晕，脓疱破后糜烂面鲜红，附近臖核肿大；或伴有发热，口干，大便干，小便黄；舌质红，苔薄黄或黄腻，脉濡数或滑数。

治法：清暑利湿解毒。

方药：清暑汤(《外科全生集》）加减。

加减：发热者，加黄连、黄芩、栀子；糜烂面潮湿者，加苍术、厚朴。

（2）脾虚湿滞证

证候：脓疱少而稀疏，周围红晕不明显，色淡黄或淡白，脓疱破后糜烂面淡红；伴神疲乏力，纳少，便溏；舌质淡红，苔薄微腻，脉濡细。

治法：健脾化湿。

方药：参苓白术散(《太平惠民和剂局方》）加藿香、佩兰、冬瓜仁等。

2. 外治　以解毒、收敛、燥湿为主。

（1）脓液多者，用野菊花、蒲公英、马齿苋、九里光、苦参等适量，煎水局部外洗或冷湿敷；脓液少者，用青黛散（经验方）外扑或麻油调搽，每日 2~3 次；或用三黄洗剂（经验方）加入 5%九一丹(《医宗金鉴》）混合摇匀外搽，每日 3~4 次。

（2）结痂者，用青黛散油外搽。

五、西医治疗

1. 局部治疗　消炎、杀菌、干燥。脓疱未破者，用 10%硫黄炉甘石洗剂外搽；脓疱大者，应将脓液抽除，脓疱破溃后用 1∶5000 高锰酸钾溶液湿敷；外搽抗生素药膏，如莫匹罗星软膏或夫西地酸乳膏等。

2. 系统药物治疗　全身症状重及皮损泛发者，除局部治疗外，应早期、系统使用抗生素以控制感染。可选头孢类抗生素，或根据药敏试验选择。

六、药膳调养

1. 苦瓜瘦猪肉汤

组成：苦瓜 300g，瘦猪肉 100g，上等鱼露、味精适量。

制用法：同煮汤食用，每日 2 次。适用于湿热型。

2. 丝瓜白菜猪瘦肉汤

组成：丝瓜 1 条、白菜 100g，瘦猪肉 50g。

制用法：同煲煮汤，调味食用，每日 1~2 次。

3. 绿豆冰糖粥

组成：绿豆 50g，薏苡仁 25g，冰糖 25g，粳米 50g。

制用法：煮粥食用，每日 1~2 次。

4. 怀山苡仁田鸡粥

组成：怀山药 20g，薏苡仁 20g，大田鸡 1 只，粳米 50g，冰糖 25g。

制用法：将大田鸡剥皮，除去头、脚、内脏，切碎，入怀山药、薏苡仁、粳米煮粥，熟时入冰糖调服，每日 1~2 次。适用于脾虚型。

5. 加味怀山扁豆粥

组成：怀山药 20g，扁豆 10g，薏苡仁 15g，防风 6g，金蝉 5g，淡竹叶 10g，银花 10g，荆芥 10g，粳米 50g。

制用法：将上 8 味中药煎水 2 次，取浓汁 300mL 和粳米煮粥食，每日 1~2 次。适用于脾虚型。

七、美容调护

1. 暑天应勤洗澡、换衣物，或浴后扑痱子粉，保持皮肤清洁干燥。
2. 皮损部位避免搔抓、水洗，以免病情加重及传播。
3. 暑热季节，可服用清凉饮料，如菊花露、银花露、五花茶等。
4. 幼儿园应对儿童定期检查。发现患儿时，应立即隔离治疗；患儿接触过的衣物，应严格消毒处理。

八、临床报道参考

中药外洗治疗脓疱疮 50 例 处方：大黄 15g，黄柏 10g，苦参 10g，白鲜皮 10g，地肤子 10g，木槿皮 20g，白矾 10g。方法：煎取药液洗浴，每日 2 次，每次 20~30 分钟。5 日为 1 个疗程，疗程结束后统计疗效。结果：50 例中痊愈 38 例，有效 12 例，总有效率 100%。[刘永录、赵引娣．中药外洗治疗脓疱疮 50 例．河北中医，2008，30（3）：292]

第二节 毛囊炎

毛囊炎是一种发生于毛囊及其周围的化脓性皮肤病。多见于成年男性，常反复发作，易此愈彼起，病程缠绵。古代根据其发生部位不同而名称各异，如发于项后发际者称为发际疮，发于臀部者称为坐板疮。

《刘涓子鬼遗方》说："发际起如粟米，头白肉赤，痛如锥刺。"《医宗金鉴·外科心法要诀》说："此证亦名风疳，生于臀腿之间，形如黍豆，色红作痒，甚则作痛，延及谷道，势如火燎。"

一、病因病机

初起多因感受暑热之邪，蕴于肌肤，疏泄不畅，化湿酿毒而致；日久则因正气虚损，邪毒留恋，气血凝滞，致病程缠绵，迁延难愈。

本病主要由金黄色葡萄球菌，其次是白色葡萄球菌感染所致。

二、临床表现

1. 好发于头皮、面项、背部、臀部等处。
2. 初起为毛囊口周围半球形或圆锥形粟米至黄豆大红色丘疹，中心有毛发穿过，数天内中央出现小脓疱，周围绕以红晕，先痒后痛。3~4天后，疱破流脓，结痂而愈。

3. 数目不定，少则十几个，多则几十个，可成批发生，此起彼伏。

4. 一般无全身症状。发生于胡须者，又称须疮；发于头皮，愈后形成瘢痕者，称秃发性毛囊炎；发于颈项部，形成瘢痕硬结者，称瘢痕疙瘩性毛囊炎。

三、鉴别诊断

疖　也好发于头面、颈项和臀部，但炎症范围较大、部位更深、红肿热痛明显。

四、辨证施治

1. 内治　热毒蕴结证

证候：头皮或面颈等处散在小脓疱；舌质红，苔薄黄或燥，脉浮数。

治法：清热解毒。

方药：五味消毒饮(《医宗金鉴》) 加减。

加减：大便干结者，加生大黄；苔黄腻者，加黄连、黄柏、茵陈、栀子等。

病久不愈，正不胜邪者，治以扶正托毒，可用透脓散(《外科正宗》) 加减。大便稀溏者加白术、茯苓。

2. 外治

（1）外洗方：白头翁30g，龙胆草30g，苦参30g，蒲公英30g，每日1剂，煎水湿敷、外洗。

（2）四黄散（经验方）：黄柏12g，大黄12g，雄黄9g，硫黄9g，共研为末，以麻油调敷。

五、西医治疗

局部治疗　可外搽3%碘酊或抗生素药膏，如莫匹罗星软膏或夫西地酸乳膏等。

六、药膳调养

冬瓜薏苡仁汤

组成：冬瓜200~400g，薏苡仁30~50g，精盐适量。

制用法：将冬瓜洗净切块，与洗净的薏苡仁一同入锅，加水适量，煮汤，加精盐调味即成。喝汤吃冬瓜，分数次吃完，隔日1剂，连服3~5剂。

功用主治：清热解毒，健脾利尿。适用于湿热型患者。

七、美容调护

1. 注意个人卫生，勤洗澡，勤换衣服，勤理发，勤修指甲，衣服宜宽松透气。

2. 少吃辛辣炙煿之品及肥甘厚腻食物。

3. 体质虚弱者，应积极锻炼身体，增强体质。

4. 不要挤压局部皮损。

八、临床报道参考

自血穴位疗法治疗毛囊炎疗效观察　治疗方法：①治疗组：常规消毒肘静脉及周围皮

肤后，用5mL注射器抽取一侧肘静脉血4mL，选取另一侧曲池、足三里、肺俞、心俞，每穴注射1mL血液，双侧穴位可交替使用，每周1次，1个月为1个疗程。每个疗程之间间隔1周。②对照组：用1%新霉素软膏外搽患处，每日3次；内服连翘败毒丸（国药准字Z11020149，北京同仁堂科技发展股份有限公司制药厂生产），每次6g，每日2次；复合维生素B溶液，每次10mL，每日3次，1个月为1个疗程。以上两组均治疗2个疗程。治疗结果：治疗组总有效率96.6%，对照组总有效率70.0%。讨论：自血穴位疗法也叫自血穴位注射，就是抽取患者少量肘静脉血再注入自体特定穴位，以防病治病的一种独特疗法。本法操作简单、疗效确切、患者易于接受，具有良好的社会效益和经济效益，值得临床推广应用。[张建福．自血穴位疗法治疗毛囊炎疗效观察．广西中医药，2010，33（6）：25.]

第三节　丹　毒

丹毒是一种患处皮肤突然鲜红成片、色如涂丹的急性感染性皮肤病。其特点是发病突然，局部皮肤忽然变红，色如脂染丹涂，迅速扩大，边界清楚，焮热肿痛，恶寒发热，容易复发。好发于小腿、足背及头面部，根据其发病部位不同而中医病名各异：如发于头面者，称抱头火丹、大头瘟；发于小腿、足背者，称为流火、腿游风；发于躯干部，称内发丹毒；新生儿发病者，称赤游丹毒。

隋代巢元方《诸病源候论》说："丹者，人身忽然焮赤，如涂丹之状，故谓之丹。"唐代孙思邈《备急千金要方》说："丹毒一名天火，肉中忽有赤，如丹涂之色。"清代顾世澄《疡医大全》说："流火，两脚红肿光亮，其热如火。"清代高秉均《疡科心得集》说："游火者，或头面，或腿上，红赤肿热，发无定处。"

一、病因病机

患者多素体血分有热，复因皮肤黏膜破损，毒邪乘隙入侵，热毒郁阻肌肤而发。发于头面者，多夹风热；发于下肢者，多为湿热下注。

本病是由溶血性链球菌从皮肤、黏膜破损处侵入皮内网状淋巴管而引起的急性感染。

二、临床表现

1. 好发于小腿及颜面部。

2. 起病急骤，初起患部皮肤小片状红斑，迅即发展并蔓延成大片鲜红斑或紫斑，边界清楚，焮热肿痛；病情严重者，红斑上可见瘀斑、瘀点，甚至出现水疱、血疱；伴恶寒发热，头痛，神疲乏力，食欲不振，附近臖核肿大等症状。

3. 在同一部位（小腿多见）反复发作者，称为复发性丹毒，严重者可因局部淋巴管堵塞、水肿，形成象皮腿。

4. 本病预后良好，1~2周红斑逐渐变暗，肿胀消退，局部脱屑而愈。极少数新生儿和年老体弱者可出现壮热烦躁、神昏谵语、恶心呕吐等全身症状，甚至危及生命。

5. 实验室检查，可见白细胞总数和中性粒细胞比例增高。

三、鉴别诊断

接触性皮炎　发病前局部有致敏物接触史，皮损为红斑、丘疹、水疱，伴灼热瘙痒，无疼痛及恶寒发热等症状。

四、辨证施治

1. 内治

（1）风热蕴肤证

证候：多发于面部，初起鼻部或颧颊等处红斑，焮赤肿痛，或双目不能睁开；伴恶寒发热，神疲倦怠，口苦咽干，纳食差，溲黄，便结；舌红，苔薄黄或黄腻，脉浮数或滑数。

治法：疏风清热解毒。

方药：普济消毒饮(《东垣试效方》）加减。

加减：大便干结者，加生大黄、芒硝；咽痛者，加玄参、生地、板蓝根。

（2）湿热蕴结证

证候：小腿或足背红斑、肿胀，边缘清楚，或水疱、血疱、紫癜，局部焮热疼痛；反复发作者，可形成象皮腿；伴恶寒发热，纳差；舌质红，苔黄腻，脉滑数。

治法：清热利湿解毒。

方药：五神汤(《外科真诠》）合萆薢渗湿汤(《疡科心得集》）加减。

加减：肿胀明显者，加防己、厚朴等。

2. 外治

外敷：可用玉露散（经验方）鲜银花露调敷，或玉露膏外敷；或仙人掌、鲜马齿苋、大青叶、鲜蒲公英、鲜地丁、鲜冬青树叶等捣烂涂敷。

五、西医治疗

1. 局部治疗　可用0.5%呋喃西林液或25%～50%硫酸镁局部冷湿敷；外搽抗生素药膏，如莫匹罗星软膏或夫西地酸乳膏等。

2. 系统药物治疗　及时、足量使用敏感抗生素如青霉素类、头孢类等，连续用药2周。

六、其他疗法

局部可用红外线、音频电疗、紫外线照射等物理治疗。

七、药膳调养

1. 马齿苋菊花茶

组成：鲜马齿苋60g，菊花15g，粳米100g。

制用法：鲜马齿苋洗净切碎、粳米淘洗干净，一起入锅加水1000mL，文火煮成粥；取霜降前菊花烘干研成粉，粥将熟时调入菊花末，稍煮即成。每日3次，连服数天。

功用主治：清热解毒，泻肝利湿。适用于丹毒急性期，病变部位较局限者。

2. 拌马兰头

组成：马兰头500g。

制用法：马兰头洗净，入沸水中烫数分钟，取出略挤，切碎，加入香干末、糖、盐、味精及麻油拌和食用，其水代茶饮，每日3次。

功用主治：清热解毒利湿。丹毒的急慢性期均可食用。

八、美容调护

1. 患者应多饮水，卧床休息。下肢丹毒者，要避免久站、久行，休息时患肢抬高30°~40°。
2. 皮肤黏膜有破损者，要积极治疗，以免诱发感染。
3. 积极治疗足癣，防止丹毒复发。
4. 少吃辛辣炙煿之品及肥甘厚腻食物。

九、临床报道参考

中药内服外敷治疗下肢丹毒临床观察 治疗方法：①一般治疗：嘱患者注意休息，多饮水，忌食油腻、辛辣刺激性食物及牛、羊、狗肉等发物，适当抬高患肢。②清热凉血方内服，金银花30g，野菊花30g，蒲公英20g，大青叶15g，黄柏15g，牛膝20g，萆薢20g，生薏苡仁15g，牡丹皮12g，赤芍12g，忍冬藤12g，生地黄12g。若伴有发热者，加生石膏30g，知母12g，天花粉15g以清热养阴；若反复发作，缠绵不愈者，加鸡血藤15g，汉防己12g，路路通15g以活血通络，利湿解毒；下肢肿胀明显者，加泽泻12g，猪苓12g，木瓜15g，乳香9g。每日1剂，水煎取汁500~1000mL，早晚分服。③中药外敷，采用浙江省中医院制剂室生产的具有清热解毒、凉血散瘀、消炎止痛等功效的清凉膏外敷。主要成分：紫草、地榆、当归、冰片、香油等。冰片研成细粉，紫草用麻油250g浸泡，每日搅拌1次，至麻油呈深紫红色，滤过；另取麻油250g，加入当归、地榆浸泡后，炸至浑黄色，滤过，趁热将已碾碎的黄蜡100g加入油内。搅拌溶化，滤过，放置待温，加入上述紫草油混匀，再加入冰片，搅匀冷却即得。依据皮损部位大小，取适量清凉膏，直接涂于皮损处，厚约0.5cm，用无菌纱布覆盖，然后用绷带包扎，并根据患者病情每日换药1~2次，换药期间用生理盐水将皮肤清洗干净，然后用干燥无菌纱布擦干，用力不宜过大。若表皮损伤剥脱，则宜行生理盐水冲洗，然后用蘸有雷佛奴尔溶液的纱布覆盖，后敷清凉膏。结果：42例中治愈28例，好转8例，未愈6例，总有效率85.71%。结论：中药内服外敷治疗下肢丹毒，疗效确切。[罗宏宾，王友力，陶茂灿，等. 中药内服外敷治疗下肢丹毒临床观察. 中国中医急症，2012，21（1）：154.]

（黄　虹）

思考题

1. 脓疱疮有哪些临床特点？怎样治疗？
2. 简述毛囊炎的中医辨证施治。
3. 毛囊炎应如何调护？
4. 试述丹毒的临床表现、中医辨证施治及西医治疗。

第九章　真菌性皮肤病

第一节　头　癣

皮肤癣菌引起的头皮和头发感染称头癣，有黄癣、白癣、黑点癣和脓癣四种。临床以黄癣和白癣较为常见，儿童易感，发病与饲养和嬉戏患癣的猫、狗等动物有关。

头癣与中医学文献中记载的“秃疮”“痢头疮”“肥黏疮”“蛀发癣”“白秃”等相似。《医宗金鉴·外科心法要诀》记载：“此症头生白痂，小者如豆，大者如钱，俗名钱癣，又名肥疮，多生小儿头上，瘙痒难堪，却不疼痛，日久蔓延成片，发焦脱落即成秃疮，又名痢头疮。”

一、病因病机

多因腠理不密，剃发染毒，邪毒侵袭，结聚不散，致气血不和、毛发失养，发为秃疮；或胃经积热，外染邪毒，湿热浊毒阻滞，肌肤毛发失养，热盛肉腐成脓，愈后终至瘢痕。

二、临床表现

1. 白癣　多见于学龄儿童，男性多于女性。皮损特征：头皮有圆形或不规则形覆盖灰白色鳞屑的斑片；病损区毛发干枯无泽，常在距头皮0.3~0.8cm处折断而见断发参差不齐；头发易于拔落且不疼痛，断发根部包绕有白色鳞屑形成的菌鞘；自觉瘙痒。发病部位以头顶、枕部居多，但发缘处一般不被累及。青春期可自愈，秃发也能再生，不遗留瘢痕。

2. 黄癣　本病俗称“黄癞”，好发于农村儿童。皮损多从头顶部开始，渐及四周，可累及全头部。初起有红色丘疹，或有脓疱，干后结痂呈蜡黄色。其特征是黄癣痂堆积，癣痂肥厚，富黏性，边缘翘起，中心微凹，状如碟形；上有细软毛发贯穿，有特殊的鼠尿臭。除去黄癣痂，其下为鲜红湿润的糜烂面，病变部位可相互融合，形成大片黄痂。病变区头发干燥，失去光泽，久之毛囊被破坏而成永久性脱发。病变痊愈后，常在头皮留下广泛、光滑的萎缩性瘢痕。边缘1cm左右头皮不易受损。

三、鉴别诊断

1. 头皮银屑病　头皮可见边界清晰的炎性红斑，红斑上被覆银白色厚屑，毛发呈束状，但无断发，无菌鞘，真菌检查阴性。

2. 脂溢性皮炎 头皮有弥散性鳞屑，或覆有油腻性痂皮，伴脱发，但无断发及菌鞘，真菌检查阴性。

四、辨证施治

1. 内治 一般不采用内服中药治疗。如合并化脓性感染者，宜清热利湿解毒，用萆薢渗湿汤(《疡科心得集》) 合五神汤(《外科真诠》) 加减。

2. 外治

（1）中药外洗：蛇床子、茵陈、苦参、川椒、黄柏各30g。煎水外洗，每日1次。

（2）外洗后，搽5%~10%硫黄软膏。

五、西医治疗

采用服、搽、洗、剪、消的综合治疗。

1. 局部治疗

（1）搽药：外搽5%~10%硫黄软膏或2%碘酊，每日2次，连用8周。

（2）洗发：用硫黄香皂或2%酮康唑洗剂洗头，每日1次，连用8周。

（3）剪发：每周剪除病发1次，连续8周。

（4）消毒：患者使用过的毛巾、帽子、枕巾、梳子等生活及理发用具应煮沸消毒。

2. 系统药物治疗 口服伊曲康唑，儿童3~5mg/（kg·d），疗程4~8周。或口服特比萘芬：体重<20kg者，62.5mg/d；20~40kg者，125mg/d；体重>40kg者，250mg/d。疗程4~8周。要定期检查肝功能，肝酶异常者应停药。

六、美容调护

1. 一般护理 本病多为间接接触传染，如共用理发用具、枕头、帽子等均可传染，所以要养成良好卫生习惯，注意理发用具的消毒。感染了真菌的动物，如猫、狗也可引起传染，避免接触。发现可疑病例，应及时明确诊断，采取隔离措施，以防流行。

2. 隔离 患儿应停止上幼儿园、学校，进行隔离治疗；用过的衣物、枕巾等要全面消毒杀菌。

3. 宜食富含维生素B_2、B_6的食物。维生素B_2有治疗脂溢性皮炎的作用，维生素B_6对蛋白质和脂类的正常代谢具有重要作用。富含维生素B_2的食物有动物肝、肾、心、蛋黄、奶类、鳝鱼、黄豆和新鲜蔬菜等；富含维生素B_6的食物，除上述外，还有麦胚、酵母、谷类等。适当摄入碱性食物，多食水果、蔬菜、蜂蜜，少食高脂肪及辛辣刺激性食物。

七、临床报道参考

1. 中药酊剂外搽治疗小儿头癣85例疗效观察 用复方土槿皮酊剂：土槿皮80g，野菊花、苦参、花椒、地肤子、蛇床子各30g，黄柏、百部、白矾各20g，共为粗末，加入45%的医用乙醇1000mL，冬天浸泡14天，夏天浸泡8天，用渗漉法制得滤出液备用。渗漉时，以较慢的速度从下方收集滤液，同时从上方添加45%的医用乙醇，共制得滤液1000mL。临床应用时，以此药液直接外搽病损处，每天2次，每次20分钟，同时剪光头发（女孩可剪去皮损周围头发）。与此同时，患者所用的枕巾、手帕、帽子等定期煮沸灭菌。每10天为1个疗程，治疗2~4个疗程。疗程结束，治愈64例，好转19例，无效2例，总有效率为97.6%。其中，治愈患者用药2个疗程31例，3个疗程26例，4个疗程7例；好转病例用药均在2个疗程以上，无效病例用药为1个疗程。[孙晓莉，李宗民．中药酊剂外搽治疗小儿头癣85例疗效观察．临床合理用药，2011，12（4）：91.]

2. 硫楝松枣膏外涂治疗小儿头癣66例　用升华硫12g，川楝末12g，松香12g，红枣炭12g，枯矾1.5g，广丹1.5 g，花椒2g，共为细末混匀装瓶备用。用时根据疮面大小取适量药粉以凡士林调匀。外涂时，从外向内螺旋涂搽（在发际部使用，以发际为限）。治疗前最好先剃去头发，以便治疗。敷药前先用热水肥皂洗头，以加速去除头皮上的鳞屑、痂及病发，使所敷药膏效果更好，每日1次。治疗66例中，痊愈（鳞屑、灰白色菌鞘消失，新生头发不再折断脱落，连续3次复查真菌阴性）61例；好转（鳞屑减少，灰白色菌鞘减少或消失，轻度瘙痒，新生头发时有折断或脱落，复查真菌仍有阳性）4例；无效（症状及体征无缓解或鳞屑斑减少不足30%）1例。[韩永胜，硫楝松枣膏外涂治疗小儿头癣66例．中医外治杂志，2004，8（13）：51.]

第二节　体　癣

体癣是指除头皮、毛发、掌跖及指（趾）甲以外发生的皮肤癣菌感染。

中医文献记载的“圆癣”“金钱癣”等与本病相类似。《诸病源候论·癣候》云：“癣病之状，皮肉隐疹如钱文，渐渐增大，或圆或斜，痒痛，有匡郭，里生虫，搔之有汁。”

一、病因病机

由于生活、起居不慎，外染湿、热、虫、毒，或与患者密切接触传染，邪毒入侵，郁于皮肤腠理，外犯肌肤所致。

二、临床表现

1. 初发为针头至绿豆大丘疹、水疱或丘疱疹，从中心向外发展，中心炎症减轻，边缘由散在的丘疹、水疱、丘疱疹、鳞屑连接成环状隆起，逐渐向外扩展，呈同心圆状损害；瘙痒明显。

2. 刮取皮损边缘鳞屑，真菌镜检为阳性。

3. 发生于大腿根部或外阴周围者称“股癣”，一般夏季加重，冬季减轻或静止，留下色素沉着。

4. 滥用皮质激素制剂后，可使体癣表现为边界不清楚的红斑，容易误诊。

三、鉴别诊断

依据典型皮损、鳞屑真菌镜检阳性即可确诊。有时应与银屑病、神经性皮炎、玫瑰糠疹、皮炎、湿疹等鉴别。

1. 银屑病　部分皮损也可呈环状或多环状，尤其是中央好转时，与体癣相似。但银屑病一般皮损数目较多，以四肢伸侧及躯干为主，表现为多层银白色厚屑；真菌检查为阴性。

2. 神经性皮炎 皮损以干燥的扁平丘疹为主，逐渐融合呈苔藓样变；好发于颈后、肘、膝等摩擦部位；真菌检查阴性。

四、辨证施治

1. 内治 一般不需内服中药，如合并化脓性感染者，宜清热利湿解毒，用萆薢渗湿汤(《疡科心得集》)合五神汤(《外科真诠》)加减。

2. 外治

(1) 可选用一号癣药水、二号癣药水、复方土槿皮酊等外搽。皮肤薄嫩部位慎用刺激性强的外用药物。

(2) 中药外洗、湿敷：茵陈、藿香、苦参、黄柏、蛇床子各 30g，每日 1 剂。煎水 1500mL，外洗或湿敷患处，每次 20 分钟，每日 1 次，连用 3 周。

五、西医治疗

1. 局部治疗 外用抗真菌制剂，如克霉唑霜、酮康唑霜、联苯苄唑乳膏或特比奈芬乳膏，每日 1~2 次，坚持连续用药，连用 2~3 周。可与上述外洗中药配合，洗后搽药。

2. 系统药物治疗 病情顽固、皮损泛发者，可口服伊曲康唑 100mg/d，餐后即服，疗程 2 周；或特比奈芬 250mg/d，疗程 2 周。

六、美容调护

1. 患有手、足癣及甲真菌病者，应积极根治。
2. 避免密切接触猫、狗等宠物。
3. 患者用过的毛巾、衣物、浴盆等彻底消毒。

七、临床报道参考

1. 中药消炎润肤止痒散治疗浅部真菌病 200 例临床观察 中药消炎润肤止痒散：香薷、茵陈、藿香、透骨草、蒲公英，大黄各 30g。每日 1 剂，水煎 2 次，每次 500~1000mL，湿敷或浸泡，每部位 15 分钟，体癣治疗 3 周，手足癣疗程 4 周，治疗期间停用其他外用制剂和内服抗真菌药物。治疗结束时，痊愈 113 例，显效 58 例，好转 21 例，无效 8 例，总有效率达 85.5%。[叶建州，伍迪，杨雪松．中药消炎润肤止痒散治疗浅部真菌病 200 例临床观察．云南中医中药杂志，2009，30 (4)：37.]

2. 自制苦金酊、膏外用治疗面部体癣 32 例 用苦参、黄柏、蛇床子、青黛各 500g，金黄散 200g，藿香 300g，生黄精 600g，大黄 300g，槐树根皮 300g。经烘干、粉细、过筛、去杂质、提纯后，加入市售金黄散、青黛混匀。加 75%酒精配成 30%酊剂，加凡士林、羊毛脂配成 20%膏剂。酊剂每日外搽 1~2 次，开始用量宜少，以后渐增加用量；膏剂每日外搽 2~3 次，冬季可用至 4~5 次，两种剂型交替使用。32 例全部治愈（皮疹消退，症状消失，真菌直接镜检阴性）。治愈时间最短 7 天，最长 25 天，平均 15 天。4 例次年复发，再次使用该药均治愈，随访两年未见复发。[沈玉山．自制苦金酊、膏外用治疗面部体癣

32例．四川中医，2001，19（2）：61.］

第三节 手足癣

手癣指皮肤癣菌感染手指屈面、指间及手掌侧，常单手发病。足癣则主要累及足趾间、足跖、足跟和足侧缘。

中医学对本病早有认识，手癣相当于中医的“鹅掌风”，足癣相当于中医的“臭田螺”“脚湿气”。《外科正宗》记载：“鹅掌风由足阳明胃经火热、血燥、外受寒凉所凝，致皮枯槁……初起紫斑白点，久则皮肤枯厚破裂不已。”《医宗金鉴·外科心法要诀》记载：“臭田螺疮最缠绵，脚丫瘙痒起白斑，搓破皮烂腥水臭。”

一、病因病机

皮肤癣菌感染总由生活、起居不慎，感染真菌；复因风、湿、热邪外袭，郁于腠理，淫于皮肤所致。病发于足趾，则发为脚湿气；发于手掌部，则为鹅掌风；其风热盛者，多表现为干燥，瘙痒脱屑；湿热盛者，则多渗流滋水，瘙痒结痂；郁热化燥，气血不和，肤失营养，则皮肤肥厚、燥裂、瘙痒。

二、临床表现

1. 鹅掌风

（1）本病男女老幼均可染病，但以成年人多见。

（2）开始多为单侧发病，逐渐波及双手。夏天起水疱，冬天则枯裂疼痛明显。

（3）典型皮损为初起掌心或指缝水疱或掌部皮肤角化脱屑、水疱。水疱多透明如晶，散在或簇集，瘙痒难忍。水疱破后干涸，叠起白屑，中心向愈，四周继发疱疹，并可延及手背、腕部。

（4）日久致手掌皮肤肥厚，枯槁干裂，疼痛，屈伸不利，宛如鹅掌；若侵及指甲，可使甲板被蛀蚀变形，甲板增厚或萎缩翘起，色灰白而成灰指甲（甲癣）。

（5）病程慢性，反复发作。

2. 脚湿气

（1）本病以脚趾潮湿、糜烂、瘙痒、有特殊臭味而得名。若皮损处感染邪毒，足趾焮红肿痛，起疱糜烂渗液而臭者称“臭田螺”“田螺疮”。我国南方地区气温高，潮湿，发病率高。

（2）多发于成年人，儿童少见。发病季节明显，夏秋病重，多起水疱、糜烂；冬春病减，多干燥裂口。

（3）脚湿气主要发生在趾缝，也见于足底。以皮下水疱，趾间浸渍糜烂，渗流滋水，角化过度，脱屑，瘙痒等为特征。临床可分水疱型、糜烂型、脱屑型等，但常以一二种皮肤损害为主。

①水疱型：多发在足弓及趾的两侧，为成群或分散的深在性皮下水疱，瘙痒，疱壁厚，疱液清澈，不易破裂。数天后干燥脱屑或融合成多房性水疱，撕去疱壁可显示蜂窝状

基底及鲜红色糜烂面。

②糜烂型：发生于趾缝间，尤以3、4趾间多见。表现为趾间潮湿，皮肤浸渍发白。如将白皮除去后，基底呈鲜红色。剧烈瘙痒，往往搓至皮烂疼痛，渗流血水方止。此型易并发感染。

③脱屑型：多发生于趾间、足跟两侧及足底。表现为角化过度，干燥，粗糙，脱屑，皲裂。常由水疱型发展而来，且老年患者居多。

水疱型和糜烂型常因抓破而继发感染，致小腿丹毒、红丝疔或足趾化脓，局部红肿，趾间糜烂，渗流腥臭滋水，胯下臖核肿痛，并可出现形寒发热、头痛骨楚等全身症状。

三、鉴别诊断

1. 手部湿疹 多对称发作，皮损多形性，边界不清，瘙痒显著，反复发作。真菌镜检阴性。

2. 掌跖角化病 与鹅掌风、脚湿气脱屑型相鉴别。本病多自幼年发病；手掌、足底有对称性的角化和皲裂，无水疱等炎症反应。真菌镜检阴性。

四、辨证施治

手足癣以外治为主，若皮损广泛，自觉症状较重，或抓破染毒者，则宜内、外治结合为宜。

1. 内治

（1）风湿毒聚证

证候：鹅掌风、脚湿气。症见皮损泛发，蔓延浸淫，手如鹅掌，皮肤粗糙，或皮下水疱；或足趾糜烂、浸渍剧痒；苔薄白，脉濡。

治法：祛风除湿，杀虫止痒。

方药：消风散(《医宗金鉴》）加地肤子、白鲜皮、威灵仙；或苦参汤(《疡科心得集》）加白鲜皮、威灵仙。

（2）湿热下注证

证候：脚湿气抓破染毒。症见足趾糜烂，渗流臭水或化脓，肿连足背，或见红丝上窜，胯下臖核肿痛；甚或形寒高热；舌红，苔黄腻，脉滑数。

治法：清热化湿，解毒消肿。

方药：湿重于热者，用萆薢渗湿汤(《疡科心得集》）；湿热兼瘀者，用五神汤(《外科真诠》）加丹皮、赤芍；湿热并重者，用龙胆泻肝汤(《兰室秘藏》）加减。

2. 外治

（1）水疱型：可选用一号癣药水、二号癣药水、复方土槿皮酊外搽；二矾汤(《外科正宗》）熏洗；鹅掌风浸泡方或藿黄浸剂（藿香30g，黄精、大黄、皂矾各12g，醋1kg）浸泡。

（2）糜烂型：可选苦参、龙胆草、白头翁、虎杖各30g，煎水外洗；或半边莲60g，煎水外洗；或雄黄膏外搽。

（3）脱屑型：可选用冰黄肤乐软膏、蜈黛软膏等外搽。

五、西医治疗

1. 局部治疗　一般外用1%~2%咪唑类或丙烯胺类溶液或霜剂。皮损干燥皲裂者，可用抗真菌类软膏。每日1~2次，连续用药4周以上。

2. 系统药物治疗　顽固不愈者，可内服抗真菌药物，如伊曲康唑每日100mg，疗程2~4周；或特比萘芬每日250mg，疗程2~4周。肝功能异常者慎用。

六、美容调护

1. 注意个人卫生，勿与他人共用洗脚盆、浴巾、鞋袜等避免传染，鞋袜宜干爽透风，并经常洗涤、暴晒；家庭中其他成员患手足癣时，也要同时治疗。

2. 对患者早发现，早治疗。对患癣病的动物要及时处理，消灭传染源。

3. 多食高蛋白饮食，如燕麦片、核果、种子、谷物、豆制品等富含植物蛋白；多食蔬菜水果、多补充营养素，如维生素A或维生素A乳剂、维生素D、维生素B、维生素C及啤酒酵母、钙镁等。忌食辛辣刺激食物。

七、临床报道参考

1. 鹅掌风醋泡方治疗手足癣178例　药用大枫子仁、五加皮、地骨皮、五倍子、皂角刺、桃仁、红花、荆芥、防风各15g，花椒、黄精、明矾各30g，米醋（以黑醋更佳）1kg，浸上药4天后，去药渣取汁备用。以塑料袋1只，将药汁倾入，患手伸入袋中扎住，每晚浸泡1小时，完毕后扎紧塑料袋口，以免醋汁挥发。1剂，可重复使用，7天为1个疗程，一般使用2个疗程，特别严重者可用4个疗程。停药1个月后，随访判断疗效。治疗期间，尽量不用碱性洗涤剂洗手。结果：显效139例，有效37例，无效2例，总有效率为98.88%。［张群永．鹅掌风醋泡方治疗手足癣178例．辽宁中医杂志，2003，30（12）：962.］

2. 自制中药散泡洗配合艾灸治疗手足癣63例　药用荆芥20g，苦参20g，百部20g，蛇床子20g，艾叶20g，土茯苓20g，川椒10g，由本院制剂室将所有药物进行加工粉碎至极细粉末状，并分袋包装。倒入套好一次性塑料袋的木桶或水盆中，加温水2000~3000mL稀释，将患足或手放入浸泡，20~30分钟后擦干，再对患处进行艾条温和灸，施灸时约距皮肤2~3cm，每处灸10~15分钟，以患者耐受为宜。每日1~2次，7日为1个疗程。中药泡洗时，保持水温适宜，逐渐加温水和药粉。泡洗时，五指或脚趾充分展开以利于皮肤浸入药液，施灸时防止烫伤皮肤。患者经过7~30天治疗后，结果63例中痊愈38例，显效18例，有效6例，无效1例，痊愈率为60.3%，总有效率为98.4%。其中10天内治愈13例，20天治愈21例，30天治愈4例。无效患者1例，因合并感染效果不明显。［王文娟．自制中药散泡洗配合艾灸治疗手足癣63例．中医药导报，2012，18（7）：102.］

第四节　甲真菌病

甲真菌病是由各种病原真菌引起的甲板或甲下组织的感染。甲癣则特指由皮肤癣菌所引起的甲感染。

一、病因病机

甲真菌病多由手足癣日久，染及甲板，或外伤损及甲板，致邪毒入侵，甲失濡养而成。

二、临床表现

1. 症状 甲真菌感染多从甲前缘或甲侧缘开始向内蔓延，使部分甲或整个甲板变色呈灰白色或污褐色，逐渐增厚、变形、变脆，表面失去光泽，有点状凹陷或沟纹，甲板前缘呈虫蛀状或与甲床分离。多数先侵犯1~2个甲板，重者所有指（趾）甲均可患病。病程缓慢，治疗不当可致终生不愈。一般无自觉症状，若继发细菌感染可引起甲沟炎。

2. 临床分型

（1）白色浅表型：致病菌直接从甲板表面侵入引起。表现为甲板浅层有点状或不规则片状白色浑浊，甲板表面失去光泽或稍有凹凸不平。

（2）远端侧位甲下型：此型最常见，多由手足癣蔓延而来。真菌从一侧甲郭侵犯甲的远端前缘及侧缘并使之增厚、灰黄、浑浊，甲板表面凹凸不平或破损。

（3）近端甲下型：真菌多通过甲小皮侵入甲板及甲床，表现为甲半月和甲根部粗糙肥厚，凹凸不平或破损。

（4）全甲毁损型：是各型甲真菌病发展的最终结果。表现为整个甲板被破坏，呈灰黄、灰褐色，甲板部分或全部脱落，甲床表面残留粗糙角化堆积物，亦可增厚、脱屑。

三、鉴别诊断

本病需与甲营养不良、甲下疣等原发甲病及银屑病、慢性湿疹等继发性甲损害进行鉴别。根据甲变色、无光泽、增厚破损，结合真菌镜检阳性，必要时做真菌培养，即可确诊甲癣。

四、辨证施治

1. 内治 一般不采用内服中药治疗，如合并化脓性感染者，宜清热利湿解毒，可用萆薢渗湿汤(《疡科心得集》）合五神汤(《外科真诠》）加减。

2. 外治

（1）白凤仙花及白矾适量捣烂厚敷，每日更换1次，直到治愈。

（2）外用黑色拔膏棍，3~5日更换1次，并清除软化甲板直至新甲长出。

五、西医治疗

1. 局部治疗 常用于表浅和单纯远端型损害。先尽量去除病甲，再外搽局部用药，如30%冰醋酸或咪唑类及丙烯胺类霜剂或溶液，每日1~2次，疗程3~6个月，直至新甲生成为止；也可采用40%尿素软膏封包，使病甲软化剥离，再外搽抗真菌药。目前使用8%环吡酮或5%阿莫罗芬甲涂剂，可在病甲表面形成一层药膜，利于药物穿透甲板，有较强的局部抗真菌作用。疗程2~3个月。

2. 系统药物治疗　较重甲真菌病常需内服抗真菌药物治疗。抗真菌药可通过血液到达甲根部及甲床后弥散入甲板，起到抑菌或杀菌作用。随着新生甲将病变甲向前推移，最终替代病甲。疗效多与药物在甲组织中的浓度、持续时间，以及甲的生长速度等有关。

(1) 口服伊曲康唑间歇冲击疗法，每次200mg，每日2次，每月服药7日为1个疗程，一般指甲病变冲击2~3个疗程，趾甲病变冲击3~4个疗程。

(2) 口服特比萘芬每日250mg，连续服用，指甲病变服6~8周，趾甲病变服12~16周。

服药期间应注意检测肝功能，肝酶异常者停药。

六、美容调护

1. 注意保护指（趾）甲，防止损伤。

2. 积极治疗手足癣，做好消毒隔离工作。

3. 多食高蛋白饮食，蛋白是指甲生长所必需的物质；如燕麦片、核果、种子、谷物、豆制品都富含植物蛋白；多食蔬菜水果、补充维生素，如维生素A或维生素A乳剂、维生素D、维生素B、维生素C及啤酒酵母、钙镁等。忌食辛辣刺激食物。

七、临床报道参考

复方甲癣净治疗甲癣临床观察　90例患者分治疗1组、治疗2组、对照组，治疗2组和对照组为方便疗效对比，只针对中远端甲真菌病型（甲受累面积<整甲面积的1/2）和白色浅表性甲真菌病（SWO）两型。治疗1组和治疗2组均外用甲癣净（紫荆皮、苦参、透骨草各30g，芒硝、大枫子各20g，明矾15g等，研末约60目，每次取药200g，加入500mL白醋，用凉水约1500mL浸泡6小时后，大火开锅后再用小火煎煮15分钟，药渣及药液均倒入浸泡盆内，放凉至40℃~50℃后使用）浸泡病甲1小时，每日1次。对照组先用温水将病甲洗净后，再用500mL白醋与1500mL热水混合放至40℃~50℃时浸泡病甲0.5小时，再外用硝酸舍他康唑乳膏，每日2次，3组均4周为1个疗程，连续用药3个疗程，治疗结束时真菌镜检。停药后随访3个月并再次行真菌镜检。结果治疗1组治愈11例，有效14例，显效4例，无效1例，有效率96.67%；治疗2组治愈12例，有效15例，显效3例，有效率100%；对照组治愈6例，有效14例，显效6例，无效4例，有效率86.67%。治疗1组和治疗2组的有效率均明显高于对照组，且治疗2组的疗效优于对照组，其差异有统计学意义。[雪彦锋，胡艳君，许东平．复方甲癣净治疗甲癣临床观察．中国皮肤性病学杂志，2012，26（12）：1132-1133.]

第五节　花斑糠疹

花斑糠疹又称花斑癣，俗称汗斑。是由糠秕马拉色菌侵犯皮肤角质层所致的浅表真菌感染，多发于多汗体质的青壮年。常夏天发作，冬季自愈。

本病与中医文献记载的“紫白癜风”相类似。如《医宗金鉴·外科心法要诀》云：“此病俗名汗斑，有紫白二种。紫因血滞，白因气滞。总由热体，风邪湿气侵入毛孔，与气血凝滞，毛窍闭塞而成。多生面项，斑点游走，延蔓成片，初无痛痒，久之微痒。”

一、病因病机

由于热体被风湿所侵，湿热阻滞腠理，汗液排除不畅，邪郁肌肤而成；亦有因汗衣湿溻，淹渍肌肤，复受日蒸，外染邪毒所致。

二、临床表现

1. 本病好发于青壮年，男性明显多于女性。

2. 发病缓慢隐匿，皮损为色素沉着和（或）色素减退斑，上覆少许细糠状鳞屑，形态可为点状、钱币状或融合成片，有时皮损可呈多种颜色，如灰白色、淡黄色、淡红色、褐色，如雨滴状分布。

3. 皮脂腺丰富部位，如面颈、胸背、上臂、腋窝等处易受累。一般无自觉症状，少数有轻度痒感。冬轻夏重，容易复发。家庭中有血缘关系者常同患本病。

三、鉴别诊断

1. **白癜风** 皮损为色素脱失斑，白斑中毛发也发白，无固定形态。边界清楚，无痒痛，也不传染。

2. **玫瑰糠疹** 皮损炎症明显，呈红色或黄红色椭圆形斑，其长轴与皮纹平行，边缘附着细薄鳞屑，多先有母斑，后有子斑。真菌检查阴性。

四、辨证施治

1. **内治** 一般不需采用内服中药治疗。瘙痒明显者，宜疏风清热止痒，可用消风散（《医宗金鉴》）加减。

2. **外治** 用5%~10%硫黄软膏；或密陀僧散外用干扑；或用2号癣药水，或10%土槿皮酊外搽。疗程2~4周。

五、西医治疗

1. **局部治疗** 外用联苯苄唑、咪康唑霜剂或溶液，疗程2~4周。或用2.5%二硫化硒、2%酮康唑洗剂等涂遍全身，用长柄刷涂擦以产生泡沫，停留几分钟后再淋浴，每晚1次，连用2周。

2. **系统药物治疗** 对皮损面积大、单独外用疗效不佳者，可口服伊曲康唑，每日200mg，连用2周。

六、美容调护

1. 注意个人、家庭及集体卫生，加强公共场所的管理。

2. 勤洗澡、勤换衣物，内衣应日晒或煮沸消毒。

3. 饮食宜多食新鲜蔬菜和大蒜，有利花斑癣康复。平素忌食辛热刺激性食物，如桂皮、辣椒、胡椒等，尽量不饮酒类、咖啡、可可等。少食甜食，限制脂肪、油炸类食物，以免皮脂分泌增多而加重本病。

七、临床报道参考

祛风除湿杀虫煎剂治疗花斑癣疗效观察　60例患者，年龄16~45岁，男38例，女22例；所有患者真菌直接镜检均为阳性，临床有典型皮损，3个月内未服用过伊曲康唑、氟康唑等抗真菌药，2周内未外用抗真菌药治疗，1个月内未使用皮质类固醇激素和免疫抑制剂；诊断符合《临床皮肤病学》中的花斑癣诊断标准。将60例患者随机分成治疗组和对照组，其中治疗组30例，男20例，女10例，平均年龄28岁，皮损面积平均为468cm^2；对照组30例，男18例，女12例，平均年龄30岁，皮损面积平均为472 cm^2。两组患者性别、年龄、皮损面积比较，差异无统计学意义。治疗采用苦参、百部、土槿皮、大枫子、白鲜皮、蛇床子、黄柏、地肤子各30g，加水1000mL，煮沸后再用文火煎煮20分钟即可，待微温时用药汁外洗患处，每日1次，疗程为3周。结果：治疗组总有效率为80%，对照组总有效率83.3%，二者差异无统计学意义（$P<0.05$）。[刘涛峰，刘小平，张虹亚，等．祛风除湿杀虫煎剂治疗花斑癣疗效观察．安徽中医学院学报，2010，29(4)：15.]

（杨恩品　赵丽娟）

思考题

1. 头皮黄癣、白癣如何鉴别诊断？
2. 体癣有哪些临床特点？
3. 手足癣临床分几型？各型的临床表现如何？
4. 简述手足癣的局部治疗方法。
5. 甲真菌病临床可分哪几型？简述各型临床表现。
6. 如何鉴别手部湿疹与鹅掌风？
7. 简述头癣、甲真菌病、花斑糠疹口服抗真菌药的服用方法。

第十章 动物性皮肤病

第一节 疥 疮

疥疮俗称“疳疮”，是由疥虫寄生在人体表皮层内引起的接触传染性皮肤病。好发于皮肤薄嫩处，伴奇痒，易在集体或家庭中流行。

中医学对本病的认识，在《诸病源候论》中有云：“疥者……多生于足，乃至遍体……干疥者，但痒，搔之皮起干痂。湿疥者，小疮皮薄，常有汁出，并皆有虫，人往往以针头挑得，状如水内蜗虫。”

一、病因病机

本病为接触传染所致。如与疥疮病人密切接触而直接传染，或通过接触病人使用过的衣服、床被而间接传染。疥虫为表皮内寄生虫，雌雄交配后受精雌虫钻入皮肤的角质层内，边钻行边排卵，故在表皮上出现特征性皮损——隧道。受精雌虫每天排卵 2~3 个，可达 2 个月之久，最后死在隧道的尽端。虫卵孵化为幼虫后，又爬到皮肤表面，藏到毛囊口内，吸取毛囊附近的分泌物，经过 7~20 天蜕皮数次而变为成虫。疥虫离开了人体后尚能生存 2~3 天，具有很强的传染性。

二、临床表现

1. 本病好发于皮肤薄嫩及皱褶部位，常从手指缝开始，好发部位包括腕屈侧、肘窝、腋窝、乳房下、下腹部、外生殖器、大腿内侧等处。除婴幼儿外，一般不侵及头面部。
2. 典型皮损为红丘疹、丘疱疹、小水疱、隧道、结节。结节常见于阴茎、阴囊；水疱常见于指缝；隧道为疥疮的特异性皮损，长约 0.5cm，微微隆起，稍弯曲呈淡灰色或皮色，在隧道末端有针头大小的灰白色或微红的小点，为疥虫隐藏的地方。
3. 自觉奇痒，夜间尤甚，常影响睡眠。由于剧烈搔抓，皮肤上往往出现抓痕、血痂，日久出现苔藓样变或湿疹样变。继发感染时，可引起脓疱疮、疖、痈等。
4. 实验室检查时，皮肤标本中可找到疥虫或虫卵。如果发现隧道，可用针尖挑破，直达闭端，肉眼可看到针头大小的灰白色点，显微镜下可发现疥虫。

三、鉴别诊断

1. **痒疹** 好发于四肢伸侧及躯干部，皮损主要为坚硬丘疹，瘙痒无度，病程缓慢，无传染性。

2. 湿疹　无一定好发部位，皮损呈多形性，可有潮红、肿胀、红斑、丘疹、丘疱疹、水疱、糜烂、渗出、结痂等。

3. 丘疹性荨麻疹　多发于儿童，常见于春秋季节，好发于四肢及腰腹部。皮损为散在纺锤形丘疹、丘疱疹及水疱，自觉瘙痒，容易复发。

4. 虱病　主要发于躯干，皮损为继发性损害，如抓痕、血痂，指缝无皮损，在衣缝中可找到虱及虱卵。

四、辨证施治

本病以外治为主，若皮损泛发或引起破溃流水者，配合中药内服。

1. 内治

（1）湿热蕴结证

证候：水疱多，或丘疱疹泛发，壁薄液多，破溃流水，浸淫湿烂；或脓疱叠起，或四肢内侧红丝一条，臖核肿痛；舌红，苔黄腻，脉滑数。

治法：清热化湿，解毒杀虫。

方药：黄连解毒汤(《外台秘要》) 合三妙丸(《医学正传》) 加地肤子、白鲜皮、百部、苦参。

2. 外治

以杀虫止痒为原则。

疥疮以外治杀虫为主，硫黄是常用特效药物。目前临床常用的硫黄软膏，如儿童用5%~10%、成人用10%~15%。若患病时间长者，可用20%的硫黄软膏，但浓度不宜过高，否则易产生皮炎。

一般先以花椒30g，苦参30g，地肤子30g，蛇床子30g，煎汤外洗；或温水用肥皂洗涤全身后，再搽硫黄软膏。先搽好发部位，再自颈部至足涂搽全身。每日1~2次，连续3日为1个疗程。第4日洗澡，换洗衣物被褥，煮沸或日晒消毒。一般治疗1~2个疗程，停药后观察1周左右。如无新皮损出现，即为痊愈。

五、西医治疗

1. 局部治疗　杀疥药膏可选用5%三氯苯醚菊酯霜、25%苯甲酸苄酯乳剂等。

2. 系统药物治疗　国外报道，对常规外用药治疗无效的疥疮，使用伊维菌素200μg/kg，单次口服，安全有效。

六、药膳调养

1. 香椿鱼

组成：鲜香椿叶、面粉各300g，菜油400g。

制用法：鲜香椿叶洗净切碎，加入面粉、精盐和水适量，调成稀糊。锅内加菜油，烧至六成熟时，把调好的稀糊慢慢拨入锅，成条索状，形似小鱼，炸成焦黄色捞出，即可食用。

2. 葱白马齿苋炖猪蹄

组成：猪蹄6只，葱白60g，马齿苋50g。

制用法：猪蹄去甲，拔毛洗净，放入锅内，加水适量、精盐，武火煮沸后改用文火炖至猪蹄肉离骨即可。

3. 云香绿豆红糖饮

组成：云香草 25g，绿豆 100g，红糖适量。

制用法：将云香草、绿豆同置锅中，加水 1000mL 煎取汁 400mL，兑入红糖，加热搅至溶化。

4. 百部茶

组成：百部 20g，白糖适量。

制用法：百部根切成碎块，放入杯中以开水冲泡，调入白糖茶饮。

七、美容调护

1. 注意个人卫生，勤洗澡，勤换衣；一旦确诊，即应隔离治疗。
2. 患者衣服、被褥均需煮沸消毒或在阳光下充分暴晒，以杀灭疥虫及虫卵。
3. 加强公共卫生管理，浴室、旅馆、车船的毛巾、寝具等应严格消毒。
4. 饮食宜清淡，多食蔬菜和水果。可选择有清热利湿作用的食物，如丝瓜、冬瓜、苦瓜、薏苡仁、绿豆、赤小豆等。忌辛辣刺激及发物。

八、临床报道参考

1. 蜈黛软膏治疗疥疮疗效观察 60 例患者给予外用蜈黛软膏（蜈蚣、蛇床子、青黛、硫黄、白矾、浙贝、黄柏、山慈菇、五倍子、冰片、荆芥、莪术）治疗，从脖子以下全身涂抹，1 日 2 次，3 日后洗澡换衣服，连续反复应用 9 日。根据年龄差异，口服不等量的抗组胺药物扑尔敏片。60 例中痊愈 40 例，显效 12 例，有效 5 例，无效 3 例，有效率 95.0%。[赵林栋，刘刚. 蜈黛软膏治疗疥疮疗效观察. 中国医药指南，2011，9（35）：424.]

2. 疥疮膏治疗疥疮 100 例 药用川乌 10g，草乌 10g，吴茱萸 10g，白芷 5g，荆芥 12g，防风 12g，苍术 12g，硫黄 45g，大枫子 10g。共为细末，用适量凡士林熔化后调和上药均匀待用。用药前先洗澡，用纱布包药，近火炉，边烤药油边搽患处，距离以能耐受为度，每日 1 次，5 日为 1 个疗程，2 日洗 1 次澡，并且换下内衣、枕巾、床单、被套等床上用品，烫洗后于太阳下晒干。经 1 个疗程治疗后，治愈 93 例，显效 7 例。其中 7 例又经 1 个疗程治愈，治愈率 100%。[苏海娟. 疥疮膏治疗疥疮 100 例. 四川中医，2007，25（9）：99.]

第二节 蠕虫皮炎

由寄生在人体的蠕形螨（毛囊虫）引起的慢性炎症叫蠕虫皮炎，以面部、背部等皮脂溢出部位的红斑、丘疹、脓疱、结痂、脱屑为主要表现。蠕形螨又称毛囊虫，所以蠕形螨病亦称为“毛囊虫病”。蠕形螨可寄生于多种哺乳动物，包括人的毛囊和皮脂腺，是一种永久性寄生螨。寄生在人体的蠕形螨包括毛囊蠕形螨和皮脂腺蠕形螨两种，两种蠕形螨可在同一个人身上寄生。

一、病因病机

人蠕形螨虫体分长短两种，毛囊蠕形螨长，皮脂蠕形螨短。蠕形螨常寄生在皮脂腺发达的部位，多见于鼻部、颊部等，严重者可侵及眼睑、口周甚至全面部，少数可侵及头皮、肩、胸、背部。毛囊螨寄生在毛囊深处，皮脂螨寄生在皮脂腺。

二、临床表现

1. 人蠕形螨常寄居在正常人的毛囊和皮脂腺内，一般没有症状。当宿主的皮脂分泌增多或寄生的虫体多时，可致皮脂腺肿胀增生。加之虫体的代谢产物和死虫崩解物的刺激，可使局部产生炎症反应。若再继发细菌感染，可使炎症反应加重。

2. 初发时，局部皮肤轻度潮红；以后红斑逐渐明显，持久不退，由鼻尖蔓延至鼻翼、额、面颊，甚至扩展到胸、背、头皮等处。在红斑上逐渐出现丘疹、脓疱、结痂、脱屑。

3. 随着病情发展，可出现鼻部皮肤增厚，毛囊口扩张，毛细血管扩张，形成持久性红斑，表现为寻常痤疮或酒渣鼻损害。

4. 有的鼻部皮肤正常，仅口周或口角出现红斑、丘疹、脱屑。少数可出现眼睑炎或头皮脱屑现象。

5. 根据临床表现，可将蠕形螨病分为七种类型，即酒渣鼻型、痤疮型、脓疱型、色素沉着型、糠疹型、花斑癣型、粟粒脓疱型。

三、鉴别诊断

本病需与寻常痤疮、脂溢性皮炎和口周皮炎等相鉴别。

四、辨证施治

1. 内治 热毒蕴结证。

证候：面部红斑、丘疹、脓疱，或红斑脱屑、干燥；口渴、便秘尿黄；舌红，苔黄，脉浮数。

治法：清热解毒。

方药：五味消毒饮(《医宗金鉴》) 合黄连解毒汤(《外台秘要》) 加减。

2. 外治

(1) 红斑、丘疹、脓疱等，可用1%薄荷三黄洗剂外搽。

(2) 继发感染，可用马齿苋煎汤湿敷，然后搽青黛散油膏，或外搽颠倒散洗剂。

五、西医治疗

1. 局部治疗 外用可选过氧苯甲酰、硫黄或甲硝唑等药物。

2. 系统药物治疗 甲硝唑片，每日 3 次，15 日为 1 个疗程，停药两周后再用第 2 个疗程。有继发感染者，可给予米诺环素，每日 2 次，15 日为 1 个疗程；或用红霉素，每日 3 次。

六、药膳调养

银花蒲公英粥

组成：蒲公英 60g，金银花 30g，粳米 50~100g。

制用法：前两味加水适量煎汁，取汁加入粳米同煮成稀粥即可。

七、美容调护

1. 注意面部皮肤清洁，不用公用毛巾、脸盆等。
2. 多食水果蔬菜，增加体内的维生素含量，保持大便畅通。尽量少饮酒、少食酸辣等刺激性食物，减少油腻食物的摄入。

八、临床报道参考

自制灭螨液体外杀螨及治疗人体面部蠕形螨病的临床研究　将蒲公英 15g，苦参 25g，川椒 3g，丁香 5g，硫黄 5g，薄荷、黄柏、白鲜皮各 10g，先粉碎成细粉，后过 100 目筛，再溶于 75%酒精 300mL 中浸泡 2 周，滤过后，在滤液中加入冰片 10g，甘油 70mL，搅匀后装瓶备用。治疗前 2 周及治疗期间，停用一切其他治疗蠕形螨病的药物。于每天早、晚用温水将面部洗净，并擦干后将药物均匀涂于整个面部，反复轻揉，以利药物进入毛孔，透入皮肤。连续用药 3 周后，于第 4 周进行疗效评估及随访。治疗 3 周后，灭螨液组的愈显率为 63. 55%。[崔金环，王琛，徐颖，等. 自制灭螨液体外杀螨及治疗人体面部蠕形螨病的临床研究. 时珍国医国药，2012，23（12）：3078.]

（杨恩品　赵丽娟）

思考题

1. 疥疮好发于哪些部位？临床表现如何？
2. 简述疥疮的局部用药治疗。
3. 蠕虫皮炎有何临床表现？

第十一章　物理性皮肤病

第一节　手足皲裂

手足皲裂指由多种原因引起的手足部皮肤干燥和开裂。其发病与多种内外因素有关：如掌跖部皮肤角质层较厚且无皮脂腺，加之冬季汗液分泌减少等，易使皮肤干燥；各种机械摩擦和理化因素的刺激（如酸碱、有机溶媒）等，也可导致角质层变硬变脆。在这些因素作用下，日久即可引起手足皮肤皲裂。

中医古代文献有“皲裂”的记载。如《诸病源候论·手足皲裂候》云：“皲裂者，肌肉破也，言冬时触冒风寒，手足破，故谓之皲裂。”又如《外科启玄》云：“冬月间手足皴裂成疮，裂口出血，肿痛难忍。”

一、病因病机

局部皮肤干燥，气血不和，外受摩擦、刺激等，使血脉不畅，肌肤失濡而成皲裂。

二、临床表现

1. 手部皲裂常见于成人及老年人，部分患者与职业关系密切。

2. 一般好发于指屈面、手掌，多顺皮纹方向发生；伴皮肤干燥、粗糙、脱屑等。

3. 根据裂隙深浅程度可分为3度：Ⅰ度仅达表皮，无出血及疼痛等症状；Ⅱ度由表皮深入真皮浅层，可有轻度疼痛，但不引起出血；Ⅲ度由表皮深入真皮和皮下组织，常引起出血和疼痛。

三、鉴别诊断

1. 鳞屑角化型手足癣　夏重冬轻，皮屑真菌镜检阳性。

2. 掌跖角化病　为先天性疾病，幼年起开始发病，家族中常有相同患者，双侧掌跖皮肤角化肥厚。

四、辨证施治

1. 内治　本病一般不需内服药。气血不足者，可内服八珍丸（《正体类要》）或养血荣筋丸。

2. 外治　外用三油合剂（蛋黄油、大枫子油、甘草油等量），或用白及粉与凡士林

(1∶9) 配成软膏外搽。

五、西医治疗

一般选用1%尿囊素软膏、15%尿素软膏、愈裂贴硬膏(含尿囊素、白及、维A酸及苯丙咪唑)外用。角质层厚者，宜先用热水浸泡，然后用刀削薄，再行搽药。

六、药膳调养

1. 百合大枣糯米粥

组成：百合50g，大枣25g，糯米75g。

制用法：将糯米、大枣洗净，加水熬粥，在粥成之后加入百合煮熟即可。

2. 牛奶蜂蜜汤

组成：牛奶50mL，蜂蜜30mL。

制用法：牛奶煮沸后调入蜂蜜，拌匀饮服。

七、美容调护

1. 注意手足部的日常保护，尽量避免接触碱性肥皂、洗涤剂等，忌用热水烫洗，避免外界理化刺激。

2. 改善劳动条件，如戴手套等；接触有害刺激物后，应及时洗手并使用护手霜。

3. 冬季手足干燥者，要经常使用乳液、甘油搽剂等。

4. 多吃水果和新鲜蔬菜，多饮水，适量摄入蛋白质丰富食物，如鱼类、乳类。

八、临床报道参考

1. 中药熏洗配合外涂封包治疗手部皲裂性湿疹疗效观察 治疗组采用中药熏洗配合药物外涂封包治疗。熏洗药组成：透骨草30g，王不留行20g，红花10g，明矾(免煎)10g，加水2000mL，浸泡40分钟，大火煮沸后改成小火煮10~15分钟，滤出药液后加水2000mL再煎；将两次药液混合后加入明矾，再次煮沸。熏洗双手，每晚1次，每次30~40分钟；红霉素粉针0.25g，用纯净水调成糊状，与丙酸氯倍他索软膏10g混合，于每晚熏洗后外涂，外敷保鲜膜，再用绷带固定封包8小时，次日早晨再涂1次，增厚的角质层剥脱后停止封包。结果：治疗组76例，痊愈56例，显效15例，好转5例。[廉信，胡伟，梁玉贞，等. 中药熏洗配合外涂封包治疗手部皲裂性湿疹疗效观察，国际中医中药杂志，2013，35(1)：72.]

2. 润肤洗剂治疗手部干燥性湿疹140例 当归20g，桃仁20g，红花20g，生地20g，鸡血藤20g，伸筋草15 g，白鲜皮30g，苦参20g，加水2000mL，煎取1500mL放温。泡洗患处，每日1~2次，每次15分钟，余液做日常清洁用。加减：皮损红斑鳞屑明显者，加马齿苋、生地榆、青蒿各20g；浸润肥厚、皲裂明显者，加芒硝12~15g；伴有小水疱或少量痂皮者，加茵陈、黄柏各15g；痒剧，加蛇蜕3g。洗后外涂5%的水杨酸软膏。2周为1个疗程，疗程结束后判断疗效。结果：治愈68例，好转60例，无效12例。[方平. 润肤洗剂治疗手部干燥性湿疹140例. 中医外治杂志，2001，10(3)：16.]

第二节　日晒伤

日晒伤也称为晒斑或日光性皮炎，是由于强烈日光照射后，暴晒处皮肤发生的急性光毒性反应。

日晒伤与中医学文献记载的“日晒疮”相类似，如《外科启玄》日晒疮记载：“三伏炎天，勤苦之人，劳于工作，不惜身体，受酷日晒暴，先疼后破而成疮者，非气血所生也。”

一、病因病机

多因光毒灼伤，热邪入侵肌肤，不得外泄，气滞热壅而成。

二、临床表现

1. 春夏季多见，妇女及浅肤色人群易发病。

2. 一般日晒后数小时至十余小时内，暴露部位出现弥漫性红斑、呈鲜红色、边界清楚，后红斑渐淡、消退、脱屑，并留有色素沉着。皮损较重时，可出现红肿、水疱，后结痂脱屑而愈。

3. 局部灼痛。皮损广泛时，可有寒战和发热等全身症状。

三、鉴别诊断

接触性皮炎　有皮肤接触史，皮损形态与接触物相一致，可出现红斑、丘疹、瘙痒，常有水疱或大疱。

四、辨证施治

1. 内治　热毒内蕴证。

证候：晒伤部位皮肤发红、水肿，或有发热、烦躁、胸闷、咽干，小便短赤，大便干燥，或腹泻、腹痛；舌质红，苔薄黄或腻，脉浮数。

治法：凉血解毒，清热养阴。

方药：竹叶石膏汤(《伤寒论》)加减。

加减：发热者，加生地、丹皮、赤芍；热盛伤阴者，加玄参、石斛、南沙参、北沙参。

2. 外治　局部外涂黄连膏。

五、西医治疗

对症处理为主。局部外用药物以消炎、止痛为原则。

1. 局部治疗　外搽炉甘石洗剂和糖皮质激素霜剂，严重者可用2.5%吲哚美辛溶液或3%硼酸冷湿敷。

2. 系统药物治疗　有全身症状者，口服抗组胺药、维生素C、非甾体抗炎药；严重者，可系统应用糖皮质激素。

六、美容调护

本病以预防为主，避免暴晒。夏季的上午 10 点钟到下午 2 点钟避免室外活动，必须到室外时，应穿长袖衣，戴宽檐帽，使用遮光剂等。

七、临床报道参考

泻黄散加味联合外用西药治疗女性日光性皮炎 78 例 口服泻黄散加味：石膏 30g，栀子 12g，防风 12g，藿香 20g，甘草 6g，生地 15g，麦冬 15g，紫草 15g，蝉蜕 15g，菊花 12g，女贞子 12g，旱莲草 25g。每日 1 剂煎服，每次 150mL，每日 3 次，服药 4~8 日。外用丁酸氢化可的松乳膏（商品名：尤卓尔），每日 2 次。结果：78 例痊愈 47 例（60.26%），显效 22 例（28.20%），无效 9 例（11.54%），总有效率为 88.45%。［刘志强．泻黄散加味联合外用西药治疗女性日光性皮炎 78 例．内蒙古中医药，2013，(21)：103.］

第三节　多形日光疹

多形日光疹是一种特发性、间歇复发性，以多形皮损为特征的光感性皮肤病。

中医文献中无相应的病名，也归为“日晒疮”一类。

一、病因病机

多因禀赋不耐，外染光毒，热毒蕴于肌肤，致局部气血运行不畅，热毒血毒互结而成。

二、临床表现

1. 发病与季节有关，一般春夏季加重，秋冬季减轻。

2. 多见于中青年女性，好发于暴露部位，如面部、颈后、颈前 V 形区、手背和前臂伸侧，而头发及衣物遮盖部位多不累及。

3. 皮损形态多样，常见的有红斑、小丘疹、丘疱疹，也可为水肿性红斑、丘疹或斑块。具体到每一位患者，皮损常以单一形态为主。

4. 自觉瘙痒剧烈，易反复发作，病程长短不一。

三、鉴别诊断

1. 湿疹 皮损多型性，可见于非暴露部位或全身，与日光、季节无明显关系。

2. 慢性光化性皮炎 主要发生于 50 岁以上男性，病情持久，可从春夏持续到冬季。

四、辨证施治

1. 内治

（1）血热蕴结证

证候：头面、前臂等处红斑、丘疹，或有丘疱疹、小水疱，瘙痒剧烈；伴有口干口渴，便秘尿赤；舌质红，苔黄，脉弦数。

治法：清热凉血，解毒止痒。

方药：凉血四物汤(《医宗金鉴》）加减。

加减：热盛者，加银花、连翘；血热者，加水牛角、丹皮、槐花；瘙痒甚者，加白鲜皮、苦参、地肤子。

(2）湿热蕴肤证

证候：皮肤红斑、丘疹，局部水疱、糜烂、渗出；伴口黏腻，纳差，大便不爽；舌质红，苔黄腻，脉滑数。

治法：清热利湿，解毒止痒。

方药：龙胆泻肝汤(《兰室秘藏》）加减。

加减：酌加白鲜皮、土茯苓、茵陈、地肤子。

(3）血虚风燥证

证候：病情反复发作，皮损色淡红，脱屑；或伴乏力，头昏；舌淡红，苔薄白，脉细。

治法：养血润肤，祛风止痒。

方药：当归饮子(《济生方》）加减。

加减：酌加沙参、麦冬、鸡血藤等。

2. 外治

(1）无渗出者，可选用黄连膏、冰黄肤乐软膏等。

(2）糜烂、渗出者，用马齿苋、苦参、地榆各30g煎水湿敷。

五、西医治疗

1. 局部治疗　根据皮损性质和部位选用药物及剂型，可以外用炉甘石洗剂、糖皮质激素霜剂，但应避免使用焦油类等潜在光敏剂。

2. 系统药物治疗　以口服抗组胺药物为主，但应避免使用氯苯那敏、异丙嗪（非那根）等光敏性药物；症状明显、反复发作者，可口服烟酰胺、氯喹或羟氯喹、β-胡萝卜素等。严重者，可口服糖皮质激素或硫唑嘌呤。

六、药膳调养

薏苡仁粥

组成：薏苡仁、粳米各50g。

制用法：薏苡仁、粳米分别用清水浸泡，淘洗干净，放入锅内，清水适量，先用旺火烧沸后，再改用小火煮至熟烂稠厚即可，分早、晚食用。

七、美容调护

应避免日晒，外出时应使用遮光剂；易感者，也可在发病季节前，让皮肤适当地增加日晒或者进行预防性光疗，以提高皮肤对光线的耐受力。

八、临床报道参考

加减牛蒡子汤联合沙棘防晒霜治疗日光型皮炎127例　采用内服加减牛蒡子汤、荆芥

6g，防风6g，牛蒡子（炒、研）15g，连翘6g，枳壳（麸炒）9g，桔梗6g，当归6g，蔓荆子15g，蒺藜（盐炒、去刺）15g，白鲜皮15g，生地15g，金银花6g（后下），厚朴（姜制）9g，菊花15g（后下），薄荷3g（后下），羌活9g，白芷9g，茵陈9g，青蒿9g。湿盛皮肤渗出明显者，加苍术、大腹皮、萆薢等渗湿利水药；热盛者，加青黛、黄连、黄芩、紫花地丁等清热解毒药。每日1剂，早晚分服。皮损部位外搽沙棘防晒霜（医院自制：沙棘油、二氧化钛、水包油型乳剂基质），每日3次。治疗期间，避免日晒，饮食清淡。15日为1个疗程。结果：治疗组127例中痊愈54例，显效38例，有效10例，无效25例，总有效率80.31%。[刘佩莉．加减牛蒡子汤联合沙棘防晒霜治疗日光型皮炎127例．四川中医，2007，25（3）：89.]

第四节　冻疮

冻疮是一种与寒冷相关的末梢部位局限性、瘀血性、炎症性皮肤病。好发于手足、耳鼻等处。

中医亦称为“冻疮”。如《外科启玄》记载：“冻疮多受其寒冷，致令面耳手足初痛次肿，破出脓血，遇暖则发烧，亦有元气弱之人不耐其冷者有之。”《医宗金鉴·外科心法要诀》记载：“此证有触犯严寒之气，伤及皮肉著冻，以致气血凝结，肌肉硬肿，僵木不知痛痒。”

一、病因病机

本病由于阳气不达，皮肉受寒，气血运行不畅，经脉阻隔，气血凝滞所致。

二、临床表现

1. 易发于初冬、早春季节。

2. 多见于儿童、青年女性或末梢血循环不良者。

3. 主要发生于手足、耳郭、面颊等暴露部位，多对称。皮损为局限性、水肿性、紫红色斑块或结节，按之退色，境界清楚，严重时皮损表面可有水疱，破溃后形成溃疡。

4. 自觉有痒感和肿胀感，受热后瘙痒加剧。冬季发病，气候转暖后自愈，来年易复发。

三、鉴别诊断

根据发病季节和典型临床表现易于诊断。有时应与多形红斑等鉴别。

四、辨证施治

1. 内治

（1）寒凝血瘀证

证候：畏寒，四肢不温，局部麻木冷痛，遇热痒疼相兼，皮色苍白或紫暗；舌淡苔白，脉沉细。

治法：温经散寒，活血通脉。

方药：当归四逆汤(《伤寒论》）加减。

加减：酌加黄芪、白术、丹参、牛膝等。

(2) 寒凝化热证

证候：冻疮局部肿痛，疮面溃烂化脓，周围红肿色暗，或伴发热口干；舌红苔黄，脉数。

治法：清热除湿，活血解毒。

方药：五味消毒饮(《医宗金鉴》）加丹皮、赤芍、苍术、黄柏等。

2. 外治法

(1) 初起红肿瘙痒者，可选用紫草、干姜、红花、桂枝、川椒、地肤子各30g，煎水温洗或浸泡，每次30分钟，每日1~2次。

(2) 外搽冻疮膏。

(3) 已溃者，外用红油膏掺八二丹外敷。

五、西医治疗

1. 局部治疗　以消炎、消肿、促进循环为原则。未破溃者，可外用维生素E软膏；已破溃皮损者，可用抗生素软膏，也可用红-蓝光理疗。

2. 系统药物治疗　口服烟酸、硝苯地平等扩血管药物。

六、药膳调养

1. 温经活血汤

组成：当归、桂枝、白芍、葛根各12g，甘草5g，大枣6枚，红糖适量。

制用法：诸药加水适量煎汁，加入红糖适量热服。

2. 当归四逆粥

组成：桂枝、白芍、炮姜、红花各9g，大枣6枚，当归12g，炙甘草、细辛各3g，粳米50g，红糖适量。

制用法：上述药物加水适量煎汁，取汁与粳米同煮粥，加入红糖温热服食。

七、美容调护

1. 注意保暖，保持干燥。

2. 加强营养，进食高蛋白及维生素丰富饮食。

3. 坚持体育锻炼，促进血液循环，提高机体对寒冷的耐受能力。

八、临床报道参考

1. 加味当归四逆汤治疗冻疮120例临床观察　药用细辛5g，大枣20g，当归20g，桂枝15g，甘草10g，通草8g，白芍15g，赤芍15g，生姜15g，桃仁12g。水煎服，每日1剂，分3次服，连用两周观察疗效。嘱患者注意保温，加强锻炼，经常揉搓患部。有破损者，加用抗生素，进行伤口清洁，防止感染。120例中治愈99例，有效15例，无效6例，第2年复发23例；治愈率82.5%，总有效率95%，复发率23.23%。[郭虎军．当归四逆汤治疗冻疮120例．中医杂志，2010，51(6)：88.]

2. 当归四逆汤联合 He-Ne 激光治疗冻疮的疗效观察 给予当归四逆汤口服（本院中药房提供的颗粒剂：当归 10g，细辛 3g，通草 3g，桂枝 9g，芍药 9g，大枣 6 枚，生甘草 6g，干姜 9g），每日 1 剂，分 3 次服；皮损局部 He-Ne 激光照射（波长 623.8nm，功率 40 mW，出光点距离皮损区 50cm，光束直接照在冻疮皮损上），每日 1 次，单个皮损每次 15 分钟；同时外涂维生素 E 霜，每日 3 次。疗程均为 10 天。总有效率为 94.12%。[余先华，马虎．当归四逆汤联合 He-Ne 激光治疗冻疮的疗效观察．中国中西医结合皮肤性病学杂志，2014，13（4）：246.]

3. 酒精调和龙血竭胶囊粉末治疗冻疮 37 例 ①硬结、水疱型：先清洁、消毒患处，再用 75%酒精将龙血竭胶囊粉末调成糊状，均匀地涂在患处，纱布包扎，每日 2 次。②浅表溃疡型冻疮：先常规清创、消毒，清除破溃处的分泌物和坏死组织。然后用龙血竭胶囊粉末均匀地洒在破溃处，再用 75%酒精将龙血竭胶囊粉末调成糊状，均匀地涂在处（避开破溃创面），外用无菌敷料包扎固定，每日换药 1 次。因龙血竭粉末为红色，涂在暴露在外的皮肤上有碍观瞻，影响工作，也可在临睡前涂上，次日晨用生理盐水洗去。8 例硬结、水疱型冻疮，治疗 1 天后水疱干燥结痂，周围皮肤红肿减轻；2~3 天后，红肿硬结消退，疼痛及刺痒感觉消失。29 例浅表溃疡型冻疮，治疗 1~2 天后，创口干燥结痂，周围皮肤红肿消退；3~4 天后，创面结痂开始脱落，疼痛刺痒感消失。37 例患者均获治愈。[黄杏，郑颖，刘中玉．酒精调和龙血竭胶囊粉末治疗冻疮 37 例．长江大学学报，2014，11（15）：48.]

（赵丽娟）

思考题

1. 手足皲裂的发病因素有哪些？
2. 如何防治手足皲裂？
3. 日晒伤、多型日光疹的发病机理有何不同？
4. 对多型日光疹如何辨证论治？
5. 如何预防及治疗冻疮？

第十二章　变态反应性皮肤病

第一节　湿　疹

湿疹是一种常见的过敏性、反复发作性、瘙痒性皮肤病。其特点是：皮损多形性，有渗出及融合倾向，瘙痒剧烈，对称分布，反复发作，易成慢性。根据皮损形态，可分为急性、亚急性、慢性三类。急性期以红斑、丘疹、丘疱疹为主，有渗出倾向；亚急性期以脱屑为主；慢性期以苔藓样变为主，皮肤干燥。湿疹可发于任何部位，但以外露部位及身体屈侧为多见。

中医学对湿疹的认识，早在《素问·玉机真藏论》中就有："帝曰：复脉太过与不及，其病皆何如？岐伯曰：太过则令人生热而肤痛，为浸淫。"《金匮要略·疮痈肠痈浸淫病脉证并治》中有"浸淫疮，黄连粉主之"的记载。《诸病源候论·疮病诸候》中云："浸淫疮，是心家有风热，发于肌肤。初生甚小，先痒后痛而成疮。汁出浸溃肌肉，浸淫渐阔，乃遍体。"描述了泛发性湿疹的发病过程。《外科正宗·肾囊风》中说："其患作痒，喜欲热汤，甚者疙瘩顽麻、破流滋水。"描述了阴囊湿疹的临床表现。《医宗金鉴·外科心法要诀》则有"旋耳疮""脐疮""四弯风""乳头风"等疾病的描述。

一、病因病机

中医对本病的病因病机论述甚多，《素问·至真要大论》记载："诸痛痒疮，皆属于心……诸湿肿满，皆属于脾。"《诸病源候论·病疮候》记载："病疮者，由肤腠虚，风湿之气折于血气，结聚所生，如新生茱萸子。痛痒搔抓成疮，黄汁出，浸淫生长，折裂，时瘥时剧。"《诸病源候论·湿癣候》云："湿癣者，亦有匡郭，如虫行，浸淫，亦湿痒，搔之多汁成疮。是其风毒气浅，湿多风少，故为湿癣也。"《医宗金鉴·外科心法要诀》中记载浸淫疮："此证初生如疥，瘙痒无时，蔓延不止，抓津黄水，浸淫成片，由心火脾湿受风而成。"中医认为，湿疹的病位在心和脾，其发病是在禀赋不耐的基础上。初期为湿与热结，阻滞肌肤；后期久病热邪耗伤阴血，化燥生风，肌肤失于濡养。

西医认为，湿疹病因及发病机制复杂，多与变态反应有关。一般认为是在遗传基础上，受环境因素和健康状态等影响，致使机体处于致敏状态。当受到内外因素的刺激时，即可引起湿疹的发生。常见的内因如慢性感染灶、内分泌及代谢改变、神经精神因素等，外因如食物、吸入物、生活环境和接触各种化学物质等。

二、临床表现

《中国湿疹诊疗指南》（2011 年版）中明确指出湿疹诊断依据，以及根据临床表现可以分为急性、亚急性及慢性三期。

1. 急性期　表现为红斑、水肿基础上粟粒大丘疹、丘疱疹、水疱、糜烂及渗出，病变中心往往较重而逐渐向周围蔓延；外围又有散在丘疹、丘疱疹，故境界不清。

2. 亚急性期　表现为红肿和渗出减轻，糜烂面结痂、脱屑。

3. 慢性期　表现为皮肤粗糙肥厚、苔藓样变，可伴有色素改变；手足部湿疹可伴有甲改变。皮疹一般对称分布，常反复发作，自觉症状为瘙痒，甚至剧痒。

三、诊断依据

主要根据临床表现，结合必要的实验室检查或组织病理学检查。特殊类型的湿疹，根据临床特点进行诊断，如干燥性湿疹、自身敏感性皮炎、钱币状湿疹等；非特异者可根据临床部位进行诊断，如手湿疹、小腿湿疹、肛周湿疹、乳房湿疹、阴囊湿疹、耳湿疹、眼睑湿疹等；泛发性湿疹，指多部位同时发生的湿疹。湿疹严重程度可根据其面积和皮疹的特点进行评分。

四、鉴别诊断

1. 急性湿疹与接触性皮炎鉴别　后者有明显接触史，病因明确，病变局限于接触部位。皮疹多单一形态，易起大疱，境界清楚，瘙痒或有灼热感，病程短，去除病因后多易治愈。

2. 慢性湿疹与神经性皮炎鉴别　神经性皮炎好发于颈侧、肘、尾骶部，常不对称；有典型的苔藓样变，皮损干燥，无多形性皮疹，无渗出表现。

3. 手足部湿疹与手足癣鉴别　后者皮损境界清楚，有叶状鳞屑附着，夏季增剧，常并发指（趾）间糜烂，鳞屑真菌镜检阳性。

五、辨证施治

（一）中药治疗

1. 内治

（1）湿热浸淫证

证候：发病快，病程短，皮损潮红肿胀、灼热，丘疱疹密集，糜烂渗出多，浸淫成片，瘙痒剧烈；伴胸闷纳呆，心烦口渴，身热不扬，大便黏滞，排泄不畅，小便黄；舌红，苔黄腻，脉滑数。

治法：清热利湿止痒。

方药：龙胆泻肝汤(《兰室秘藏》）合萆薢渗湿汤(《疡科心得集》）加减。

加减：糜烂渗出多者，加土茯苓、蒲公英、黄柏；瘙痒重者，加地肤子、白鲜皮。

（2）脾虚湿蕴证

证候：发病较缓，皮损潮红，丘疹或丘疱疹，瘙痒，抓后糜烂渗出，可见鳞屑；伴纳少，腹胀便溏，易疲乏；舌淡胖，苔白腻，脉弦缓。

治法：健脾利湿止痒。

方药：除湿胃苓汤(《医宗金鉴》）加减。

加减：瘙痒重者，加地肤子、白鲜皮。

（3）血虚风燥证

证候：病程长，反复发作。皮损色暗或色素沉着，粗糙肥厚，呈苔藓样变；剧痒难忍，夜间为重；伴口干不欲饮，纳差；舌淡，苔白，脉弦细。

治法：养血润肤，祛风止痒。

方药：当归饮子(《济生方》）或四物消风饮(《医宗金鉴》）加丹参、鸡血藤、乌梢蛇。

加减：瘙痒不能入眠者，加珍珠母（先煎）、徐长卿、夜交藤、酸枣仁；发于头面者，加黄芩、野菊花；发于上肢者，加姜黄；发于肛周、外阴者，加黄柏、防己；发于下肢者，加木瓜、牛膝等。

2. 外治

（1）急性湿疹：初起仅有潮红、丘疹，或少数水疱而无渗液时，外治宜清热止痒，避免刺激，可选用苦参、黄柏、地肤子、荆芥等煎汤湿敷、外洗；或用10%黄柏溶液、炉甘石洗剂外搽。糜烂、渗出明显时，外治宜收敛止痒，促进结痂，可用黄柏、生地榆、马齿苋、野菊花等煎汤湿敷，或三黄洗剂（经验方）等湿敷；渗出减少时，外治宜保护皮损，促进角质修复，清除残余炎症，可选黄连软膏、青黛膏外搽。

（2）亚急性湿疹：选用三黄洗剂、3%黑豆馏油、10%生地榆氧化锌油等外搽。

（3）慢性湿疹：选用各种软膏剂，如青黛膏（经验方)、50%复方松馏油软膏或20%黑豆馏油软膏。

（二）针灸疗法

可根据临床分期选取主穴，辨证分型选取配穴。

1. 毫针疗法

主穴：曲池、合谷、足三里、血海、三阴交。

配穴：大肠俞、三焦俞、脾俞。

操作方法：均中度刺激，留针15~20分钟，用艾条悬灸皮损处。每日1次，7天为1个疗程，每个疗程间隔7天。

2. 梅花针治疗　局部常规消毒，患者取俯卧位，先在脊柱两侧背俞穴自上而下纵行弹刺，然后均匀密刺胸腰段，以中等强度为宜，以皮肤潮红为度。根据辨证，弹刺相应腧穴，大椎、曲池、血海、肠俞、风市为必选穴。每日1次，5天为1个疗程。

3. 刺络拔罐　取局部阿是穴，常规消毒后行火针点刺，深度0.2~0.5cm，密度为每1cm×1cm皮损面积上点刺一次。点刺皮损过程中，如有出血则让其自然流出少量血液，然后用干棉球按压止血。每周治疗2次，10次为1个疗程。

六、西医治疗

1. 局部治疗　急性期无渗液者用氧化锌油；渗出多者，用3%硼酸溶液湿敷；当渗出减少时，可用糖皮质激素霜剂与油剂交替使用。亚急性期，用糖皮质激素乳剂、糊剂。慢性期选用软膏、硬膏、涂膜剂。局部免疫调节药物如0.03%他克莫司软膏、0.1%他克莫司软膏或1%比美莫司霜用于治疗湿疹有很好的效果。

2. 系统药物治疗 以抗炎、止痒为目的，选用抗组胺、镇静安定剂，如扑尔敏、多塞平、酮替芬、氯雷他定、西替利嗪、咪唑斯汀等。可选其中1~2种。急性期用钙剂、维生素C、硫代硫酸钠等静脉给药，或用普鲁卡因静脉封闭疗法。合并感染者，加用抗生素。

七、药膳调养

1. 薏米红豆煎

组成：薏米30g，赤小豆15g。

制用法：加水同煮至豆烂，酌加白糖，早晚分服。

2. 绿豆海带粥

组成：绿豆30g，水发海带50g，红糖适量，糯米适量。

制用法：水煮绿豆、糯米成粥，调入切碎的海带末，再煮3分钟，加入红糖即可。

3. 山药茯苓糕

组成：生山药200g（去皮），茯苓100g，大枣100g，蜂蜜30g。

制用法：先将生山药蒸熟，捣烂。大枣煮熟，去皮核留肉。茯苓研细粉，与枣肉、山药拌匀，上锅同蒸成糕，熟后淋上蜂蜜即可。有健脾除湿，滋阴润燥之功。适用于慢性湿疹。

八、美容调护

1. 避免各种外界刺激，忌用热水烫洗、搔抓，过度洗擦；避免接触肥皂、洗衣粉、皮毛制品等。

2. 忌食高蛋白或刺激性食物，如鱼、虾、鹅、鸭、牛羊肉、浓茶、咖啡、酒类等。

3. 湿疹发作期间，应暂缓注射各种疫苗。

九、临床报道参考

1. 辨证治疗湿疹74例临床观察 将湿疹分为风热型、湿热型、血虚风燥型三型治疗。风热型相当于急性湿疹，治以疏风清热、化湿止痒，方药清热除湿饮加减：葛根、芦根、茵陈、防风、生栀子、白鲜皮、生甘草梢。湿热型相当于亚急性湿疹，治以清热利湿止痒，方药除湿胃苓汤加减：白术、茯苓、薏苡仁、苍术、黄连、厚朴、陈皮、连翘、白鲜皮。血虚风燥型相当于慢性湿疹，治以滋阴润燥、养血散风，方药四物汤加减：生地、当归、白芍、石斛、白鲜皮、防风。结果：74例患者中，痊愈36例，好转34例，无效4例。［段逸群，覃国祥．辨证治疗湿疹74例临床观察．湖北中医杂志，2011，33（8）：56.］

2. 自拟中药熏蒸方治疗血虚风燥型湿疹的临床研究 70例血虚风燥型湿疹患者随机分为中药熏蒸组和联合用药组。前者用自拟中药熏蒸方：当归20g，鸡血藤15g，防风12g，地肤子10g，白鲜皮10g，金银花15g，蒲公英15g，薄荷6g，生甘草6g。所用仪器为广州市今健医疗器械有限公司生产的JS-809B型医用智能汽疗仪，疗程4周。联合用药组：咪唑斯汀缓释片每次10mg，每日1次；糠酸莫米松乳膏外涂患处，轻轻揉搓片刻，每日1次，连续4周或至临床症状体征消失。对治愈患者3个月后随访复发情况。结果：中药熏蒸组愈显率94.29%，联合用药组愈显率77.14%，中药熏蒸组愈显率优于联合用药组（$P<0.05$）。［茅伟安，曹蒂莲，茅婧怡，等．自拟中药熏蒸方治疗血虚风燥型湿疹的临床研究．中国中西医结合皮肤性病学杂，2013，5（12）：297-299.］

3. 中西医结合治疗手部湿疹43例临床观察　治疗组自拟活血止痒汤：苦参30g，黄柏30g，地肤子20g，刺蒺藜20g，桃仁20g，丹皮20g，生地30g。慢火水煎后微温，取汁适量，将6~8层纱布用药液浸泡后敷于皮损处，每次20~30分钟。湿敷过程中注意保持敷料的湿润，以不流淌药汁为度；同时用手指轻压，使其紧贴于皮损表面。湿敷结束后，用消毒纱布或毛巾拭去残余液体，再于患处少量外擦派瑞松霜（西安杨森制药有限公司生产）。对照组仅采用派瑞松霜外擦。两组治疗均为每日2次，1周为1个疗程，共治疗3个疗程。结果：治疗组43例中痊愈25例，显效10例，好转6例，无效2例，愈显率81.40%；对照组35例中痊愈13例，显效5例，好转10例，无效7例，愈显率51.43%。经秩和检验，两组愈显率比较，差异有统计学意义（$P<0.05$）。[刘桂卿，陈俊杰．中西医结合治疗手部湿疹43例临床观察．江苏中医药，2009，6（41）：41.]

第二节　荨麻疹

荨麻疹是一种常见的以风团为主要皮损，时隐时现，反复发作的瘙痒性、过敏性皮肤病。其病理改变是由于皮肤、黏膜小血管扩张及渗透性增加所出现的一种局限性水肿反应。临床特点为：大小不等的风团伴瘙痒，伴有血管性水肿。

中医称“瘾疹”“风疹块”“鬼饭疙瘩”等。对瘾疹的记载首见于《素问·四时刺逆从论》：“少阴有余，病皮痹瘾疹。”《金匮要略·中风历节病脉证并治》云：“邪气中经则身痒而瘾疹。”《诸病源候论》云：“邪气客于皮肤，复逢风寒相折，则起风瘙瘾疹。”

一、病因病机

本病病因复杂，病机变化多端，历代医家对其病因病机论述颇多。如《外科枢要·论赤白游风》曰：“赤白游风，属脾肺气虚，腠理不密，风热相搏；或寒闭腠理，内热怫郁；或阴虚火动，外泄所乘；或肝火风热，血热。”指出了腠理不密，脏腑失调，外邪袭表等可引起本病。《医宗金鉴·外科心法要诀》也认为：“由汗出当风，或露卧乘凉，风邪多中表虚之人……”清代祁坤《外科大成·下卷·游风》则云：“游风者……游走无定，由风热壅滞，营卫不宣，则喜行而数变矣。”

总之，本病多因禀赋不耐，卫外不固，风邪乘虚侵袭所致；或表虚不固，风寒、风热外袭，客于肌表，营卫失调而发；或饮食不节，过食辛辣肥厚，致肠胃积热，复感风邪，内不得疏泄，外不得透达，郁于皮毛腠理之间而发。此外，本病还与情志内伤，冲任不调，肝肾不足，血虚生风生燥等有关。

西医认为，本病多数患者很难找到确切的过敏原，尤其是慢性荨麻疹。其发生可能与下列因素有关：①食物以鱼、虾、蟹、蛋类最常见，某些香料、防腐剂、调味品亦可引起。②药物如青霉素、磺胺类、呋喃唑酮、血清疫苗等，常通过免疫机制引发荨麻疹；而阿司匹林、吗啡、阿托品、维生素 B_1 等则可直接刺激肥大细胞，引起组织胺释放致病。③感染包括病毒（如上呼吸道感染病毒、肝炎病毒）、细菌（如金黄色葡萄球菌）、真菌和寄生虫（如蛔虫等）的感染。④动、植物因素如昆虫叮咬，吸入花粉、羽毛、皮屑等。⑤物理因素如冷热、日光、摩擦和压力等都可引起，胃肠疾病、代谢障碍、内分泌障碍亦可引起。⑥其他如精神因素、系统性疾病、遗传因素等。其发病机制多为Ⅰ型变态反应，少数为Ⅱ型、Ⅲ型，部分患者为非变态反应引起。

二、临床表现

根据《中国荨麻疹诊疗指南》（2014 版），本病可发生于任何年龄、任何季节。其临床表现主要为风团，其发作形式多样，多伴有瘙痒，少数患者可合并血管性水肿。根据病程长短，可分为急性与慢性两类。

1. 急性荨麻疹 起病急骤，常突然自觉皮肤瘙痒。瘙痒处皮肤出现大小不等、形态各异的红色或苍白色风团，孤立或融合成片；表面凹凸不平，境界清楚，数小时内消失，不留痕迹。皮疹可此起彼伏，不断发生。病情严重者，可伴恶心呕吐、腹痛、腹泻，甚至喉头水肿、气管痉挛、窒息休克等危急症状；感染引起者，可出现寒战高热、脉数等全身中毒现象。

2. 慢性荨麻疹 病程超过 6 周以上，且每周发作 2 次以上者，可诊断为慢性荨麻疹。

3. 其他分类 常见的有物理性荨麻疹，如寒冷性荨麻疹、日光性荨麻疹、压力性荨麻疹；特殊类型荨麻疹，如胆碱能性荨麻疹等。临床上可以有两种或两种以上类型荨麻疹在同一患者身上存在。

4. 实验室检查及辅助检查 通常荨麻疹不需要做更多的检查。急性患者，血常规检查可出现嗜酸性粒细胞升高；若伴感染时，白细胞总数及中性粒细胞的百分比升高。慢性患者，如病情严重、病程较长或对常规剂量的抗组胺药治疗效果差时，可考虑行相关的检查，如血常规、大便虫卵、肝肾功能、免疫球蛋白、红细胞沉降率、C 反应蛋白、补体和各种自身抗体等。必要时，可以开展变应原筛查、食物日记、自体血清皮肤试验（ASST）和幽门螺杆菌感染鉴定，以排除和确定相关因素在发病中的作用。IgE 介导的食物变应原在荨麻疹发病中的作用是有限的，对变应原检测结果应该正确分析。

三、鉴别诊断

1. 丘疹性荨麻疹 多为风团性丘疹或小水疱，好发于下肢、臀、腰等处，夏季儿童多见。

2. 荨麻疹型药疹 有用药史。用药过程中发病，皮疹鲜红，持续时间较长，瘙痒剧烈。也可合并血管性水肿。

3. 荨麻疹性血管炎 风团持续时间超过 24 小时，消退后有色素或鳞屑，并伴有关节痛、腹痛、血沉快。病理提示有血管炎性改变。

四、辨证施治

（一）中药治疗

1. 内治

（1）风热犯肺证

证候：皮疹鲜红，风团融合成大片状，灼热剧痒，遇热加重，得冷减轻；伴心烦口干，燥热恶风；舌质红，苔薄白或薄黄，脉浮数。

治法：疏风清热止痒。

方药：消风散(《医宗金鉴》）加减。

加减：灼热甚者，加牡丹皮、赤芍；口渴者，加玄参、麦冬、天花粉；瘙痒剧烈者，加刺蒺藜、白鲜皮、珍珠母。

(2) 风寒束表证

证候：皮疹色淡红或微红浮肿，遇冷加重，得暖减轻或消退；伴畏寒恶风，口不渴；舌淡红，苔薄白，脉浮紧。

治法：疏风散寒，和营止痒。

方药：桂枝麻黄各半汤(《伤寒论》）加减。

加减：恶寒怕冷者，加黄芪、白术、防风；风团苍白浮肿者，加赤小豆、苍耳子；瘙痒剧烈者，加荆芥、防风、蝉蜕、白鲜皮。

(3) 胃肠湿热证

证候：皮疹鲜红，融合成大片状，浮肿明显，瘙痒剧烈；发疹时伴脘腹胀痛，恶心呕吐，纳呆，大便秘结或泄泻；舌质红，苔黄腻，脉弦滑数。

治法：疏风解表，通腑泄热。

方药：防风通圣散(《宣明论方》）加减。

加减：大便稀去大黄，加薏苡仁；恶心呕吐者，加半夏、茯苓、竹茹；有肠寄生虫者，加乌梅、使君子、槟榔。

(4) 血虚风燥证

证候：皮疹反复发作，时轻时重，迁延日久，午后或夜间加剧；伴心烦易怒，口干，手足心热；舌红，少津，脉沉细。

治法：养血祛风，润燥止痒。

方药：当归饮子(《济生方》）加减。

加减：心烦失眠者，加炒枣仁、夜交藤；瘙痒较甚者，加白鲜皮、刺蒺藜。

(5) 冲任不调证

证候：风团瘙痒，月经不调，腰膝酸软，或产后发疹；伴烦躁，口渴，尿黄便干；舌红，苔薄黄，脉弦细。

治法：补益肝肾，调摄冲任。

方药：二仙汤（秦伯未经验方）和四物汤加牛膝、白鲜皮、刺蒺藜、蝉蜕、僵蚕、甘草等。

2. 外治

(1) 中药外洗：风团鲜红，瘙痒剧烈，无胸闷气急者，可用白鲜皮 30g，马齿苋 60g，黄柏 30g，煎液湿敷，每日 1 次；风团色淡，皮肤干燥者，可用藿香、香薷、桂枝、透骨草、桃仁、杏仁各 30g，煎水外洗，每日 1 次。

(2) 中药保留灌肠：便秘者，可用苦参、黄柏各 20g，煎水 100mL 保留灌肠，每日 1 次。

(二) 针灸疗法

1. 毫针治疗

(1) 风热犯肺证

取穴：曲池、血海、风池、风市、外关、膈俞、风门、肺俞。

手法：用捻转泻法，每次可用 3~4 穴，交替选用。

（2）脾胃湿热证

取穴：中脘、天枢、三阴交、足三里、公孙。

手法：用平补平泻法。

（3）冲任失调证

取穴：照海、肾俞、肝俞、脾俞、血海、足三里、三阴交。

手法：用捻转补法。

2. 三棱针治疗 血热风燥证可用此法治疗。取委中、尺泽，用三棱针点刺放血，以清泻血热。

3. 耳穴治疗

取穴：肺、风溪、肾上腺、内分泌、神门、大肠、过敏部位相应区。

操作方法：根据辨证，每次取穴6~7个，用菟丝子1粒，抗过敏胶布贴于耳穴上，以酸、胀、痛，能忍受并有发热感为标准。单侧贴压，双耳交替，4~7天更换1次。

五、西医治疗

治疗原则是寻找病因并加以去除，抗过敏、对症治疗。

1. 急性荨麻疹 首选无镇静作用的抗 H_1 受体拮抗剂。钙剂和维生素C可作为二线治疗药物，与抗组胺药有协同作用。伴腹痛者，加用莨菪类等解痉止痛剂；伴感染者，同时使用抗生素。

若出现喉头水肿、呼吸困难者，立即皮下或肌肉注射0.1%肾上腺素0.5~1mL。同时静脉滴注地塞米松5~10mg或甲泼尼龙40mg。若气管痉挛严重者，用氨茶碱0.25g静脉注射；喉头水肿窒息者，必要时行气管切开术。

2. 慢性荨麻疹 以抗组胺药为主，症状控制后逐渐减量或停药。若一种抗组胺药无效，可选2~3种联合用药。也可配合 H_2 受体拮抗剂，如雷尼替丁，或加用稳定肥大细胞膜的药物曲尼司特等联合应用。

六、药膳调养

1. 归芪防风猪瘦肉汤

组成：当归20g，黄芪20g，防风10g，瘦猪肉60g。

制用法：将前3味中药用干净纱布包裹，与瘦猪肉一起炖熟，饮汤食肉。用于气血两虚者。

2. 玉米须薏米汤

组成：玉米须10g，薏米30g，土茯苓30g。

制用法：共煎汤，加少量红糖即可。每日1剂。有清热利湿，祛风止痒之功。

七、美容调护

1. 详细询问病史及进行相关检查，尽量找出病因（如食物、感染、药物等）并去除之。
2. 忌食鱼腥虾蟹、辛辣、葱及饮酒。
3. 慢性荨麻疹患者要尽量避免各种诱发加重因素。

八、临床报道参考

1. 当归饮子加减治疗慢性荨麻疹30例临床观察 柳静等用当归饮子加减（当归、白芍、生地黄、白蒺藜、防风、荆芥、何首乌、黄芪、川芎、炙甘草、白鲜皮、桃仁、红花、生姜）治疗本病30例，痊愈10例，显效13例，有效5例，无效2例，总有效率93.33%［柳静，张旭生．当归饮子加减治疗慢性荨麻疹30例临床观察．长春中医药大学学报，2011，27（4）：651.］

2. 辨证治疗荨麻疹120例　汪玉梅用中医辨证治疗荨麻疹120例。①风寒型：风团色淡红，好发于头面、手足部，遇冷加重，得热缓解，冬重夏轻；伴恶风畏寒，口不渴，舌淡、苔薄白，脉浮紧。治宜祛风散寒，宣肺解表。方用桂枝汤加减：防风、白芍各15g，桂枝、荆芥、紫苏、羌活各10g，生姜、麻黄、甘草各6g；伴畏寒恶风者加黄芪、白术。②风热型：发病急骤，风团色红，皮肤灼热，剧烈瘙痒，得冷缓解，遇热加剧；伴有发热恶风，心烦口渴，咽痛，舌红，苔薄黄，脉浮数。治宜辛凉透表，疏风散热。方用消风散加减：防风、金银花、生地、苦参、白鲜皮、地肤子、知母各15g，荆芥、黄芩、牛蒡子、栀子各10g，甘草、蝉蜕各6g；伴咽痛者，加板蓝根、山豆根、玄参。③胃肠湿热型：皮疹色红，此起彼伏，兼见腹痛不适，大便或秘或溏，小便色黄，舌红苔黄或腻，脉滑数。治宜清热利湿，通腑泄热。方用防风通圣散加减；茵陈、茯苓各20g，防风、苍术、白术、连翘各15g，荆芥、山栀、桔梗、黄芩各10g，大黄6g；便溏去大黄，加薏米、山药。④气血两虚型：皮疹色淡红，病程反复，迁延难愈，劳累后加重；伴神疲乏力，面色苍白，倦怠乏力，夜不能眠，舌淡、苔薄白，脉细弱。治宜益气养血，祛风止痒。方用四物汤加减：当归、首乌各20g，熟地、白芍、黄芪、防风、白鲜皮、麦冬各15g，荆芥、白蒺藜、川芎、丹皮各10g，甘草6g；伴心悸、失眠者，加酸枣仁、夜交藤。120例中痊愈48例，显效56例，有效13例，无效3例。总有效率97.5%。［汪玉梅．辨证治疗荨麻疹120例．陕西中医，2009，30（5）：539.］

3. 温针灸结合走罐法治疗寒冷性荨麻疹临床观察　将86例患者随机分为两组，治疗组43例采用温针灸结合走罐方法。温针灸：选取大椎、风门、肺俞、膈俞、气海、关元、足三里，局部常规消毒后，用华佗牌0.3mm×40mm一次性毫针针刺，使之得气。留针时，在针柄上插入1~2cm艾条，离皮肤约2cm，近皮肤端点燃后施灸，每日施灸部位为大椎、气海、关元、足三里交替选用，每次2~3穴，每日1次，每周治疗5次，4周为1个疗程。走罐：选取背部脊柱两侧膀胱经，患者俯卧，罐口涂抹凡士林，用闪火法吸拔后，沿膀胱经自上而下游走罐体，至皮肤充血、出瘀点为度，每周1次，4次为1个疗程。对照组43例口服咪唑斯汀缓释片10mg，每日1次，4周为1个疗程。结果：治疗组有效率为88.37%，对照组为72.09%，两组比较，差异有统计学意义（$P<0.05$）；治疗组复发率13.04%，明显低于对照组（46.67%），差异有统计学意义（$P<0.01$）。结论：温针灸结合背部膀胱经游走罐治疗原发性、获得性寒冷荨麻疹疗效显著，复发率低。［路瑶，姜忠磊．温针灸结合走罐法治疗寒冷性荨麻疹临床观察．针灸临床杂志，2014，30（2）：14-15.］

第三节　接触性皮炎

接触性皮炎是指皮肤或黏膜因接触某些外源性物质后，在接触部位发生的急性或慢性炎症反应。其特点是发病前均有与某种物质接触史，有一定的潜伏期，接触部位表现为红斑、肿胀、丘疹、水疱、大疱等。用所接触物做皮肤斑贴试验阳性。

中医文献没有一个统一的病名来概括接触性皮炎，而是根据接触物的不同及其引起的症状特点来进行命名，如因漆接触而引起者，称为“漆疮”；因贴膏药引起者，称为“膏药风”；接触马桶引起者，称为“马桶癣”等。

一、病因病机

中医学认为，禀赋不耐，皮毛腠理不密是其发病的内在因素，外染毒邪后，邪毒入侵肌肤，与气血相搏，致气血失和，蕴郁化热，阻滞肌肤而发病。

西医根据发病机理不同，将其分为原发刺激性接触性皮炎和变态反应性接触性皮炎两大类。前者接触物本身有一定的刺激性或强刺激性，发病与接触时间长短及接触物刺激性强弱有关，任何人接触都可能发病。后者接触物本身并不具有致病性，多数人接触并不发生反应，仅有少数人接触后出现变态反应性炎症，此类反应需有一定的潜伏期，首次接触并不发病，经 1~2 周若再次接触相同物质后才引起炎症反应。常见致敏的物质有金属饰品与化工原料、某些外用药、化妆品、农药、橡胶、塑料等化学制品，植物性的有漆树、荨麻等，动物性的有动物皮毛、毛虫毒素等。

二、临床表现

1. 因接触物的性质、浓度、接触方式及个体的反应性不同，发生的皮疹形态、范围及严重程度也不相同。一般皮损边界清楚，多局限于接触部位，形态与接触物大抵一致。

2. 轻症时，局部出现水肿性红斑、淡红至鲜红色，其上有针尖大丘疹密集；重症时，红斑肿胀明显，伴有丘疹、水疱，甚至大疱，疱破后糜烂、渗出等。若发生在组织疏松部位，如眼睑、包皮、阴囊等处，则表现为皮肤局限性水肿，皮肤光亮，表面纹理消失，无明显边缘。若接触物为气体、粉尘，则皮损呈弥漫性而无明显界限，但多在双手背及面部等暴露部位，有时因搔抓等将接触物带至其他部位而引起相似皮疹。

3. 自觉瘙痒，或有烧灼、胀痛感，重者疼痛。病情严重时，还可伴有怕冷、发热、头痛、恶心等全身症状。

4. 病因去除，并经恰当处理后，一般可在 1~2 周内痊愈。但反复接触或处理不当，可转变为亚急性或慢性，皮损表现为肥厚粗糙，呈苔藓样变。

5. 皮肤斑贴试验阳性。试验时间应选择在皮损治愈后或接近治愈时进行。

三、鉴别诊断

1. 急性湿疹 无明显接触史，皮损呈多形性，以红斑、丘疹、水疱，或糜烂、渗出、苔藓样变等为常见损害，常簇集成片，可全身泛发。病因不清，易复发发作。

2. 丹毒 有皮肤黏膜破损史；全身症状严重，常有寒战、高热、头痛、恶心等症状；皮疹以水肿性红斑为主，自感灼热、疼痛，压痛明显而无瘙痒。

四、辨证施治

急性者，以清热除湿、凉血止痒为主；慢性者，以养血润燥祛风为主。

1. 内治

（1）风热蕴肤证

证候：起病较急，好发头面、手背等暴露部位，皮损色红，肿胀轻，多为红斑或丘疹，自觉瘙痒，灼热；伴心烦，口干，小便微黄；舌红，苔薄白或薄黄，脉浮数。

治法：疏风清热止痒。

方药：消风散(《医宗金鉴》）加紫荆皮（花）、僵蚕。

（2）湿热毒蕴证

证候：起病急骤，皮损面积较广泛，其色鲜红肿胀，上有水疱或大疱，水疱破后则糜烂渗液，自觉灼热瘙痒；伴发热，口渴，大便干，小便短黄；舌红，苔黄，脉弦滑数。

治法：清热祛湿，凉血解毒。

方药：龙胆泻肝汤(《兰室秘藏》）合化斑解毒汤(《医宗金鉴》）加减。

加减：渗出多者，加土茯苓、马齿苋、桑叶、菊花；红肿甚者，加酒大黄、紫荆皮、桑白皮。

（3）血虚风燥证

证候：病程长，反复发作，皮损肥厚干燥，有鳞屑，或呈苔藓样变，瘙痒剧烈，有抓痕及结痂；舌淡红，苔薄，脉弦细。

治法：养血润燥，祛风止痒。

方药：当归饮子(《济生方》）合消风散(《医宗金鉴》）加减。

加减：瘙痒甚者，加僵蚕、白鲜皮、蜈蚣。

2. 外治

（1）皮损以红斑、丘疹为主者，选用三黄洗剂外搽，或用青黛散冷开水调涂。

（2）糜烂、渗出者，选用苦参、马齿苋、黄柏、茵陈、龙胆草等煎水冷湿敷，或10%黄柏溶液湿敷；漆疮可用鬼箭羽、冬桑叶、杉木屑煎水湿敷或洗涤。

（3）皮损肥厚、干燥、脱屑，或呈苔藓样变者，选用软膏或霜剂，如黄连膏、青黛膏。

五、西医治疗

首先应去除接触过敏物，否则治疗无效。

1. 局部治疗　用药宜简单、温和、无刺激性。

（1）急性期无渗液者，用炉甘石洗剂，每日5~6次；有渗液时，用2%~3%硼酸溶液湿敷。

（2）亚急性及慢性期，皮损干燥者，用糖皮质激素霜剂；有感染者，加用抗生素。

2. 系统药物治疗　根据病情，可内服抗组胺药；皮损严重或泛发者，首选激素治疗，如泼尼松每日30~40mg，分2次口服。

六、药膳调养

1. 百合汤

组成：百合、玉竹、天花粉各15g，沙参10g，山楂9g。

制用法：加水适量煮取汁。每日1剂，代茶饮。

功用：养阴清热，凉血解毒。用于阴虚血热型接触性皮炎。

2. 马齿苋饮

组成：鲜马齿苋 250g。

制用法：加水适量煎 2 次，滤汁混合，入红糖适量调味。分 2 次早、晚温服，每日 1 剂。

功用：祛风除湿。用于风热型接触性皮炎。

七、美容调护

1. 积极寻找致敏物，避免再次接触。
2. 多饮水，饮食宜清淡，忌食辛辣刺激、肥甘厚味、鱼腥发物。
3. 忌用热水或肥皂水外洗，避免摩擦搔抓，禁用刺激性强的外用药物。
4. 与职业有关者，应加强防护或调换工种。

八、临床报道参考

1. 清热除湿汤加减治疗急性温热性皮肤病的体会 北京中医医院皮肤科段岚桦、杨慧敏总结赵炳南教授在治疗湿热内蕴，复感毒邪所致的多种皮肤病时，用自拟的清热除湿汤疗效显著。赵老根据龙胆泻肝汤进行加减化裁命名的清热除湿汤的基本组成：龙胆草 10g，车前子 15g，车前草 15g，白茅根 30g，金银花 15g，生地 15g，丹皮 15g，黄芩 10g，紫草 15g，六一散 30g，大青叶 15g，生大黄 6g。用以治疗湿热型的接触性皮炎、湿疮、药毒、带状疱疹等。皮损红肿明显，渗出较多者，外用 3% 硼酸水持续湿敷，氯霉素氧化锌油外涂，服药 3~7 剂药后，病情可控或痊愈。[段岚桦，杨慧敏．清热除湿汤加减治疗急性湿热性皮肤病的体会．中国中西医结合皮肤性病学杂志，2007，6（1）：42-43.]

2. 中药内服外用治疗接触性皮炎 63 例 熊晓荣等用中药方（当归 10g，生地 10g，防风 10g，蝉蜕 10g，知母 10g，苦参 8g，荆芥 10g，苍术 8g，牛蒡子 10g，石膏 15g，甘草 6g，木通 10g）临证加减，煎水内服外洗，治疗 63 例接触性皮炎患者。服药时间最长者 21 剂，最短 2 剂，总有效率为 96.83%。[熊晓荣，万群．中药内服外用治疗接触性皮炎 63 例．江苏中医药，2011，43（3）：55.]

第四节　化妆品皮炎

化妆品皮炎是指在接触化妆品后的部位及其邻近部位所发生的刺激性或变应性接触性皮炎。

我国 1997 年由国务院颁布的《化妆品卫生监督条例》中明确定义：化妆品是指以涂抹、喷洒或其他类似方法，施于人体表面任何部位，包括皮肤、毛发、指（趾）甲、口唇黏膜等，以达到清洁、清除不良气味、护肤、美容和修饰目的的产品。

化妆品种类繁多，所含原料各异，理化特点各有不同，引起的皮肤病也有多种临床类型。根据临床特征和发病机制，可将其归纳为六种类型：化妆品接触性皮炎、化妆品痤疮、化妆品毛发损害、化妆品光敏性皮炎、化妆品色素异常、化妆品甲损害等。

一、病因病机

化妆品皮炎包括原发刺激性接触性皮炎及变态反应性接触性皮炎两类，其致病机制与其他接触性皮炎相同。常见的化妆品变应原有肉桂醛、肉桂醇、羟基香茅醛、异丁子香酚、苯甲醇、香叶醇、水杨酸苯酯、秘鲁香脂、葵子麝香、茉莉、玫瑰油、檀香油、甲醛、羊毛脂、对苯二酚、苯酮等。

二、临床表现

1. 化妆品刺激性接触性皮炎　有明确的化妆品接触史。急性期表现为不同程度的干燥、脱屑、红斑、水肿、丘疹、水疱，破溃后可有糜烂、渗出、结痂；慢性期表现为浸润、增厚、色素沉着等。皮损主要局限于化妆品接触部位，境界清楚，自觉灼热、疼痛，瘙痒较轻。皮损的严重程度与化妆品使用量、使用频率、使用时间长短等有明显相关性。停用化妆品后，皮损很快减轻或消退。如再次使用该类化妆品时，皮损再次出现。反复开放性涂擦试验对明确诊断有极高价值。

2. 化妆品变态反应性接触性皮炎　有明确的化妆品接触史，皮损表现为多形性，急性期以红斑、丘疹为主，瘙痒剧烈；慢性期表现为皮肤敏感，发红，脱屑。皮损主要局限于化妆品接触部位，严重时向周围及其他部位扩散。皮损的严重程度与化妆品使用量无明显关系。停用化妆品后，皮损逐渐减轻，甚至消退。下次再使用相同化妆品时，皮炎迅速出现且加重。斑贴试验阳性。

三、诊断标准

有明确的化妆品接触史，根据发病部位，皮疹形态，必要时进行斑贴试验综合分析而诊断，需要排除非化妆品引起的接触性皮炎。

1. 刺激性接触性皮炎

（1）有明确的化妆品接触史，且接触后较快出现皮炎改变。

（2）皮损局限于接触部位，境界清楚。

（3）在同等条件下，一般接触化妆品量多者发病。

（4）皮损形态常呈急性或亚急性皮炎，有程度不等的红斑、丘疹、水肿、水疱。水疱破溃后，可有糜烂、渗液、结痂。自觉局部皮肤瘙痒灼热或疼痛。皮损严重程度和化妆品的浓度、接触时间有明显关系。

（5）发生在口唇黏膜者，可有干燥、脱屑，局部刺痒和灼痛。

（6）去除所用化妆品后很快痊愈。

2. 变态反应性接触性皮炎

（1）有明确使用或多次使用化妆品历史，并有一定的潜伏期。

（2）在使用同一种化妆品的人群中，一般仅有少数人发病。

（3）原发部位局限于接触部位，但可向周围或远离部位扩展。

（4）皮损形态多样，自觉瘙痒。可表现为红斑鳞屑、头面部红肿、眼周皮炎伴发结合膜炎、手掌及手指汗疱疹样以及接触性荨麻疹样表现。

四、鉴别诊断

同“接触性皮炎”。

五、辨证施治

治疗原则：及时彻底清除皮肤上存留的化妆品，停止使用相同化妆品，避免刺激性药物及清洁剂的使用。

1. 内治 参照“接触性皮炎”。

2. 外治

（1）冷敷法：大黄 12g，黄柏 60g，生地榆 20g，生地 30g，黄芩 10g，生甘草 10g，煎水冷湿敷，每次 10 分钟左右。患者多皮肤敏感或处于激惹状态，任何外用药都需密切观察使用后反应，不适即停用。

（2）冷喷法：艾叶、防风、荆芥、苦参、苍术、地肤子、白鲜皮、苍耳子、蛇床子各 9g。将上药加水 1500~2000mL，煮沸 15~20 分钟，过滤冷却，用 6~8 层脱脂纱布（事先做成俗称“鬼脸”的纱布块，也就是将纱布剪成能露出口、眼、鼻的形状）浸药液，湿敷在皮损上，同时用负离子冷喷机喷雾 20 分钟，每日 1 次。

六、药膳调养

二豆百合薏米粥

组成：薏米 50g，绿豆 25g，赤小豆 25g，鲜百合 100g。

制用法：将百合掰成瓣，去内膜；绿豆、赤小豆、薏米加水煮至五成熟后加入百合，用文火熬粥，加白糖调味。

功效：养阴清热，除湿解毒。

七、美容调护

同“接触性皮炎”。

八、临床报道参考

九马洗剂配合中药辨证治疗化妆品皮炎 41 例疗效观察 韩平用马九洗剂（马齿苋、九里香）冷湿敷配合中药辨证治疗（内服中药：风热蕴肤证，用消风散加减；湿热毒蕴证，用龙胆泻肝汤加减）治疗化妆品皮炎。结果：41 例中痊愈 37 例，好转 4 例，总有效率为 100%。［韩平．马九洗剂配合中药辨证治疗化妆品皮炎 41 例疗效观察．新中医，2008，40（7）：18.］

（王丽芬）

思考题

1. 湿疹的发病与哪些因素有关？
2. 湿疹如何辨证论治？
3. 荨麻疹如何辨证治疗？
4. 接触性皮炎分哪两类？如何诊断？
5. 什么叫化妆品性皮炎？怎样防治？

第十三章　瘙痒性皮肤病

第一节　神经性皮炎

神经性皮炎又称慢性单纯性苔藓，以皮肤苔藓样变及阵发性瘙痒为临床特征。中医称之为“牛皮癣”或“摄领疮”等。

中医学对本病早有认识。如《诸病源候论》记载：“摄领疮，如癣之类，生于颈上，痒痛，衣领拂着即剧，云是衣领揩所作，故名摄领疮也。”明代《外科正宗》说：“牛皮癣如牛项之皮，顽硬且坚，抓之如朽木。”

一、病因病机

1. 情志不遂　情志失调，七情内伤，肝郁气滞，郁闷不舒；或紧张劳累，心火内生，伏于营血，引起血热内蕴，气血运行失调，肌肤失养。

2. 脾经湿热　饮食不节，或劳倦过度，损伤脾胃，湿热内生，外犯肌肤，或复感风邪而发。

3. 血虚生风　年老体衰，或久病耗伤阴血，致营血不足；或血虚化燥生风，肌肤失去濡养而成。

4. 风湿热邪　风湿热邪入侵，阻于肌肤或硬领等机械摩擦刺激所致。

二、临床表现

1. 好发于青年及成年人，慢性经过，病情时轻时重，多在夏季加剧，冬季缓解。

2. 皮损多见于上眼睑、颈后、肘窝、腋窝、骶尾及踝等处。多阵发性瘙痒，抓后先出现正常皮色或淡褐色圆形、多角形扁平丘疹，日久融合成片，逐渐扩大，皮肤增厚干燥；反复搔抓后，形成皮沟加深、皮嵴隆起的苔藓样变。

3. 临床上按其发病部位、皮损多少分为泛发型和局限型两种。局限型，皮损仅见于颈项等处。泛发型，分布较广泛，好发于头颈、肘窝、腘窝、腰骶部等处，甚至泛发全身各处。皮损特点与局限型相同。

4. 慢性病程，易反复发作，可多年不愈。

三、鉴别诊断

1. 慢性湿疹　多有皮肤潮红、丘疹、水疱、糜烂、渗液等急性湿疹的发病过程，皮损边界不清，对称分布。

2. 皮肤淀粉样变 好发于小腿伸侧，为绿豆大小的半球状丘疹，质硬，密集成群，角化粗糙。皮肤组织病理切片有诊断意义。

3. 扁平苔藓 损害多为暗红、淡紫或肤色多角形扁平丘疹，有蜡样光泽、网状纹，可累及黏膜及指（趾）甲，组织病理切片有诊断意义。

四、辨证施治

（一）中药治疗

1. 内治

（1）风湿蕴肤证

证候：皮损粗糙肥厚，阵发性瘙痒，夜间尤甚，反复发作；伴有抓痕和血痂；舌红，苔薄黄，脉滑或濡数。

治法：祛风除湿，清热止痒。

方药：消风散(《外科正宗》）加减。

加减：久病不愈者，加鸡血藤、三棱、莪术；剧痒难忍者，加乌梢蛇、蜈蚣。

（2）肝经化火证

证候：皮损播散色红，瘙痒剧烈；伴心烦易怒，失眠多梦，眩晕，胸胁胀满，口苦咽干；舌质红，苔薄黄，脉弦数。

治法：疏肝理气，清肝泻火。

方药：龙胆泻肝汤(《兰室秘藏》）加减。

加减：心烦失眠者，加钩藤、龙骨、牡蛎；瘙痒剧烈者，加白鲜皮、地肤子、刺蒺藜。

（3）血虚风燥证

证候：皮损色淡或灰白，肥厚粗糙似牛皮；伴乏力，心悸怔忡，健忘失眠，或月经不调；舌淡，苔白，脉细。

治法：养血润肤，祛风止痒。

方药：四物消风饮(《外科证治》）或当归饮子(《医宗金鉴》）加减。

加减：酌加夜交藤、丹参、鸡血藤等。

2. 外治

（1）可选斑蝥醋、百部酊、土槿皮酊、苦参酒等外搽，每日数次。

（2）药浴或熏洗、熏蒸疗法。可用苦参、白鲜皮、地肤子、百部、蛇床子、地骨皮、花椒等适量，煎水熏洗、药浴。

（3）外用核桃枝或叶，刀砍取汁，外搽患处，每日 1~2 次。或羊蹄根散，醋调搽患处，每日 1~2 次。

（二）针刺疗法

1. 针刺 取风池、天柱、天突、足三里、三阴交等穴位，或皮损周围沿皮下针刺。

2. 梅花针 苔藓样变明显者，常规消毒后用梅花针在患处来回移动叩击，或梅花针弹刺。

3. 艾灸　用于小范围的损害，或用艾绒隔姜灸。

五、药膳调养

1. 绿豆百合薏米粥

组成：薏米50g，绿豆25g，鲜百合100g。

制用法：将百合掰成瓣，去内膜，绿豆、薏米加水煮至五成熟后加入百合，用文火熬粥，加白糖调味。

功效：养阴清热，除湿解毒。

2. 鱼腥豆带汤

组成：绿豆30g，海带20g，鱼腥草15g。

制用法：以上三味加水煎汤，去鱼腥草，加白糖适量调味。

功效：清热解毒。

此外，宜进食清凉食物，如绿豆、粳米、黄瓜、苦瓜、马齿苋、绿茶等。

六、美容调护

1. 保持心情舒畅，避免精神刺激，生活起居规律，保证足够睡眠。

2. 忌烟、酒及辛辣刺激食物，多食新鲜蔬菜、水果。

3. 内衣宜穿棉制品，避免硬质衣领摩擦，以免刺激皮肤。

4. 避免热水烫洗及搔抓。

七、临床报道参考

自拟方治疗神经性皮炎56例临床观察　①治疗组服自拟中药方：柴胡10g，当归15g，赤芍15g，白术12g，远志12g，丹皮12g，白鲜皮15g，陈皮10g，桑叶6g，茯苓12g，夜交藤10g，甘草3g。加减：湿重者加藿香、佩兰；腹胀便秘者加大黄、泽泻；血瘀甚者加川芎、红花等；瘙痒甚者加蛇蜕、蝉蜕、防风等。每日1剂，水煎服，10剂为1个疗程，连服2~3个疗程。②对照组口服盐酸西替利嗪片10mg，每日1次；同时局部涂搽曲安奈德乳膏。结果：治疗组56例中痊愈17例，显效29例，有效8例，无效2例，总有效率96.43%。对照组50例中痊愈8例，显效13例，有效19例，无效10例，总有效率80%。两组比较，差异有统计学意义（$P<0.05$）。[包华东. 自拟方治疗神经性皮炎56例临床观察. 中医临床研究，2011，3（24）：41-42.]

第二节　瘙痒症

瘙痒症是一种无原发皮损，仅有皮肤瘙痒的皮肤病，中医称之为“风瘙痒”。

中医学对本病的认识较早。如《诸病源候论》云：“风瘙痒者，是体虚受风，风入腠理，与气血相搏，而俱往来于皮肤之间；邪气微，不能冲击为痛，故但瘙痒也。”《外科证治全书·痒风》记载：“遍身瘙痒，并无疮疥，搔之不止。”

一、病因病机

1. 情志不遂 情志不畅，七情内伤，气郁化火；或五志过激，心火内生，伏于营血，致血热内蕴，气血不和，化热生风，肌肤失养。

2. 脾虚湿蕴 饮食不节，嗜食辛辣、醇酒、炙煿，或劳倦过度，损伤脾胃，湿热内生，外泛体表，蕴于肌肤，疏泄失调而发。

3. 血虚风燥 久病或年老体弱，气血不足，血不养肤，生风化燥，肌肤失养。

二、临床表现

1. 主要表现为阵发性瘙痒，而无原发性皮损。搔抓后，可出现抓痕、血痂、色素沉着和苔藓样变等继发性皮损。饮酒或精神紧张，受热及搔抓摩擦等，常使病情发作或加重。

2. 根据瘙痒发生范围大小，分为全身型和局限型。

（1）局限型：好发于肛门、外阴等部位。男女均可发病，大部分因精神紧张或情绪波动而诱发；也可由真菌、虫媒、局部摩擦等因素导致，如蛲虫病引起肛门瘙痒，滴虫病引起女性外阴瘙痒等。

（2）全身型：瘙痒开始多局限在某一部位，逐渐扩大并波及全身，瘙痒夜间加重。全身瘙痒也可由其他系统性疾病导致，如糖尿病、肾脏病、肝胆疾病、血液病及恶性肿瘤等。

三、鉴别诊断

1. 湿疹 有皮肤潮红、丘疹、水疱、糜烂、渗液，或苔藓样变、色素沉着等皮肤损害，常对称分布。

2. 疥疮 好发皮肤较薄而柔软的部位，如指缝及其两侧、肘窝、腋窝、下腹部、大腿内侧等部位，皮损为针头大小的丘疱疹和疱疹。夜间剧痒，遇热加重，家中或集体生活常有同样的患者。

四、辨证施治

（一）中药治疗

1. 内治

（1）血热内蕴证

证候：皮肤瘙痒剧烈，受热更甚，搔抓后皮肤出现条状抓痕及血痂；或伴口干，心烦，小便黄，大便干；舌尖红，苔薄黄，脉细数。

治法：凉血清热，消风止痒。

方药：凉血四物汤（《医宗金鉴》）加减。

加减：热甚者，加地榆、紫草以凉血清热；风盛者，加乌梢蛇、蝉蜕以祛风止痒；夜间痒甚者，加龙骨、牡蛎、珍珠母。

（2）风热犯肤证

证候：瘙痒局限或泛发，可伴口干苦，胸胁闷胀；舌质红，苔薄黄，脉浮数。

治法：清热祛风止痒。

方药：消风散(《外科正宗》）加减。

加减：发于肛周、外阴等，可加龙胆草、车前子、泽泻；胸胁闷胀者，可加柴胡、郁金、薄荷。

(3）血虚风燥证

证候：以老年人为多见，多有季节性，皮肤干燥、脱屑；或伴头晕乏力，失眠多梦；舌质淡，苔薄白，脉细弦。

治法：养血润燥，疏风止痒。

方药：当归饮子(《医宗金鉴》）加减。

加减：气虚者，重用黄芪，加党参、白术；失眠多梦者，加酸枣仁、合欢皮、夜交藤；瘙痒剧烈者，加全蝎、乌梢蛇。

2. 外治

(1）药浴或熏洗：选用苦参、白鲜皮、地肤子、百部、蛇床子、石榴皮、花椒等适量，煎水外洗、药浴。

(2）皮肤干燥者，要重视基础护肤，可选用市售乳液类护肤品。

(二）针刺疗法

1. 针刺　全身型瘙痒，可取合谷、血海、曲池、足三里、三阴交、委中等穴位。肛门瘙痒，取长强穴。

2. 耳针　可选择肾上腺、脾、肺、神门、内分泌、肝、肾、失眠点、皮质下等。

五、西医治疗

1. 局部治疗　以保湿、润肤、止痒为主。可用市售各种保湿润肤剂，特别是沐浴后皮肤干燥者及时使用；也可外用维生素 E 霜、硅霜等。

2. 系统药物治疗　根据病情，可选用抗组胺药，或镇静安眠药、钙剂等。

六、药膳调养

1. 鸡血藤膏

组成：鸡血藤 500g，冰糖 500g。

制用法：将鸡血藤水煎 3~4 次，过滤取汁。微火浓缩药汁，再加冰糖制成稠膏即可，可常服。

鸡血藤能养血活血，冰糖润燥，此膏适用于血虚风燥，病久不愈者。

2. 芪枣包子

组成：黄芪 300g，大枣 300g，面粉 300g。

制用法：黄芪加水煎煮 20 分钟后去渣，入大枣再煮，熟后捞出大枣，去皮核取肉，捣烂为馅做包子，蒸熟即得。

功效：益气补血。

七、美容调护

1. 寻找病因并加以去除，故找到瘙痒的病因是防治的关键。

2. 调畅情志，避免劳累，保持心情舒畅。

3. 避免各种刺激因素，如过度搔抓、开水烫洗、饮酒、进食辛辣鱼腥发物等。

4. 内衣要柔软宽松，宜穿棉织品或丝织品，不宜穿毛织品。

八、临床报道参考

疏风活血汤治疗老年性皮肤瘙痒症的临床疗效观察 方法：选择老年性皮肤瘙痒症患者37例，均为血虚风燥型，采用疏风活血汤加味内服与外洗治疗。疏风活血汤组成：制首乌30g，生地30g，当归10g，僵蚕15g，蝉衣15g，银花20g，地肤子30g，白鲜皮15g，苍耳子15g，鸡血藤30g，甘草6g。瘙痒剧烈，痒无定处者，加乌梢蛇、磁石；顽固难愈，搔抓处皮损增厚者，加玄参、牡蛎、浙贝母；夜寐不安，失眠多梦者，加珍珠母、酸枣仁、夜交藤；大便干燥者，加火麻仁、柏子仁。每日1剂，水煎分早中晚3次服。每剂药的药渣煎水外洗，隔日1次，1周为1个疗程，2个疗程后统计疗效。治疗结果：治愈10例，显效12例，有效13例，无效2例，治愈率94.5%。结论：疏风活血汤内服外洗治疗老年性皮肤瘙痒症（血虚风燥型）效果明确。[彭水平．疏风活血汤内服外洗治疗老年性皮肤瘙痒症37例疗效观察．云南中医中药杂志，2013，34（8）：32.]

第三节　急性痒疹

急性痒疹是指以风团样丘疹、奇痒为特征的炎症性皮肤病。

中医文献无相应的病名，《诸病源候论》记载的“土风疮”与本病相类似：“土风疮，状如风疹而头破，乍发乍瘥。此由肌腠虚疏，风尘入于皮肤故也。”

一、病因病机

多由禀赋不耐，外染虫毒；或饮食不节，损伤脾胃，致脾胃运化功能失调，生湿生热，湿热毒邪外犯肌肤所致。

西医认为，本病多由于跳蚤、臭虫、虱、螨虫、蚊或其他昆虫叮咬皮肤后，在叮咬处发生迟发性过敏反应。

二、临床表现

1. 急性单纯性痒疹 又称丘疹性荨麻疹。

（1）好发于婴幼儿、儿童及青少年。

（2）发病有明显的季节性，以春、夏、秋季多见。

（3）皮疹好发于躯干、四肢，尤以下肢、臀部、躯干下部为多见。典型皮损为绿豆至花生米大小，略呈纺锤形的鲜红色风团样丘疹，中央常有小水疱，有时可出现大疱。

（4）皮疹常成批发生，数目不定，群集或呈条状分布，较少融合。

（5）自觉瘙痒，搔抓后可继发感染。

（6）红斑、水疱可在短期内消退，丘疹消退慢，1~2周左右消退，留有浅褐色色素沉着。新皮疹又可发生，新旧皮疹常同时存在。

2. 成人痒疹

（1）多发于中青年，女性多见。

（2）好发于躯干、四肢伸侧，也可累及头皮、面部、臀部。

（3）典型皮损为米粒至绿豆大小，多发性圆形淡红色丘疹，散在分布，一般不融合。

（4）瘙痒剧烈，搔抓后出现风团样皮损及丘疱疹，反复搔抓可出现苔藓样变、色素沉着。

三、鉴别诊断

本病有时需与水痘、荨麻疹等相鉴别。

四、辨证施治

1. 内治

（1）湿热毒蕴证

证候：多见于儿童，下肢或小腿散在纺锤形、鲜红色风团样丘疹，中央常有小水疱，瘙痒；伴纳差，小便黄；舌淡红，苔薄白，脉滑数。

治法：除湿清热，解毒止痒。

方药：三豆饮（刘复兴经验方）加减。绿豆、黑豆、赤小豆、乌梅、槟榔、白鲜皮、土茯苓、茵陈、刺蒺藜、蜈蚣。

加减：血热偏盛者，加丹皮、赤芍；风热偏盛者，加连翘、银花。

（2）血热毒蕴证

证候：四肢出现米粒至绿豆大小，多发性圆形淡红色丘疹，散在分布，皮损鲜红，瘙痒剧烈；伴口干口渴，小便短赤；舌红，苔黄，脉弦数。

治法：凉血解毒止痒。

方药：凉血四物汤(《医宗金鉴》) 加减。

加减：酌加茵陈、土茯苓、白鲜皮、蜈蚣等。

2. 外治

（1）中药外洗：藿香、茵陈、苦参、地肤子、九里光、蛇床子、透骨草各 30g，煎水湿敷或洗浴。

（2）外搽冰黄肤乐软膏、蜈黛软膏等。

五、西医治疗

首先应去除各种致病因素，如虫咬、局部刺激、高蛋白饮食等。

1. 局部治疗　以止痒、消炎为主。可外搽炉甘石洗剂、糖皮质激素软膏等。

2. 系统药物治疗　根据病情，可内服抗组胺药，或使用钙剂。

六、药膳调养

1. 牛蒡子粥

组成：牛蒡子 15g，粳米 50g，冰糖适量。

制用法：将牛蒡子加水 200mL，煎至 100mL 去渣；加粳米、冰糖、水 400mL，煮至米汤稠为度。每日 2 次，温热服食。

2. 薏仁粥

组成：薏苡仁粉 30g，陈粳米 50g。

制用法：薏苡仁粉和陈粳米同入于砂锅内，加水 500mL 左右，煮成稀粥。每日早晚餐顿服。可用于湿热型丘疹性荨麻疹。

七、美容调护

1. 夏天使用驱蚊剂，避免蚊虫叮咬。
2. 多饮水，饮食宜清淡，忌食高蛋白饮食。
3. 忌用热水烫洗，避免摩擦搔抓。

八、临床报道参考

1. 土薏合剂治疗儿童丘疹性荨麻疹 370 例　土薏合剂（自拟方）：土茯苓、生薏米各 6~12g，焦三仙、防风、炒白术各 5~8g，金银花 4~6g，全蝎 2~4g，甘草 1~2g。伴脾胃虚弱者，加生黄芪 4~8g；伴便秘者，加生大黄 6~8g。每日 1 剂，水煎 2 次，每次 15 分钟，两次取汁 150mL，分 2 次服用。瘙痒较重者，可外用炉甘石洗剂，每天涂抹 3~5 次。3 剂为 1 个疗程，治 2 个疗程止。2 个疗程治疗后仍未获效者，可改用他法治疗。结果：370 例中痊愈 261 例，占 70.54%，显效 56 例，有效 33 例，无效 20 例，总有效率为 94.59%。［刘琪．土薏合剂治疗儿童丘疹性荨麻疹 370 例．陕西中医，2009，30（9）：1158.］

2. 肤净康洗剂治疗小儿丘疹性荨麻疹 93 例　治疗组用肤净康洗剂（青海省格拉丹东药业有限分公司生产，国药准字 Z20026426），主要成分为：烈香杜娟、刺柏、大籽篙、胆矾、马尿泡、雄黄、蒲荷、麻黄、麝香。对照组用炉甘石洗剂。两种药物的用法和疗程均相同（破损处不使用），使用时将药物均匀涂于患处，每日 3 次，疗程 7 天。破损处用百多邦。结果：治疗组 93 例，总有效率为 91.4%；对照组 80 例，总有效率为 70%。治疗组疗效明显优于对照组（$P<0.01$）。［王聪聪，黄秀端．肤净康洗剂治疗小儿丘疹性荨麻疹 93 例．陕西中医 2004，25（11）：1005-1006.］

（伍　迪）

思考题

1. 神经性皮炎有哪些临床表现？怎样辨证治疗？
2. 瘙痒症如何辨证施治？
3. 急性痒疹有何临床特点？怎样防治？

第十四章　红斑鳞屑和角化性皮肤病

第一节　银屑病

银屑病是多种免疫细胞共同参与发病的慢性炎症性皮肤病。主要表现为顽固而易复发的红斑鳞屑，皮损浸润明显，鳞屑厚积。中医称之为“白疕”或“干癣”。

本病在中医古代文献早有记载，如隋代称“干癣”，明代称“风癣”等。《外科大成》云：“白疕，肤如疹疥，色白而痒，搔起白皮，俗称蛇虱。由风邪客于皮肤，血燥不能荣养所致。”《外科证治全书》云：“白疕，皮肤燥痒，起如疹疥而色白，搔之屑起，渐至肢体枯燥拆裂，血出痛楚。”

一、病因病机

1. 情志内伤　情志失调，气机壅滞，郁久化火，心火亢盛，伏于营血，复感风热毒邪而发。

2. 饮食失节　饮食不节，偏嗜五辛，使脾失健运，湿热蕴积，郁久化热，阻于肌表而发。

3. 肝肾亏虚　禀赋不足；或冲任失调，营血亏损；或久病耗伤，肝肾不足，肌肤失养所致。

4. 风湿热蕴　风湿热邪侵袭肌肤，以致营卫失和，气血不畅，气滞血瘀而发。

西医认为，本病与遗传、感染、代谢、内分泌、自身免疫、精神因素等有关。

二、临床表现

一般分为寻常型、脓疱型、关节型和红皮病型4种类型，其中寻常型占99%。

1. 寻常型

（1）通常好发于头皮、四肢伸侧、腰背部等，严重者泛发全身。

（2）皮损为红色斑丘疹、斑片、斑块，开始为点滴状红丘疹，渐发展为绿豆至钱币大小，或融合为片块状。红斑基础上覆盖多层银白色鳞屑，刮之似蜡滴。刮除鳞屑后，可见半透明薄膜和点状出血现象。疾病进展期，可出现“同形反应”。

（3）指（趾）甲受累、可出现顶针样甲、甲纵嵴、损毁等。

（4）黏膜受累较甲板少见。常见于龟头和包皮内侧，为境界清楚的暗红斑，表面鳞屑不多。口腔黏膜及舌黏膜亦可受累，表现为白色斑片，周围有红晕。

(5) 头皮损害时可呈束状发，是其特征之一。

(6) 多数患者病情冬季加重，夏季好转或缓解。

(7) 根据病情活动情况，可将银屑病分为进行期、静止期和消退期。

(8) 寻常型银屑病的组织病理表现具有特征性。主要表现为融合性角化不全，并可见Munro微脓肿，颗粒层变薄或消失，表皮突规则延长，真皮乳头上延，小血管迂曲、扩张、充血，真皮浅层小血管周围以灶状淋巴细胞为主的炎性细胞浸润。

2. 脓疱型

(1) 局限型：主要发生于掌跖，亦称掌跖脓疱病。

①好发于掌跖部位。

②皮损通常对称分布。

③表现为周期性发作，红斑基础上可见粟粒大小角质层下无菌性脓疱，1~2周可自行干涸结痂、脱屑。皮损可反复发作。

(2) 泛发型

①可有或无寻常型银屑病病史。

②在弥漫性红斑基础上，出现密集黄白色浅表无菌性脓疱，针帽至粟粒大小，可融合成脓湖。

③可伴有高热，皮疹加重与发热相平行。

④病情呈周期性反复发作。

脓疱型银屑病的组织病理表现基本与寻常型银屑病相同，但于棘层上部出现海绵状脓疱。疱内主要为中性粒细胞，真皮层炎症浸润较重，主要为淋巴细胞和组织细胞，有少量中性粒细胞。

3. 关节型

(1) 有寻常型银屑病或其他类型银屑病病史。

(2) 通常累及手足小关节，病变关节数量少且不对称，严重者可累及全身多个大小关节，并可造成关节残毁。

(3) X线可见病变关节侵蚀，骨质溶解，关节间隙变窄，关节强直，骨膜性新骨形成，关节内及关节周围有积液。

(4) 实验室检查血沉增快，类风湿因子、血尿酸及ANA抗体均为阴性，而HLA-B27抗原检测常为阳性。

4. 红皮病型

(1) 有寻常型银屑病病史。

(2) 发病前常有突然停用糖皮质激素或外用强刺激性药物史。

(3) 全身皮肤弥漫性潮红、浸润、肿胀及脱屑。

(4) 排除其他原因，如药物、肿瘤等引起的红皮病。

(5) 除银屑病的病理特征外，其变化与慢性皮炎相似。呈显著角化不全，颗粒层变薄或消失，棘层肥厚，表皮嵴延长，有明显细胞内和细胞间水肿，但不形成水疱。真皮上部水肿，血管扩张充血，血管周围早期有中性粒细胞和淋巴细胞浸润，晚期多为淋巴细胞、组织细胞及浆细胞等。

三、鉴别诊断

寻常型银屑病应与脂溢性皮炎、毛发红糠疹、玫瑰糠疹等疾病鉴别；红皮病型银屑病应与其他原因，如毛发红糠疹、湿疹、恶性肿瘤等引起的红皮病鉴别；泛发性脓疱型银屑病应与急性泛发性发疹性脓疱病鉴别；关节病型银屑病应与类风湿关节炎鉴别。

四、辨证施治

（一）中药治疗

1. 内治

（1）血热内蕴证

证候：皮损色鲜红，发展较快，新皮疹不断出现，鳞屑较多，瘙痒明显；可伴有口干咽痛，心烦易怒，大便秘结；舌质红，苔薄黄，脉弦数。

治法：清热凉血，疏风止痒。

方药：犀角地黄汤(《备急千金要方》）或凉血地黄汤(《外科大成》）加减。

加减：瘙痒明显者，加白鲜皮、地肤子；咽喉肿痛者，加重楼、马勃、青黛；大便秘结者，加生大黄。

（2）血虚风燥证

证候：皮损色淡红，鳞屑细薄，时有阵发性瘙痒，皮肤干燥，或大便秘结；舌淡红，苔薄白，脉细。

治法：养血润肤。

方药：养血润肤汤(《外科证治》）或当归饮子(《医宗金鉴·外科心法》）加减。

加减：瘙痒者，加白鲜皮、刺蒺藜、乌梢蛇。

（3）气滞血瘀证

证候：病程长，皮疹多呈斑块状，浸润肥厚，鳞屑多层，色暗红；或伴有关节疼痛，关节变形；舌质紫暗或有瘀点、瘀斑，脉涩或细缓。

治法：活血化瘀，解毒通络。

方药：桃红四物汤(《医宗金鉴》）加减。

加减：皮损肥厚者，加三棱、莪术；关节痛者，加威灵仙、土茯苓、怀牛膝。

（4）湿热毒蕴证

证候：皮损多出现在腋窝、腹股沟等皱褶部位，红斑糜烂，或掌跖红斑、脓疱、脱屑；或伴关节疼痛，咽干口苦；舌质红，苔黄腻，脉弦或滑数。

治法：清热利湿，凉血解毒。

方药：萆薢渗湿汤(《疡科心得集》）加减。

加减：瘙痒剧烈者，加白鲜皮、地肤子；脓疱泛发者，加白花蛇舌草、半枝莲、重楼；关节疼痛者，加羌活、独活、秦艽。

（5）热毒炽盛证

证候：全身皮肤潮红肿胀、灼热痛痒，大量脱屑，或伴有密集小脓疱；或伴壮热口渴，便干溲赤；舌红绛，苔黄燥，脉弦滑数。

治法：清热泻火，凉血解毒。

方药：清瘟败毒饮(《疫疹一得》）加减。

加减：口渴明显者，加天花粉、玄参、麦冬；大便秘结者，加生大黄。

2. 外治

（1）进行期皮损应选用温和之品，可用黄连膏、黄柏霜外搽，每日3次。

（2）静止期、退行期皮损可用内服药渣煎水泡洗，外涂黄连膏。慢性肥厚性皮损可用喜树碱软膏及黄连膏封包。

（3）伴有渗出，或有脓疱者，用三黄洗剂、黄柏液湿敷，每日2次。

（二）针刺疗法

1. 针刺 取穴：大椎、肺俞、膈俞、肾俞。风热血燥者，配风池、合谷、曲池、血海；血虚风燥者，可配足三里、三阴交、血海、太溪、合谷；瘀滞肌肤者，可配合谷、太冲、三阴交、内关、血海等。

2. 刺络拔罐 取穴大椎、陶道、肝俞、脾俞。每次选1~2穴，用三棱针点刺，然后在穴位上拔罐，留罐5~10分钟，隔日1次，10次为1个疗程。

3. 耳针 取肺、神门、内分泌、心、大肠等穴位。

五、西医治疗

《中国银屑病治疗专家共识》（2014版）提出：银屑病的治疗目的在于控制病情，减缓向全身发展的进程，减轻自觉症状及皮肤损害，尽量避免复发，提高患者生活质量。

1. 局部治疗 外用药物包括糖皮质激素霜剂或软膏，虽有明显疗效，但长期、大面积使用会带来严重不良反应，停药后可诱发脓疱型或红皮病型银屑病。其他外用药，有维生素A酸霜、维生素D_3衍生物（如卡泊三醇）、角质促成剂（煤焦油制剂、蒽林软膏、水杨酸软膏等）。

2. 系统药物治疗 口服维A酸类药物，如阿维A酯0.75~1.0mg/（kg·d），适用于各型银屑病；免疫抑制剂，如甲氨蝶呤、环孢素、雷公藤多苷等，可选择用于红皮病型、脓疱型、关节病型银屑病；生物制剂可用于中重度银屑病。

3. 物理治疗 如光化学疗法（PUVA）、窄谱UVB、308nm准分子激光照射等。

六、药膳调养

车前子薏米粥

组成：车前子15g，蚕砂9g，薏米30g。

制用法：将车前子、蚕砂分别装入纱布，加入适量的水煎煮半小时后，取出药物，在汁液中加入薏米煮成粥，再加入适量白糖，即可食用。每日进食1次。

功效：清热解毒，祛风利湿。

建议多食新鲜水果、蔬菜，如苹果、梨、香蕉、橙子、豆腐、苦瓜等。

七、美容调护

1. 去除诱发因素，如提高机体免疫力，防治扁桃体及上呼吸道感染。
2. 忌烟酒、辛辣刺激食物。多食富含维生素C类食品，如新鲜水果、蔬菜等。
3. 进展期或红皮病型不能使用刺激性强的药物。

4. 不滥用激素。

5. 注意休息，避免过度紧张和劳累，保持情绪稳定。

八、临床报道参考

1. 白疕合剂治疗寻常型银屑病临床疗效观察 将128例患者随机分为治疗组及对照组。治疗组68例内服白疕合剂（院内自制，主要组成：生地、金银花、白茅根、板蓝根、白花蛇舌草、丹参等），每次50mL，每日2次；对照组60例内服消银颗粒（陕西康惠制药股份有限公司生产。组成：地黄、牡丹皮、赤芍、当归、苦参、金银花、玄参、牛蒡子、蝉蜕、白鲜皮、防风、大青叶、红花），每次3.5g，每日3次。两组均配合外用牛皮癣洗剂（院内自制，主要组成：苍耳子、防风、苦参、蛇床子等），每日1次，外洗。疗程均为3个月。结果：两组患者治疗后的PASI评分均明显低于治疗前（P<0.01）。治疗组有效率77.9%，对照组有效率61.67%，两组比较，差异有统计学意义（P<0.05）。结论：白疕合剂治疗寻常型银屑病有较好的临床疗效。[李忻红，卢益萍．白疕合剂治疗寻常型银屑病临床观察．中国中西医结合皮肤性病学杂志，2011，10（1）：40.]

2. 清银丸治疗急性点状银屑病145例疗效观察 ①治疗组口服自拟清银丸：土茯苓、牡丹皮、知母、玄参、苦参各20g，麦冬、生地黄、金银花、丹参、蝉蜕、防风各15g，夏枯草、川芎、荆芥、连翘各10g，甘草6g。上药分别称以5倍重量，烘干、打细粉、过120目筛，加熟蜂蜜600g，制成蜜丸，每丸重9g。每日2次，每次1丸，空腹口服。②对照组口服复方青黛丸（陕西天宁制药有限公司出品，国药准字：Z61020964）治疗，每日3次，每次6g。结果：治疗组愈显率96.55%，总有效率99.31%；对照组愈显率82.86%，总有效率87.14%。两组愈显率、总有效率比较，差异均有统计学意义（P<0.01）。[仲学龙，李晓梅，杨丽君，等．清银丸治疗急性点状银屑病145例疗效观察．新中医，2007，39（5）：78.]

3. 复方昆明山海棠联合复方甘草酸苷治疗寻常型银屑病疗效观察 A组采用复方甘草酸苷50mg，每日3次口服；B组采用复方昆明山海棠煎剂（昆明山海棠30g，青蒿15g，白鲜皮15g，黄芩10g，猪苓15g，延胡索15g，丹参15g，法半夏15g，甘草8g。水煎至浓汁，煎2次，并将2次药汁混合），每日分2次口服；C组采用复方昆明山海棠煎剂联合复方甘草酸苷口服。1个月为1个疗程，3组患者均治疗连续使用2个疗程。结果：总有效率A组60.4%、B组61.6%、C组87.2%。C组有效率高于A、B两组，差异有统计学意义。[徐艳，万屏，何黎．复方昆明山海棠联合复方甘草酸苷治疗寻常型银屑病疗效观察．临床皮肤科杂志，2008，37（5）：330.]

第二节 玫瑰糠疹

玫瑰糠疹是一种炎症性自限性皮肤病。皮损以躯干和四肢近端多发性斑疹，表面覆有糠秕状鳞屑为特征。中医称为“风热疮”。

古代中医文献有“风热疮”“风癣”“血疳”等病名。如《外科秘录》称“风热疮”；《外科正宗》记载：“风癣如云朵，皮肤娇嫩，抓之则起白屑。”《医宗金鉴》记载：“血疳……由风热闭塞腠理而成，形如紫疥，痛痒时作，血燥多热，宜服消风散。”

一、病因病机

多因过食辛辣炙煿，或情志抑郁化火，致血分蕴热；加之风热外袭，闭阻腠理，伤阴耗液，内外合邪，血热化燥生风所致。

二、临床表现

1. 多见于青壮年，好发于春秋季节。
2. 皮损初发在躯干或四肢近端，出现指甲大小圆形或椭圆形的玫瑰色淡红斑，上有细薄鳞屑，称为前驱斑或母斑；1~2 周后，躯干及四肢近端陆续出现与母斑形态一致，范围较小的斑，称为子斑。皮损呈椭圆形，其长轴与皮纹或肋骨走向一致。子斑出现后，母斑颜色逐渐暗淡。皮疹颜色自鲜红至褐色、褐黄或灰褐色不等。
3. 多分布于胸、背、腹、四肢近端及颈部等处，少数也可波及全身。
4. 可有不同程度的瘙痒，偶有轻度发热、全身不适、头痛、咽痛等症状。
5. 本病有自限性，病程一般为 4~6 周，亦有少数迁延数月。

三、鉴别诊断

1. **二期梅毒疹**　皮损多样、泛发，可有斑丘疹、丘疹、鳞屑疹、毛囊炎、脓疱等，掌跖部斑丘疹及铜红色丘疹具有特征性；梅毒血清学反应阳性。

2. **体癣**　皮损范围多局限，好发于面部或躯干，呈环形、多环形损害，皮损边缘有丘疹或小水疱；真菌镜检阳性。

3. **寻常型银屑病**　皮损为大小不等的红色斑片，上覆有较厚的银白色鳞屑，Auspitz 征阳性；病程较长，反复发作。

四、辨证施治

（一）中药治疗

1. 内治　风热血燥证。

证候：发病急骤，皮损表现为圆形或椭圆形红色斑片，表面覆有糠状鳞屑，或有不同程度瘙痒；伴心烦口渴，小便黄，大便干；舌红，苔白或薄黄，脉浮数。

治法：疏风清热，凉血止痒。

方药：凉血消风汤(《喉科秘诀》）加减。

加减：瘙痒甚者，加白鲜皮、地肤子；大便干者，加生大黄。

2. 外治　可选用复方蛇床子洗剂外涂，或三黄洗剂外搽，每日 3~4 次。

（二）针刺疗法

取穴：合谷、曲池、大椎、肩髃、肩井、血海、足三里。

操作手法：宜泻法，留 10~15 分钟，每日 1 次，10~15 次为 1 个疗程。

（三）其他疗法

紫外光照射，可缩短病程，促进皮损消退。瘙痒者，口服抗组胺药物。

五、美容调护

1. 饮食宜清淡为主，忌辛辣及鱼腥发物。
2. 避免热水烫洗及搔抓，避免使用刺激性药物。

六、临床报道参考

1. 消银胶囊治疗玫瑰糠疹疗效观察　采用消银胶囊治疗本病50例，并设对照组50例观察。治疗组口服消银胶囊（地黄、牡丹皮、赤芍、当归、苦参、金银花、玄参、牛蒡子、蝉蜕、白鲜皮、防风、大青叶、红花），每次1.8g，每日3次；对照组口服盐酸西替利嗪分散片，每次10mg，每日1次。两组均以7日为1个疗程，共观察2个疗程。结果：治疗组与对照组有效率分别为82%、54%，两组比较，差异有统计学意义（$P<0.05$）。［刘健，刘莉．消银胶囊治疗玫瑰糠疹疗效观察．陕西中医，2011，32（8）：1026.］

2. 玫瑰汤联合NB-UVB治疗玫瑰糠疹疗效观察　治疗组服用玫瑰汤，同时NB-UVB全身照射。玫瑰汤组成：荆芥12g，当归12g，地肤子10g，防风15g，白芷10g，蝉蜕10g，苍耳子15g，甘草10g。由制剂室水煎装袋，每袋60mL，早晚口服1次，20天为1个疗程。采用德国waldman公司生产的UB100L型紫外线光疗仪，其辐射波长为311～312nm。照射前初步评定患者皮肤类型，一般初始剂量为最小红斑量，首次治疗以最小红斑量的75%为基数，以后按10%～15%递增。若出现淡红斑时，维持原剂量；若出现明显红斑或疼痛红斑或水疱时，则停止照射。待红斑消退后，再恢复照射，照射剂量为原剂量的70%，照射时间为30秒，隔日1次，10次为1个疗程。照射时，病人佩戴黑色专用眼罩并闭眼，男性患者穿内裤，站在距灯管80cm处。对照组服用复方青黛胶囊，每次4粒，每日2次口服，同时NB-UVB照射，隔日1次。两组均20日为1个疗程。结果：治愈时间治疗组少于对照组，治疗组有效率89.47%，对照组72.85%，差异有统计学意义（$P<0.01$）。［张翔凤，李月梅，薛丽英．玫瑰汤联合NB-UVB治疗玫瑰糠疹疗效观察．光明中医，2012，27（5）：917.］

第三节　多形红斑

多形红斑是一种病因不明的急性炎症性皮肤病。典型皮损为靶形或虹膜状红斑，兼有丘疹、水疱等多形性损害。中医称之为“雁疮”“猫眼疮”。

《诸病源候论·疮病诸候》称其为“雁疮”，如“雁疮者，其状生于体上，如湿癣疬疡，多著四肢，乃遍身，其疮大而热，疼痛。得此疮者，常在春秋二月、八月雁来时则发，雁去时便瘥，故以为名”。《医宗金鉴·外科心法要诀》记载：“猫眼疮名取象形，痛痒不常无血脓，光芒闪烁如猫眼，脾经湿热外寒凝。”

一、病因病机

1. 风寒阻络　风寒外袭，卫外不固，营卫失和，寒凝血瘀而发。

2. 湿热蕴肤　饮食不节，或劳倦过度，损伤脾胃，湿浊内生；或湿邪蕴久化热，或复感风热之邪，蕴阻肌肤而成。

3. 火毒炽盛 素体湿热内蕴，复感毒邪，燔灼营血，火毒炽盛，蕴结肌肤所致。

二、临床表现

1. 多发于青年女性，春秋季常见。皮损呈多形性，初起多为红斑或丘疹，也可有水疱、紫癜、风团等，对称发生于手足、前臂、踝部和面颈部等。

2. 典型损害为水肿性圆形红斑，或淡红色扁平丘疹，境界清楚，呈远心性扩展，红斑中央略凹陷，其色较边缘略深，中央为一水疱、紫癜或坏死区，称为虹膜样损害或靶形损害，痒痛不适。

3. 可伴有低热、头痛、四肢倦怠、食欲不振，或关节、肌肉疼痛等前驱症状。病情严重者，皮损泛发全身，表现为红斑、水疱、大疱、血疱和瘀斑等，或局部红肿、糜烂、渗出。黏膜损害严重时，口腔、鼻咽、眼、尿道、肛门和呼吸道黏膜广泛累及，发生大片糜烂和坏死，可伴高热、头痛，甚至内脏功能损害。

4. 病程 2~4 周，常反复发作。重症患者病程较长，为 3~6 周，若抢救不及时，还可导致死亡。

三、鉴别诊断

1. 冻疮 多见于冬季，皮损位于四肢暴露部位，红斑肿胀，无虹膜样改变，自觉痒痛，遇热加重，不累及黏膜。

2. 多形红斑型药疹 发病前有明确用药史，停药后经治疗迅速缓解，发病与季节无关，且无一定的好发部位。

四、辨证施治

1. 内治

（1）风寒阻络证

证候：每于气候寒冷时发作或加重，红斑呈暗红或紫红，肿胀明显；伴畏寒肢冷，遇冷加重，得热则减；舌淡，苔白，脉沉紧或缓。

治法：温经散寒，和营通络。

方药：桂枝汤(《伤寒论》) 或当归四逆汤(《伤寒论》) 加减。

加减：肢冷明显者，加制附片、肉桂；关节疼痛者，加羌活、独活、秦艽；肿胀明显者，加丹参、赤芍等。

（2）湿热蕴肤证

证候：水肿性红斑，色鲜红，可见水疱、自感痒痛；或伴发热，口干咽痛，关节胀痛，溲赤便秘；舌红，苔黄腻，脉弦滑。

治法：清热利湿，解毒祛斑。

方药：龙胆泻肝汤(《兰室秘藏》) 或萆薢渗湿汤(《疡科心得集》) 加减。

加减：热盛烦渴者，加生石膏、知母；瘙痒甚者，加白鲜皮、刺蒺藜；关节胀痛者，加秦艽、鸡血藤；大便秘结者，加大黄。

（3）火毒炽盛证

证候：发病急骤。初起壮热恶寒，头痛乏力，累及黏膜，皮损多样，泛发全身，可见红斑、水疱、大疱、糜烂、瘀斑等；伴口干咽痛，恶心呕吐；舌红绛，苔黄，脉滑数。

治法：凉血解毒，清热利湿。

方药：清瘟败毒饮(《疫疹一得》）加减。

加减：咽痛明显者，加大青叶、牛蒡子、僵蚕；恶心呕吐者，加陈皮、竹茹；壮热不退者，加羚羊角粉冲服，或服紫雪。

2. 外治

（1）以红斑丘疹为主者，常用三黄洗剂湿敷患处，每日 3~4 次，或外搽黄连膏。

（2）糜烂渗出者，用黄柏地榆煎水冷湿敷，每日 3~4 次；伴有口腔黏膜损害时，可用金银花、野菊花煎水含漱，每日多次。

五、西医治疗

1. 局部治疗　治疗原则为消炎、收敛、止痒。无糜烂者，外用炉甘石洗剂或糖皮质激素霜；有糜烂者，可用 3%硼酸溶液或生理盐水湿敷。预防或控制感染，可外用夫西地酸乳膏或莫匹罗星软膏等。

2. 系统药物治疗　病情严重者，应积极治疗，预防和控制继发感染，抗炎、抗过敏，纠正电解质紊乱等。根据病情，可系统使用皮质类固醇激素、抗组胺药物、钙剂、维生素 C 等。

六、美容调护

1. 积极寻找发病原因，对症处理，停用可疑致敏药物。
2. 忌食辛辣鱼腥发物，忌烟酒。多食富含维生素的水果、蔬菜。
3. 寒冷型应注意防寒保暖，避免冷刺激。
4. 病情严重者，应加强护理，保持创面清洁，及时换药，防止继发感染。

七、临床报道参考

1. 中西医结合治疗寒冷型多形红斑的临床观察　将 60 例寒冷型多形红斑患者随机分为两组。治疗组内服中药（附子 10g，桂枝 10g，当归 10g，川芎 10g，白芍 15g，黄芪 20g，丹参 15g，干姜 6g，桃仁 10g，红花 10g，地肤子 15g），每日 1 剂，前 2 煎口服，第 3 煎外洗患处。对照组使用西药丁酸氢化可的松和肝素钠乳膏外用，每日 2 次。10 日后判定疗效。结果：治疗组治愈率为 33. 3%，总有效率为 93. 3%；对照组治愈率为 13. 3%，总有效率为 60. 0%。两组比较，差异有统计学意义（P<0. 05）。［韩秀琴，张璜峰，于海燕．中药治疗寒冷型多形红斑的疗效观察．亚太传统医药，2011，10（7）：74.］

2. 加味阳和汤治疗寒冷型多形红斑 36 例　基本方药：熟地 30g，桂枝 5g，麻黄 5g，鹿角胶 9g，白芥子 6g，白芍 9g，姜炭 3g，甘草 3g，细辛 3g，当归 10g，荆芥 10g，防风 10g。加减：瘙痒剧烈者，加乌梢蛇 15g，白鲜皮 15g；水疱为主者，加滑石 30g，土茯苓 30g；伴冻疮者，加红花 10g。每日 1 剂，水煎分 2 次口服，第 3 煎外洗患处 20 分钟。1 周为 1 个疗程，连用 2 个疗程后判定疗效。结果：36 例中痊愈（皮损消退，瘙痒消失，随访 2 个月无复发）30 例，占 83. 33%；显效（皮损消退 50%以上，瘙痒明显减轻）5 例，占 13. 89%；有效（皮损消退不足 50%，瘙痒有减轻）1 例，占 2. 78%。总有效率为 100%。

[徐保来．加味阳和汤治疗寒冷型多形红斑36例．国医论坛，2005，22（2）：36.]

第四节　剥脱性角质松解症

剥脱性角质松解症又称层板状出汗不良，是发生在掌跖部角质层的浅表性剥脱性皮肤病，以非炎症性表浅脱皮为特点。

一、病因病机

凡饮食不节，偏嗜五味，劳倦过度，思虑伤脾，脾胃失其健运，阴血失其化源，以致血虚化燥，脾虚生风，皮肤失养所致。

二、临床表现

1. 皮损初起为针头大小的散在白点，逐渐向周围扩大，无炎症变化，中央常自然剥脱或经撕裂成为薄纸样鳞屑，其下方皮肤正常。

2. 多对称发生于掌跖部。病程缓慢，无自觉症状，经2~3周，鳞屑自然脱落而愈。

3. 好发于春夏或秋冬季节气候变化时，易反复，多见于成年人，常伴有手足多汗症。

三、鉴别诊断

根据掌跖部对称性点状或片状反复脱屑，皮肤无炎症、无水疱、无瘙痒等特点，即可进行诊断。需与汗疱疹、手癣、掌跖部湿疹相鉴别。

四、辨证施治

1. 内治　本病多为脾虚血燥证。

证候：掌跖部对称性点片状脱屑，逐渐扩大；伴有心悸失眠，体倦纳差；舌淡，苔白，脉缓或细。

治法：健脾益气，养血润肤。

方药：归脾汤(《济生方》）加减。

加减：酌加熟地、白芍、白及等，或服用中成药党参片、黄芪片。

2. 外治

（1）苦参、黄柏、地榆、白鲜皮、乌梅、地肤子各30g，煎水浸泡，每次20分钟，每日2次。

（2）青黛膏、黄连膏及白玉膏外涂，每日2次。

五、药膳调养

皮肤角质异常与维生素A缺乏有一定关系。平时可多食胡萝卜、猪肝、菠菜、西红柿等富含维生素A的食物。

六、美容调护

1. 忌食辛辣炙煿、肥甘厚味之品，多饮水，多吃蔬菜、水果。

2. 避免接触洗涤用品，如肥皂、洗衣粉、洗洁精等。

3. 保护患处，可用保湿类护肤品，避免撕扯脱屑，忌用热水烫洗。

七、临床报道参考

1. 复方黄柏液治疗剥脱性角质松解症临床初步观察　将136例患者随机分为治疗组与对照组，两组均口服维生素 B_2。治疗组75例，用复方黄柏液（连翘、黄柏、金银花、蒲公英、蜈蚣）湿敷患处，每日2次；对照组61例，外用维A酸软膏（迪维霜），每日2次。连续观察3周。结果：治疗组痊愈率92%，总有效率100%；对照组痊愈率68.8%，总有效率93.4%。两组比较，差异有统计学意义（$P<0.05$）。［王国颖．复方黄柏液治疗剥脱性角质松解症临床初步观察．潍坊医学院学报，2012，34（3）：217.］

2. 愈裂汤治疗剥脱性角质松解症疗效观察　治疗组120例内服愈裂汤（生地20g，熟地20g，地骨皮20g，山萸肉15g，女贞子15g，菟丝子15g，山药20g，当归15g，刺蒺藜30g，知母10g，黄柏10g），每日1剂，分服2次，每次150mL。配合外搽愈裂膏封包（白及60g，大枫子20g，川楝子20g，侧柏叶20g，马勃10g，薄荷10g，冰片10g。以上药物分别捣碎，过100目筛，按比例混匀，再将混匀的药粉倒入熔化的凡士林内，充分搅拌、混匀、凝固后备用），每晚用塑料手套封包患处半小时。对照组60例外用曲安奈德或益康唑乳膏，每日2次。两组均为2周1个疗程。结果：治疗组显效62.2%，好转37.8%；对照组显效38.33%，好转51.67%。两组比较，差异有统计学意义（$P<0.05$）。［胡艳君．愈裂汤治疗剥脱性角质松解症疗效观察．宁夏医学杂志，2007，29（11）：1042.］

第五节　毛发苔藓

毛发苔藓又称毛周角化症或毛发角化病，是一种慢性毛囊角化异常性皮肤病。皮损主要发生于双上臂外侧及大腿伸侧，表现为皮肤干燥，有针尖大小的毛囊角化性丘疹，无自觉症状。

一、病因病机

多因先天禀赋失调，或饮食劳倦，而致脾胃虚弱，气血生化不足，血虚生风化燥，肌肤失养而发。

二、临床表现

1. 多见于青春期，男女均可发病。

2. 皮损表现为毛囊角化性小丘疹，呈正常肤色或淡红色，丘疹顶端有灰色角质栓塞。有时毳毛在中心穿出或蜷曲在内，剥掉角质栓，可见微小的杯状凹陷。

3. 主要发生于双上臂伸侧，对称性分布，皮损互不融合。病情重者，也发生于双大腿伸侧或臀部。冬重夏轻，一般无自觉症状，有时伴局部干燥、轻度瘙痒。

三、鉴别诊断

1. 小棘苔藓　多见于男性儿童，皮损好发于颈部、躯干、臀部等，毛囊性丘疹，顶端有一丝状小棘，拔除小棘可见一凹陷性小窝。丘疹互不融合，群聚成片。

2. 维生素A缺乏症 四肢伸侧角化性丘疹似蟾皮或鸡皮样，同时可伴有夜盲和角膜及结膜干燥症等其他维生素A缺乏症状。

四、辨证施治

1. 内治

（1）血虚风燥证

证候：毛囊角化性小丘疹；伴有皮肤干燥，乏力，口干；舌质淡，苔薄白，脉弦细。

治法：养血活血，祛风润燥。

方药：养血润肤汤(《外科证治》）加减。

（2）脾虚湿蕴证

证候：正常肤色或淡红色毛囊角化性小丘疹；伴有腹胀，纳少；舌淡，苔白或腻，脉滑或弦滑。

治法：健脾利湿，润肤散结。

方药：除湿胃苓汤(《医宗金鉴》）加减。

加减：酌加焦山楂、鸡血藤、丹参、赤芍等药，以养血活血润肤。

2. 外治 外搽青黛膏，或0.05%～0.1%维A酸软膏、3%～5%水杨酸软膏、10%～20%尿素霜等。

五、药膳调养

饮食应以清淡为主，少食辛辣之物及少饮烈酒、浓茶。可适量摄入高脂肪食物，既能使皮肤得到滋润，也有利于维生素A和维生素E等脂溶性维生素的摄入，有防治皮肤干燥和老化的作用。

六、美容调护

1. 忌热水烫洗、搔抓。
2. 经常使用保湿类护肤品，减少干燥不适。

（伍　迪）

思考题

1. 银屑病有哪些分型？临床表现如何？
2. 银屑病如何辨证施治及调护？
3. 玫瑰糠疹如何辨证施治？
4. 多形红斑的临床表现有哪些？怎样辨证施治？
5. 剥脱性角质松解症可采取哪些局部方法防治？

第十五章　结缔组织病

第一节　红斑狼疮

红斑狼疮是一种可累及全身多脏器的自身免疫性结缔组织疾病，临床主要分盘状红斑狼疮和系统性红斑狼疮。其特点：盘状红斑狼疮主要表现为皮肤损害，好发于面颊部，多为慢性局限性；系统性红斑狼疮除有皮损外，同时累及全身多系统、多脏器，病变呈进行性，预后较差。本病相当于中医学的“红蝴蝶疮”。

中医学对红斑狼疮的类似记载，最早见于《金匮要略·百合狐惑阴阳毒》：“阳毒之为病，面赤斑斑如锦文，咽喉痛，唾脓血。”“阴毒之为病，面目青，身痛如被杖，咽喉痛。”

一、病因病机

主要因先天禀赋不足，肝肾亏损致病。因肝主藏血，肾主藏精，精血不足，易致阴虚火旺，虚火上炎；兼因腠理不密，日晒后邪毒入侵，两热相搏，热毒入里，瘀阻脉络，内伤脏腑，外犯肌肤而发。热毒蕴结上犯头面，则生盘状红蝴蝶疮；热毒内传脏腑，或瘀阻于肌肉、关节，则发系统性红蝴蝶疮。

系统性红蝴蝶疮病情较重，发作期以热毒炽盛，燔灼营血为主；缓解期多表现为阴虚火旺，肝肾不足；久病气血两虚，可致心阳不足；疾病后期，则多阴损及阳，累及脾、肾，以致脾肾阳虚，水湿泛滥，膀胱气化失权而见浮肿等症。

劳倦内伤，七情郁结，妊娠分娩，冲任受损，日光暴晒，内服药物等，都可成为重要的诱发因素。

二、临床表现

（一）盘状红斑狼疮

1. 好发于中、青年，男女均可发病。皮损主要见于面颊部，也可发生于鼻梁、耳壳、头皮、手背、口唇、颈背等处。

2. 初为红色或淡红色的小丘疹或小斑片，皮损逐渐扩大成圆形或不规则形红斑，境界清楚，微突出于皮面，表面有黏着性鳞屑，揭去鳞屑可见扩大开的毛囊口，状如筛孔。

3. 日久皮损中心萎缩凹陷，边缘高起成盘状，表面可见毛细血管扩张，有时发生色素减退或脱失。发生于面颊和鼻梁部的皮损，典型者常呈蝴蝶状外观。黏膜也可累及，多见于下唇，皮损除鳞屑红斑外，一般为灰白色的小片糜烂，绕以紫色红晕。

4. 本型多无全身症状，局部可有瘙痒及烧灼感。病程慢性，患部对日光敏感，故夏季或日晒后加重，入冬减轻。

5. 部分患者皮损可同时或相继在头面、手背、足跖等全身多处发生，并出现低热、乏力、关节痛及雷诺现象，称为播散性盘状红斑狼疮。少数（1%~5%）具有红斑狼疮遗传素质者，可能演变为系统性红斑狼疮或继发皮肤癌变。

（二）系统性红斑狼疮

1. 多见于中青年女性，男女之比约为1∶10。

2. 发病前常有明显诱因，如日晒、紫外线照射、应用某些药物、妊娠、分娩、手术、精神创伤等。

3. 临床表现复杂多样，初发即为多系统损害，也可先有一二个脏器受累，然后演变为多系统损害。发热、关节痛和面部蝶形红斑是系统性红斑狼疮最常见的早期症状。

（1）皮肤黏膜表现：绝大多数患者有皮疹，呈多形性。典型皮损在两颊及鼻部出现蝶形水肿性红斑，为不规则形，色鲜红或紫红。病情缓解时，红斑消退，留有棕色色素沉着。皮疹发生在指甲周围及甲下者，常为出血性紫红色斑片，高热时红肿光亮，时隐时现；发生在口唇者，则表现为下唇部红斑性唇炎。皮损严重者，全身泛发性多形性红斑、紫红斑、水疱等，口腔、外阴黏膜有糜烂，头发可逐渐稀疏或脱落。发病早期，手部遇冷还可有雷诺现象。

（2）全身症状

①发热：一般都有不规则发热，多数呈低热，急性活动期常出现高热，甚至可达40℃~41℃。

②关节肌肉疼痛：约95%的患者有关节疼痛，伴或不伴受累关节肿胀，可有肌痛，但肌无力不明显。

③肾脏损害：约75%左右的患者有肾脏损害，是患者早年死亡的主要原因。可见到各种肾炎的表现：早期尿中有蛋白、管型和红白细胞；后期肾功能损害可见尿毒症、肾病综合征表现。

④心血管：约1/3的患者有心血管系统病变，以心包炎最常见，可出现少量心包积液。

⑤呼吸系统：主要表现为间质性肺炎和胸膜炎。

⑥消化系统：可出现纳差、恶心呕吐、腹泻腹痛、便血等症状，少数患者可出现慢性肝炎样表现。

⑦精神神经症状：多见于后期，可表现各种精神、神经症状，如抑郁、失眠、精神分裂症样改变，严重者可出现抽搐、症状性癫痫等。

⑧其他：部分患者还可出现口干、眼干、局部或全身淋巴结肿大等症状。

（3）实验室检查：有助于确立诊断、评估病情和判断疗效。可出现全血细胞减少，血沉增快，丙种球蛋白升高，总补体及C_3、C_4下降，循环免疫复合物水平升高等。抗核抗体（ANA）阳性率90%，滴度大于1∶80时有诊断意义；抗Sm抗体是SLE的标记抗体；抗dsDNA与肾脏受累及疾病活动性相关。

三、鉴别诊断

1. 风湿性关节炎　关节肿胀明显，可出现风湿结节，抗风湿因子大多阳性，红斑狼疮细胞及抗核抗体检查阴性。

2. 皮肌炎　多于面部开始，典型皮损以双上睑为中心的紫红色水肿性斑片，多发性肌炎症状明显，肌酶、尿肌酸含量升高。

四、辨证施治

1. 内治

（1）热毒炽盛证

证候：相当于系统性红斑狼疮急性活动期。面部蝶形红斑，颜色鲜艳，皮肤紫斑；伴有高热，烦躁口渴，神昏谵语，抽搐，关节肌肉疼痛，大便干结，小便短赤；舌红绛，苔黄腻，脉洪数或细数。

治法：清热凉血，化斑解毒。

方药：犀角地黄汤(《备急千金要方》）合黄连解毒汤(《外台秘要》引崔氏方）加减。

加减：高热神昏者，加安宫牛黄丸或紫雪等。

（2）阴虚火旺证

证候：斑疹暗红；伴有不规则发热或持续低热，手足心热，心烦无力，自汗盗汗，面浮红，关节痛，足跟痛，月经量少或闭经；舌红，苔薄，脉细弦。

治法：滋阴降火。

方药：六味地黄丸(《小儿药证直诀》）合大补阴丸(《丹溪心法》）、清骨散(《证治准绳》）加减。

（3）脾肾阳虚证

证候：面色无华，眼睑、下肢浮肿，胸胁胀满，腰膝软，面热肢冷，口干不渴，尿少或无尿；舌淡胖，苔少，脉沉细。

治法：温肾壮阳，健脾利水。

方药：附桂八味丸(《金匮要略》之肾气丸，又称金匮肾气丸）合真武汤(《伤寒论》）加减，重者用参附汤(《正体类要》）。

（4）脾虚肝旺证

证候：皮肤紫斑；胸胁胀满，腹胀纳呆，头昏头痛，耳鸣失眠，月经不调或闭经；舌紫暗或有瘀斑，脉细弦。

治法：健脾清肝。

方药：四君子汤(《太平惠民和剂局方》）合丹栀逍遥散(《内科摘要》）加减。

（5）气滞血瘀证

证候：多见于盘状局限型及亚急性皮肤型红斑狼疮。红斑暗滞，角栓形成及皮肤萎缩；伴倦怠乏力；舌暗红，苔白或光面舌，脉沉细。

治法：疏肝理气，活血化瘀。

方药：逍遥散(《太平惠民和剂局方》）合血府逐瘀汤(《医林改错》）加减。

2. 外治　白玉膏(《外科正宗》）：熟石膏9份，制炉甘石1份。将熟石膏研成粉，加入炉甘石粉和匀，以麻油少许调成膏，再加凡士林使成70%的软膏。局部外搽，具有遮光、润滑的作用。

五、西医治疗

（一）盘状红斑狼疮

1. 局部治疗 外用糖皮质激素乳膏外搽。

2. 系统药物治疗

（1）抗疟药：可增强对紫外线的耐受性和有一定的免疫抑制、抗炎作用。常用氯喹0.25~0.5g/d，分2次口服；或羟氯喹0.2~0.4g/d，分2次口服；长期服用者，应定期进行眼科检查，注意其不良反应。

（2）糖皮质激素：仅用于播散性盘状红斑狼疮合并其他异常者，一般用小剂量泼尼松15~30mg/d，病情好转后缓慢减量。

（二）系统性红斑狼疮

1. 系统药物治疗

（1）糖皮质激素：是治疗系统性红斑狼疮的主要药物。依据病情轻重，给予泼尼松0.5~2mg/（kg. d），根据临床和实验室指标的改善逐渐减量至维持量，长期维持治疗需数年甚至更长，并应依病情变化及时调整剂量。重症狼疮肾炎、狼疮性脑病可采用大剂量糖皮质激素冲击疗法，如甲泼尼龙500~1000mg/d静滴，连续使用3天，以尽快控制病情。

（2）免疫抑制剂：对单用糖皮质激素疗效较差或有禁忌证者，常合并使用免疫抑制剂，包括环磷酰胺、硫唑嘌呤、环孢素、霉酚酸酯、他克莫司等。狼疮肾炎时，可使用环磷酰胺静脉冲击治疗，狼疮性脑病时，可使用甲氨蝶呤鞘内注射。

（3）其他：对全身症状轻微，仅有皮损、关节痛者，可使用雷公藤多苷、抗疟药、非甾体类抗炎药，不用或少用糖皮质激素。静脉免疫球蛋白、血浆置换，血液透析和干细胞移植等也可依患者病情试用。

六、药膳调养

1. 大蒜炖黑鱼汤

组成：大蒜100~150g，黑鱼400g。

制用法：黑鱼除肠杂，大蒜剥去皮，放砂锅内加适量水，隔水炖熟服，不加调料。

2. 桑枝鸡汤

组成：桑枝60g，绿豆30g，鸡肉250g。

制用法：将鸡肉洗净，加适量水，放入绿豆及净洗、切段的桑枝，清炖至肉烂，用盐、葱、姜调味，饮汤食肉。

七、美容调护

1. 避免日光暴晒，夏日应特别重视避免阳光直接照射，外出时应戴遮阳帽或撑遮阳伞，也可外搽避光药物。

2. 避免感冒、受凉，严冬季节对暴露部位应适当予以保护，如戴手套、穿厚袜及戴口罩等。

3. 避免各种诱发因素，对易于诱发本病的药物如青霉素、链霉素、磺胺及避孕药等应避免使用，皮损处忌涂有刺激性的外用药。

4. 忌食酒类等刺激性食品；有水肿者，应限制钠盐的摄取；注意加强饮食营养，多食富含维生素的蔬菜、水果。

5. 注意劳逸结合，加强体育锻炼，避免劳累，病情严重者应卧床休息。

八、临床报道参考

1. 滋阴解毒祛瘀法治疗60例系统性红斑狼疮的临床研究　将60例阴虚内热型系统性红斑狼疮患者随机分为对照组和观察组各30例。对照组给予常规剂量激素及免疫抑制剂治疗。观察组不用免疫抑制剂，而是在激素减量的基础上给予滋肾解毒化瘀汤治疗：生地黄、熟地黄各25g，丹皮12g，龟板15g，白薇15g，赤芍15g，忍冬藤15g。高热不退者，加羚羊角粉0.6g，石膏50g；低热烦躁者，加青蒿15g，石斛15g；肝功能受损者，加茵陈18g，柴胡12g，土茯苓24g，益母草18g；血小板减少，牙龈出血者，加女贞子12g，何首乌24g。每日1剂，日服2次。比较治疗3个月后的疗效、系统性红斑狼疮疾病活动性指数（SLE-DAI）评分、实验室检查，随访1年内复发率。结果：经过24周治疗后，两组患者的中医证候积分和SLE-DAI积分均明显改善（$P<0.01$）；观察组在改善中医证候积分方面明显优于对照组（$P<0.01$），SLE-DAI积分下降优于对照组（$P<0.05$），在改善抗DS-DNA抗体水平方面优于对照组（$P<0.05$）。［徐翔峰，向珍蛹，曲环汝，等．滋阴解毒祛瘀法治疗60例系统性红斑狼疮的临床研究．新中医，2011，(12)：51-53.］

2. 范永升治疗系统性红斑狼疮七法　①清热解毒：此法贯穿于系统性红斑狼疮治疗的始终，遵循祛邪必尽的原则。急性期以高热、实热为主，应重用清热解毒药；慢性活动期多以虚热为主，清热解毒药减量；缓解期常无热毒的表现，此时应扶正祛邪，可在滋阴基础上适当清理余毒，这对改善预后，防止复发都有重要作用。常用青蒿、地骨皮、玄参、生甘草、生石膏、大黄、升麻、金银花、连翘、蒲公英、白花蛇舌草、半枝莲、七叶一枝花、积雪草。②凉血祛瘀：瘀热是系统性红斑狼疮的主要病理基础之一。此法包括清营凉血、理气活血、通络散血。常用方有清营汤、犀角地黄汤。还可辨证选用川芎、大黄、当归、丹参、桃仁、红花、益母草等。③益气滋阴：益气强调肺脾，滋阴重在肝肾。益气宜以甘补之、辛助之，如黄芪、白术、山药、佛手，必要时可佐桂枝、附子以温阳化气。滋阴包含滋肾精、益阴气、养阴津。系统性红斑狼疮患者先天不足，真阴本亏，肾为先天之本，通过滋肾精以补先天，常选炙龟甲、炙鳖甲等；先天真阴亏，导致后天阴气弱，故益阴气以疗后天之本，药物可选黄芪、生地黄、山药、山茱萸、白芍、玉竹、黄柏；先天真阴亏，后天阴气弱，则生津乏源，且阳热之邪易伤津液，而出现阴津不足，所以养阴津是治后天之标，用太子参、麦冬、石解等。④透疹消斑："斑为阳明热毒，疹为太阴风热"。治斑宜清胃泄热，凉血化斑；治疹应宣肺达邪，清营透疹。常用生地黄、牡丹皮、升麻、鳖甲、大青叶、紫草、蝉蜕、凌霄花。斑疹由外感引发者，常伴发热、微恶风寒、咽痛，宜合银翘散加减；伴有壮热、口渴、头痛，合化斑汤加减；斑疹密布，色深红，甚或紫黑，或伴吐衄便血，舌深绛，宜合犀角地黄汤加减。伴有腑气不通者，酌加大黄，腑气一通，内外畅和，斑毒自解。⑤祛风通络：此法主要适用于伴有肌肉关节酸痛者。适时加入祛风通络药物，可有效缓解关节肌肉症状，并可起到宣通五脏的作用。本病之痹虽分寒热两端，但痹证之热多因郁而化热，故治以温通为主，常用制川乌、制草乌、威灵仙、豨莶草、秦艽、细辛、防风、忍冬藤、海风藤、伸筋草、徐长卿。关节红肿热痛者，加贯众、生石膏；偏于肩臂者，加桂枝、姜黄、桑枝；偏于下肢者，加防己、独活、川牛膝、海桐皮；腰膝酸软，加桑寄生、杜仲。⑥温阳利水：疾病后期阴损及阳，可出现阳不化气，水饮内停，宜五苓散、真武汤之类。阳虚明显，可加淫羊藿、鹿角胶、肉桂；伴有胸水者，可选葶苈大枣泻肺汤，酌加白芥子、炙紫苏子；腹水者，加大腹皮、车前子、汉防己；蛋白尿明显者，加白茅根、玉米须、薏苡仁、金樱子、芡实；尿素氮高者，加六月雪、大黄、土茯苓。⑦健脾护胃：本病多伴脾胃气虚，应注重固护脾胃。急性期用药要切中要害，不能过于庞杂，否则会加重脾胃负担，反不见效；缓解期，虚证明显，但余邪未净，不可急补，宜轻、宜精。且“胃以通为补”，顺其性，通补结合，并以食养助之。常用大枣、薏苡仁、白术、炙甘草、神曲、麦芽、鸡内金、厚朴花、佛手等。［黄继勇．范永升治疗系统性红斑狼疮七法．中医杂志，2008，49（4）：311-312.］

第二节　皮肌炎

皮肌炎是一种主要累及皮肤和横纹肌的自身免疫性疾病。以双上眼睑水肿性、紫红色斑片为主要特点，伴肌痛、肌无力。任何年龄均可发病，女性多见。中医称之为“肌痹”。

中医学对皮肌炎的类似记载，如《素问·长刺节论》：“病在肌肤，肌肤皆痛，名曰肌痹，伤于寒湿。”

一、病因病机

总由先天禀赋不足，气血亏虚于内，风寒湿邪侵袭而成。

1. 腠理不密，卫外不固，风寒湿邪乘隙侵入，痹阻经络，化热蕴毒，热毒内炽，外袭肌肤，内犯脏腑而引起急性发病。

2. 寒湿之邪侵袭，郁于肌肤，阻隔经络，致使寒凝血瘀，肌肤失于温煦所致。久病不愈则气血虚损，肌肤失养而病情迁延。

西医认为，本病病因及发病机制尚不明确，可能与自身免疫、肿瘤、感染等有关。研究表明，患者体内存在某些自身抗体、免疫复合物。也有学者认为，肿瘤细胞能作为自身抗原而刺激机体产生各种抗体，肿瘤细胞可能与肌纤维、腱鞘及血管有交叉抗原性，故产生交叉免疫反应而导致本病。儿童皮肌炎患者发病前有上呼吸道感染史，血清中抗柯萨奇病毒抗体滴度较高。

二、临床表现

多数缓慢发病，少数呈急性或亚急性发病。主要表现为皮肤和肌肉症状。

1. 皮肤损害

（1）特征性皮损：以上眼睑为中心的水肿性、紫红色斑片，可累及前额、面颊、颈部及上胸部“V”形区等处。①Gottron 征：手指、掌指关节伸侧的紫红色鳞屑性斑或扁平丘疹。②皮肤异色症：部分患者面、颈、上胸、躯干部在红斑鳞屑基础上逐渐出现褐色色素沉着、点状色素脱失、毛细血管扩张等。

（2）非特征性皮损：四肢伸侧鳞屑样红斑伴瘙痒，甲周红斑伴毛细血管扩张，雷诺现象，血管炎性皮损，稀疏脱发，光敏感等。

2. 肌炎表现　肌肉无力、疼痛和压痛。主要累及四肢近端肌群、肩胛肌肌群、颈部和咽喉部肌群而出现相应症状，如上肢上举困难、握力下降、下蹲上楼困难、平卧时抬头困难，甚至吞咽困难、声音嘶哑；严重时可累及呼吸肌及心肌，出现呼吸困难、心律不齐，甚至心力衰竭。

3. 伴发恶性肿瘤　发生率为5%～30%，特别是40岁以上患者恶性肿瘤发生率更高。各种恶性肿瘤均可发生，女性患者乳腺癌、卵巢癌多见，其他常见的有胃癌、肺癌、肝癌、鼻咽癌、淋巴瘤等。恶性肿瘤可发生在皮肌炎之前或之后，也可同时发生，如部分患者在恶性肿瘤控制后，其皮肌炎症状也得到缓解。

4. 其他表现　可见不规则发热、关节痛、贫血，常伴发间质性肺炎、肺纤维化，甚至继发成人呼吸窘迫综合征等。

5. 实验室检查

（1）血清肌酸激酶：95%以上患者急性期有肌酸激酶（CK）、乳酸脱氢酶（LDH）、醛缩酶（ALD）等肌酶的升高，其中 CK、ALD 的特异性更高。肌酶的升高可早于肌炎，LDH 升高持续时间较长，有效治疗后肌酶可逐渐下降。

（2）肌电图：取疼痛及压痛明显的肌肉进行检查，主要表现为肌源性损害相。

（3）血清肌红蛋白在肌炎患者中可迅速升高，可先于 CK 出现，有助于肌炎的早期诊断。尿肌酸排除增加。部分患者 ANA 阳性，少数患者抗 Jo-1 抗体、抗 PL-7 抗体等阳性。其他可有血沉增快、贫血、白细胞升高、C 反应蛋白阳性等。

6. 组织病理检查　无特异性。可有表皮萎缩、基底细胞液化变性、血管和附属器周围淋巴细胞浸润等。肌肉病理变化可见肌纤维肿胀、分离、断裂、横纹消失、肌纤维透明变性或空泡变性，间质血管周围淋巴细胞浸润，晚期可见肌肉纤维化和萎缩。

三、鉴别诊断

1. 系统性红斑狼疮　面部多有典型的蝶形红斑，有多脏器损害，肾脏损害较多且重，无肌肉症状，24小时尿肌酸正常。

2. 系统性硬皮病　早期症状多见于肢端，雷诺征多见，皮肤实质性肿胀，蜡样光泽；后期皮肤明显硬化、萎缩，肌肉症状不明显，无眼睑水肿性紫红斑，24小时尿肌酸正常。

四、辨证施治

（一）中药治疗

1. 内治

（1）热毒炽盛证

证候：起病急骤，皮肤大片水肿性红斑或紫红斑，触之灼痛，肌肉疼痛、无力，关节肿痛，或吞咽不利；伴高热，口渴喜饮，口苦咽干，心悸烦躁，小便短赤，大便秘结；舌质红绛，苔黄燥，脉滑数。

治法：清热解毒，凉血消斑。

方药：清营汤(《温病条辨》）或清瘟败毒饮(《疫疹一得》）加减。

加减：肌肉关节疼痛重者，加秦艽、豨莶草、络石藤。

（2）寒瘀痹阻证

证候：病情迁延，发展缓慢。皮损呈暗红色斑块，少量脱屑，全身肌肉酸痛无力，活动受限，或手足肿胀；伴气短乏力，怕冷，腹胀；舌质淡暗，苔白，脉沉细或沉缓。

治法：温阳散寒，活血通络。

方药：独活寄生汤(《备急千金要方》）合当归四逆汤(《伤寒论》）加减。

加减：红斑不退者，加鸡冠花、红花、凌霄花。

（3）阳气虚衰证

证候：病程日久，皮损暗红或紫红、质硬，有细小鳞屑；局部肌肉萎缩，关节僵硬，肢端发绀发凉；伴心悸气短，动则喘促，畏寒，腹胀便溏；舌质淡胖，苔白润，脉细无力。

治法：补中益气，调和阴阳。

方药：补中益气汤(《脾胃论》）合阳和汤(《外科全生集》）加鸡血藤、红花、牛膝。

2. 外治

（1）面部红斑者，外用白玉膏（即生肌白玉膏：熟石膏9份，制炉甘石1份。将熟石膏研成粉，加入炉甘石粉和匀，以麻油少许调成膏，再加凡士林而成70%的软膏）、氧化锌软膏（氧化锌3g，加入凡士林而成15%的软膏）护肤遮光。

（2）肌肉关节疼痛、无力，皮肤不红，肢端青紫发凉者，可用红花五灵脂药酒、木瓜药酒涂搽按摩；或用透骨草30g，桂枝15g，红花10g，木瓜15g，苏木20g。煎汤熏洗，浸渍患处。

（二）针刺疗法

缓解期应用针刺疗法，对恢复肌肉功能有一定疗效，以防止肌肉萎缩及挛缩。

主穴：足三里、三阴交、曲池。

配穴：阳陵泉、肩髃穴。

五、西医治法

1. 系统药物治疗

（1）糖皮质激素：根据病情选择用量，轻症患者可用泼尼松30~40mg/d，重症患者可用60~80mg/d，危重者可用冲击疗法，病情控制后逐渐减量，维持量为10~15mg/d，疗程可达数年。

（2）免疫抑制：常用甲氨蝶呤（MTX）、环磷酰胺（CTX）、环孢素等。以上药物与糖皮质激素联合应用，可提高疗效，减少激素用量。长期应用此类药物，有降低白细胞和肝脏损伤等副作用，应注意定期复查血尿常规、肝肾功能。

（3）其他：可口服羟氯喹，或蛋白同化剂如苯丙酸诺龙，对肌力恢复有一定作用；儿童皮肌炎及怀疑与感染有关者，宜配合抗感染治疗。

2. 局部治疗　可外用遮光剂、润肤剂，或他克莫司、吡美莫司软膏，糖皮质激素制剂等。

六、药膳调养

患者的饮食以高热量、高蛋白、易消化，并含有丰富维生素为原则。忌生冷、油腻、甜腻之品。

1. 姜糖汤

组成：生姜10g（洗净）。

制用法：切丝，放入水杯中，用沸水冲泡，盖上浸泡5分钟，再加入红糖15g，趁热顿服。

2. 冬瓜绿豆汤

组成：冬瓜200g，绿豆100g，盐3g。

制用法：冬瓜去皮，去瓤，洗净，切成3cm见方的小块；绿豆淘洗干净，备用。锅置火上，放入适量清水，放入葱段、姜片、绿豆，大火煮开，转中火煮至豆软，放入切好的冬瓜块，煮至冬瓜块软而不烂，撒入盐，搅匀即可。

七、美容调护

1. 急性发作期应卧床休息，病情不严重者可适当活动。

2. 40岁以上的患者应进行全身检查有无恶性肿瘤，若未发现肿瘤，也应3~6个月随访。

3. 避免日晒。

4. 给予高蛋白和维生素含量多的饮食。

八、临床报道参考

中药理气除湿法为主治疗皮肌炎　31例皮肌炎湿滞肌肤证，男12例，女19例；最小10岁，最大63岁，平均35.4岁；病程最短1个月，最长9年，平均3.4年；伴癌肿2例，配用激素4例，住院22例。使用理气除湿方：茯苓30g，柴胡6g，苍术、木瓜、萆薢各15g，青皮、陈皮、香附、地龙、丹参各12g。兼热者，加防己、木通各9~12g；肌肤寒冷者，加桂枝、仙灵脾各9~15g；少气乏力者，加黄芪、薏苡仁各12~30g。水煎服，每日1剂，4周为1个疗程（使用激素者原剂量逐渐减量）。结果：痊愈3例，显效12例（皮肌炎症状消失或明显好转，实验室检查基本恢复正常），有效13例（皮肌炎症状减轻，实验室检查有改善），无效3例。[娄高峰，娄玉钤．中药理气除湿法为主治疗皮肌炎．中医研究，1993，6（2）：39-40.]

第三节　硬皮病

硬皮病是一种以皮肤局部或广泛变硬和内脏胶原纤维进行性硬化为特征的结缔组织

病，相当于中医的“皮痹”。其特点是皮肤肿胀、硬化，后期发生萎缩。临床上可分为局限性和系统性两种类型。前者损害局限于皮肤，后者除皮肤外，还常累及肺、胃肠、心、肾等内脏器官。女性多见，病程呈慢性经过。

《素问·痹论》中就有“皮痹”的记载。《诸病源候论·风痹候》云：“秋遇痹者为皮痹，则皮肤无所知。皮痹不已，又遇邪，则移入于肺，其状气奔痛。”

一、病因病机

本病外因风寒湿邪侵袭，内因脾肾阳虚，气血失和所致。

1. 气血不足，卫外不固，腠理不密，风寒湿邪乘虚侵入，以致经络阻隔，气血凝滞，肌肤失养。

2. 脾肾阳虚，阴寒内盛，寒凝肌肤，痹阻经络，致肤失所养而为病。

二、临床表现

（一）局限性硬皮病

慢性起病，无明显自觉症状，一般不伴有全身症状，预后较好。

1. 斑状损害（斑状硬皮病、硬斑病） 较常见。可发生于身体各处，皮损单发或多发。初起为淡红色略带水肿之斑块，境界清楚，以后逐渐硬化，表面光亮呈蜡样光泽，久之局部发生萎缩，呈羊皮纸样；表面色素加深或色素脱失，其上毛发脱落，干燥无汗。

2. 带状、线状损害（带状、线状硬皮病） 好发于前额、四肢，皮损呈带状、刀砍状硬化萎缩、凹陷，其上头发脱落。

3. 点状损害 少见。好发于躯干部，为多个白色或象牙色圆形斑点，质硬，后期质变软。

（二）系统性硬皮病

临床上分为肢端型和弥漫型两种。

1. 肢端型 占系统性硬皮病95%左右，病程较缓慢，预后相对较好。

（1）前驱症状：90%的患者有雷诺现象，以及关节痛、不规则发热、体重减轻等症。

（2）皮损特征：手部和面部最早受累。早期皮肤肿胀，有紧绷感；渐发展至皮肤硬化，表面光滑，不易捏起；最后皮肤及皮下组织、肌肉萎缩。受损皮肤出汗减少或无汗，毛发脱落及皮脂缺乏，病变逐渐向前臂、颈部、躯干发展。

典型的面部损害为“假面具脸”，即面部弥漫性色素沉着，皮肤绷紧变薄，皱纹消失，缺乏表情，鼻部变细，嘴唇变薄，口周有放射状沟纹，张口困难。手部损害为手指僵硬，不能弯曲，形如腊肠样或爪形，指端可有点状坏死。

（3）骨关节及肌肉损害：关节疼痛、肿胀及僵硬；肌无力和肌痛，晚期可出现肌萎缩，骨质吸收可出现指趾变短、牙齿松动等。

（4）内脏损害：消化道受累，表现为吞咽困难、吸收不良、脂肪泻等症；呼吸系统受累，表现为间质性肺炎及肺间质纤维化、肺气肿等；心脏受累，可出现心电图异常、心功能不全等；肾功能受累时，可出现高血压、蛋白尿、血尿、尿毒症。此外，还可出现末梢神经炎、多汗、肌肉疼痛、贫血等。

2. 弥漫型　占系统性硬皮病的5%，一开始即为全身弥漫性硬化，无雷诺现象及肢端硬化。病情进展迅速，常在两年内全身皮肤和内脏广泛硬化，预后差。

（三）实验室检查

局限性硬皮病实验室检查一般无明显异常，系统性硬皮病可见下述表现。

1. 多种自身抗体阳性，如抗核抗体（ANA）多为核仁型；抗 Scl-70 抗体特异性强，可作为系统性硬皮病的标志性抗体；伴发雷诺现象时，常可检出抗 U_1RNP 抗体。

2. γ 球蛋白升高，冷球蛋白阳性，类风湿因子阳性等。

3. 贫血、血沉增快等。

（四）组织病理检查

病变主要发生在血管和胶原纤维。早期真皮血管周围以淋巴细胞为主的炎症细胞浸润，胶原纤维肿胀和均质化；胶原纤维逐渐增生肥厚，排列致密；真皮和皮下组织小血管内膜增生，管壁增厚，管腔变窄，甚至闭塞；毛囊、皮脂腺和汗腺减少或消失。

三、鉴别诊断

1. 硬化萎缩性苔藓　为白色发亮扁平丘疹，大小不一，群集成片，互相不融合，表面有毛囊性黑色角质栓，逐渐出现皮肤萎缩。

2. 成人硬肿病　常发生于感染、发热性疾病后，表现为颈部皮肤深层呈实质性木质样硬肿，渐延及面、躯干及臀部，无毛细血管扩张、色素变化、萎缩及雷诺现象等，有自限性，常在1~2年内消退。

四、辨证施治

（一）中药治疗

1. 内治

（1）寒湿阻滞证

证候：多见于局限性硬皮病。皮损呈片状、条状，实质性肿胀，触之坚硬，表面蜡样光泽，手捏不起，渐有萎缩，色素加深或脱失；伴手足发凉，遇风寒湿冷诸症加重；舌质淡或暗，苔薄白，脉沉缓或迟。

治法：温经散寒，除湿通络。

方药：当归四逆汤(《伤寒论》）合独活寄生汤(《备急千金要方》）加减。

加减：若皮损周围有淡红色晕，加忍冬藤、赤芍。

（2）脾肾阳虚证

证候：多见于系统性硬皮病。初起肢端发凉，苍白青紫，皮肤肿胀，逐渐萎缩硬化，口唇缩小，表情淡漠；伴有关节疼痛，形寒肢冷，腰酸乏力，胸闷气短，腹胀纳呆，毛发脱落，大便溏泻，遗精阳痿或月经紊乱；舌质淡胖有齿痕，苔白，脉沉细。

治法：温补肾阳，健脾通络。

方药：肾气丸(《金匮要略》）合阳和汤(《外科全生集》）加减。

加减：大便溏泄者，合附子理中汤；伴胸闷气短、咳喘者，加瓜蒌、薤白、葶苈子、苏子；骨节僵硬疼痛者，加威灵仙、秦艽、乌梢蛇。

（3）血瘀经络证

证候：病程较长，皮肤板硬，肤色暗褐，麻木不仁，或萎缩凹陷，肢端冰凉青紫，关节肿痛；伴面色晦黯，唇紫，口干不饮，心悸气短；舌质紫暗或见瘀斑，苔白，脉细涩。

治法：活血化瘀，温经通络。

方药：桃红四物汤(《医宗金鉴》）合黄芪桂枝五物汤(《金匮要略》）加减。

加减：皮肤硬化萎缩者，加鸡血藤、鬼箭羽、刘寄奴。

2. 外治法

（1）用伸筋草、透骨草各 30g，艾叶、细辛各 15g，乳香、没药各 6g。水煎热溻或熏洗患处，早晚各 1 次，每次 20~30 分钟。

（2）用红花 60g，白酒 250mL，浸泡 7 天后，取药酒按摩患处。

（3）积雪苷霜外涂并按摩患处，每日 2 次。

（二）针灸疗法

取穴：①曲池、足三里、三阴交、血海、阳池、中脘、关元；②大椎、肾俞、命门、脾俞、膏肓、中脘；③神阙、气海、关元、肺俞、阳池。

操作手法：三组穴轮流交替针刺。局限性硬皮病皮损区，系统性硬皮病取上述针刺穴位，用艾条悬灸，或隔药饼灸、隔姜片灸。

（三）推拿

以手太阴肺经和足太阳膀胱经为主，以及皮损部位的经络行以手法。循经按摩、点穴，每日 1 次。

五、西医治疗

1. 局部治疗 斑状硬皮病早期皮损内注射糖皮质激素，或外用糖皮质激素软膏。

2. 系统药物治疗

（1）系统性硬皮病早期病情进展快，皮肤肿胀，关节疼痛明显者，可应用糖皮质激素，能缓解急性水肿期的炎症，改善关节症状。一般用泼尼松 20~45mg/d，病情控制后递减。

（2）抗硬化治疗：秋水仙碱对于减轻皮肤硬化、缓解动脉痉挛有一定疗效。成人剂量为 1mg/d。

（3）抗血管痉挛及抗凝治疗：雷诺现象明显者，可选低分子右旋糖酐、妥拉唑林，以及前列腺素 E_1、腹蛇抗栓酶、尿激酶等。

六、药膳调养

1. 红豆薏米百合汤

组成：红豆 10g，薏苡仁 15g，鲜（干）百合 30g，蜂蜜适量。

制用法：干百合需泡发后备用。将红豆及薏苡仁淘洗 2 遍后放入砂锅中，加足量水煮沸后，关火，盖上砂锅盖子焖40分钟。40分钟后，再度将水煮开，关火，盖上砂锅盖子，继续焖40分钟。如此进行2~3次即可。在加入百合后，共同煎煮沸腾10分钟，关火，置凉，加入适量蜂蜜，分次服用。

2. 当归生姜羊肉汤

组成：羊肉500g，当归50g，生姜100g。

制用法：先将羊肉洗净、切块，用沸水焯一遍，以去除羊膻味；再将当归、生姜去皮洗净；最后将所有材料一起放入炖锅中，加水适量，武火沸煮5分钟，改用文火炖3小时，加盐、胡椒粉调味即可。分次服用。

七、美容调护

1. 防寒保暖，忌居湿冷之处。
2. 严禁吸烟，避免外伤。
3. 加强营养，进食高蛋白、高维生素、易消化的食物；忌食寒凉食品。
4. 劳逸结合，加强手指和关节的功能锻炼；病情严重者，应卧床休息。

八、临床报道参考

中药治疗硬皮病100例观察 运用自拟温阳活血通痹汤内服：当归、熟地、鹿角胶、桂枝各10g，黄芪30g，甲珠、红花、浮萍、水蛭各6g。病在上肢者，加姜黄；病在下肢者，加川牛膝；病在腰部者，加续断；病在头面部者，加白芷。系统性硬皮病患者，可加糖皮质激素治疗。中药汤剂每日1剂，每日2次。配合“热敷药”：白附子、黄丹、羌活、独活、蛇床子、轻粉、天花粉、栀子、枯矾、云矾、川乌、草乌、木通、甘松各6g，白鲜皮8g，狼毒、红花、地骨皮、透骨草、生半夏、木贼、艾叶各9g，硫黄、花椒各15g，大皂角（火煨）60g，料江石（火煅）120g。用布包煎后趁热外敷局部，每日2次，每次30分钟。治疗硬皮病100例，1个月为1个疗程，连用3个月后判定疗效。100例中，住院病人10例，门诊病人90例；男42例，女58例；年龄5~20岁者60例，21~40岁者29例，41岁以上者11例；病程1年以内28例，1~3年42例，3~5年19例，5年以上11例；局限性硬皮病88例，系统性硬皮病12例。结果：痊愈69例（局限性67例，系统性2例），显效17例（局限性15例，系统性2例），有效10例（局限性4例，系统性6例），无效4例（均为系统性），总有效率为96%。[王娟、刘晓莉．中药治疗硬皮病100例观察．实用中医药杂志，2001，17（8）：5.]

（杨雪松 欧阳晓勇）

思考题

1. 红斑狼疮临床常见哪几型？各型的诊断要点是什么？
2. 红斑狼疮应与哪些疾病鉴别？
3. 简述红斑狼疮的中医辨证分型及治疗。
4. 硬皮病分哪几型？各型的临床表现是什么？
5. 硬皮病怎样辨证施治？

第十六章　大疱性皮肤病

天疱疮

天疱疮是以皮肤起燎浆水疱为特征的一类皮肤病。中医文献中的“火赤疮”“天疱疮”“蜘蛛疮”与本病有相近之处。

《外科启玄·天疱疮》记载：“遍身燎浆白疱，疼之难忍，皮破赤沾。”《医宗金鉴·外科心法要诀》记载：“火赤疮……初起小如芡实，大如棋子，燎浆水疱，色赤者为火赤疮；若顶白根赤，名天疱疮。俱延及遍身，焮热疼痛，未破不坚，疱破毒水津烂不臭。”

一、病因病机

1. 总由心火妄动，脾湿内蕴，外感湿热毒邪，内外合邪，伏于肌腠，不得宣泄，壅阻皮肤而成水疱。

2. 若热毒之邪炽盛，燔灼营血，蕴蒸皮肤，则红斑成片，水疱叠起。久病或反复发作，疱破滋水，伤津耗气，而致气阴两虚或阴虚火旺之证。

二、临床表现

（一）临床分型

1. 寻常型天疱疮　此型最常见，病情严重。

（1）好发于口腔、胸、背、头部，严重者可泛发全身。

（2）典型皮损：在正常皮肤上或在红斑基础上的水疱和大疱，疱壁薄而松弛，尼氏征阳性，水疱易破形成糜烂面，渗液结痂。

（3）常累及黏膜，口腔黏膜经久不愈的水疱和糜烂可为首发症状。黏膜糜烂面灼痛明显。

（4）大量体液丢失，低蛋白血症，患者体质虚弱。若不及时治疗可因全身衰竭、继发感染而危及生命。

2. 增殖型天疱疮　少见，是寻常型天疱疮的亚型。

（1）好发于腋窝、乳房下、腹股沟、外阴、鼻唇沟等皱褶部位。早期皮损与寻常型相似，破溃后在糜烂面上形成乳头状肉芽增殖，易继发感染，常有臭味。口腔黏膜损害轻。

（2）病程慢性，预后较好。

3. 落叶型天疱疮　多累及中老年人。

（1）好发于头面、胸背上部，渐渐发展至身体的大部分或全身。

（2）皮损为红斑基础上的松弛性水疱，尼氏征阳性。水疱极易破裂形成浅表糜烂面，上覆片状黄褐色痂屑，呈落叶状，痂下有臭味。口腔黏膜受累少。

（3）病情较轻，预后较好。

4. 红斑型天疱疮　是落叶型天疱疮的亚型。

（1）好发于头面、胸背上部、上肢。

（2）早期皮损为红斑、鳞屑、少许渗出和结痂，在红斑基础上可出现松弛性薄壁水疱，尼氏征阳性。一般无黏膜损害。

（3）预后良好，个别可转化为落叶型。

三、实验室检查

1. 组织病理检查　基本变化是棘层松懈、表皮内裂隙和水疱。疱腔内有棘层松解细胞，呈球形，体积大、胞核大而深染、核周围有淡蓝色晕，疱浆为嗜酸性，具有诊断价值。棘层松解的具体部位与不同类型的天疱疮有关。寻常型和增殖型位于基底层上方，落叶型和红斑型位于棘层上部或颗粒层。

2. 直接免疫荧光检查　棘细胞间有 IgG 及 C_3 沉积，呈网状分布。

3. ELISA 检测　患者血清中存在特异性 Dsg3 或 Dsg1 抗体，抗体水平与临床症状往往呈相关性。

四、鉴别诊断

1. 疱疹样皮炎　好发于青壮年，皮损为小水疱，排列呈环状，有丘疹、风团，疱液清，尼氏征阴性，伴剧痒。直接免疫荧光检查，可见真皮乳头 IgA 和 C_3 呈颗粒状沉积。

2. 线状 IgA 大疱性皮病　见于儿童或成人，水疱主要分布于口周、躯干、四肢，呈环状排列的张力性水疱，疱液清，尼氏征阴性，轻到中度瘙痒。直接免疫荧光检查，可见基底膜带有线性 IgA 沉积，20%患者有抗基底膜 IgA 抗体。

五、辨证施治

1. 内治

（1）热毒炽盛证

证候：发病急骤，水疱迅速扩展、增多，糜烂面鲜红，灼热痒痛；伴身热口渴，烦躁不安，便干溲赤；舌质红绛，苔黄，脉滑数。

治法：清热解毒，凉血利湿。

方药：清瘟败毒饮(《疫疹一得》）加减。

加减：水疱渗液多者，加车前子、白茅根；高热者，加羚羊角粉；大便秘结者，加大黄。

（2）心火脾湿证

证候：燎浆水疱，新起不断，疱壁松弛，水疱易破，疮面色红，口腔糜烂；伴心烦口干，小便短赤，纳呆腹胀；舌质红，苔黄腻，脉濡数。

治法：清脾除湿，清心凉血。

方药：清脾除湿饮(《医宗金鉴》）加减。加减：口腔糜烂者，加金银花、藏青果。

（3）脾虚湿蕴证

证候：水疱疱壁紧张，潮红不著，或结痂较厚，不易脱落；伴倦怠乏力，腹胀便溏；舌淡胖，苔白腻，脉沉缓。

治法：健脾除湿解毒。

方药：除湿胃苓汤(《外科正宗》)、参苓白术散(《太平惠民和剂局方》）加减。

加减：若皮损基底发红，加马齿苋、萆薢、黄柏、金银花、车前子、车前草。

（4）气阴两伤证

证候：病程较长，已无新疱，结痂、干燥脱落，瘙痒入夜尤甚，或遍体层层脱屑，状如落叶；伴口咽干燥，五心烦热，气短懒言，神疲无力；舌质淡红，苔少或花剥，脉沉细数。

治法：益气养阴，清热解毒。

方药：解毒养阴汤(《赵炳南临床经验集》）加减。

加减：瘙痒甚者，加刺蒺藜、钩藤、僵蚕。

2. 外治 治疗原则为保护创面、收湿敛疮、预防感染。

（1）皮损有糜烂渗液者，用黄柏、马齿苋各30g，煎汤冷湿敷。

（2）皮损结痂者，用黄连粉或青白散调植物油，外涂患处。

（3）口舌糜烂者用金银花、黄连、竹叶、生甘草煎水含漱。

六、西医疗法

1. 局部治疗 加强皮肤、黏膜糜烂面的护理，防止继发感染。每天用生理盐水棉球擦拭黏膜糜烂面；注意房间清洁、通风、干燥等。

2. 系统药物治疗

（1）糖皮质激素：是本病治疗首选药物。按照疾病类型及损害范围决定初始剂量，一般从相当于泼尼松0.5~2.0mg/（d·kg）开始。

（2）免疫抑制剂：对服用糖皮质激素有禁忌证或单用糖皮质激素不能控制皮损时采用。可选用环磷酰胺、硫唑嘌呤或甲氨蝶呤（MTX），使用前和使用期间应定期检查血尿常规及肝功能。

（3）全身支持疗法：本病由于大量糜烂面或大量脱屑而体液丢失，消耗极大。在给予糖皮质激素治疗时，一定要加强支持疗法，包括高蛋白、高维生素饮食，及时补充水、电解质，必要时静脉输入丙种球蛋白。

七、药膳调养

宜多食清热解毒，健脾除湿之品，如藕粉、绿豆、新鲜蔬菜、莲子汤、冬瓜汤、山药粥、薏米粥等。

1. 竹叶通草绿豆粥

组成：淡竹叶10g，通草10g，甘草5g，绿豆30g，粳米150g。

制用法：将淡竹叶、通草、甘草剁碎装入纱布袋，与绿豆、粳米一起加水放置30分钟，以文火煮制成粥，早晚分食。

功效：清热泻火，解毒敛疮。

2. 霜打荷花

组成：鲜白荷花10朵，白糖150g，淀粉、精白面粉、桂花各少许，花生油100g（耗油50g）。

制用法：先将白糖50g，桂花少许，淀粉、精白粉一起调成稀糊。将初开的白荷花稍微掰开一点，放入稀糊中黏上糊备用。锅置于火上，加入花生油，油热后把黏上糊的荷花放入油中炸熟，待稍呈金黄色捞出装盘，撒上白糖即成，早晚分食。

功效：清暑祛湿、止血。

3. 山药排骨汤

组成：条排250g，山药100g，生姜15g。

制用法：条排剁成段、洗净，将洗净的条排放入砂锅中加适量水熬煮。文火煲45分钟后，加入洗净切片的生姜和山药再煲30分钟，加盐即成，早晚分食。

4. 牛奶鲫鱼汤

组成：无糖牛奶200g，鲫鱼300g。

制用法：鲫鱼去除内脏洗净。起油锅，武火将鲫鱼放入并微微油煎表面；在汤锅中倒入半锅水烧开；将鲫鱼放入锅中大火烧煮；水开后，换文火微炖慢煮，并加入姜块；待鱼汤飘出浓香并看到汤色已泛乳白如牛奶一般时，倒入些许无糖牛奶；出锅前撒上葱花，并加适量盐调味，早晚分食。

八、美容调护

1. 保持情绪稳定，睡眠充足，避免受凉。
2. 注意皮肤、口腔及外阴清洁，预防全身或局部感染。
3. 加强饮食营养，给予高蛋白、高维生素、低盐饮食。
4. 皮损结痂或层层脱落时，可用植物油滋润，轻轻揩之，不宜水洗。

九、临床报道参考

清脾除湿汤加减配合强的松治疗天疱疮心火脾湿证20例　将40例天疱疮患者随机分为两组（男性12例，女性8例），平均年龄38.32±5.31岁。对照组以强的松常规治疗。治疗组在对照组治疗的基础上，加服清脾除湿汤加减方：茯苓、生地黄各15g，生白术、黄芩、黄连、栀子、泽泻、茵陈、枳壳、竹叶各10g，灯心6g，每日1剂，分两次服。两组均以4周为1个疗程，共治疗2个疗程。结果：皮损控制时间（治疗组4.11±1.36天；对照组6.68±1.92天）比较，治疗组明显低于对照组（P<0.01）；治疗1~2个疗程后的激素用量，治疗组也明显低于对照组（P<0.01）。［刘矗，李伟权，马丽萍．清脾除湿汤加减配合强的松治疗天疱疮心火脾湿证20例．新中医，2005，37（8）：73-74.］

（杨雪松　欧阳晓勇）

思考题

1. 天疱疮的临床分型及各型的临床表现有哪些？
2. 天疱疮如何辨证施治？
3. 简述天疱疮的药膳调养。

第十七章　黏膜疾病

第一节　剥脱性唇炎

剥脱性唇炎又称慢性唇炎。以唇黏膜红肿、糜烂、皲裂、脱屑为特征，时轻时重，日久不愈。相当于中医文献记载的“唇风”“紧唇”。

《诸病源候论》云：“脾胃有热，气发于唇，则唇生疮；而重被风邪，寒湿之气搏于唇，则微肿湿烂，或冷或热，乍瘥乍发，积月累年，谓之紧唇。”《医宗金鉴·外科心法要诀》记载：“此证多生下唇，由阳明胃经风火凝结而成。初起发痒，色红作肿，日久破裂流水，疼如火燎，又似无皮，如风盛而唇不时瞤动。”

一、病因病机

1. 过食辛辣刺激食物，脾胃积热，上犯唇部。

2. 七情致病，情志不舒，郁而化火，火热熏蒸所致。

3. 病久耗气伤阴，阴津匮乏，口唇失养；或素体阴虚，或脾虚不运，水湿上泛，唇失所养。

本病发生与日光照射、外用药物及某些不良习惯（如舐唇、咬唇等）有关。

二、临床表现

1. 好发部位　皮疹常常从下唇的中央开始，而后逐渐扩大至整个下唇和上唇，皮损边界不清。

2. 皮损特点　初起下唇红缘部红肿、表面光亮。中期水肿破溃、渗液，日久结痂、干燥、皲裂，反复脱屑，浸润肥厚，自觉痒痛。

三、鉴别诊断

1. 接触性唇炎　有明确接触史，如食用菠萝、芒果等。症状轻重与接触物浓度、性质有关。斑贴试验阳性。避免接触后，一般不再复发。

2. 腺性唇炎　可看到肥大的腺体和扩张的腺管开口，有时可触摸到囊肿形成的结节。

四、辨证施治

（一）中药治疗

1. 内治

（1）脾胃积热证

证候：唇部红肿、糜烂或干燥、皲裂，自觉瘙痒；伴口干喜冷饮，大便干燥，小便黄赤；舌质红，脉数有力。

治法：清胃泻火。

方药：双解通圣散(《医宗金鉴》）加减。

（2）阴虚血燥证

证候：唇部干燥，皲裂肥厚，边缘不清，常迁延数年不愈；口干口渴，舌红少苔，脉细数。

治法：滋阴养血。

方药：四物汤(《太平惠民和剂局方》）或四物消风饮(《医宗金鉴》）加减。

加减：口干者，加芦根、天花粉；胃阴虚者，加麦冬、石斛；便秘者，加生大黄。

2. 外治

黄柏霜(《中医外科学》经验方)：硬脂酸200g，单硬脂酸甘油酯72g，石蜡油160g，凡士林40g，尼伯金1g，苯甲酸钠4g，吐温-80 10g，三乙醇胺50g，二甲基亚砜20g，黄柏液（1：4）500g。

制用法：配制成霜剂，外涂，每日3~4次。

（二）针刺疗法

1. 毫针疗法　取合谷、曲池、足三里、地仓、中脘等穴。每次取3~4个，留针30分钟。

2. 耳针疗法　取口、胃、大肠、脾、内分泌、神门穴。每次取5个，隔日1次，10次为1个疗程。

五、西医治疗

首先寻找及去除可疑的病因。同时注意口腔卫生，避免风吹或日晒等外界刺激。

1. 局部治疗　局部可选用糖皮质激素制剂外搽。慢性顽固，久治不愈者，可考虑X线或激光照射。

2. 系统药物治疗　可酌情给予B族维生素。

六、药膳调养

1. 玉竹山药荸荠汤

组成：玉竹15g，山药15g，荸荠50g。

制用法：把山药洗净，切片，荸荠洗净，切成块。然后把玉竹、山药片、荸荠块放在锅内，加入适量的水和食盐，用武火烧沸，再改用文火煮30分钟即可，吃山药、荸荠，喝汤。

2. 石斛梨汁粥

组成：石斛 15g，鲜梨 2 个，大米 100g，冰糖适量。

制用法：将梨洗净，去皮、核，榨汁备用；将梨皮、梨渣、梨核水煎取汁，加石斛及大米煮粥，待熟时调入梨汁、冰糖，再煮一二沸即可服食。

七、美容调护

1. 节制饮食，减少烟酒刺激，少食辛辣厚味之品。
2. 注意改正不良习惯，特别是儿童常有舔唇及咬唇习惯者，应及时纠正。
3. 避免烈日暴晒，平素口唇常以油脂或护唇膏润之。

八、临床报道参考

沙参麦冬汤加减治疗剥脱性唇炎 30 例 方法：治疗组 30 例，女性 29 例，男性 1 例，年龄 18~65 岁，病程 2 个月至 5 年。对照组 30 例，女性 28 例，男性 2 例，年龄 20~62 岁，病程 2 个月至 4 年。治疗组用沙参麦冬汤加减：沙参、麦冬、玉竹、百合、生地、桑叶、玄参、荆芥、防风各 15g，薄荷 6g，甘草 5g。每日 1 剂，服 2 次。口唇外涂尿素软膏，每日 2 次。对照组口唇外涂尿素软膏，每日 2 次，2 周为 1 个疗程。结果：治疗组痊愈 23 例，好转 4 例，无效 3 例，总有效率 90%。对照组痊愈 6 例，好转 11 例，无效 13 例，总有效率为 57%，两组疗效差异有统计学意义（$P<0.05$）。[林少建. 沙参麦冬汤加减治疗剥脱性唇炎 30 例. 浙江中医杂志，2005（2）：60.]

第二节　接触性唇炎

接触性唇炎为发生于唇部及周围的一种慢性炎症，是因接触变应原后引起，属于变态反应性炎症。临床表现为唇及周围红斑、肿胀、水疱、瘙痒等。

一、病因病机

因禀赋不耐，接触染毒，热毒壅阻，与气血相搏而发病。常见易致敏物质，包括某些外用药、洁牙剂、唇膏等，也可是芒果、橘子、柠檬等水果引起。

二、临床表现

一般在接触外界物质后数小时或数天内发病，停用后症状可自然缓解。损害开始为黏膜充血、肿胀、水疱、糜烂、渗液或结痂，症状好转后干燥、脱屑。若反复发作或长期不愈，则口唇肥厚、浸润、干燥、脱屑或形成皲裂。

三、鉴别诊断

本病有明确的接触史，局部呈急性炎症反应。有时需与剥脱性唇炎及日光性唇炎等鉴别。

四、辨证施治

1. 内治

（1）湿热毒蕴证

证候：起病急，口角生粟粒小疱，时流黄水，渗出液可结成不坚实的黄色痂，化脓感染后可见厚的黄褐色痂皮；张口大时，痂裂出血疼痛，影响饮食及语言等口唇活动；唇红赤，口苦口干，口臭，腹胀便秘；舌质红，苔黄，脉滑数。

治法：清热利湿，凉血解毒。

方药：龙胆泻肝汤(《兰室秘藏》）加减。

加减：红肿明显者，加白茅根、六一散(《伤寒直格》)；继发感染者，加蒲公英、紫花地丁。

（2）血热蕴肤证

证候：起病急，口唇鲜红肿胀，境界清楚，表面有密集的红色丘疹，自觉灼热瘙痒；伴心烦口干，小便黄；舌质红，苔薄白或薄黄，脉细数。

治法：凉血清热解毒。

方药：化斑解毒汤(《外科正宗》）加生地黄、丹皮。

加减：红肿灼热明显者，加紫草、白茅根；瘙痒剧烈者，加白鲜皮。

（3）血虚风燥证

证候：病程长，反复发作，面部皮肤干燥，口角干裂、脱屑、出血，或有苔藓样变；咽干，舌质淡红，脉细弦。

治法：养血润燥，祛风止痒。

方药：当归饮子(《重订严氏济生方》）合消风散(《医宗金鉴》）加减。

加减：瘙痒重者，加刺蒺藜、首乌藤；苔藓样变者，加丹参、桃仁、红花。

五、西医治疗

1. 局部治疗

（1）局部酌用糖皮质激素制剂。

(2）对于长期不愈者，必要时进行病理组织检查。

六、美容调护

避免接触刺激性物质，早期治疗以防转为慢性。

七、临床报道参考

中西医结合治疗接触性唇炎 34 例观察　方法：将 67 例接触性唇炎患者分为两组。对照组 33 例。内服西替利嗪每日 10mg；维生素 C 片每次 200mg，每日 3 次；钙制剂每次 50mg，每日 2 次。治疗组 34 例，在对照组用药基础上加服中药：牛蒡子 9g，蝉蜕 4. 5g，刺蒺藜 9g，生地黄 15g，丹参 9g，赤芍 9g，黄芩 9g，栀子 9g，金银花 9g，连翘 9g，甘草 6g。热毒甚者，加野菊花 9g，蒲公英 9g；病久有血燥之证者，加当归 9g，阿胶 9g，每日 1 剂，分早晚两次口服。5 天为 1 个疗程，服用 2 个疗程后统计疗效。结果：治疗组治愈

24 例，显效 6 例，有效 2 例，无效 2 例，总有效率 94.12%；对照组治愈 18 例，显效 5 例，有效 3 例，无效 8 例，总有效率 75.76%。[刘加明．中西医结合治疗接触性唇炎 34 例观察．甘肃中医，2009，22（12）：44-45.]

第三节　口角唇炎

口角唇炎俗称“烂嘴角”，指口角及其邻近黏膜的急性和慢性炎症。

一、病因病机

1. 脾胃郁热　饮食不节或过食辛辣食品致脾胃郁热，或兼风热外侵，热邪化燥，熏于口角。

2. 阴虚血燥　素体阴虚或营血不足，兼舔唇等不良习惯，致唇角失养而致。

本病多与感染、营养不良、机械刺激、维生素特别是核黄素缺乏等因素有关。

二、临床表现

儿童及青少年好发，常累及两侧口角。表现为口角发红、浸渍、糜烂、结痂，严重时发生皲裂、张口困难、自觉干燥、有烧灼感，或见下颌淋巴结肿大。

三、辨证施治

1. 内治

（1）脾胃郁热证

证候：口角干燥、暗红、皲裂；张口大时，出血疼痛，影响饮食及语言等口唇活动；伴口干、口臭，腹胀便秘；舌质红，苔黄，脉数。

治法：清脾泄热。

方药：清胃散(《兰室秘藏》）加减。

（2）脾虚湿盛证

证候：口角流涎，绵绵不已，睡时则甚，以致口角发红、糜烂、渗出、疼痛，伴腹胀便溏，全身困倦嗜睡；舌质淡，苔白腻，脉缓或濡。

治法：健脾渗湿。

方药：萆薢渗湿汤(《疡科心得集》）加减。

（3）燥邪外侵证

证候：多见于秋冬季节，面部皮肤干燥，口角干燥、开裂，遇水疼痛难受；伴咽干咳嗽，痰中带血丝，毛发不荣；舌质红，脉细数。

治法：清肺润燥。

方药：清燥救肺汤(《症因脉治》）加减。

2. 外治

口角干燥结痂、疼痛者，可涂黄连膏或麻油，每日数次；口角湿烂者，可用黄柏、野蔷薇根等分为末，调敷局部，每日 1~2 次。

四、药膳调养

1. 乌梅三豆汤

组成：赤小豆30g，绿豆30g，黑豆30g，乌梅40g。

制用法：赤小豆、黑豆和绿豆洗净，放入砂锅中，加适量清水，武火烧开；再放入乌梅，用小火煮至豆烂，放入冰糖煮化后即可食用。

2. 荷叶莲子枸杞粥

组成：鲜荷叶（或是干荷叶泡发备用）15g，糯米250g，莲子30g，枸杞10g。

制用法：莲子及糯米洗净，用水浸泡2小时。荷叶洗净切细丝，放砂锅加适量水，文火煮沸10分钟后，把荷叶捞出；放莲子、糯米入砂锅中的荷叶汤中武火煮沸后，又以文火煮30分钟，熄火15分钟；枸杞洗净放入锅内，再以文火煮10分钟即可，分次食用。

五、美容调护

1. 不偏食和不挑食。多吃含核黄素丰富的食物、蔬菜和瓜果等，如粗粮、黄豆、赤小豆、绿豆、豆制品、动物肝脏、牛奶、新鲜绿叶蔬菜等。

2. 多喝水，注意口腔清洁，以免食物残渣留在口腔内滋生细菌。

3. 保护口唇及周围皮肤，进食后注意洁净口唇。口唇发干时，涂少许甘油、油膏或食用油，防止干裂。

4. 不用舌头舔嘴唇。

六、临床报道参考

金黄解毒膏治疗口角炎疗效观察　56例患者随机分为两组，每组各28例。治疗组男15例，女13例；年龄18~48岁，平均33岁；病程4~11天。对照组男14例，女14例；年龄15~39岁，平均29岁；病程3~12天。对照组采用全身疗法，口角皲裂、糜烂处用0.1%依沙吖啶溶液或0.02%氯已定液湿敷；治疗组在对照组治疗基础上，同时用金黄解毒膏局部外敷治疗。两组均以5天为1个疗程，疗程结束后观察疗效。结果：总有效率治疗组为96.43%，对照组为78.57%，两组差异有统计学意义（$P<0.05$）。[冯艳红，张壮，刘凡．金黄解毒膏治疗口角炎疗效观察．新中医，2012，44（6）：63-64.]

（杨雪松　欧阳晓勇）

思考题

1. 剥脱性唇炎有哪些临床表现？
2. 简述剥脱性唇炎的辨证施治。
3. 接触性唇炎的美容调护有哪些？
4. 口角唇炎的病因病机有哪些？
5. 怎样治疗口角唇炎？

第十八章 皮肤肿瘤

第一节 脂溢性角化病

脂溢性角化病又称为老年疣、基底细胞乳头瘤，是一种良性表皮增生性肿瘤，好发于老年人。确切病因不明，可能与慢性炎症刺激及日晒有关。但也有报道认为，部分泛发性损害的病例为家族遗传。

一、病因病机

素体禀赋差异，或外感风热之邪、日光辐射等，损伤肌表；加之肝肾阴虚或脾虚湿阻，致肌肤失养，气血失和而成。

二、临床表现

1. 中老年人多见，好发于头皮、颜面、手背、胸背部等处，四肢、腹部亦可发生，但不累及掌跖。

2. 皮损初起为米粒或绿豆大小的扁平状、境界清楚的斑片，色淡黄或浅褐色，表面光滑或呈乳头状瘤，以后逐渐增大、变厚，呈圆形、类圆形，颜色变深，呈暗褐色甚至黑色疣状丘疹或斑块，表面干燥、粗糙，可形成一层油脂性厚痂。

3. 皮损可单发，但通常表现为多发，数个、数十个甚至数百个不等。多无自觉症状，偶有轻微痒感。

4. 病程慢性，无自愈倾向，良性经过，极少发生恶变。

三、鉴别诊断

1. **扁平疣** 青少年多见，好发于颜面、手背、上肢，皮损为扁平光滑的皮色或浅褐色丘疹，可有线状损害。

2. **日光性角化病** 皮肤白皙的中老年人多见，因日光长期暴晒损伤所致。皮损初为皮色或淡红色扁平丘疹，久之则为黄褐色或黑褐色，角化明显。有固着于基底的硬痂，难于剥离。

四、辨证施治

1. 内治

(1) 肝肾阴虚证

证候：颜面或手背浅褐色斑，皮肤干燥无光泽，前额、眼角见细小皱纹；伴腰膝酸软，头昏耳鸣，神疲乏力；舌红少苔，脉细数。

治法：滋补肝肾，养阴消斑。

方药：知柏地黄汤(《医宗金鉴》) 合二至丸(《证治准绳》) 加减。

(2) 脾虚湿蕴证

证候：颜面深褐色斑块，皮肤油腻；伴神疲乏力，腹胀，纳少；舌淡红，苔薄白微腻，脉滑。

治法：健脾化湿，活血消斑。

方药：参苓白术散(《太平惠民和剂局方》) 加丹皮、赤芍、丹参、红花等。

2. 外治

五妙水仙膏（黄柏、紫草、五倍子、碳酸钠、生石灰）外用。治疗前先用棉球蘸生理盐水局部清洗，将药摇晃均匀后，用消毒探针沾药均匀涂于患处表面，停留 3~5 分钟后用生理盐水棉签拭去，根据皮损厚薄，一般涂 2~3 遍。1 周后痂脱。

五、西医治疗

局部治疗为主，疣状损害可用电离子、微波、冷冻治疗；若呈圆形或类圆形斑片者，首选倍频 Nd：YAG（532nm）脉冲激光治疗。

六、药膳调养

1. 冬瓜苡仁汤

组成：冬瓜 500g，薏苡仁 50g。

制用法：薏苡仁冷水泡 30 分钟后，煮烂；再加冬瓜一起煮服。

功效：清热利湿。

2. 苡仁赤小豆汤

组成：生薏仁、赤小豆各适量。

制用法：冷水泡 30 分钟后，一起煮服。

七、美容调护

1. 避免日光长期暴晒，外出时戴帽子或打伞，或使用防晒霜等。

2. 防止皮肤干燥，经常使用保湿补水的护肤品。

3. 不吃刺激性食物，限制酒类，多食蔬菜，保持大便通畅。

4. 多吃富含维生素 C、维生素 E 和维生素 A 的食物，如西红柿、黄瓜、白菜、萝卜等。

八、临床报道参考

Q 开关 532nm 激光治疗脂溢性角化病的体会　①设备：美国康奥公司生产的

MEDLITE 调 Q 开关 Nd：YAG 激光治疗系统。采用波长 532nm，脉宽 5~7ns，频率 2Hz 或 5Hz，能量密度 3~5 J/cm^2，光斑直径为 2mm。武汉重光实业公司生产的 CHR —Ⅲ型多功能电离子美容治疗仪，用长火档，最小的能量，最细的针状治疗头。②治疗步骤：术前拍照，然后对皮损常规消毒。根据皮损厚度、颜色及反应程度调整能量密度，以治疗后的皮损呈现白色为佳。对明显增厚者，先用电离子治疗仪的针状治疗头直接接触皮损表面，产生电离子火焰，使增厚角化斑组织变薄，然后再用激光治疗。治疗后外用金霉素眼膏防止继发性感染。治疗 5~7 天后痂皮自然脱落，脱痂前避免接触水，脱痂后注意防晒，间隔 3 个月进行下次治疗。结果：964 例中，1 次治愈 892 例，治愈率达 92. 53%，显效 72 例；经过 2 次治疗后，治愈率达 100. 00%。术后出现暂时性色素沉着 236 例，占 24. 48%，3~6 个月后色素沉着均恢复正常。结论：Q 开关 532nm 激光联合电离子治疗仪治疗脂溢性角化病，操作简单、康复快、不遗留瘢痕，且疗程短，提高治愈率，值得推广应用。[林辉，韦文朗，梁桂枝，等. Q 开关 532nm 激光治疗脂溢性角化病的体会. 中华医学美学美容杂志，2010，16（6）：419-420.]

第二节　汗管瘤

汗管瘤是由于表皮内小汗腺导管向末端汗管分化而形成的一种腺瘤。女性多见，原因不明，有学者认为，该病在青春期、妊娠期、月经前期的皮疹有增大、肿胀，因此，可能与内分泌有关。

一、病因病机

素体禀赋因素，使局部皮肤代谢失调，肝脾不和，肌腠郁阻，汗管排泄不畅而致。

二、临床表现

1. 青年女性多见，皮损为单发或多发如粟粒至绿豆大小的半球形或扁平丘疹，正常皮色、淡黄色或浅褐色，表面有蜡样光泽，一般无自觉症状。

2. 根据发病部位和皮疹特点，分为 3 型：①眼睑型：多见，青春期或青春期后出现，下眼睑为多，常对称分布，单发或多发不等。②发疹型：多发于前额、两颊、颈部，甚至胸腹部，皮疹密集而不融合。③局限型：多发于女性外阴及阴蒂可有瘙痒，又称生殖器汗管瘤。

3. 慢性病程，很少自行消退，良性病变，未见恶变者。

三、鉴别诊断

扁平疣　青少年多见，好发于颜面、手背、上肢，皮损为扁平光滑的皮色或浅褐色丘疹，可有线状损害。

四、辨证施治

1. 内治

（1）气虚血瘀证

证候：丘疹日久不消，颜色呈皮色或淡褐黄色，质地坚实，无痒痛；伴体弱乏力，面色无华；舌质淡，苔薄白，脉细涩。

治法：益气化瘀，软坚散结。

方药：补阳还五汤(《医林改错》）合五海瘿瘤丸(《全国中药成药处方集》）加减。

加减：质地坚实者，加三棱、莪术、夏枯草；体弱者，加党参、白术。

（2）湿热蕴结证

证候：丘疹泛发，皮肤油腻，发于外阴者有瘙痒感；伴口苦咽干，大便干结，小便短赤；舌质红，苔黄腻，脉滑数。

治法：清热利湿解毒。

方药：五神汤(《外科真诠》）合萆薢渗湿汤(《疡科心得集》）加减。

加减：大便干结者，加大黄；瘙痒明显者，加白鲜皮、地肤子、苦参等。

2. 外治　可用藿香、茵陈、透骨草、苦参、莪术各30g，煎水湿敷、外洗，每日1次。

五、西医治疗

一般不需要治疗。有美容需求者，可用激光、微波、电离子等治疗。

六、药膳调养

1. 鲜贝蔬菜粥

组成：鲜贝、香菇、萝卜、咸菜丁（超市有卖）、芹菜、枸杞、大米。

制用法：先将大米洗干净，泡1小时，其他材料适量切丁备用；大米下冷水锅用小火开始熬制，中间不停搅动或放1把勺子以免外溢，半小时后下所有材料，放入少许盐、鸡精，再继续熬十分钟即可。早晚分食。

2. 白菜绿豆芽饮

组成：白菜根茎1个，绿豆芽30g。

制用法：将白菜根洗净切片，绿豆芽洗净后同入锅中，加适量水，煎煮15分钟，去渣取汁，当茶饮用，不拘时候。

功用：清热解毒除湿，可用于外阴汗管瘤瘙痒者。

3. 冰糖冬瓜汤

组成：冬瓜子30g，冰糖30g。

制用法：将冬瓜子洗净，研成粗末，加入冰糖，冲开水1碗，放入陶罐，文火隔水炖服。每日2次，连服数日。

4. 苦参鸡蛋

组成：鸡蛋2个，红糖60g，苦参60g。

制用法：苦参浓煎取汁，放入打散的鸡蛋和红糖，煮熟即可，食蛋饮汤。每日1次，

6 日为 1 个疗程。

功用：清热解毒，燥湿敛疮。可用于外阴汗管瘤瘙痒者。

七、美容调护

1. 避免日晒，外出时戴帽子或打伞。
2. 饮食宜清淡，多食蔬菜、水果；少食油腻、煎炸、香燥、辛辣刺激食物。
3. 保持心情舒畅及足够的休息和睡眠。

八、临床报道参考

改良式多功能电离子治疗机治疗汗管瘤的疗效观察 ①治疗组：患者取平卧位，用75%酒精消毒皮损，根据皮损大小、厚薄调节电压至 0.5V 左右，用改造后的电针插入瘤体中央 1.0~1.5mm，脚踩治疗机开关，脉冲式放电。如瘤体过深，可待痂皮完全脱落后行第二次治疗，可避免遗留瘢痕。②对照组：消毒皮损后，用 2%利多卡因局部浸润麻醉，应用原装电极，电压 1.0~1.5V，短火逐层烧灼，至瘤体全部清除。术后护理：保持局部清洁干燥，术后 3 天避免剧烈运动；术后 7 天禁止用水搽洗创面，预防伤口感染，以防导致面部浅表瘢痕形成。痂皮形成期间，切勿用手自行揭拉痂皮，待其自行脱落。术后注意防晒，日光强烈时，外出使用遮阳伞。治疗期间避免使用化妆品。禁食辛辣刺激性食物及光敏感食物，如黄瓜、芹菜等。结果：治疗组治愈率为 100%，对照组为 83.33%；治疗组并发症发生率为 0，对照组为 26.67%。结论：改良后的针状电极，脉冲放电时，电火花高度集中在针尖部，与传统的多功能电离子治疗相比，对周围组织及表皮的损伤极小，有利于创面在较短时间内恢复；传统多功能电离子治疗是将皮损逐层气化清除，容易造成创面过大过深，创面愈合时间延长，增加并发症的发生率。该研究显示，改良后的多功能电离子治疗机治疗汗管瘤疗效确切，痛苦小，费用低廉，无并发症，患者更易于接受，值得在临床上推广。[赵桂香，赵建伟，黄金芝. 改良式多功能电离子治疗机治疗汗管瘤的疗效观察. 中国皮肤性病学杂志，2009，23（4）：220-221.]

第三节　色素痣

色素痣是由痣细胞组成的良性新生物，又名痣细胞痣、细胞痣、黑素细胞痣、痣。本病常见，几乎每人都有，从婴儿期到年老者都可以发生，随年龄增长数目增加，往往青春发育期明显增多。女性的痣比男性多，白人的痣比黑人多。偶见于黏膜表面。

一、病因病机

1. 热毒内蕴 素体阳热偏盛，肺胃蕴热，熏蒸而发。

2. 肝肾阴虚 日光毒辐射，烧灼阴液，致阴虚火旺而致。

西医认为，本病属于发育畸形，黑素细胞在由神经嵴到表皮的移动过程中出现异常，造成黑素细胞的局部聚集而成。

二、临床表现

1. 基本损害一般为直径<6mm 的斑疹、丘疹、结节，疣状或乳头状，多为圆形，界限清楚，边缘规则，色泽均匀。

2. 数目多少不等，单个、数个，甚至数十个，有些损害处可有一根至数根短而粗的黑毛。

3. 由于痣细胞的色素含量不同，临床上可呈棕色、褐色、蓝黑色、黑色或正常肤色、淡黄色、暗红色等。日晒可增加暴露部位色素痣的数量。

4. 根据痣细胞的分布部位，可分为交界痣、皮内痣和混合痣。

（1）交界痣：出生时即有，或出生后不久发生，通常较小，直径 1~6mm，平滑，无毛，扁平或略高出皮面，淡褐色至深褐色斑疹。身体任何部位都可以发生。

（2）混合痣：外观类似交界痣，但可能更高起，有时有毛发穿出，多见于儿童和少年。

（3）皮内痣：成人常见，呈半球形隆起的丘疹或结节，直径数毫米，表面光滑或呈乳头状，或有蒂，可含有毛发。皮内痣一般不增大，多见于头颈部。

5. 色素痣不稳定，常经历成熟至衰老的生长演化过程。痣开始多为小而平的交界痣，以后大多发展为混合痣，最后变为皮内痣。交界痣恶变时，局部常有轻微灼热和刺痛，边缘处出现卫星小点，如突然增大、颜色加深、有炎症反应。当出现破溃或出血时，要提高警惕。

三、鉴别诊断

1. 雀斑 损害为浅褐或暗褐色针头至绿豆大小斑疹，呈圆形、卵圆形或不规则形。散在或群集分布，孤立不融合，无自觉症状。夏季经日晒后，皮疹颜色加深、数目增多，冬季则减轻或消失。常有家族史。

2. 恶性黑素瘤 常不对称、边界不清楚、边缘不光滑、颜色不均匀，瘤体发展迅速、易破溃、出血，可形成不规则瘢痕，瘤细胞常有异形。

四、辨证施治

1. 热毒内蕴证

证候：黑痣破溃，合并感染，发热烦躁，身痛肢酸；伴口干舌燥，大便秘结；舌质红，苔黄腻，脉弦或细数。

治法：清热泻火，凉血解毒。

方药：清瘟败毒饮(《疫疹一得》）加减。

加减：口渴喜饮加天花粉；大便秘结加生大黄。

2. 肝肾阴虚证

证候：黑痣局部溃烂，疮面污秽，气味恶臭，肿胀疼痛；或伴发热盗汗，头晕目眩，腰膝酸软，口咽干燥，渴不喜饮；舌质红绛，或见紫斑瘀点，苔薄白，脉细数。

治法：滋阴降火解毒。

方药：知柏地黄汤(《医宗金鉴》）加减。

加减：毒热偏盛，身热口干者，加半枝莲、白薇；若低热盗汗明显者，加地骨皮、鳖甲、五味子；心悸失眠者，加酸枣仁、远志；病程迁延，纳差乏力者，加白术、党参。

五、西医治疗

除美容需要外，一般不需要治疗。发生在掌跖、腰围、腋窝、腹股沟、肩部等易摩擦部位的色素痣应密切观察，特别是一些边缘不规则、颜色不均匀、直径≥1.5cm者更应该注意。一旦发现迅速扩展或部分高起或破溃、出血时，应及时切除。皮损较大的，手术切除后要植皮；皮损较小且浅表者，可用二氧化碳激光治疗。治疗要彻底，否则残留痣细胞易复发。

六、美容调护

1. 减少摩擦和外来因素损伤痣体。
2. 避免日晒。

七、临床报道参考

1. 超脉冲 CO_2 激光治疗颜面部色素痣的临床观察 收集色素痣患者85例（295个色素痣），并将所有色素痣病损按直径大小分为0~3mm组（195个）、3~5mm组（100个），术前常规测量色素痣直径，经超脉冲 CO_2 激光治疗后，观察及测量两组不同直径色素痣的创口愈后情况。结果：0~3mm组的有效率为84.6%，3~5mm组为45.0%，两者之间经统计学分析有差异（$P<0.05$）。结论：超脉冲 CO_2 激光在治疗颜面部色素痣时临床疗效明显，直径越小，有效率越高。[郭涛．超脉冲 CO_2 激光治疗颜面部色素痣的临床观察．中国中医药资讯，2011，3（19）：90.]

2. 康复新液治疗面部色素痣 CO_2 激光术后创面的疗效观察 将140例面部色素痣经 CO_2 激光治疗的患者，随机分为外用康复新液的治疗组和外用金霉素眼膏的对照组。结果：康复新液在治疗面部色素痣 CO_2 激光术后创面的疗效明显优于金霉素眼膏，两组差异有统计学意义（$P<0.05$）。结论：康复新液具备抗炎和促进组织修复的作用，使创面愈合快，缩短了病程，值得临床推广。[毛红群，姜标．康复新液治疗面部色素痣 CO_2 激光术后创面的疗效观察．世界最新医学信息文摘，2013，13（19）：173.]

第四节　瘢痕疙瘩

瘢痕疙瘩，俗称“肉疙瘩”，是皮肤内结缔组织过度增生所引起的良性皮肤肿瘤。在中医上称为“蟹足肿”或“肉龟”，表现为高出正常皮肤、形状不一、色红质硬的良性肿块。

本病的病名和治法首见于《五十二病方》：“轻粉、人恶疗瘢痕。”明代《证治准绳·疡医》中称“黄瓜痈”：“该病因脾火积毒而生。症见皮肉色红，疮肿如若黄瓜状，肿高寸余，长可尺许，局部疼痛剧烈，同时伴见四肢麻木等症，治宜清热解毒凉血。”清代《医宗金鉴·外科心法要诀》则称为“肉龟”。

一、病因病机

1. 瘀毒聚结　遭受水火、金创之伤，余毒未尽，气滞血瘀，搏结经络而成。

2. 气虚血瘀　病程日久，耗气伤阴，气虚血瘀，阻滞经络所致。

二、临床表现

1. 常见于青壮年，男女均可累及。

2. 前胸、肩胛和上臂等处为好发部位，有时也见于臀部，女性病人还可见于戴耳环处。

3. 皮损表现为境界清楚、高出于皮面的瘢痕性斑块、结节甚至肿块，形状可不规则，有时边缘呈蟹足状向外扩展。皮损在增生期常呈红色，表面可有毛细血管扩张，以后颜色可转暗，静止期的皮损甚至可接近正常肤色。有时较大皮损边缘区处于增生期而呈红色，但皮损中央因处于静止期而颜色接近正常肤色。

4. 病人常自觉痒痛，因局部摩擦、压迫或气候变化等因素也可产生刺痒或刺痛感。有些病人皮损局部过度敏感，即使轻微刺激也引起明显不适感。在活动部位，可因瘢痕收缩而产生功能障碍。

三、鉴别诊断

1. 肥厚性瘢痕　早期二者无法鉴别，但在程度上存在明显差异。肥厚性瘢痕表现为结缔组织显著增殖和透明变性而形成过度增长，一般在受创后 3~4 周内发生；此时瘢痕隆起增厚，形成一境界清楚的斑块，淡红色或红色；有细小毛细血管扩张，以后持续或间断生长数月至数年，形成不规则外观，有时如蟹足状；常生长数月后停止发展，潮红消退，仍有自然退变的可能。

2. 皮肤纤维瘤　是成纤维细胞或组织细胞灶性增生引致的一种真皮内的良性肿瘤。本病可发生于任何年龄，中青年多见，女性多于男性，可自然发生或外伤后引起。黄褐色或淡红色的皮内丘疹或结节是本病的临床特征，组织病理检查有助于明确诊断。

四、辨证施治

（一）中药治疗

1. 内治

（1）瘀毒聚结证

证候：瘢痕块初起或时间不长，颜色较鲜红或紫红，质地坚硬，时有痒痛不适；伴口干，大便干结，小便短赤；舌红有瘀斑，苔薄黄，脉弦滑。

治法：活血化瘀，解毒消肿。

方药：仙方活命饮(《校注妇人良方》）加减。

加减：口渴喜饮者，加生石膏、炒知母；大便秘结者，加生大黄；质地坚硬者，加三棱、莪术；痒痛不适者，加刺蒺藜、蜈蚣。

（2）气虚血瘀证

证候：瘢痕日久不消退，颜色淡红或暗红，质地韧实，如橡胶样，无痒痛；伴体弱乏力，声低懒言，面色无华；舌质淡，苔薄白，脉细涩。

治法：益气化瘀，软坚散结。

方药：补阳还五汤(《医林改错》) 合五海瘿瘤丸(《全国中药成药处方集》) 加减。

加减：病程日久，经久不消者，加乳香、没药、山甲；质地韧实者，加三棱、莪术、夏枯草；体弱乏力，声低懒言者，加党参、白术。

2. 外治

五倍子、威灵仙、泽兰、丹参、冰片等活血化瘀，软坚散结的中药制成散剂或者膏剂，涂敷于瘢痕疙瘩处，可以软化瘢痕疙瘩，减轻瘙痒和疼痛，抑制瘢痕疙瘩的增生和蔓延。

（二）针刺疗法

围刺拔罐：常规消毒后，将毫针呈 15°角斜刺入瘢痕疙瘩边缘及周围，留针 30 分钟，其间捻转 3~5 次，加拔罐 3 分钟，隔日 1 次，10 次为 1 个疗程。

五、西医治疗

（一）局部治疗

1. 局部注射

（1）皮质类固醇激素封闭：常用药物如曲安奈德注射液、倍他米松注射液，是目前国内外广泛应用的、最有效的局部治疗、增生性瘢痕和瘢痕疙瘩的药物，适用于瘢痕面积在 $15cm^2$ 以内的病变。

（2）25%的氟尿嘧啶（5-氟尿嘧啶）针：有一定疗效，但用药后病人疼痛症状较明显。

（3）维拉帕米（异搏定）针：已证实该药在体外能抑制成纤维细胞胶原合成，初步用于临床治疗瘢痕增生，已取得一定效果。

（4）干扰素：干扰素在体外能抑制结缔组织中细胞外基质成分的合成，临床用于瘢痕疙瘩和肥厚性瘢痕也取得一定疗效。但单次用药量较大，每次用量 100 万单位，须治疗多次。部分病人用药后，有发热、肌肉酸痛、乏力等不适。

（5）丹参注射液：有报道，应用丹参注射液局部封闭治疗瘢痕疙瘩取得一定疗效。丹参除能改善局部微循环外，体外研究还证实其能抑制成纤维细胞的胶原合成。

（6）复方制剂：可将局麻药物、曲安奈德与氟尿嘧啶（5-氟尿嘧啶）针等体积混合，用于皮损内注射。

2. 药物外治

（1）皮质类固醇激素复方液：对于瘢痕面积大于 $15cm^2$ 者，可采用曲安奈德为主的复方外用液治疗。用曲安奈德 500mg，透明质酸酶 1500 单位、月桂氮酮适量，加入生理盐水 500mL 制成复方外用液。将消毒纱布浸透药液敷于患处，以弹力绷带加压固定，再用离子喷雾机喷雾患处。皮温达 37℃ ~39℃，每次 10~20 分钟，隔日 1 次，10 次为 1 个疗程。

（2）外用 20%硅油乳膏、0. 05%维 A 酸乳膏、小牛血清提取物治疗瘢痕疙瘩也有一定疗效。若与局部注射法配合使用，则效果更明显。该法作用缓慢，须长期使用方有效。

(3) 康瑞保乳膏（主要成分为洋葱提取物、肝素钠、尿囊素、凝胶基质）外搽，每日3次。

3. 物理疗法

(1) 音频电：可部分或完全缓解自觉症状，使瘢痕不同程度地软化、变平。

(2) 直流电离子导入：用浸有瘢痕软化液的布垫置于瘢痕处，通过直流感应电，将药物离子导入瘢痕组织内。感应电流强度 0.01~0.05mA/cm^2，每日1次，每次30分钟，20日为1个疗程。治疗数个疗程后，可显效。瘢痕软化液主要成分：秋水仙碱、去甲肾上腺素、二甲亚砜、蜈蚣、五倍子、铜钱草、红花、紫草及甘草等。

(3) 冷冻治疗：采用超低温，使瘢痕处的细胞外部或内部结冰，细胞脱水皱缩，导致病灶坏死、脱落，以达到治疗瘢痕的目的。常用的冷冻源有二氧碳雪、氟利昂、液氮。

(4) 光化疗：用10%竹红菌素软膏涂至瘢痕疙瘩，以400瓦照明荧光泵灯照射30分钟，每日1次，30次为1个疗程。

(5) 压迫疗法：以超过毛细血管固有内压（约24mmHg）的力量持续作用于瘢痕局部，以抑制生长的方法。

4. 手术疗法

(1) 分期切除缝合：是在瘢痕面积较宽，不能将瘢痕一次全部切除，或勉强切除后切口缝合有明显张力的情况下采用的分两次或数次将瘢痕全部切除的手术方法。第一期手术时，要在瘢痕范围内进行梭形切除后行直接拉拢缝合；无论分几次手术，除最后一次全部切除瘢痕外，其间的切除均在瘢痕内进行，每次手术间隔3个月或半年。术后需配合药物外搽。

(2) 瘢痕内切除缝合：切除瘢痕时，不将瘢痕全部切除，切口限于瘢痕内，不外延到正常皮肤，留下瘢痕边缘的部分进行缝合。此手术不刺激切口胶原组织合成，可降低瘢痕复发率，即使出现复发，也不会超过原来的瘢痕损伤范围。适用于瘢痕疙瘩或严重的增生性瘢痕的手术切除。

（二）系统药物治疗

曲尼司特：每次0.2g，每日3次，坚持口服至少半年。该药除抑制肥大细胞释放组胺及前列腺素外，还可抑制成纤维细胞的胶原合成，因而可试用于瘢痕疙瘩的治疗。

六、药膳调养

1. 三仁海带粥

组成：薏苡仁、桃仁各15g，海带、甜杏仁各10g，粳米80g。

制用法：将桃仁、甜杏仁用纱布包扎好，水煎取汁，加入薏苡仁、海带末、粳米一同煮粥。每日2次。

功用：清热解毒，活血化瘀。适用于瘀毒聚结型瘢痕疙瘩。

2. 海藻薏苡仁黄芪粥

组成：海藻、昆布各15g，黄芪、薏苡仁30g。

制用法：将海藻、昆布、黄芪加水适量煎煮，弃渣取汁，再与薏苡仁煮粥食用。每日

1 次，21 天为 1 个疗程。

功用：益气化瘀，软坚散结。适用于气虚血瘀型瘢痕疙瘩。

七、美容调护

1. 忌搔抓、烫洗和过度挤压刺激。

2. 忌酒，忌食辛辣刺激及油腻、甜食；不食腥发之物，如虾、蟹等；多食新鲜蔬菜水果。

3. 生活规律，睡眠充足，保持心情舒畅。

4. 不滥用含腐蚀性的药品。

八、临床报道参考

1. 消瘢散外敷配合三棱针围刺治疗瘢痕疙瘩疗效观察　治疗组 64 例用消瘢散配合三棱针围刺治疗，对照组 62 例用曲安奈德皮下注射。结果：治疗组治愈率 42. 19%，总有效率 90. 63%；对照组治愈率 11. 29%，总有效率 70. 97%。两组治愈率比较，差异有统计学意义（P<0. 01）；总有效率比较，差异有统计学意义（P<0. 05）。治疗组疗效优于对照组。结论：中药外敷配合三棱针围刺治疗瘢痕疙瘩安全有效，不易复发。[赵瑞勤. 消瘢散外敷配合三棱针围刺治疗瘢痕疙瘩疗效观察. 实用中医药杂志，2011，27（9）：594.]

2. 王寅教授火针治疗瘢痕疙瘩经验　取穴特点：取穴精少，仅在皮损局部取穴，不再加刺其他穴位。因瘢痕疙瘩患者皮肤一般都比较敏感，应尽量减少对皮肤的刺激。一般在病损局部 0. 5~1. 5cm^{2}刺 1 针。根据体质辨证调整，年轻体壮者密刺，年老体弱者疏刺。刺法特点：持针如握笔式，刺入角度和病损部位的体位垂直。操作过程要娴熟，要红里透白及准、快。红里透白即将针体在酒精灯外焰烧至通体红赤，此时温度最高；准即下针准确，勿伤完肤；快即疾进针速出针。针刺后迅速在病损局部拔火罐，拔罐面积最好覆盖整个病损部位，吸拔时间 5~8 分钟，以黏液或血液尽出为度。[庞金榜、李薇、王寅. 王寅教授火针治疗瘢痕疙瘩经验. 中国美容医学，2011，20（4）：396~397.]

3. 五倍子丹参膏治疗瘢痕疙瘩 38 例临床观察　选择瘢痕疙瘩患者 109 例，共 197 块瘢痕疙瘩，随机分为治疗组、对照 1 组和对照 2 组，分别予以五倍子丹参膏外敷、黑布药膏外敷和复方倍他米松注射液皮损内注射治疗。治疗前及治疗后 1、3、6 个月各计算积分 1 次，疗程结束后评判疗效。结果：治疗组治疗前和治疗后 6 个月积分比较有统计学差异（P<0. 01），治疗组和对照 2 组的临床症状积分、临床疗效无明显统计学差异（P>0. 05），但均明显优于对照 1 组（P<0. 01）；副作用的发生率则治疗组、对照 1 组明显低于对照 2 组（P<0. 01）。结论：五倍子丹参膏治疗瘢痕疙瘩临床疗效好，副作用少。[刘庆林，林辉，李美珍，等. 五倍子丹参膏治疗瘢痕疙瘩 38 例临床观察. 国医论坛，2011，26（4）：20~21.]

4. 曲安奈德皮损内注射联合康瑞保乳膏外用治疗瘢痕疙瘩　将瘢痕疙瘩患者 90 例分为两组，每组 45 例。①治疗组：皮损消毒后，将曲安奈德注射液 1mL（含曲安奈德 40mg）与 2%利多卡因 4mL 充分混匀，在皮损基底呈放射状注入瘢痕组织，使其明显膨隆呈苍白色，表面似核桃皮样外观，至药液开始向周围组织浸润时为止（避免将药物注入正常组织内，造成深部组织缺血坏死）。每3~5天注射1次，4次为1个疗程，3个疗程结束后评价疗效。同时每天局部外用康瑞保乳膏数次，并轻揉患处，促进药物吸收至皮肤或瘢痕组织中。对于坚硬的陈旧性瘢痕在涂药后可以用敷料封包过夜，以使药物充分发挥作用。②对照组：采用曲安奈德注射液1mL（含40mg）加2%利多卡因4mL混合液皮损内注射，操作方法同上。结果：治疗组中痊愈率为86.7%（39/45），显效率为8.9%（4/45）；对照组痊愈率为51.1%（23/45），显效率为26.7%（12/45）。两组比较，差异有统计学意义（$P<0.05$）。治疗组有效率为95.6%（43/45），对照组有效率为77.8%（35/45），两组比较，差异有统计学意义。治疗组45例中有3例患者的瘢痕周围正常皮肤出现轻度萎缩，有2例继发毛囊炎，有4例月经不调。随访1年中，治疗组内有2例复发，重复1个疗程治疗后随访，至今未复发。[潘艺．曲安奈德皮损内注射联合康瑞保乳膏外用治疗瘢痕疙瘩临床观察．临床皮肤科杂志，2004，33（9）：576.]

第五节　血管瘤

血管瘤属血管异常性疾病范畴，传统的血管瘤包括常见的一组先天性和后天性的血管病变，如毛细血管瘤、海绵状血管瘤、蔓状血管瘤和混合型血管瘤。其中毛细血管瘤又进一步分为草莓状血管瘤和葡萄酒色斑。中医统称为“血瘤”。

1982年Mulliken根据内皮细胞生物学特征，将传统意义上的血管瘤划分为血管肿瘤与血管畸形两大类。Waner等将血管畸形具体分为微静脉畸形、静脉畸形、动静脉畸形、动脉畸形及混合型血管畸形，把葡萄酒色斑、海绵状血管瘤及蔓状血管瘤分别归入微静脉畸形、静脉畸形、动静脉畸形，只有草莓状血管瘤才属于真正意义上的血管瘤。这种生物学分类方法对血管病变的诊断、治疗及预后判断具有更实际的指导意义。1996年，国际脉管异常研究学会（ISSVA）将此分类法定为血管性疾病正式分类法。

本节只介绍浅表血管瘤中的毛细血管瘤、海绵状血管瘤的中西医诊治方法。

一、病因病机

中医文献对“血瘤”的记载首见于宋代《三因极一病证方论》。明代《外科枢要·论瘤赘》记载：“血瘤，自肌肉肿起，久而有赤缕，或皮俱赤。”描述了血瘤的皮损特点。清代《医宗金鉴·外科心法要诀》对血瘤的形态及病因有进一步的阐述：“瘤皮色红，中含血丝。此由先天肾中伏火，精有血丝，以气相传，生子故有此疾。”

心主血脉，脾统血，肝藏血，肾藏精，而精血同源，可相互转化。血瘤多为红色或紫红色，其患与血中火邪有关。

1. 肾伏虚火　两精相搏，以气相传，因禀受父母肾中之伏火，可迫血结瘤。

2. 心火妄动　心主血脉，心火妄动，迫血入络，脉络扩张，纵横丛集而成。

3. 肝经郁火　郁怒伤肝，肝火内动，燔灼阴血，相搏成瘤。

4. 脾失统摄　脾气不足，血失统摄。血液离经而行；脾虚失运，水湿凝集生痰；离经之血与痰相结成瘤。

西医认为，本病病因不清，近期一项临床多中心、前瞻性队列研究分析显示：女性、白种人、低出生体重、早产或多胎妊娠、高龄孕妇、羊膜穿刺术后出生的婴儿血管瘤发生率高。

血管肿瘤是以血管内皮细胞增殖为特点，包括婴儿血管瘤、先天性血管瘤、晚发性化脓性肉芽肿、丛状血管瘤、卡波西样血管内皮细胞瘤等。大多数皮损在出生数周后才明显可见，并快速生长，几年内自然消退。

血管畸形是血管形态发生异常，以脉管发育不良和血流异常为特点，好发于新生儿期，包括毛细血管畸形、静脉血管畸形、淋巴管畸形、动静脉畸形、混合型畸形等。血管畸形出生时，皮损明显可见，在出生后第一年中生长缓慢，持续到成年，也不自行消退。

二、临床表现

1. 毛细血管瘤　又名草莓状血管痣，一个或数个，鲜红、紫红色，高出皮面，柔软界清，直径 2~4cm，压之不易退色。好发于头面、颈部。多在出生后 1~2 月内出现，瘤体迅速增大，1 岁以内长到最大限度。但以后开始消退，75%~95%的患者在 5~7 岁完全或不完全地自行消退。许多病例往往在其下方并发海绵状血管瘤。

2. 海绵状血管瘤　为大而不规则、柔软的皮下肿块，可高出皮面，呈结节状或分叶状。边界不清，多呈淡紫色或紫蓝色，挤压后可缩小，表面皮肤正常或与肿瘤粘连而萎缩。常伴有毛细血管瘤。出生时或出生后不久发生，身体各部位均可发生，但好发于头皮和面部，可累及口腔或咽部黏膜。损害一般较大，单个或多发，少数可沿单侧皮节分布。一般无自觉症状。海绵状血管瘤有持续存在或不断壮大的倾向，而且会影响或压迫重要器官。但有些病例也可自行消退。

海绵状血管瘤增大时，可发生破溃，继发感染，最后形成瘢痕。海绵状血管瘤的另一种严重类型是伴有血小板减少和紫癜，又称毛细血管瘤-血小板减少综合征。

三、鉴别诊断

血痣　西医称鲜红斑痣，暗红色或青红色斑片，边缘不整，不高出皮面。压之易退色，可见明显毛细血管扩张。出生时或出生后不久出现，好发于面颈、头皮，大多为单侧，可随人体长大而增大。

四、辨证施治

1. 内治

（1）心肾火毒证

证候：肿块大小不一，色泽鲜红，边界不清，无自觉症状；伴面赤口渴，口舌生疮，尿黄便秘；舌红，苔薄黄，脉细数。

治法：清心泻火解毒。

方药：芩连二母丸（《外科正宗》）或凉血地黄汤（《外科大成》）加减。

（2）肝经火旺证

证候：多发于颜面、胸胁，肿块呈丘疹或结节状，表面鲜红，易出血；伴心烦易怒，口苦咽干；舌红，苔黄，脉弦数。

治法：清肝泻火解毒。

方药：丹栀逍遥散(《内科摘要》）合清肝芦荟丸(《医宗金鉴》）加减。

（3）脾失统血证

证候：瘤体不大，边界清楚，表面紫红，好发于下肢，质地柔软，易出血，无疼痛；伴纳呆便溏；舌淡，苔白或白腻，脉细。

治法：健脾化湿解毒。

方药：顺气归脾丸(《外科正宗》）加减。

2. 外治

（1）皮损直径小于1cm者，可外涂五妙水仙膏，每日1次，皮损结痂为止。

（2）凉血膏合藤黄膏外敷，每日换药1次。

（3）若血瘤出血，用云南白药掺敷伤口，具有止血、消瘀作用。

五、西医疗法

1. 手术疗法　将病变完整切除仍是目前根治血管瘤和血管畸形的常用方法。头面颈部皮损切除后，创面修复以不引起局部器官移位、功能障碍为宜；皮损面积较大，创面不能拉拢缝合者，可行皮片移植修复术。病变弥漫或侵入深部组织者，如海绵状血管瘤可采取手术与非手术联合的治疗方法，如术前选择动脉栓塞，使瘤体硬固，再行手术切除是提高手术效果的方法。

2. 冷冻疗法　浅表较小的毛细血管瘤，可采用液氮冷冻治疗。

3. 激光治疗　常用脉冲染料激光，其波长为595nm。治疗浅表血管瘤的原理，是利用毛细血管内血红蛋白在595nm波长附近是吸收高峰而周围组织吸收热量较少的原理，实现对血红蛋白的热凝固作用，最终导致血管闭塞。

4. 光动力学　对葡萄酒色斑用光动力学（PDT）治疗，使瘤体组织坏死，不留瘢痕。

六、美容调护

1. 妊娠期间忌食辛辣厚味，以免化热，引动胎火，诱发血瘤。

2. 防止血瘤破溃出血。

七、临床报道参考

王三虎治疗血管瘤经验　广西中医药专家学术经验工作指导老师王三虎教授不仅对恶性肿瘤的辨证治疗有独到见解，对许多良性肿瘤尤其是皮肤血管瘤的治疗有丰富的临床经验。王老认为血行脉中，循环往复，全赖气血充和。血热既能使脉道受损，又能煎熬津液而致血液黏稠瘀滞，终使血行受阻，横生枝蔓。从血热血瘀立论，以犀角地黄汤为主方，加紫草、大青叶、槐花、茜草，增强凉血活血之力，使血热得清，血瘀得化，从而血行顺畅，脉络通利，疾患自消。若发于皮下的血管瘤，皮肤颜色不变，触之不痛；伴面色萎黄，平日进食偏少，舌淡，苔薄，脉细弱者，病因为思虑劳心，损伤心脾，脾不统血，加之脾虚生湿，湿聚为痰，痰血互结，脉道迂曲，日久成团而致血瘤。治当健脾益气，引血归脾，兼化痰浊。予归脾汤加半夏、白芥子化痰，川芎引药上行。方药：党参12g，炙黄芪30g，白术10g，当归10g，炙甘草6g，木香6g，龙眼肉6g，生姜3g，大枣10g，半夏10g，白芥子10g，川芎10g。每日1剂，水煎服。［斯韬，王欢．王三虎治疗血管瘤经验．

中国中医药信息杂志，2009，16（6）：83.]

（黄　虹　王丽芬　杨　瑾）

思考题

1. 脂溢性角化病有哪些临床表现？应与哪些疾病鉴别？
2. 脂溢性角化病可采用哪些物理方法治疗？
3. 根据发病部位和皮疹特点，汗管瘤分为哪三型？
4. 汗管瘤和扁平疣如何鉴别？
5. 根据痣细胞的分布部位，色素痣分为哪三类？
6. 色素痣要和哪些疾病鉴别？
7. 瘢痕疙瘩有何临床表现？
8. 瘢痕疙瘩的中医论治分为哪几型？
9. 瘢痕疙瘩的局部治疗方法有哪些？
10. 毛细血管瘤（又名草莓状血管痣）和海绵状血管瘤的有何临床特点？

第十九章　其他损美性皮肤病

第一节　换肤术后综合征

换肤术是指使用化学或物理方法导致表皮角质层非正常脱落，以促进新的细胞更替，治疗后使皮肤光滑细腻、富有光泽，看起来焕然一新的美容技术。由于换肤术治疗设备和产品良莠不齐，治疗医师对适应证所把握的尺度及经验有差异，致使操作不当，或术后护理不当及个体差异等多方面因素，使得部分患者治疗后皮肤的屏障功能受到了破坏，出现色素沉着、痤疮、粟丘疹，或面部皮肤毛细血管扩张、充血性红斑、皮肤老化、瘢痕，自觉灼热、疼痛、瘙痒，遇热、遇光加重，称为换肤术后综合征。

一、病因病机

本病多由于药物或物理因素刺激，损伤皮肤肌腠，血热蕴结，或日久血燥生风，致肌肤失养，气血失和而成。

二、临床表现

根据皮损特点，分为以下四型：

1. 敏感性皮肤型　皮肤对外界环境因素敏感，轻微的日晒、冷热变化可致皮肤出现红斑、丘疹、脱屑，自觉瘙痒、灼热。

2. 激素依赖样皮炎型　主要表现为痤疮样皮损或毛细血管扩张、皮肤老化、毳毛增生。

3. 色素异常型　深浅不一的色素沉着或色素减退。

4. 接触性皮炎型　面部红斑、丘疹、肿胀、结痂，皮肤刺痛、烧灼、瘙痒。

三、鉴别诊断

本病有明确的换肤术史，根据临床表现，需与脂溢性皮炎、接触性皮炎鉴别。

1. 脂溢性皮炎　好发于成年人及新生儿；多见于皮脂溢出部位，如头面、胸背等；典型损害为带油腻性鳞屑的黄红色斑片或斑丘疹，严重时可有渗液，或干性红斑上有灰白色糠秕样鳞屑；伴有不同程度的瘙痒。

2. 接触性皮炎　有刺激性物质或致敏物接触史，停止使用后较快恢复，不再接触则不复发；皮损以红斑、水疱、丘疹为主，伴焮热、瘙痒。

四、辨证施治

1. 内治

(1) 风热血热证

证候：皮肤对外界环境因素敏感，出现红斑、丘疹、脱屑，或毛细血管扩张，焮热作痒；心烦，口干，小便微黄；舌红，苔薄白或薄黄，脉数。

治法：清热凉血，疏风止痒。

方药：消风散(《医宗金鉴》) 加减。

加减：皮损鲜红、灼热者，加白茅根、丹皮、赤芍；大便干结者，加生大黄通腑泄热。

(2) 湿毒蕴肤证

证候：皮疹色红、丘疹、肿胀、结痂，甚至糜烂渗出，皮肤有刺痛、烧灼及剧痒感；伴口干，大便燥结，小便黄赤，或有发热；舌红，苔薄白或黄，脉滑或数。

治法：清热利湿止痒。

方药：萆薢渗湿汤(《疡科心得集》) 加减。

加减：渗液多者，加滑石、茵陈。

(3) 痰瘀互结证

证候：皮损色暗红，或为痤疮样皮损、瘢痕、经久难愈；伴纳呆腹胀；舌质暗红，苔黄腻，脉弦滑。

治法：除湿化痰，活血散结。

方药：血府逐瘀汤(《医林改错》) 加减。

加减：纳差，腹胀者，加白术、薏苡仁。

(4) 肝郁气滞证

证候：色素沉着或色素减退；伴胸胁胀满，烦躁不安，经前乳房胀痛，口苦咽干；舌质红，苔薄，脉弦细。

治法：疏肝理气活血。

方药：逍遥散(《太平惠民和剂局方》) 加减。

加减：伴见夜寐不安者，加夜交藤、合欢皮。

2. 外治

(1) 敏感性皮肤型，可外用黄金万红膏(《刘复兴学术思想与临床经验集》)。

(2) 接触性皮炎型，可予白头翁、龙胆草、仙鹤草、苦参各30g，水煎取汁冷湿敷。

五、西医治疗

停止使用换肤术，针对不同临床表现进行治疗。

1. 敏感性皮肤型 口服抗组胺药，外用他克莫司或吡美莫司软膏。

2. 激素依赖样皮炎型 痤疮样皮损者，参照“痤疮”的治疗，但要避免外用药物的刺激；毛细血管扩张者，可外用他克莫司软膏。

3. 色素异常型 色素沉着，可静滴还原型谷胱甘肽或维生素 C，口服维生素 E，外用氢醌霜；色素减退者，可外用他克莫司软膏。

4. 接触性皮炎型 参照“接触性皮炎”处理。

六、药膳调养

1. 土槐饮(《赵炳南临床经验集》)

组成：土茯苓30g，生槐花30g，甘草9g。

制用法：上药适量泡水代茶饮。具有清热凉血利湿作用。适用于皮肤易于敏感者。

2. 荸荠清凉散

组成：荸荠200g，鲜薄荷叶10g，白糖10g。

制用法：荸荠去皮切碎搅汁，鲜薄荷叶加白糖捣烂，放入荸荠汁中，加水至200mL，频饮。

七、美容调护

1. 重在预防，加强科普宣传教育，树立患者信心，提高依从性。
2. 避免阳光、冷热、洗涤剂等刺激，避免面部按摩，急性期可行冷喷治疗。
3. 配合使用能恢复皮肤屏障功能的防敏、保湿医学护肤品，以降低皮肤敏感性。
4. 不吃刺激性食物，多食蔬菜、水果等富含维生素的食物。

第二节　糖皮质激素依赖性皮炎

由于长期外用含糖皮质激素制剂，一旦停药可导致原有皮肤病复发、加重，迫使患者依赖糖皮质激素，称为糖皮质激素依赖性皮炎。本病多因糖皮质激素使用不当、适应证选择不当、用药部位选择不当、外用时间过长或长期使用所谓“特效嫩肤、美白”的掺有糖皮质激素的化妆品引起。

一、病因病机

禀赋不耐，皮肤腠理不密，加之长期使用糖皮质激素类辛燥甘温之品，助阳化热、积久灼阴，或风热客肤、热毒蕴结或阴虚内热，损伤肌表，致肌肤失养、气血失和而成。

二、临床表现

1. 以面部、阴囊、阴唇、肛周或患皮炎湿疹的部位多见。

2. 激素外用部位及其周围发生显著的鲜红斑，表面光滑，皮纹消失呈透明状，可伴有小丘疹、水疱、毛细血管扩张。自觉刺痛或烧灼、肿胀。

3. 病程慢性，有长期外用糖皮质激素或使用含有激素护肤品病史，长期外用糖皮质激素易致皮肤变薄，皮肤屏障功能被破坏，皮肤对外界各种理化刺激的敏感性增高，对物理刺激、化学品、清洁剂等外来刺激相当敏感，每遇日晒、风吹、炎热及进食刺激性食物后症状加重。

三、鉴别诊断

1. 痤疮　好发于青春期男女，皮损多发于颜面，尤其是前额、颊部，其次为胸背和肩胛部，对称分布。初起为与毛囊一致的丘疹，挤压可见乳白色脂栓排出，可见黑头粉刺、白头粉刺，病情发展可出现炎性丘疹、脓疱，重者出现囊肿或结节，愈后留下瘢痕；常伴有面部脂溢，出油多，毛孔粗大。

2. 酒渣鼻 患者大多数为中年人，皮损以面部中央区为主，早期表现为红斑、毛细血管扩张，以后出现丘疹、脓疱及结节。

3. 脂溢性皮炎 好发于成年人及新生儿；多见于皮脂溢出部位，如头面、胸背等；典型损害为带油腻性鳞屑的黄红色斑片或斑丘疹，严重时可有渗液，或干性红斑上有灰白色糠秕样鳞屑；可伴有不同程度的瘙痒。

四、辨证施治

1. 内治

（1）风热客肤证

证候：皮肤潮红、丘疹；伴瘙痒、轻微灼热；舌红，苔薄黄，脉浮数。

治法：疏风散热止痒。

方药：桑菊饮(《温病条辨》）或枇杷清肺饮(《医宗金鉴》）加减。

加减：痤疮样皮损，宜选枇杷清肺饮去人参，加皂角刺、紫花地丁。

（2）热毒蕴结证

证候：皮肤红肿、丘疹、脓疱；伴灼热、痒痛，烦躁易怒等；舌红，苔黄，脉数。

治法：清热凉血解毒。

方药：轻者用凉血五花汤(《赵炳南临床经验集》)，重者用犀角地黄汤(《备急千金要方》）加减。

加减：皮损鲜红，可加丹皮、小红参；肿胀明显，可加生苡仁、土茯苓；脓疱较多，可加野菊花、蒲公英。

（3）阴虚内热证

证候：皮肤潮红、干燥，表皮菲薄、发亮，或有烘热、紧绷感；伴心烦不安，口干欲饮；舌红少苔，脉细数。

治法：养阴清热。

方药：青蒿鳖甲汤(《温病条辨》）或知柏地黄汤(《医宗金鉴》）加减。

加减：表皮菲薄明显，可加天冬、石斛、玉竹；毛细血管扩张、色红，可加紫草、槐花。

（4）血虚风燥证

证候：皮损暗红、干燥，毛细血管扩张，色素沉着或色素减退，或瘙痒；伴眩晕失眠；舌淡苔薄白，脉细。

治法：养血祛风。

方药：四物消风饮(《医宗金鉴》）或当归饮子(《济生方》）加减。

加减：毛细血管扩张、色暗，可加用丹参、红花；色素沉着，可加玉竹、白芷。

2. 外治

（1）以红斑、丘疹为主者，可选用青黛散外搽。

（2）以红肿、渗液为主者，可选用苦参、白头翁、龙胆草、仙鹤草水煎冷湿敷。

（3）以干燥、脱屑为主者，可用黄金万红膏外搽。

五、西医治疗

本病西医治疗以外治为主，严重者视情况配合系统治疗。

1. 外用药物

(1) 糖皮质激素递减疗法：对病程长、停药后反应剧烈者，采用糖皮质激素递减法，直至停用。

(2) 糖皮质激素替代治疗：钙调神经酶抑制剂，如他克莫司软膏，每日外用1~2次；非甾体类制剂，如丁苯羟酸乳膏、乙氧苯柳胺乳膏、氟芬那酸丁酯软膏，每日外用1~2次。

2. 系统治疗　对于中重度患者，可口服抗组胺药、复方甘草酸苷、羟氯喹、雷公藤多苷等具有非特异性抗炎作用的药物；对痤疮样皮炎患者，可予米诺环素、四环素、多西环素等药物。

六、药膳调养

1. 茴香煮绿豆

组成：绿豆500g，茴香、盐适量。

制用法：绿豆用水泡软，放锅中，加茴香、盐、水适量煮熟烂。吃豆喝汤。

2. 薏仁二豆羹

组成：薏苡仁、绿豆、赤小豆各30g，湿淀粉适量。

制用法：薏苡仁、绿豆、赤小豆同入砂锅，加水适量浸泡，大火煮沸后煨三者至熟烂，汤汁浓稠后，以湿淀粉勾芡成羹食用。

七、美容调护

1. 加强科普宣传教育，合理使用糖皮质激素制剂，理性选择化妆品，树立患者信心，提高依从性。

2. 避免阳光、热、洗涤剂等刺激，避免面部按摩，急性期可行冷喷治疗。

3. 配合使用能恢复皮肤屏障功能的防敏、保湿医学护肤品，以降低皮肤敏感性。

4. 不吃刺激性食物，多食蔬菜、水果等富含维生素的食物。

八、临床报道参考

强脉冲光与红光治疗糖皮质激素依赖性皮炎临床疗效分析　①强脉冲光（IPL）治疗：采用IPLQuatunm SR光子嫩肤系统（美国Lumenis公司），波长560 nm，2脉冲和3脉冲治疗模式，能量密度20~23 J/cm^2。其中2脉冲的脉宽分别为2.6~3.0ms、4.8~5.0ms，延迟时间为15ms；3脉冲的脉宽分别为2.6~3.0ms、4.4~5.0ms及4.8~5.0ms，延迟时间分别为15ms和20ms。治疗部位皮肤均匀涂抹冷凝胶，厚度为1~2mm，首次治疗时以较低能量开始，并在耳前较隐蔽部位试照一个光斑，15分钟后观察局部反应，以治疗区皮肤微红，患者感觉微热为适宜能量密度。垂直扫描皮损，根据皮损反应从低至高调节能量，病变较重部位可在降低能量的情况下局部重复照射1~2次。治疗后清洁皮肤，并以冰块外敷20分钟，减轻疼痛。每4周治疗1次。治疗次数因病情严重程度而异，平均治疗3.49次。②红光治疗：采用欧美那红光照射仪（Onmilux Revive，英国美光仪器有限公司）全脸照射，能量密度 128J/cm^2，间距 8~11cm，照射 20 分钟。治疗过程中，患者应使用护目镜。治疗后 48 小时内，避免强光照射。每周治疗 2 次，治疗次数因病情严重程度而异，平均治疗 4.23 次。结果：强脉冲光治疗激素依赖性皮炎的总有效率为 88.57%，红光治疗的总有效率为 83.76%。结论：强脉冲光和红光治疗激素依赖性皮炎均有较好疗效，安全性高。低能量密度的 IPL 能比高能量密度明显减少色素沉着和术后面部肿胀等发生。3 脉冲比 2 脉冲能量输出更为均匀柔和，而长脉宽则有利于血管壁的吸收。红光在改善皮肤的敏感性方面具有更好的疗效，但对已扩张的毛细血管疗效有限。[王竞，刘斌，栾琪，等．强脉冲光与红光治疗糖皮质激素依赖性皮炎临床疗效分析．中华皮肤科杂志，2012，45（3）：205-207.]

第三节　人工染色后遗症

文刺术后，部分患者出现过敏反应或异物反应，表现为文刺部位红斑、丘疹、鳞屑、结节、斑块、瘙痒，极少数患者因体质特殊，出现瘢痕疙瘩，自觉痒痛；或文刺后使用激光、电灼、冷冻等方法清除色素时，出现瘢痕、皮肤颜色改变等，统称为人工染色后遗症。

一、病因病机

禀赋不耐是其发病的内在因素，文刺致外来毒邪入侵，与气血相搏，致气血失和，蕴郁化热，阻滞肌肤或湿热搏结，气滞血瘀而发病。

文刺所使用染料常含多种色素，相互混合产生不同颜色，有的属金属无机盐类，如朱砂中的汞（红，已不用）、钴（蓝）、铬（绿）、镉（黄、红）、氢氧化铁（赭）、锰（紫）；有的属有机物，如檀木、巴西苏木及洋红，这些物质存在致敏风险或可致异物反应。特殊体质的皮肤损伤后，则易致结缔组织增生。

二、临床表现

在文身数周后发生，皮损局限于文身的部位，表现为局部红斑、丘疹、结节、斑块、脱屑、瘙痒；瘢痕增生则出现痒痛。

文身清除术后，可出现一过性局部色素减退、色素沉着；采用烧灼等方法去除文刺则易出现瘢痕。

三、鉴别诊断

根据文刺史或文身清除史及临床表现，本病容易诊断。

四、辨证施治

1. 内治

（1）热毒蕴肤证

证候：皮损以红斑、丘疹、鳞屑为主，自觉瘙痒，灼热；伴心烦，口干，小便黄；舌红，苔薄白或薄黄，脉数。

治法：清热凉血，祛风止痒。

方药：消风散(《医宗金鉴》) 加减。

（2）瘀毒结聚证

证候：皮损以结节、斑块为主，触之坚实，缺乏弹性，可有疼痛、瘙痒；伴口干，小便黄，大便干结；舌质红，有瘀点，苔白，脉弦。

治法：活血化瘀解毒。

方药：桃红四物汤(《医宗金鉴》) 加水蛭、半枝莲、蒲公英、玄参。

2. 外治

（1）皮损以红斑、丘疹为主者，可选用三黄洗剂外搽，或用青黛散冷开水调敷。

（2）皮损以结节、斑块为主，触之坚实，缺乏弹性者，可予三棱、莪术、透骨草、桂枝各 30g，乌梅 20g，红花 15g，水煎外洗。

五、西医治疗

1. 局部治疗

（1）皮损以红斑、丘疹、鳞屑为主者，可外用糖皮质激素软膏。

（2）局部色素沉着者，可外用漂白剂、氢醌、维 A 酸。

（3）结节质硬，外用药效果不佳者，可予皮损内注射糖皮质激素；损害较小者，可手术切除。

（4）肥厚性瘢痕及瘢痕疙瘩治疗非常棘手，复发率高，可选择下述方法：①局部注射糖皮质激素，如曲安奈德。②X 线放射治疗或点阵激光治疗。

（5）若需清除文身，避免使用机械磨削、电灼、冷冻、“走空针”等易留瘢痕的治疗手段。首选高功率脉冲激光治疗。如调倍频 Nd：YAG 激光（波长 1064nm），可清除黑色、蓝色文身；倍频 Nd：YAG 激光（532nm）可清除红色文身。

2. 系统药物治疗

瘢痕疙瘩瘙痒者，可选择曲尼司特（白三烯受体拮抗剂）口服。

六、美容调护

1. 瘢痕体质者避免文刺，出现异物反应或过敏反应者及时就医。

2. 文刺后要保护局部，防止感染。

第四节　鱼鳞病

鱼鳞病是指全身皮肤以鳞屑为特征的一组具有异质性的皮肤病。其疾病分类学不断演变，包括多种类型。本节仅讨论寻常型鱼鳞病，其他类型鱼鳞病请参见相关资料。中医称鱼鳞病为“蛇身”。

一、病因病机

本病由于先天禀赋不足，后天脾胃虚弱，营血亏损，气血瘀滞，生风化燥，肌腠失于濡养而致。

二、临床表现

通常出生时不发病，出生几个月后出现皮肤干燥及轻到中度脱屑，也可见到幼童时期才发病的迟发性寻常型鱼鳞病患者。典型临床表现为四肢伸侧白色细薄糠状鳞屑，腹股沟及屈侧由于潮湿而无皮损，小腿部位的鳞屑常较大，中央固着，周边翘起。常见轻度掌跖角化，使皮纹明显。病情严重时，鳞屑可波及躯干、头皮、前额和面颊，可伴有瘙痒。掌跖受累明显时，常导致足跟部皮沟加深，甚至痛性皲裂。在干燥和寒冷环境下加重，在夏季和湿度增加时减轻。儿童期逐渐进展，通常随年龄增长而有所改善。

三、鉴别诊断

获得性鱼鳞病 发病较晚，多在成人期发病，往往伴有肿瘤（如淋巴瘤）、炎症性疾病、感染性疾病、营养不良，或为药物反应的皮肤表现，可以在并发疾病之前或之后发生。其严重程度与系统性疾病的严重程度和急性程度呈正相关。一般当基础疾病缓解时，皮损也随之消退。

四、辨证施治

1. 内治

（1）营血不足证

证候：皮肤干燥、粗糙如蛇皮，毛发干枯少泽；伴口鼻干燥，汗出较少，大便干；舌质淡，苔薄白，脉沉缓或细。

治法：养血润肤，活血祛风

方药：养血润肤汤(《外科证治全书》）加减。

加减：大便燥结者，加郁李仁；瘙痒明显者，加刺蒺藜。

（2）气血瘀滞证

证候：皮肤干燥、粗糙，脱屑明显，皮色灰暗，掌跖角化过度；舌质紫暗或见瘀点瘀斑，脉涩。

治法：活血行气，润肤通络。

方药：桃红四物汤(《医宗金鉴》）加减。

加减：瘙痒明显、大便干者，加秦艽；睡眠不安者，加柏子仁、夜交藤；伴见神疲乏力者，加仙鹤草。

2. 外治

（1）猪油蜂蜜膏：猪油 6 份，蜂蜜 4 份，加热搅匀冷却后备用，外涂。

（2）甘草油(《赵炳南临床经验集》）外用。

五、西医治疗

主要是对症治疗，通过润肤剂和软化剂的持续应用使鳞屑减少。含神经酰胺的脂质乳膏有效，含尿素和角质松解剂（如 α-羟丁酸、乳酸和水杨酸）的制剂有效。局部使用维 A 酸有效，但可致皮肤干燥。

六、药膳调养

扁豆猪皮汤

组成：猪皮200g，扁豆250g，椒粉、生姜片、精盐适量。

制用法：猪皮刮去毛，洗净，开水焯一下，切成短条；扁豆洗净，掰成寸断。炒锅上火，加适量清水，放入扁豆，大火煮开后，改用小火烧至扁豆将熟，放入猪皮条、生姜片、胡椒粉炖半小时，加精盐调味即可食用。

七、美容调护

1. 避免洗涤剂刺激，使用保湿清洁剂，温水沐浴后及时使用保湿剂。

2. 注意气候变化，避免寒冷刺激，增加环境湿度。

3. 不吃刺激性食物，多食蔬菜、水果。

八、临床报道参考

1. 周鸣岐老先生认为肝肾阴虚是病之本，营血不足是病之标。治疗重在滋补肝肾，常用熟地、何首乌、枸杞、山药等药益气养血，滋阴润燥，以治其标；用黄芪、甘草、当归、丹参、生地、黑芝麻等使气血流畅，肌肤得养；加桂枝、川芎温通经络，行气活血；用白鲜皮、苦参、地肤子、防风、威灵仙、蝉蜕以祛风润燥。［张洪恩．周鸣岐老中医治疗皮肤病的经验简介．辽宁中医杂志，1981，5（11）：10.］

2. 刘复兴教授认为，从病史、皮损表现来看，本病内有瘀血是其因。久病致瘀，瘀久必虚，虚久又可致瘀，气血相互依存，彼此为用。病机为气虚血瘀，拟益气活血法，方用补阳还五汤化裁。精血同源，“精足则血足”，在补阳还五汤基础上加用自创鹿蒲海甘汤。方中鹿角霜补肾阳，益精血。海藻、甘草软坚以助活血之力，此二药为十八反药物，临床按1.5：1比例使用多年，未见不良反应。蒲公英清热解毒散结。“肺朝百脉，输精于皮毛……”血液的运行要借助肺气的运行，故加用麻黄以宣肺，同时也取其“开鬼门，洁净府”之功。使用虫类药蜈蚣，取其开瘀通络的作用。［刘复兴，秦国政．擅用虫药攻克皮肤疮疡顽症——刘复兴学术思想与临床经验集．北京：中国中医药出版社，2014：68-69.］

第五节　毛囊角化病

毛囊角化病，又称Darier病，是一种少见的、以表皮细胞角化不良和棘层松解为主要病理特征的皮肤病。本病为常染色体显性遗传性皮肤病，中医古籍对本病缺乏记载。

一、病因病机

素体肾气虚弱，水湿内蕴，困阻脾阳，健运失司，痰湿蕴阻肌肤；或情志不遂，肝木乘脾，肝郁脾虚，肌肤失养所致。

二、临床表现

约70%的患者发病年龄在6~20岁，青春期（11~15岁）为高发期。皮损好发于皮脂溢出部位。局限性毛囊角化病发生在躯干，皮损沿着Blaschko线呈线状或带状分布。典型的皮损为细小、坚实的丘疹，常有油腻、灰褐色的痂皮覆盖，去除痂皮后丘疹顶端暴露出漏斗状凹陷，丘疹可融合成不规则疣状斑块。位于屈侧、腋下及股内侧等多汗易摩擦处的损害增殖尤其显著，呈乳头瘤样，可分泌有异味的脓性分泌物。掌跖部丘疹角化过度，可见充满角蛋白的凹陷，指甲改变包括红色或白色纵纹、纵嵴和甲床角化过度。甲质变脆，末端易破碎呈V形切迹。口腔可见无痛性白色丘疹，上腭最常见。

三、鉴别诊断

脂溢性皮炎 严重脂溢性皮炎的发病部位跟本病相似，均有油腻性痂皮，但脂溢性皮炎去除痂皮后无漏斗状凹陷，且本病有家族史，还可见掌跖、指甲、黏膜损害。

四、辨证施治

1. 内治

(1) 脾肾阳虚证

证候：皮脂溢出部位细小、坚实的丘疹，覆有油腻、灰褐色的痂皮，去除痂皮后丘疹顶端暴露出漏斗状凹陷，丘疹可融合成不规则疣状斑块；伴腰膝酸重，纳少腹胀，神疲倦怠，小便清长；舌胖大有齿痕，苔白腻，脉沉，右尺脉弱。

治法：补肾健脾，利湿化痰。

方药：金匮肾气丸(《金匮要略》) 合参苓白术散(《太平惠民和剂局方》) 加减。

(2) 肝郁脾虚证

证候：覆有油腻、灰褐色痂皮的坚实丘疹，可融合成不规则疣状斑块，呈乳头瘤样，恶臭；伴急躁易怒，口苦，便溏；舌质淡，脉弦。

治法：疏肝理脾，养血润肤。

方药：逍遥散(《太平惠民和剂局方》) 加减。

加减：伴见神疲乏力者，加仙鹤草；斑块肥厚经久不愈者，加蜈蚣、乌梢蛇。

2. 外治

(1) 皮损以油腻性痂皮、渗出为主，伴恶臭者，予大黄、马尾连、黄柏、苦参、明矾、蒲公英水煎外洗。

(2) 皮损以干裂、脱屑为主者，外用甘草油。

五、西医治疗

1. 局部治疗 使用维A酸类的药物效果优于单独使用皮质类固醇激素，大量滋润剂联合中效皮质类固醇激素隔日局部外用时，可缓解维A酸类药物所致的刺激性皮炎。对继发感染有恶臭的皮损者，可用抗菌剂清洗，并间断联合外用抗生素和抗真菌制剂。

2. 系统治疗 使用异维A酸和阿维A疗效显著，但停药后易复发。该类药物具有致畸性，育龄期妇女须避孕。

六、药膳调养

1. 扁豆猪皮汤　具体见“鱼鳞病”。

2. 山药扁豆粥

组成：扁豆10g，粳米100g，怀山药30g（去皮、切片）。

制用法：将扁豆加水煮半熟，加粳米、山药煮粥食用。

七、美容调护

1. 穿轻薄的衣物或使用遮光剂，防止燥热、出汗及日晒加重本病。
2. 避免使用刺激性强的洗涤用品。
3. 不吃刺激性食物，多食蔬菜、水果等富含维生素的食物。

八、临床报道参考

欧阳恒老先生将本病分为血虚失养证、脾不布津证、肝肾阴虚证三型论治，方用清燥救肺汤以养血润燥，参苓白术散以健脾助运，六味地黄汤以滋养肝肾。［欧阳恒，杨志波．实用皮肤病诊疗手册．北京：人民军医出版社，2004.］

第六节　汗孔角化症

汗孔角化症表现为角化性丘疹或斑块，由于离心性线状隆起的边缘而呈环状外观。目前，本病至少有五种亚型被鉴定：经典的Mibelli汗孔角化症、浅表播散型光化性汗孔角化症、线状汗孔角化症、斑点状汗孔角化症、掌跖播散型汗孔角化症。本病是一种角化异常疾病，但确切的病因尚不清楚。浅表播散型光化性汗孔角化症是其中最为常见的类型，本节主要讨论此型。

一、病因病机

素体肝肾不足，肌肤失于荣养，或劳倦伤脾，痰瘀凝结肌肤所致。

二、临床表现

浅表播散型光化性汗孔角化症好发于成年女性，常于30~40岁出现皮损；为无症状或轻度瘙痒的角化小丘疹，肤色至红色。随病情进展，中央萎缩，外围形成边界清楚、略隆起、有沟槽的角化边缘，皮损分布较广泛，常在日光暴露部位对称发生。下肢、前臂、上臂、胸背部等。

三、鉴别诊断

扁平苔癣　好发于四肢屈侧。典型皮损为高起的紫红色扁平丘疹，粟粒至绿豆大小或更大，多角或圆形，境界清楚，表面有蜡样薄膜，可见白色光泽小点或细浅的白色网状条纹（Wickham纹），为特征性皮损，皮损可密集成片或融合成斑块。可累及口腔颊黏膜，呈白色网状条纹，甚至融合、增大及糜烂。

四、辨证施治

1. 内治

（1）肝肾亏虚证

证候：肤色至红色角化小丘疹，中央萎缩，外围形成边界清楚、略隆起、有沟槽的角化边缘；伴口眼干燥，头晕耳鸣，腰膝酸软；舌红，脉细数。

治法：补肝益肾，养血润燥。

方药：六味地黄丸(《小儿药证直诀》）合当归补血汤(《内外伤辨惑论》）加减。

加减：发于下肢者，加怀牛膝；发于面部者，加藁本、菊花；斑块肥厚经久不愈者，加蜈蚣、乌梢蛇。

（2）痰瘀凝结证

证候：红色角化小丘疹，放射性扩展，中央萎缩，外围形成边界清楚、略隆起、有沟槽的角化边缘；伴腹胀纳少；舌质暗，苔白腻，脉弦。

治法：健脾化痰散瘀。

方药：桃红四物汤(《医宗金鉴》）合消瘰丸(《许履和外科医案医话集》）加味。

2. 外治　红灵酒外搽。

五、西医治疗

1. 皮损局限者，可外用维 A 酸联合 5-氟尿嘧啶，外用咪喹莫特；冷冻治疗及激光治疗可有不同程度的疗效。

2. 对于泛发性或顽固性皮损，可口服阿维 A。

六、药膳调养

西红柿奶汁

组成：西红柿 200g，牛奶 200g。

制用法：西红柿洗净，去皮，榨汁，与牛奶混合即可食用。

功效：健脾生津润肤。

七、美容调护

1. 避免阳光暴晒。

2. 不吃刺激性食物，多食蔬菜、水果等富含维生素的食物。

八、临床报道参考

艾儒棣教授使用桃红四物汤合消瘰丸加味治疗本病　痰瘀凝结证者，以桃红四物汤养血活血逐瘀；消瘰丸清热化痰，软坚散结。加白花蛇舌草活血解毒消肿；皂角刺辛散温通，药力锐利，助药以达病所；生黄芪益气。［童丹丹. 艾儒棣教授运用桃红四物汤治疗皮肤病的经验. 福建中医药，2005，36（6）：11-12.］

第七节　掌跖角化病

掌跖角化病又称掌跖角皮症，是一组以手掌和足跖皮肤角化过度为特点的疾病，可以是先天性的，也可以是后天获得。掌跖角化病以掌跖部位角蛋白过度形成为特征，有一个大的临床表现谱，可为独立疾病，也可以是其他皮肤病（如银屑病、鱼鳞病、毛发红糠疹、痣样基底细胞癌综合征等）或一些全身性疾病的表现（即症状性掌跖角化病）。目前尚无满意分类方法，本节主要讨论其中较为常见的弥漫性掌跖角化症。

一、病因病机

掌跖部乃阴阳经脉交贯之所，经脉气血不足，则肢体四末气血不荣；或经脉感受风寒湿邪，瘀阻不通，致使气血不达四末，则肢体四末气血瘀滞，可致局部肌肤养润不足而发病。

二、临床表现

弥漫性掌跖角化症可在刚出生的几个月中发病，但通常在3~4岁表现完全。最初掌跖部变红，然后发生厚的黄色角化过度，扩展后累及手足侧面。表面可以光滑，呈蜡状，或不规则状和疣状。边界清晰，角化过度的边缘为红色。

三、鉴别诊断

绝经期角皮病　过度角化见于45岁以上女性足跟受压点，肥胖、干燥的冬季、穿没有鞋帮的鞋子如凉鞋可加重症状。如果累及手，则症状轻微和散在。

四、辨证施治

1. 内治

（1）气血不足证

证候：掌跖角化过度；伴面色萎黄，失眠健忘；舌质淡，脉细无力。

治法：健脾益气，养血润肤。

方药：八珍汤(《正体类要》）加减。

加减：大便燥结者，加生首乌；眠差者，加夜交藤；乏力者，加鸡血藤。

（2）气血瘀滞证

证候：掌跖角化过度；伴胸胁胀满，女性月经量少色暗；舌质暗，苔薄，脉弦。

治法：行气解郁，活血润肤。

方药：桃红四物汤(《医宗金鉴》）加味。

加减：乏力者，加鸡血藤；纳差、腹胀者，加白术。

2. 外治

（1）三黄一椒膏（金起风教授经验方）外用。

（2）润肌膏(《外科正宗》）外用。

五、西医治疗

局部治疗取决于症状的严重性、角化过度的程度以及患者年龄。含4%～6%水杨酸的凡士林可减轻角化过度，但慎用于儿童。也可用含有50%丙二醇的水溶液，每周封包几夜，或含乳酸和尿素的霜剂。

六、美容调护

1. 避免热水、洗涤剂等刺激。
2. 配合使用润肤霜。
3. 不吃刺激性食物。

第八节　睑黄疣

睑黄疣，又称睑黄瘤，表现为眼睑皮肤淡黄色柔软扁平疣状隆起，无自觉症状，发展缓慢，不能自行消退，约1/2的患者患有高脂血症。年轻睑黄瘤患者，或有高脂血症和睑黄瘤家族史的患者极有可能患有脂蛋白代谢性疾病，应该进行适当筛查。

一、病因病机

过食肥甘，痰湿蕴阻，日久化热，湿热蕴阻肌肤；或气机不畅，肝气郁结，血虚肌肤失养所致。

二、临床表现

眼睑皮肤淡黄色柔软扁平疣状隆起，常对称发生于双侧内眦，单个或数个黄色小斑点逐渐变大、隆起和融合，呈圆形或椭圆形，可围绕内眦形成马蹄形或不规则形，但不超出眶周。一般为米粒至蚕豆大小，无自觉症状，发展缓慢，不能自行消退。

三、鉴别诊断

1. 汗管瘤　青年女性多见，皮损为单发或多发如粟粒至绿豆大小的半球形或扁平丘疹，正常皮色、淡黄色或浅褐色，表面有蜡样光泽。

2. 扁平疣　青少年多见，好发于颜面、手背、上肢，皮损为扁平光滑的皮色或浅褐色丘疹，可有线状损害。

四、辨证施治

1. 湿热蕴肤证

证候：眼睑皮肤淡黄色、柔软的扁平疣状隆起；伴口苦，腹胀，便溏；舌质红，苔黄腻。

治法：清热利湿，软坚散结。

方药：龙胆泻肝汤(《兰室秘藏》) 加减。

2. 肝郁血虚证

证候：病程日久；伴肤色晦黯或粗糙，胸胁胀满，眠差多梦；舌质淡红，少苔，脉弦细。

治法：疏肝理气养血。

方药：逍遥散(《太平惠民和剂局方》）加味。

五、西医治疗

1. 激光治疗（包括二氧化碳、激光或铒激光)、冷冻、电灼和手术切除。

2. 与高脂血症有关的睑黄疣的治疗，需要明确潜在的脂蛋白代谢性疾病和其他可能的加重因素，除了饮食疗法外，多种降脂药有助于降低血脂水平。

六、药膳调养

山楂降脂饮

组成：鲜山楂 30g，生槐花 5g，嫩荷叶 15g，草决明 10g，白糖适量。

制用法：将上四味一同放锅内加水煎煮，待山楂快烂时，将其取出捣碎，再放入锅中煮 10 分钟，去渣取汁，加入白糖适量即可饮用。

七、美容调护

1. 宜清淡、低脂饮食，脂肪以摄入单不饱和脂肪如橄榄油为主。避免饮酒。

2. 控制体重。

八、临床报道参考

1. 点阵激光治疗 92 例睑黄瘤患者　65 例患者治疗 1 次后病变消失，无明显瘢痕，17 例经 2 次治疗后病变消失，10 例经 3 次治疗后病变消失。[朱丽婷，王美蓉，吴静，等. 点阵激光治疗睑黄瘤 92 例疗效观察及护理体会. 中国美容医学，2012，21（7)：1189-1190.]

2. 藻酸双酯钠局部注射及手术治疗睑黄瘤的对比研究　方法：注射组 48 例采用藻酸双酯钠注射液（每 1mL 含藻酸双酯钠 50mg)。患者取仰卧位，双目闭合，常规消毒皮损处皮肤，取藻酸双酯钠注射液加 2%盐酸利多卡因注射液，以 1：1 至 1：2 配成混合液，用 1mL 注射器取 1mL 药液，绷紧注射区皮肤，于睑黄瘤瘤体边缘外 1mm 底部平行进针，由深层逐渐向表层分层注射，将药物均匀注入皮损区，使皮损区稍隆起，色苍白呈橘皮样外观为宜。注意勿将针头穿出皮面，影响药液吸收；拔针后轻压针孔，防止出血及药物外漏，待无出血倾向时停止压迫。两次治疗间隔 7~10 日，5 次为 1 个疗程。手术组 48 例，根据病情的不同，可有两种情况：①病变范围较小，且可以在做重睑手术时同时解决的；②病变已超过了重睑手术的范围，另行切除或利用较松弛的上睑皮肤移行修复。治疗一年后进行疗效判定。结果：注射组痊愈 20 例，显效 15 例，好转 9 例，无效 4 例，有效率 72. 9%；复发 3 例，复发率 6. 25%。手术组痊愈 48 例，有效率 100%；复发 2 例，复发率 4. 17%。表明手术切除及藻酸双酯钠注射治疗睑黄瘤都是有效的方法，临床工作中可以根据患者的情况灵活选择治疗方案，如病变面积小，靠近重睑线，呈细长型与睑裂方向平行，要求短期完成治疗的可以采用手术切除；而一些年龄较大的患者，不要求同时行重睑术，疣体面积较大，甚至蔓延至下睑者，即可采用药物注射。[赵雪莲，苏晓光，张锤，等．藻酸双酯钠局部注射及手术治疗睑黄瘤的对比研究．河北医药，2013，35（12）：1867-1868.]

第九节　褐黄病

褐黄病又称黑尿病，为罕见的常染色体隐性遗传病，其发病率低于百万分之一。临床特征为尿色变黑，皮肤、结缔组织、软骨色素沉着和关节病变。本病是由于苯丙氨酸和酪氨酸代谢的中间产物尿黑酸无法被代谢而沉积在体液和组织中所致。尿黑酸氧化酶缺乏是主要病因。

一、病因病机

本病由于先天禀赋不足，脾肾两虚，气化失司所致。

二、临床表现

1. 静置尿液变黑。尿布变褐色，可为疾病最早期的临床表现。

2. 软骨以及其他结缔组织的色素沉着、疾病晚期的关节炎。关节炎的临床表现类似于类风湿关节炎，放射学检查类似于骨关节炎。

3. 肾脏的并发症包括结石发生率升高及偶尔的肾衰竭，也可以出现心脏瓣膜病，但寿命和正常人一样。

4. 皮肤表现在10~15岁以前很少出现。腋窝可以是首先出现色素改变的部位，颜色从蓝色、黄色到褐色。经典的蓝灰色色素改变通常首先出现在耳郭软骨和巩膜中，之后可能出现在全面部和掌跖表面。褐色或黑色的耵聍可为疾病最早期的表现之一。

三、鉴别诊断

外源性褐黄病　系局部长期外用氢醌、苯酚等酚的中间物所致，表现为用药部位黑蓝色色素斑。氢醌所致的色素沉着主要见于面部突起处，不发生褐黄病性关节病，无尿液异常。

四、辨证施治

本病罕见，可试从脾肾两虚论治，治以补益脾肾，方选补中益气汤(《脾胃论》）合六味地黄丸(《小儿药证直诀》）加减。

五、西医治疗

没有明确有效的治疗方法，尼替西农（一种抑制黑尿酸产生的药物）或每日1g抗坏血酸分服，可起到一定的效果。有关节症状可进行对症处理，如采取低蛋白饮食，限制苯丙氨酸和酪氨酸摄入，但需保证营养。

第十节　原发性皮肤淀粉样变

原发性皮肤淀粉样变是一种由于淀粉样蛋白沉积于皮肤中引起的慢性皮肤病，无其他内脏器官受累。其确切的发病机制尚未阐明，可能与长期摩擦、遗传易感性、EB病毒感染和环境因素有关。最常见类型为斑状淀粉样变、苔藓样淀粉样变及双向相性淀粉样变。

一、病因病机

素有蕴湿，日久化热，凝滞肌肤腠理，或血虚风燥，肌肤失养而发病，

二、临床表现

1. 斑状淀粉样变　融合性的或是波纹状的色素沉着斑，后者在牵拉皮肤时更加明显，好发于上背部，尤其是肩胛区。其次是四肢伸侧，偶可泛发，往往自觉瘙痒。20~30岁女性多见。

2. 苔藓样淀粉样变　是最常见的一型，皮损为持久性的瘙痒性斑块，好发于胫前及四肢伸侧。早期损害为孤立、质硬、鳞屑性、肤色或色素沉着性丘疹，之后可融合成斑块，常呈波纹状。开始时皮损常为单侧，以后发展成双侧，对称分布。

3. 双相性淀粉样变　在色素沉着斑上可看到细小丘疹。

三、鉴别诊断

慢性单纯性苔藓　苔藓样淀粉样变需与慢性单纯性苔藓鉴别。后者好发于颈项、腰骶部，多局限。多因长期搔抓而致针头至米粒大小的多角形扁平丘疹，肤色、淡红或淡褐色，质地较为坚实，久之皮损渐融合扩大，形成苔藓样变。

四、辨证施治

1. 内治

（1）湿热蕴肤证

证候：胫前或四肢伸侧持久性的斑块，较多抓痕和血痂，瘙痒明显；伴口干苦，大便不畅；舌质红，苔黄腻，脉滑。

治法：清热利湿，祛风止痒。

方药：龙胆泻肝汤(《兰室秘藏》) 加减。

加减：上肢为重者，加姜黄；皮损多发于下肢者，加焦柏、土牛膝、生苡仁；瘙痒明显者，加刺蒺藜。

（2）血虚风燥证

证候：皮肤干燥，较多丘疹鳞屑，瘙痒剧烈；伴口干唇裂；舌质淡，苔薄，脉细。

治法：养血润肤，祛风止痒。

方药：当归饮子(《济生方》) 加减。

加减：纳差、腹胀者，加白术；眠差者，加夜交藤；斑块肥厚经久不愈者，加蜈蚣、

乌梢蛇。

2. 外治

(1) 皮疹初起，可用桂枝、三棱、莪术、透骨草、苦参各30g，水煎取汁外洗。

(2) 后期皮损坚实如松皮者，外搽百部酊。

五、西医治疗

迄今为止，尚无疗效确切或根治的方法，治疗目标在于阻断"痒-抓-痒"的循环。强效皮质激素能缓解症状。苔藓样淀粉样变轻症患者，封包或结合使用弱效的角质溶解剂，可提高治疗效果；外用皮质激素联合采用补骨脂素的光化学疗法（PUVA）能更显著地减轻瘙痒。

六、药膳调养

苡仁防风茶

组成：苡仁30g，防风10g。

制用法：加水煎煮，去渣取汁代茶饮。

功效：祛风除湿止痒。

七、美容调护

1. 避免机械摩擦刺激，避免搔抓。

2. 不吃刺激性食物，多食蔬菜、水果等富含维生素的食物。

八、临床报道参考

徐宜厚教授认为，本病的治疗重在散寒燥湿，酌加润燥、息风、化痰之品。并且认为，全蝎、皂角刺两味中药对寒湿燥痒常有殊效。方用益威止痒汤（益母草、徐长卿各12g，威灵仙、秦艽、羌活、独活各6g）合全蝎方化裁。［徐宜厚．徐宜厚皮科传心录．北京：人民卫生出版社，2009：178-179.］

第十一节 维生素A缺乏症

维生素A缺乏症又称蟾皮病，是一种维生素A缺乏所致的营养障碍性疾病。临床表现为皮肤干燥、粗糙，四肢伸侧圆锥形毛囊角化性丘疹、夜盲、角膜干燥和软化等。目前因摄入不足导致者罕见，常因疾病（如慢性腹泻、肝脏疾病、甲状腺功能减退、重症消耗性疾病）或生理原因（如妊娠或哺乳期妇女，视力集中、夜间或弱光下工作人员）而致维生素A吸收、转化和利用减少或消耗增加，而致维生素A缺乏。

一、病因病机

本病由于饮食不调，脾失健运，阴虚血燥所致。

二、临床表现

1. 儿童和青年多见，男多于女。

2. 皮损主要位于大腿前外侧、上臂后侧，并可扩展至四肢伸侧、颈、背、臀。初起皮肤干燥，之后脱屑、色素加深，渐形成毛囊性角化性丘疹，圆锥形或半球形，坚实干燥，色暗红或棕红，中央有棘刺状角质栓，去除后留有坑状凹陷，无炎症和自觉症状。丘疹密集时，状如蟾皮，称蟾皮病。毛发干燥无光泽，易脱落，可为弥漫性稀疏。甲板变薄变脆，透明，表面有纵横沟纹或点状凹陷。

3. 暗适应减退和夜盲症常见，且出现较早。

三、鉴别诊断

毛周角化症　毛囊性丘疹顶端有一个灰褐色或灰白色圆锥状角质栓，中见一根毳毛穿出或蜷曲其中。无自觉症状，也无全身症状。

四、辨证施治

1. 内治　本病多属脾失健运，阴虚血燥，肌肤失养。治宜健脾养血，方选四君子汤(《太平惠民和剂局方》）和当归饮子(《济生方》）加减。

2. 外治　外用润肌膏(《外科正宗》)。

五、西医治疗

1. 大剂量补充维生素 A，轻症者每日 1 万单位，重症者每日 5 万~8 万单位，口服不吸收者可肌肉注射。症状改善后逐渐减量，防止长期大量用药导致维生素 A 过多症。

2. 眼部病变应做局部治疗。

3. 皮损处外涂水杨酸软膏或尿素霜。

4. 同时纠正和补充合并缺乏的其他维生素和营养成分。

六、药膳调养

1. 红薯叶煮羊肝

组成：鲜嫩红薯叶 100g，羊肝 90g。

制用法：将羊肝切片，红薯叶切碎，加水同煮熟即可。

2. 胡萝卜炖猪肝

组成：猪肝（鸡、鸭、羊、兔肝均可）80g，胡萝卜 200g，盐少许。

制用法：将猪肝、胡萝卜分别洗净切片，放在碗里，加适量水、盐，隔水炖熟食用。

3. 菠菜炒猪血

组成：菠菜 400g，猪血 200g，植物油、食盐、味精适量。

制用法：将菠菜洗净切段，猪血切块，锅内倒入油，烧至八成熟时加入猪血、菠菜，大火煸炒熟后加入调料起锅。

七、美容调护

1. 避免局部刺激。

2. 减少视力集中、夜间或弱光下工作。

3. 多食用含有维生素 A 和 β- 胡萝卜素的食物，如动物肝脏、鱼卵、牛奶、蛋黄、黄鳝、胡萝卜、菠菜、韭菜、莴苣叶、豌豆苗、金针菜、红心甜薯、辣椒，以及水果类如杏、芒果和柿子。

第十二节　烟酸缺乏病

烟酸缺乏病又名陪拉格病、糙皮病、癞皮病和玉蜀黍疹。主要由于饮食中烟酸或其前体物质色氨酸不足（主要见于以玉米为主食者）导致，目前多由于酗酒、偏食或厌食所致。该病常累及多个系统，临床表现复杂，典型的三联征是：皮炎、腹泻和痴呆。皮肤表现常能帮助诊断，但也易与其他疾病混淆。

一、病因病机

本病因饮食不节，脾失健运，脾虚湿困；或情志不舒，肝郁乘脾，气血生化无权，肌肤失养所致。

二、临床表现

本病发生于各年龄组，国内以中青年女性为多，好发于春夏季，有复发倾向。

1. 皮肤黏膜　皮损多位于暴露部位，如颜面、胸前“V”字区、手背、足背等，常对称分布，也可累及易受摩擦部位如肩、肘、膝、臀等处。早期经暴晒后，暴露部位出现鲜红或紫红斑，界限清楚，略高起，有瘙痒或烧灼感。然后皮损转为暗红色，严重时可出现水疱、糜烂和渗出，或形成溃疡，干燥后结痂。2~3 周后，损害呈红棕色或棕黑色，粗糙并有鳞屑，可有皲裂和毛囊角化，其边缘可见 1~2mm 宽的较红皮肤，像一道镶边。反复发作的慢性病例表现为皮肤增厚、皮纹明显，颜色转暗呈棕黑色，粗糙而缺乏弹性，伴角化过度、干燥性鳞屑、皲裂、出血、血痂。会阴、生殖器、肛门周围及黏膜病变可与口腔炎同时发生。

2. 消化道　可表现为食欲不振、恶心、呕吐、腹痛、腹泻、唾液分泌旺盛等，可导致胃炎、十二指肠酶缺乏和消化道黏膜萎缩。

3. 神经系统　可表现为头痛、易怒、注意力不集中、乏力、焦虑、神情淡漠、不安、错觉、幻觉、昏迷、震颤、麻痹等，不同个体存在较大差异性。有严重精神神经症状者预后差，若不及时治疗，死亡率较高。

本病临床表现复杂，诊断主要根据病史（特别是饮食习惯）和临床表现。以上三类可以出现不同的组合表现，有时需不同科室医师加以体检识别。

三、鉴别诊断

1. 植物日光性皮炎　进食或接触光感性植物后日晒，暴露部位出现晒伤样红斑、水肿、水疱、大疱、瘀斑，患处皮肤紧致发亮，有灼痛感。发生于面部者，可有双侧眼睑肿胀，甚者眼睛不能睁开。多发于春夏季。

2. 迟发性皮肤卟啉症　分获得性和家族性两型。前者较常见，无遗传背景，20 岁以后发病。后者罕见，常为染色体显性遗传，多在 20 岁以内发病；起病缓慢，表现为暴露部位皮肤脆性增加，水疱常位于面部、手背，晒太阳后加重。愈后伴多毛、色素沉着及瘢痕等。尿液中有过量的尿卟啉。

四、辨证施治

1. 内治

（1）脾虚湿困证

证候：暴露部位鲜红或紫红斑，瘙痒或有烧灼感，严重时可出现水疱、糜烂、渗出、溃疡、结痂；伴纳少腹胀，乏力；舌质淡，苔白，有齿痕，脉细滑。

治法：健脾利湿。

方药：除湿胃苓汤(《医宗金鉴》) 加减。

加减：皮损鲜红、灼热者，加白茅根、丹皮、赤芍。

（2）肝郁脾虚证

证候：暴露部位暗红斑，瘙痒或有烧灼感，皮肤增厚粗糙、缺乏弹性，伴角化过度、干燥性鳞屑、皲裂；伴性急易怒，胸胁胀满，腹痛、腹泻；舌质淡红，苔薄白，脉弦细。

治法：疏肝理脾，养血润肤。

方药：逍遥散(《太平惠民和剂局方》) 加减。

加减：脱屑较多者，加天冬、麦冬。夜寐不安者，加合欢皮、夜交藤。

2. 外治

（1）皮损初起，鲜红或紫红，出现水疱、糜烂、渗出、溃疡、结痂，有瘙痒或烧灼感者，用白头翁、蒲公英、仙鹤草、苦参各 30g，水煎取汁湿敷。

（2）皮损暗红色，皮肤增厚、粗糙，缺乏弹性，伴角化过度、干燥性鳞屑、皲裂者，用藿香、香薷、茵陈、杏仁、桃仁各 30g，水煎取汁外洗，然后使用黄金万红膏外搽。

五、西医治疗

1. 去除和治疗各种病因。如需长期服用异烟肼者，应补充富含烟酸和色氨酸的食物，避免日晒。

2. 视病情轻重，补充剂量不等的烟酸和烟酰胺，每日可分次口服烟酰胺 100～300mg。严重腹泻或口服困难者，可肌肉注射或静脉滴注，同时补充白蛋白、其他 B 族维生素、铁剂等。

3. 按皮损类型和性质选择外用药，合并感染者加用抗感染制剂。

六、药膳调养

参照“维生素 A 缺乏症”。

七、美容调护

1. 避免日晒、摩擦和重体力劳动。

2. 多食肉类、肝、奶类、豆类、谷类和蔬菜等富含烟酸、色氨酸的食物；忌酒。

3. 做好健康宣教，以预防为主。

（杨恩品　林　燕）

思考题

1. 换肤术后综合征有哪些临床表现？应与哪些疾病鉴别？
2. 换肤术后综合征如何辨证治疗？
3. 糖皮质激素依赖性皮炎的诊断要点有哪些？如何治疗？
4. 寻常型鱼鳞病的临床特点有哪些？
5. 毛囊角化病、汗孔角化症的临床表现有哪些？
6. 睑黄疣的治疗方法有哪些？

附　　录

常用中医皮肤美容方剂

一　画

一号癣药水（经验方）

组成：土槿皮 300g，大枫子肉 300g，地肤子 300g，蛇床子 300g，硫黄 150g，白鲜皮 300g，枯矾 150g，苦参 300g，樟脑 150g，50%酒精 20000mL。

制用法：将土槿皮打成粗末，大枫子肉捣碎，硫黄研细，枯矾打松，用 50%酒精温浸，第一次加 8000mL，浸 2 天后倾取清液；第二次再加 6000mL，再浸 2 天，倾取清液；第 3 次加 6000mL，去渣取液体。将 3 次浸出之药液混合，再把樟脑用 95%酒精溶解后加入药液中，待药液澄清，倾取上层清液备用。搽擦患处，每日 3~4 次。有糜烂者禁用。

功用：杀虫止痒。用于鹅掌风、脚湿气、圆癣等病。

二　画

二号癣药水（经验方）

组成：米醋 1000g，百部、蛇床子、硫黄各 240g，土槿皮 300g，白砒 6g，斑蝥 60g，白国樟 36g，轻粉 36g（或加水杨酸 330g，冰醋酸 100mL，醋酸铝 60g）。

制用法：先将白砒、硫黄、轻粉各研细末，再同其余药物和米醋浸在瓶中或缸中，待 1 周后使用。外搽，每日 1~2 次；亦可浸用，约浸 20 分钟。有糜烂者禁用。

功用：解毒杀虫。用于鹅掌风、脚湿气等。

二仙汤（秦伯未经验方）

组成：仙茅、仙灵脾、当归、巴戟天（可用菟丝子代）、黄柏、知母。

制用法：水煎服。

功用：温阳养血，除湿。

二至丸(《证治准绳》)

组成：女贞子、旱莲草。

制用法：水煎服。

功用：调摄冲任。

二陈汤(《太平惠民和剂局方》)

组成：陈皮、半夏、茯苓、甘草。

制用法：水煎服。

功用：燥湿化痰。

二矾汤(《外科正宗》)

组成：白矾、皂矾各 120g，孩儿茶 15g，侧柏叶 250g。

制用法：水煎，熏洗浸泡。

功用：杀虫止痒。用于鹅掌风，皮肤枯厚，破裂作痛者。

二味拔毒散(《医宗金鉴》)

组成：白矾、明雄黄。

制用法：等分为末。茶水调化，搽患处。

功用：杀菌化腐，燥湿敛疮，止痒。

八珍汤(《正体类要》)

组成：党参、白术、茯苓、甘草、当归、地黄、川芎、白芍。

制用法：水煎服。

功用：补气养血。用于气血俱虚，营卫不和，疮疡脓水清稀、久不收敛者。

七白膏(《太平圣惠方》)

组成：白芷、白蔹、白术各 10 份，白及 5 份，细辛、白附子、白茯苓各 3 份。

制用法：将以上各药物研成细末后，用鸡蛋清调成如弹子大小的小丸，阴干。每天晚上睡前用本品温水化开涂面。

功用：美白祛斑，润肤防皱。

七宝美髯丹(《本草纲目》)

组成：何首乌、牛膝、赤茯苓、菟丝子、当归、枸杞各 240g，补骨脂 210g。

制用法：研为细末，炼蜜为丸如龙眼大。每次 9g，每日 2 次。

功用：补肾固精，乌发壮骨，续嗣延年。

八仙丸(《寿亲养老新书》)

组成：泽泻 90g，牡丹皮 90g，附子 90g，茯苓 60g，肉桂 60g，生干地黄 240g，山茱萸 120g，干山药 120g。

制用法：上药除肉桂外均烘干，研为末炼蜜丸，如梧桐子大。每天早晨空腹用温酒或盐开水下 30 丸。

功用：补益脾肾，益容颜，阴阳两虚者均可用。

八仙糕(《外科正宗》)

组成：人参 180g，山药 180g，茯苓 180g，芡实 180g，莲子肉 150g，糯米 1500g，白糖 1250g，蜂蜜 500g。

制用法：上药各研细末后和匀，再将白糖和蜂蜜隔水炖化，随即将以上细末趁热和匀，摊于笼内，切成条糕状，蒸熟，烘烤至干。每日清晨或饥时泡服数条。

功用：健脾养胃，益气和中。脾胃薄弱，脏腑虚损，面黄肌瘦，唇干而色白者可用。

人参丸(《圣济总录》)

组成：人参500g，熟地黄、天冬、白茯苓各300g，胡麻仁（汤浸去皮炒）33粒。

制用法：上药捣筛为末，炼蜜为丸，如梧桐子大，每次10丸，早饭后温酒下。

功用：补益气血，调养脾肾。治须发白，能令变黑。

九一丹(《医宗金鉴》)

组成：熟石膏9份，升丹1份，共研极细末。

制用法：掺于疮口中，或用药线蘸药插入，外盖药膏，每日换药1~2次。

功用：提脓祛腐。用于一切溃疡流脓未尽者。

三　画

三仁汤(《温病条辨》)

组成：白豆蔻、杏仁、薏苡仁、滑石、半夏、厚朴、竹叶、通草。

制用法：水煎服。

功用：宣通气机，化湿。

三妙丸(《医学正传》)

组成：苍术180g（米泔水浸），黄柏120g（酒炒），牛膝60g。

制用法：研为细末，水煮面糊为丸，如梧桐子大。每服9g，用淡盐汤送下。

功用：利湿退肿，引达下焦。用于湿热下注，足趾湿烂，小溲赤浊。

三黄一椒膏（金起凤教授治疗慢性肥厚性皮肤病之经验方）

组成：生大黄、制硫黄、雄黄各9g，白胡椒12g。

制用法：共研细末，过120目筛，加白凡士林200g，调均匀即成。搽患处，每日2~3次。

功用：燥湿，杀虫，止痒。

三黄洗剂（经验方）

组成：大黄、黄柏、黄芩、苦参片各等分。

制用法：上药共研细末。10~15g加入蒸馏水100mL，医用石炭酸1mL。临用时摇匀，以棉花蘸药汁搽患处，每日4~5次。如用于皮肤瘙痒剧烈者，可加入薄荷脑1g（即1%薄荷三黄洗剂）。

功用：清热、止痒、收涩。治一切急性皮肤病及疖病有红肿焮痒出水者。

大补阴丸(《丹溪心法》)

组成：熟地黄、龟板、黄柏、知母、猪脊髓。

制用法：炼蜜为丸，每服9g。

功用：滋阴降火。

千金散（经验方）

组成：制乳香15g，制没药15g，轻粉15g，飞朱砂15g，煅白砒6g，赤石脂15g，炒五倍子15g，煅雄黄15g，醋制蛇含石15g。

制用法：将各药研细和匀。将药粉掺入患处，或黏附在纸线上，插入疮中。

功用：蚀恶肉，化疮腐。用于一切恶疮顽肉死腐不脱者，以及寻常疣、肉刺、痔瘘等。

马齿苋合剂（经验方）

组成：马齿苋、紫草、败酱草、大青叶。

制用法：水煎服。

功用：清化湿热，祛瘀解毒。用于疣湿热血瘀证。

四　画

天门冬粥(《饮食辨录》)

组成：天门冬 15~20g。

制用法：上药加水煎煮，去滓取汁，入粳米 60g 煮粥，沸后加入冰糖适量，每晚食用。

功用：滋阴益肺，生津润肤。可防治皮肤粗糙，易发生皲裂者，对干性皮肤者久食有效。

五妙水仙膏(《经验方》)

组成：五倍子、石碱、生石灰等。

制用法：制成膏剂，外用。

功用：消炎解毒，祛腐生新。

五味消毒饮(《医宗金鉴》)

组成：银花、野菊花、紫花地丁、天葵子、蒲公英。

制用法：水煎服。

功用：清热解毒。用于疔疮初起，壮热憎寒。

五香丸(《备急千金要方》)

组成：豆蔻、丁香、藿香、零陵香、青木香、白芷、桂心各 30g，香附 60g，甘松香、当归各 15g，槟榔 2 枚。

制用法：以上共为细末，炼蜜和丸如大豆。含咽，日 3 夜 1。亦可常含咽汁。

功用：香口辟秽。适用于口臭、身臭者。

五神汤(《外科真诠》)

组成：茯苓、车前子、金银花、牛膝、紫花地丁。

制用法：水煎服。

功用：清热解毒，分利湿热。

五海瘿瘤丸(《全国中药成药处方集》)

组成：海带、海藻、海螵蛸、海螺、海蛤壳、夏枯草、白芷、木香、川芎、昆布。

制用法：水煎服。

功用：清热解毒，软坚消肿，散结。

升麻泻热散(《太平圣惠方》)

组成：升麻 45g，射干 45g，黄柏 60g，大青叶 30g，炙甘草 30g，玄参 30g，黄芩 30g，犀角屑（用水牛角代）1g，黄连 30g。

制用法：上药用纱布裹，酒浸一宿，以猪脂 1000g 煎令药黄，滤去滓，放入锅中，加地黄、天冬汁 500mL，熬至黏稠即成。入瓷器中盛，服用不计时候，每次含咽半匙。

功用：清热生津，行气活血。适用于脾经蕴热之口唇枯燥。

化斑解毒汤(《医宗金鉴》)

组成：升麻、石膏、连翘（去心）、牛蒡子、人中黄、黄连、知母、玄参。

制用法：加用竹叶20片，水煎服。

功用：清热解毒，用于内发丹毒。

丹白膏(《中国皮肤病秘方全书》)

组成：白芍、白芷、白茯苓、白僵蚕、白菊花、丹参、丹皮各等分。粉碎过100目筛，装入干燥瓶中贮存。

制用法：用时取上述药物细粉15g，加入适量鸡蛋清或黄瓜汁调成糊状。根据皮损面积大小，均匀涂于患处，保留20~30分钟后清水洗去。

功用：美白祛斑。

丹栀逍遥散(《内科摘要》)

组成：丹皮、栀子、柴胡、白芍、当归、白术、茯苓、薄荷、生姜、甘草。

制用法：水煎服。

功用：清肝解郁。

乌龙丸(《万病回春》)

组成：当归、生地黄、枸杞子、石莲肉各30g，莲心、木香、青木香、乳香、京墨各15g，丁香10g，茯苓6g，冰片0.3g。妇人加乌药（醋炒）、香附（童便炒）各10g。

制用法：以上方药共为细末，陈米饭荷叶包，烧过，捣烂入药末为丸，如黄豆大，取麝香0.3g，黄酒化开为衣。每服30~40丸，临卧用砂仁炒，入黄酒中送服。

功用：培补脾肾，行气活血，辟秽化浊之功。适用于腋臭、体臭者。

六味地黄丸(《小儿药证直诀》)

组成：熟地、山茱萸、山药、丹皮、泽泻、茯苓。

制用法：水煎服。

功用：补肾水，降虚火。

双柏散（经验方）

组成：侧柏叶60g，大黄60g，黄柏30g，薄荷30g，泽兰30g。

制用法：共研细末，水或蜜，调制外敷。

功用：活血祛瘀，消肿止痛。用于疮疡初起红肿热痛、腹腔炎症包块、静脉炎等。

双解通圣散(《医宗金鉴》)

组成：防风、荆芥、当归、白芍（酒炒）、连翘、炒白术、川芎、薄荷、麻黄、栀子各15g，黄芩、煅石膏、桔梗各30g，生甘草60g，滑石90g。

制用法：共研粗末，每用15g，水一钟半，煎八分，澄渣，温服。

功用：疏表清里。

五　画

玉屏风散(《世医得效方》)

组成：黄芪18g，防风6g，白术6g。

制用法：原为散剂，现作汤剂，水煎服。

功用：补气，固表，止汗。

玉容散(《备急千金要方》)

组成：白附子、密陀僧、牡蛎、茯苓、川芎各60g。

制用法：研细末，每夜涂面，以手摩之，旦用浆水洗。

功用：祛风活血，润面除斑。

玉露散（经验方）

组成：芙蓉叶不拘多少，去梗茎，研成细末。

制用法：可用麻油、菊花露或凡士林调敷患处。

功用：凉血、清热、退肿。用于一切阳证。

玉露膏

组成：用凡士林8/10，玉露散2/10。

制用法：调匀成膏（每300g油膏中可加医用石炭酸10滴），外敷。

功用：清热解毒。用于丹毒、疮痈等。

甘草油(《赵炳南临床经验集》)

组成：甘草30g，香油300g。

制用法：甘草浸入油内一昼夜，文火将药炸至焦黄，去渣备用。外涂患处。

功用：清热解毒，润肤止痒。

甘露饮(《太平惠民和剂局方》)

组成：枇杷叶、干熟地黄、生干地黄、天门冬、麦门冬、石斛、茵陈、黄芩、枳壳、甘草各等分。将枇杷叶刷去毛，天冬、麦冬抽心焙，石斛去芦，茵陈去梗，枳壳去瓤麸炒，甘草炙。

制用法：将上药共研细末。每服15g，水一盏，煎至七分，去渣，食后、临卧时温服。

功用：滋阴清热，利湿除臭。适用于阴虚火旺，胃热壅络，升降失常之口臭者。

甘露消毒丹(《医效秘传》)

组成：白豆蔻、藿香、茵陈、滑石、木通、石菖蒲、射干、贝母、黄芩、连翘、薄荷。

制用法：水煎服。

功用：利湿化浊，清热解毒。

石灰散(《太平圣惠方》)

组成：石灰200g，青木香、枫香、熏陆香、丁香、阳起石、橘皮各30g，矾石60g。

制用法：以上方药并炒，捣筛为散，以绵作袋，粗如四指，长12cm，展开后，将药末裹于内。先将腋窝洗净，以干毛巾将局部擦红，然后将药条夹于腋窝下，候时取出。

功用：燥湿敛汗，辟秽化浊。适用于腋臭。

龙胆汤（刘复兴经验方）

组成：龙胆草、车前子、川木通、苦参、黄芩、土茯苓。

制用法：水煎服。

功用：清热利湿，泻火解毒。

龙胆泻肝汤(《兰室秘藏》)

组成：龙胆草、炒黄芩、炒栀子、泽泻、木通、车前子、当归、生地、柴胡、甘草。

制用法：水煎服。

功用：清肝火，利湿热。用于肝胆经实火湿热所致乳头破碎、乳发、蛇丹、阴肿、囊痈、耳脓等症。

归脾汤(《济生方》)

组成：人参、黄芪、白术、当归、茯神、远志、龙眼肉、酸枣仁、木香、炙甘草、生姜、大枣。

制用法：水煎服。

功用：养心健脾，益气补血。

四君子汤(《太平惠民和剂局方》)

组成：人参、茯苓、白术、甘草。

制用法：水煎服。

功用：补元气，益脾胃。

四物汤(《太平惠民和剂局方》)

组成：熟地、归身、白芍、川芎。

制用法：水煎服。

功用：养血补血。

四物消风饮(《医宗金鉴》)

组成：生地黄、当归、荆芥、防风、赤芍、川芎、白鲜皮、蝉蜕、薄荷、独活、柴胡、红枣。

制用法：水煎服。

功用：养血祛风。

四黄膏(经验方)

组成：黄连、黄柏、黄芩、大黄、乳香、没药各等量。

制用法：研细末，以药末20%加80%凡士林调成油膏。外敷。

功用：清热解毒，活血消肿。用于阳证疮疡。

仙方活命饮(《校注妇人良方》)

组成：穿山甲、天花粉、甘草、乳香、白芷、赤芍、贝母、防风、没药、皂角刺、归尾、陈皮、金银花。

制用法：水煎服。

功用：清热解毒，消肿溃坚，活血止痛。

白玉膏即生肌白玉膏(《外科正宗》)

组成：熟石膏9份、制炉甘石1份。

制用法：将熟石膏研成粉，加入炉甘石粉和匀，以麻油少许调成膏，再加凡士林成70%的软膏。敷贴患处。

功用：润肤，生肌，收敛。

白术丸(《太平圣惠方》)

组成：白术60g，陈皮60g，人参30g，炮姜30g，荜茇30g，神曲30g。

制用法：上药研末，枣肉为丸，如梧桐子大。每次服30丸，粥汤下，每日1次。

功用：补脾益气。适用于脾胃气虚，肌肤憔悴，面色萎黄，口唇淡白皲裂。

白屑风酊（经验方）

组成：蛇床子 40g，苦参 40g，土槿皮 20g。

制用法：共研粗末，先用 75%的酒精 80mL 将药粉浸透，放置 6 小时后，加入 75%的酒精 920mL，依照渗漉分次加入法，取得酊剂约 1000mL，最后加入薄荷脑 10g 即成。搽檫患处，每日 3~5 次。

功用：祛风止痒。

白雪膜(《备急千金要方》)

组成：新鲜鸡蛋 3 枚。

制用法：将鲜鸡蛋 3 枚浸于酒中，密封 20~30 日后，取蛋清卧前敷面，次晨用清水洗去。每周 1 次。

功用：润肤，白面，减皱。

令发不落方(《太平圣惠方》)

组成：榧子 3 个，核桃 2 个，侧柏叶 40g。

制用法：上三药共捣烂，浸泡在雪水内，备用。每日用梳子蘸水梳头。

功用：滋肾润燥，清热凉血，益气补血。防止头发脱落，使头发柔润乌黑。

令好颜色方(《千金翼方》)

组成：白瓜子 1.5g，白杨皮 0.9g，桃花 30g。

制服法：将上药研为散，用开水送服，每次 3g，每日 3 次。

功用：利湿活血，白面红颜。适用于痰饮、瘀血所致容颜晦黯无泽者。

令面白如玉色方(《外台秘要》)

组成：羊脂、狗脂各 50g，白芷、甘草、半夏各 15g，草乌头 30g，桃仁 14 枚，麝香少许。

制用法：先用清水漂净羊脂与狗脂，沥干，熬取油，再加入其他药物同熬，待白芷变成老黄色，滤去药滓，放入瓷器中贮存。涂面用。

功用：令面白如玉色。

令面白净悦泽方(《千金方衍义》)

组成：白蔹 60g，白术 60g，白附子 60g，白芷 60g，藁本 90g，猪胰 3 具（水渍去赤汁研烂）。

制用法：上药研为末备用。先以芜菁子 600mL、酒水各 600mL 相和煎数沸，研如泥，再合前药末调匀，以磁器贮封 3 日后可使用。每夜敷面，翌晨以温水洗净。

功用：滋养皮肤，荡涤污垢，润泽面容。

令面悦泽光润方(《备急千金要方》)

组成：黄芪、白术、白蔹、玉竹、土瓜根、商陆、蜀水花、鸬鹚屎、鹰屎白各 30g，防风 45g，白芷、细辛、青木香、川芎、白附子、杏仁各 60g。

制用法：将上药研为末，以鸡蛋清调，阴干。在石上研之，夜晚以浆水涂面，翌晨用水洗净。

功用：养皮肤，灭瘢痕，去粉刺，脱茸毛，令面悦泽。

令香方(《历代古传秘方》)

组成：白芷、柑子皮各 45g，瓜子仁 60g，藁本、当归、细辛、桂心各 30g。

制用法：以上共为细末，每服3g，酒送下，每日3次。5日口香，7日身香。

功用：有香身辟秽之功。

六　画

地骨皮丸(《太平圣惠方》)

组成：地骨皮、干地黄各150g，菟丝子、白蒺藜、桃仁各120g，怀牛膝、覆盆子、黄芪、五味子各90g。

制用法：小蜜丸，每日空腹以温酒服40丸，开水送服亦可。

功用：益气血，乌发润发。

百部酊(《赵炳南临床经验集》)

组成：百部180g，75%酒精360mL。

制用法：将百部碾碎置酒精内，浸泡七昼夜，过滤去渣备用。外涂患处。

功用：杀虫祛风止痒。

当归四逆汤(《伤寒论》)

组成：当归、桂枝、芍药、细辛、通草、大枣、甘草。

制用法：水煎服。

功用：温经散寒，养血通脉。

当归饮子(《济生方》)

组成：当归、川芎、白芍、生地、白蒺藜、防风、荆芥穗、何首乌、黄芪、甘草。

制用法：水煎服。

功用：清血润燥，祛风止痒。

当归补血汤(《内外伤辨惑论》)

组成：黄芪、当归。

制用法：水煎服。

功用：益气补血。

竹叶石膏汤(《伤寒论》)

组成：竹叶、石膏、麦冬、人参（党参）、半夏、粳米、甘草。

制用法：水煎服。

功用：清热养胃，生津止渴。

血府逐瘀汤(《医林改错》)

组成：当归、生地黄、川芎、赤芍、桃仁、红花、枳壳、柴胡、桔梗、牛膝、甘草。

制用法：水煎服。

功用：活血祛瘀，理气止痛。

阳和汤(《外科证治全生集》)

组成：麻黄、熟地黄、白芥子、炮姜炭、甘草、肉桂、鹿角胶。

制用法：水煎服。

功用：温经散寒，化痰补虚。

阳春酒(《外科正宗》)

组成：人参、白术、熟地各15g，当归身、天冬、枸杞各90g，柏子仁、远志各7g，白酒 2500g。

制用法：上药放纱布内，浸酒中，每日早中晚各 1 杯。

功用：此酒兼补五脏气血津液。可祛病延寿，美悦颜色，滋润皮肤。

防风通圣散(《宣明论方》)

组成：防风、荆芥、连翘、麻黄、薄荷、川芎、当归、白芍（炒）、白术、栀子、大黄（酒蒸）、芒硝各 15g，石膏、黄芩、桔梗各 30g，甘草 6g，滑石 9g。

制用法：共研细末，每服 6g，开水送下。

功用：解表通里，散风清热，化湿解毒。

红妆丸(《普济方》)

组成：补骨脂 120g，胡桃肉 120g，莲肉 30g，胡芦巴 120g。

制服法：将上药研为细末，用酒糊为丸，如梧桐子大。每天晨服 30 丸，空腹服，以酒送下。

功用：补肾助阳，悦泽红颜，适于肾阳虚者。

红灵酒（经验方）

组成：当归 60g，红花 30g，川椒 30g，樟脑 15g，肉桂 60g，细辛 15g，干姜 30g。

制用法：75%酒精 1000mL 浸泡 7 天，去渣备用。外涂患处。

功用：活血消肿止痛。

七　画

却老养容丸(《太平圣惠方》)

组成：黄精（生者）6000g，生地黄 2500g，白蜜 3320g。

制服法：黄精、生地取汁，三味于铜器中搅匀，慢火煎令稠，至可成丸时即制丸如弹子大。服时以温酒研 1 丸服，日 3 次。

功用：补益脾肾，延年不老，使人面如童子。适于偏阴虚者。

却老去皱面膏(《备急千金要方》)

组成：青木香、白附子、川芎、白蜡、零陵香、香附子、白芷各 70g，茯苓、甘松各 35g，羊髓 500g（炼）。

制用法：上药切碎，以水、酒各 300mL 浸药一宿，再煎至水、酒尽，膏成，去渣。每晚洗脸后涂敷面上。

功用：此膏却老去皱，但油性皮肤不宜用。

芩连二母丸(《外科正宗》)

组成：黄芩、黄连、知母、贝母、当归、白芍、羚羊角、生地、熟地、地骨皮、蒲黄、川芎、生甘草、侧柏叶。

制用法：水煎服。

功用：抑火滋阴，养血凉血，安敛心神，调和血脉。

体臭令香方(《备急千金要方》)

组成：白芷 45g，桂心、细辛、当归、藁本各 30g，瓜子仁 60g，柑子皮 45g。

制用法：上药共为末，每次酒服 3g，每日 3 次。

功用：祛除皮肤腠理之秽气，令口香、身香。

体臭方(《千金翼方》)

组成：竹叶300g，桃白皮120g。

制用法：以上2味水煎取汁，贮瓶备用。以药液浴身，不拘次数。

功用：香身除臭，利湿解毒。适用于腋臭、体臭。

何首乌丸(《太平惠民和剂局方》)

组成：何首乌1500g，牛膝500g。

制用法：上药以黑豆三蒸三晒，去豆取药为末，蒸枣肉和丸如梧桐子大。每服30丸，温酒下，食前服。忌萝卜、葱、蒜。

功用：黑须发，驻颜容，利腰膝，强筋骨。

何首乌粥

组成：制何首乌50g，赤糯米100g。

制用法：取制首乌洗净，水1L煎取汁。与赤糯米、大枣、冰糖共煮成粥，可作早餐或夜宵食用。此方补肝肾，益精血，乌发养颜。

辛夷清肺饮(《外科正宗》)

组成：辛夷、生甘草、煅石膏、知母、栀子、黄芩、枇杷叶、升麻、百合、麦冬。

制用法：水煎服。

功用：清肺胃，解热毒。用于鼻内息肉及热疮等。

沐浴方(《慈禧光绪医方选议》)

组成：谷精草、茵陈、决明子、桑枝、白菊花各36g，木瓜、桑叶、青皮各45g。

制用法：上药煎水沐浴。

功用：香身祛风，清热利湿。

怀山药芝麻糊(经验方)

组成：怀山药15g，黑芝麻120g，玫瑰糖6g，鲜牛奶200mL，粳米60g

制用法：先将粳米洗净，用沸水浸泡1小时，捞出滤干；怀山药切成小颗粒；黑芝麻炒香。将以上各物放入盆中，加水和鲜牛奶拌匀、磨碎，滤出细茸待用。将滤过的鲜牛奶继续加入清水、冰糖融化烧开。再将制成的怀山药、芝麻等细茸慢慢倒入锅中。放入玫瑰糖，不断搅拌成糊，然后起锅即成。

功用：补肾健脾，可治须发早白、毛发稀疏。

补中益气汤(《脾胃论》)

组成：党参、白术、炙甘草、黄芪、当归、陈皮、升麻、炒柴胡。

制用法：水煎服。

功用：补中益气。

补阳还五汤(《医林改错》)

组成：黄芪、当归、桃仁、红花、赤芍、川芎、地龙。

制用法：水煎服。

功用：补气，活血通络。

补骨脂酊(《赵炳南临床经验集》)

组成：补骨脂180g。

制用法：碾碎，置于75%酒精360mL内，浸泡7昼夜，过滤去渣即成。外用。涂搽患处，每日数次。

功用：调和气血，活血通络。用于白癜风等。

附子理中汤（《三因极一病证方论》）

组成：大附子、人参、炮干姜、炙甘草、白术。

制用法：水煎服。

功用：温补脾肾。

附桂八味丸(《金匮要略》之肾气丸，又称金匮肾气丸)

组成：附子、肉桂、熟地黄、山药、山茱萸、泽泻、茯苓、牡丹皮。

制用法：制成丸剂，每日 6~12g，分 2 次吞服。

功用：温补肾阳。

八　画

青白散（《朱仁康临床经验集》）

组成：青黛 30g，海螵蛸末 90g，煅石膏末 370g，冰片 3g。

制用法：先将青黛研细，次加海螵蛸末研和，后加煅石膏末研细。冰片研细，加入上药少许研和，再加全部药末研和。干掺，或麻油调敷患处。

功用：收湿止痒，清热消肿。

青吹口散（经验方）

组成：煅石膏 9g，煅人中白 9g，青黛 3g，薄荷 0. 9g，黄柏 2. 1g，川黄连 1. 5g，煅月石 18g，冰片 3g。

制用法：先将煅石膏、煅人中白、青黛各研细末，和匀，水飞（研至无声为度），晒干，再研细。又将其余 5 味各研细后，和匀，用瓶装，封固不出气。漱净口腔，用药管吹敷患处。

功用：清热解毒，止痛。用于口、舌、咽喉疼痛之疳疮。

青蒿鳖甲汤(《温病条辨》)

组成：青蒿、鳖甲、生地、知母、丹皮。

功用：养阴清热。

用法：水煎服。

青黛散（经验方）

组成：青黛 60g，石膏 120g，滑石 120g，黄柏 60g。

制用法：研细粉混匀。干掺，或麻油调敷患处。

功用：收湿止痒，清热解毒。

青黛膏

组成：青黛散 75g，凡士林 300g。

制用法：先将凡士林烊化冷却，再将药粉徐徐调入即成。将药膏涂在纱布上贴之，或蘸药搽擦患处。

功用：收湿止痒，清热解毒，润肤。

苦参汤(《疡科心得集》)

组成：苦参 60g，蛇床子 30g，白芷 15g，银花 30g，菊花 60g，黄柏 15g，地肤子 15g，大菖蒲 9g。

制用法：水煎去渣，临用亦可加猪胆汁 4~5 滴，煎水外洗。一般洗 2~3 次即可。

功用：祛风除湿，杀虫止痒。用于阴痒、阴蚀、白疕、麻风等病。

枇杷清肺饮(《医宗金鉴》)

组成：人参、枇杷叶、生甘草、黄连、桑白皮、黄柏。

制用法：水煎服。

功用：宣肺清热。用于粉刺。

知柏地黄丸(《医宗金鉴》)

组成：知母、黄柏、熟地黄、山萸肉、山药、泽泻、茯苓、丹皮。

制用法：制成丸剂，每日 9g，分 2 次吞服。

功用：滋阴降火。

侧柏叶酊（经验方）

组成：二甲亚砜 100g，侧柏叶酒精浸出液（生侧柏叶 2500g）。

制用法：用 60%乙醇渗漉到 1000mL 即成。每日外搽 3~4 次。

功用：凉血清热，止痒。用于白屑风。

金黄散(《医宗金鉴》)

组成：大黄、黄柏、姜黄、白芷各 2500g，南星、陈皮、苍术、厚朴、甘草各 1000g，天花粉 5000g。

制用法：共研细末。可用葱汁、酒、醋、麻油、蜜、菊花露、银花露、丝瓜叶捣汁调敷。

功用：清热除湿，散瘀化痰，止痛消肿。用于一切疮疡阳证。

金黄膏

组成：金黄散 1/20 和凡士林 8/10。

制用法：调匀成膏。将药膏摊敷料上外敷。

功用：同金黄散。

狐臭方(《历代古传秘方》)

组成：青木香 60g，附子、石灰各 30g，矾石（烧）15g。

制用法：上药共为细末，用以涂于腋部，经常用之。

功用：敛汗除臭。适用于狐臭。

肢臭方(《历代古传秘方》)

组成：乌贼骨、枯白矾各 9g，密陀僧 3g。

制用法：上药共为细末，先用药洗臭处，再用药末搽之。

功用：止汗除臭。适用于狐臭。

治白屑立效方(《太平圣惠方》)

组成：火麻仁、秦艽各 250g，皂荚末 30g。

制用法：上药捣碎，以水 2500mL 浸一宿，去滓沐头，不过三度瘥。

功用：润发去屑。

治唇干坼出血方(《备急千金要方》)

组成：桃仁、猪脂适量。

制用法：将桃仁捣烂，以猪脂调和，用时涂于口唇。

功用：适用于一切原因所致的口唇干燥、出血。

治容颜憔悴方(《蔬果美容养生 750 方》)

组成：红枣 10g，桂圆肉 20g，小米 50g，老南瓜 200g，红糖 30g。

制用法：将老南瓜洗净，切成小块，与红枣、桂圆肉、小米一起煮成稀粥，加入红糖再煮片刻。每日 1 剂，分 2 次服用。

功用：滋补肝脾，养血红颜。

治瘢方（经验方）

组成：熟地黄、何首乌、杜仲、赤芍、白芍、牛膝、桃仁、红花、赤小豆、白术、穿山甲。

制用法：水煎服。

功用：养血活血。

参苓白术散(《太平惠民和剂局方》)

组成：白扁豆 450g（姜汁浸，去皮，微炒），人参（或党参）、白术、白茯苓、炙甘草、山药各 600g，莲子肉、桔梗（炒令深黄色）、薏苡仁、缩砂仁各 300g。

制用法：用枣汤调服。

功用：健脾补气，和胃渗湿。用于脾胃虚弱，饮食不消，或吐或泻，形体虚羸等症。

参附汤（《正体类要》）

组成：人参、附子（炮）。

制用法：水煎服。

功用：回阳，益气，救脱。

驻颜方(《新中医美容》)

组成：胡桃仁 30g，牛奶 200g，豆浆 200g，黑芝麻 20g。

制用法：将胡桃仁、黑芝麻磨碎，与牛奶、豆浆调匀，共入锅中煮沸，加适量白糖，每天早晚各 1 碗。

功用：滋补肝肾，驻颜除皱。

九　画

胡粉方(《历代古传秘方》)

组成：枸杞根、蔷薇根、炙甘草各 15g，胡粉、商陆根、滑石各 30g。

制用法：上药共捣下筛，以苦酒和，涂腋下，当微汗出，易衣复涂。着药不过三敷便愈，或更发复涂之。不可多敷，伤人腋。

功用：解毒除臭。适用于狐臭、漏腋。

柿叶增白霜(《中国皮肤病秘方全书》)

组成：柿叶、田七、珍珠末、白芷、白僵蚕。

制用法：制成霜剂备用。清洗面部后，均匀涂上药霜，然后石膏倒模 20 分钟后除去，隔日 1 次。

功用：增白消斑。

荆芩汤（刘复兴经验方）

组成：紫草、荆芥、生地黄、丹皮、赤芍、黄芩。

制用法：水煎服。

功用：清热凉血，祛风止痒。

茵陈五苓散(《金匮要略》)

组成：茵陈、猪苓、茯苓、泽泻、白术、桂枝。

制用法：水煎服。

功用：清热利湿，化气行水。

茵陈蒿汤(《伤寒论》)

组成：茵陈、栀子、大黄。

制用法：水煎服。

功用：清热利湿。

香身丸(《鲁府禁方》)

组成：白豆蔻125g，桂心、槟榔、山柰、益智仁、炙甘草、附子、当归、白芷各15g，零陵香45g，丁香240g，甘松、檀香各30g，木香60g，麝香少许。

制用法：上药研为极细末，加炼蜜、酥油或羊尾油于石臼中捣千余下为丸，如黄豆大，每用1丸噙化。

功用：内除寒湿痰浊，外熏身、增香气。

香身丸(《千金翼方》)

组成：白瓜子、川芎、藁本、当归、杜衡、细辛、防风各等分。

制用法：上药捣筛为散，食后，温水送服1g，每日3次。

功用：原书言此方："十日身香，二十日肉香，三十日骨香，五十日远闻香，六十日透衣香。"

香皂方(《慈禧光绪医方选议》)

组成：檀香、木香、丁香、花瓣、排草、广零、皂荚、甘松、白莲尺、山柰、白僵蚕各60g，麝香、冰片各15g。

制用法：以上方药共研极细末，红糖水调和，每锭重6g。将香药肥皂涂抹于身上，少顷以水洗之。

功用：香身洁肤，祛垢辟秽。

香粉方(《太平圣惠方》)

组成：白附子（生用）、茯苓、白术、白芷、白檀香、白蔹、沉香、木香、鸡舌香、零陵香各30g，藿香60g，麝香（细研）1g，英粉3000g（研碎以生绢囊盛）。

制用法：上药共捣筛为细散，入麝香研匀，将粉囊置大盒子内，以药末覆之，密闭7天。沐浴后以粉均匀地扑于身上。

功用：香身爽肤，悦泽美容。

顺气归脾丸(《外科正宗》)

组成：人参、白术、茯神、当归、黄芪、贝母、陈皮、香附、木香、乌药、酸枣仁、远志、炙甘草、合欢皮。

制用法：原为丸剂，可做汤剂水煎服。

功用：理气健脾。

独活寄生汤(《备急千金要方》)

组成：独活、桑寄生、杜仲、牛膝、细辛、秦艽、茯苓、肉桂心、防风、川芎、人参、甘草、当归、芍药、干地黄。

制用法：水煎服。

功用：温经散寒，祛风化湿，益肝肾，补气血。

急作唇脂法(《外台秘要》)

组成：蜡 7.5g，羊脂 7.5g，紫草 0.2g，朱砂 0.75g，甲煎香适量。

制用法：锅中先微火煎蜡一沸，下羊脂一沸，再下甲煎一沸，下紫草一沸，次下朱砂一沸，倒入筒模内，冷凝后取出用于涂唇。

功用：此口脂为红色，既可润唇，又可艳唇。但方中朱砂含汞，可用茜草等其他带红色色素的中草药代替，供参考。

美容西瓜盅(《蜂蜜治病养生 680 方》)

组成：西瓜 2500g，葡萄 300g，罐头银耳 200g，红番茄 2 个，桃肉 2 个，蜂蜜 50g。

制用法：先将西瓜洗净，在 1/6 处削盖，其上下划成齿形，挖出瓜瓤，取汁；葡萄洗净，压榨取汁；番茄、桃子烫一下，撕去皮，切成小片。葡萄汁、西瓜汁与蜂蜜调匀，倾入西瓜盅内，放入银耳、桃肉片、番茄片，加盖后放入冰箱中保存，吃时取出。

功用：润泽肌肤，美化容颜。既可用于皮肤粗糙、萎黄无华者，也可用于健康人日常美容保健。

首乌蛋

组成：制首乌 100g，鸡蛋 2 只。

制用法：加水共煮，至鸡蛋熟时去蛋壳，再同煲约 15 分钟，然后加食糖少许，再煮片刻。吃蛋饮汤，每周 1~2 次。

功用：补虚乌发，抗衰驻颜。

洗发菊花散(《御药院方》)

组成：甘菊花 60g，蔓荆子、侧柏叶、川芎、桑根白皮、白芷、细辛、旱莲草各 30g。

制用法：制成粗末，每用 60g，用水三大碗，煮至两大碗时去滓，洗发。

功用：乌发、生发。元代宫廷洗发美发方。

洗香丸(《鲁府禁方》)

组成：孩儿茶 35g，上好细茶 30g，砂仁 40g，白豆蔻 12g，沉香 7g，冰片 0.6g，麝香 1g。

制用法：以上药共为细末，以甘草膏为丸，如豌豆大小，贮瓶备用。每用 1 丸，含化。

功用：清热化湿，芳香辟秽。适用于口臭。

美肤方(《果菜疗法大全》)

组成：豆粉、茴香、丁香、沉香、降香、藿香、甘松、桂心、樟脑、肉豆蔻、山柰、白芷、细辛、川芎、藁本、当归、百药煎各 60g。

制用法：上药共为细末，炼蜜为丸，如弹子大，每早含化 1 丸，舌根下。

功用：美肤、祛秽、香身。

神仙不老丸(《寿亲养老书》)

组成：人参60g，川牛膝45g，川八戟60g，当归60g，杜仲45g，生地、熟地各30g，菟丝子60g，柏子仁30g，石菖蒲30g，枸杞子30g，地骨皮30g。

制用法：小蜜丸，每日清晨、午间、临卧各服1次，每服70丸，淡盐汤下。

功用：乌须发，驻颜容。

祛皱方(《蔬果美容养生750方》)

组成：丝瓜250g，黄瓜250g，蜂蜜适量。

制用法：将丝瓜、黄瓜洗净，切成小块，用榨汁机榨取原汁，加入蜂蜜调成饮料。每日或隔日1次饮服。

功用：此方润泽肌肤，祛除皱纹。

祛斑面膜粉（刘复兴经验方）

组成：明玉竹、冬瓜仁、益母草、皂角刺、百合。

制用法：打极细粉。取药粉适量，温水调涂，每周1~2次。

功用：养颜活血，祛斑。

祛湿健发汤(《赵炳南临床经验集》)

组成：炒白术、泽泻、猪苓、川芎、车前子、萆薢、赤石脂、白鲜皮、桑椹、熟地、生地、首乌藤。

制用法：水煎服。

功用：除湿，益肾，生发。

神仙延年除风散(《圣济总录》)

组成：白术、甘菊花、白茯苓、天冬各60g，天雄30g。

制用法：将上药捣罗为细散，每次温酒调服6g，每日2次，早晚食前空腹服。方中天雄为附子之形长而细者。

功用：补肺、脾、肾，延年驻颜，且祛风燥湿。可防治风湿之邪侵袭所致皮肤疾患，祛除皮肤之粗糙脱屑，保持或恢复光泽。

神应养真丹(《外科正宗》)

组成：羌活、木瓜、天麻、当归、白芍、菟丝子、熟地、川芎。

制用法：等分为末，制成蜜丸如梧桐子大。每次9g，每日2次。

功用：养血生发，祛风活络。

除湿胃苓汤(《医宗金鉴》)

组成：苍术（炒）、厚朴（姜炒）、陈皮、猪苓、赤茯苓、泽泻、白术（土炒）滑石、防风、栀子、木通、肉桂、甘草（生）。

制用法：水煎服。

功用：清热除湿，理气和中。用于缠腰火丹、湿疮见湿阻中焦者。

十 画

艳容膏(《种福堂公选良方》)

组成：白芷、菊花各90g，白果20个，红枣15g，珍珠粉15g，猪胰1个。

制用法：将珍珠研细，其余药捣烂拌匀，加入蜂蜜及酒酿，蒸过之后，每晚涂面，第

2 天早晨用温水洗去。

功用：滋养皮肤，且能防皱祛斑及增添面部光彩。

珠玉二宝粥(《医学衷中参西录》)

组成：山药 60g，薏苡仁 60g。

制用法：上药捣成粗滓，煮至烂熟，再将柿霜饼 24g 调入溶化。早晚各食 1 次。

功用：清补脾肺，甘润肌肤。

莲子龙眼汤(经验方)

组成：莲子、芡实各 30g，薏苡仁 50g，龙眼肉 8g，蜂蜜适量。

制用法：上药加水 500mL，微火煮 1 小时即成，加少量蜂蜜调味，顿服。

功用：益气补血，白面润肤。

桂枝汤(《伤寒论》)

组成：桂枝、芍药、生姜、大枣、甘草。

制用法：水煎服。

功用：解肌发表，调和营卫。

桂枝麻黄各半汤(《伤寒论》)

组成：桂枝、芍药、麻黄、杏仁、生姜、大枣、甘草。

制用法：水煎服。

功用：发汗解表，调和营卫。

桂圆山药饼(《蜂蜜治病养生 680 方》)

组成：桂圆肉 25g，怀山药 50g，熟面粉 100g，青梅 25g，熟莲子 25g，白糖 25g，花蛋糕 25g，白瓜子仁 25g，猪油、淀粉、蜂蜜、蜜饯、樱桃各适量。

制用法：先将怀山药打成粉，用面粉加水揉成团，青梅切成柳叶片，花蛋糕切成菱形块备用。将怀山药团揉成圆形，放入平盘中，按成圆饼，莲子摆在圆饼的外沿，樱桃放在圆饼的第二圈，桂圆肉摆在第三圈，花蛋糕摆在第四圈，瓜子仁在第五圈，青梅并在中央摆成叶形，将余下的花蛋糕切成小丁备用。用一张大绵纸盖在怀山药圆饼上面，上笼蒸约 15 分钟，取出揭下绵纸，洒上花蛋糕丁作花。炒锅上火，放清水和蜂蜜用旺火烧沸，打去浮沫，再倒入淀粉勾成芡汁，最后加猪油浇在饼上即成。

功用：补益心脾，丰肌悦色。适用于心脾两虚，面色萎黄者。

桃红四物汤(《医宗金鉴》)

组成：当归、赤芍、生地、川芎、桃仁、红花。

制用法：水煎服。

功用：活血调经。用于妇女月经不调，痛经，或由于瘀血所致的各种肿块。

桃花白芷酒(《中国皮肤病秘方全书》)

组成：干桃花 25g，白芷 30g，白酒 1000mL。

制用法：将前 2 味置容器中，加入白酒，密封，浸泡 30 天后，过滤去滓即成。口服。每次 10~20mL，日服 2 次。

功用：活血通络，润肤祛斑。

桃花散(《先醒斋医学广笔记》)

组成：白石灰 0.5L，大黄片 45g。

制用法：先将大黄煎汁，白石灰用大黄汁泼成末，再炒，以石灰变成红色为度，将石灰筛细备用。掺于患处，纱布紧扎。

功用：止血。用于疮口出血。

真武汤（《伤寒论》）

组成：茯苓、芍药、白术、生姜、附子。

制用法：水煎服。

功用：温补脾肾。

柴胡清肝汤(《医宗金鉴》)

组成：生地、当归、白芍、川芎、柴胡、黄芩、山栀、天花粉、防风、牛蒡子、连翘、甘草。

制用法：水煎服。

功用：清肝解郁。用于痈疽疮疡，由肝火而成者。

柴胡疏肝散(《证治准绳》引《统旨》)

组成：柴胡、陈皮、川芎、芍药、枳壳、甘草、香附。

制用法：水煎服。

功用：疏肝理气。用于肝气郁结证。

逍遥散（《太平惠民和剂局方》）

组成：当归、柴胡、白术、白芍、茯苓、甘草、生姜、薄荷。

制用法：原为散剂。可水煎服。

功用：疏肝解郁，调和气血。

透脓散(《外科正宗》)

组成：当归、生黄芪、炒山甲、川芎、皂角刺。

制用法：水煎服。

功用：透脓托毒。用于痈疽诸毒，内脓已成，不易外溃者。

养血荣筋丸(《赵炳南临床经验集》)

组成：潞党参15g，土炒白术12g，当归9g，首乌30g，川续断15g，寄生15g，补骨脂12g，木香9g，伸筋草15g，威灵仙9g，陈皮9g，鸡血藤15g，赤小豆15g，透骨草15g，松节9g，赤芍15g。

制用法：研细面，炼蜜为丸，每丸重9g。每服1~2丸，日服2次，温开水送服。

功用：养血荣筋通络。主要治疗下肢结节性及血管炎类疾病，也可作为系统性红斑狼疮、硬皮病、皮肌炎等病出现经络不舒、关节疼痛的辅助治疗。

养血润肤饮(《外科证治全书》)

组成：当归、熟地、生地、黄芪、天冬、麦冬、升麻、黄芩、桃仁、红花、天花粉。

制用法：水煎服。

功用：养血滋阴，润燥止痒。

凉血五花汤(《赵炳南临床经验集》)

组成：红花、凌霄花、鸡冠花、玫瑰花、野菊花。

制用法：水煎服。

功用：凉血解毒，清热消斑。

凉血四物汤(《医宗金鉴》)

组成：当归、生地、赤芍、川芎、黄芩（酒炒）、赤茯苓、陈皮、红花（酒洗）、甘草（生）。

制用法：水煎服。

功用：凉血活血。

凉血地黄汤(《外科大成》)

组成：生地、当归、地榆、槐角、黄芩、黄连、赤芍、天花粉、枳壳、荆芥、升麻、甘草。

制用法：水煎服。

功用：清热凉血。

凉血消风散(《朱仁康临床经验集》)

组成：生地、当归、荆芥、蝉蜕、苦参、刺蒺藜、知母、生石膏、生甘草。

制用法：水煎服。

功用：祛风清热。

消风散(《医宗金鉴》)

组成：荆芥、防风、当归、生地、苦参、苍术、蝉蜕、胡麻仁、牛蒡子、知母、石膏、甘草、通草。

制用法：水煎服。

功用：散风，清热，凉血，理湿。

消瘰丸(《许履和外科医案医话集》)

组成：生牡蛎、玄参、川贝、夏枯草。

制用法：共为末，炼蜜为丸，如梧桐子大。每服 9g，日 2 次。

功用：滋阴降火，软坚化痰。

润发油(《太平圣惠方》)

组成：生麻油 2500mL，桑椹、栀子花、石榴花、诃子皮、旱莲草、藁本、零陵香、白蔹、硝石、地骨皮、没食子各 30g，细辛、白芷各 15g，生铁 1500g 捣碎。

制用法：诸药为粗末，生铁用绵裹，一并浸入油中，49 天药成。常用梳头，经年尤效。

功用：长发秀发，令头发黑亮润泽。

润肌膏(《疡医大全》)

组成：当归身 45g，甘草 30g，白芷 24g，血竭 18g，紫草 15g，白蜡（切片）60g。用真麻油 240mL，先将当归身、白芷、甘草熬深黄色，滤去滓；再入血竭熬化，又滤清；再入紫草、白蜡片略沸十数滚即起火，滤去紫草滓即成。

制用法：外搽患处。

功用：活血止痛，润肤生肌。

润肤方(《果菜疗法大全》)

组成：芝麻（焙黄）2g，茶叶 3g。

制用法：将芝麻、茶叶放入罐中煮开，然后饮水，并将茶叶、芝麻一起嚼食。每日 1 剂，25 日为 1 个疗程。

功用：清热除臭、润泽肌肤。

润脾膏(《备急千金要方》)

组成：生天冬 125g，生地黄汁 200mL，生麦冬 125g，玉竹 125g，猪膏 6000g，细辛、甘草、川芎各 62g，白术、黄芪、升麻各 93g。

制用法：上药除地黄汁、猪膏外，余药以醋浸一宿，然后以布包药，加水与地黄汁及猪脂同煎，待水气尽，猪脂沸即成。取膏细细含之，可下咽。

功用：健脾益气，清热养阴。适用于脾热所致唇焦枯不润。

通窍活血汤(《医林改错》)

组成：赤芍、川芎、桃仁、红枣、老葱、生姜、麝香（绢包）。

制用法：水煎服。

功用：活血化瘀，通窍活络。

十一画

黄芪桂枝五物汤(《金匮要略》)

组成：黄芪、芍药、桂枝、生姜、大枣。

制用法：水煎服。

功用：益气调和营卫。

黄连解毒汤(《外台秘要》引崔氏方)

组成：黄连、黄芩、黄柏、山栀。

制用法：水煎服。

功用：泻火解毒。用于疔疮及一切火毒热毒、发热、汗出、口渴等实证。

黄连膏(《医宗金鉴》)

组成：黄连 9g，当归 15g，黄柏 9g，生地 30g，姜黄 9g，麻油 360g，黄蜡 120g。

制用法：上药除黄蜡外，用麻油浸泡药 1 天，1 天后用文火煎至药枯，过滤去渣，再加入黄蜡，文火徐徐收膏。将膏涂于纱布上，敷贴患处。

功用：润燥，清热解毒，止痛。

黄金万红膏（刘复兴经验方）

组成：紫草、黄连、黄芩、虎杖、生地榆、当归、冰片。

制用法：以适量凡士林熬制过滤后备用。外涂患处。

功用：清热解毒，消肿生肌。

黄柏霜（经验方）

组成：硬脂酸 200g，单硬脂酸甘油酯 72g，石蜡油 160g，凡士林 40g，尼泊金 1g，苯甲酸钠 4g，吐温-80 10g，三乙醇胺 50g，二甲基亚砜 20g，黄柏液（1：4）500g。

制用法：配制成霜剂。搽患处。

功用：清热止痒。

萆薢渗湿汤(《疡科心得集》)

组成：萆薢、薏苡仁、赤茯苓、滑石、牡丹皮、泽泻、通草、黄柏。

制用法：水煎服。

功用：清热利湿。

猪肤米粉膏(《蜂蜜治病养生 680 方》)

组成：猪肤 60g，米粉 15g，蜂蜜 30g。

制用法：先将鲜猪皮去净毛洗净，用文火煨炖成浓汁，再加入蜂蜜、米粉熬成膏状，每次空腹服用 10g，日服 3~4 次。

功用：滋润肌肤，以皮补皮，延缓皮肤衰老，减少皱纹。适用于皮肤粗糙、面部有皱纹者。

清肝芦荟丸(《医宗金鉴》)

组成：生地、当归、白芍、川芎各 60g，芦荟、黄连、海粉、牙皂、昆布、甘草各 60g。

制用法：为细末，神曲糊丸如梧桐子大。每次服 80 丸，开水送服。

功用：清热解毒，凉血救阴。

清胃散（《兰室秘藏》）

组成：生地黄、当归身、牡丹皮、黄连、升麻。

制用法：水煎服。

功用：清胃凉血。

清骨散（《证治准绳》）

组成：银柴胡、胡黄连、鳖甲、秦艽、青蒿、地骨皮、炙甘草、知母。

制用法：水煎服。

功用：养阴清热。

清热除湿汤（赵炳南经验方）

组成：龙胆草、白茅根、生地、大青叶、车前草、生石膏、黄芩、六一散。

制用法：水煎服。

功用：清热除湿凉血。适用于湿热所致的急性皮肤病，如急性湿疹、过敏性皮炎、药疹、带状疱疹、疱疹样皮炎、丹毒、玫瑰糠疹等。

清营汤（《温病条辨》）

组成：水牛角、生地黄、玄参、竹叶心、麦门冬、丹参、黄连、金银花、连翘。

制用法：水煎服。

功用：清营解毒，泄热养阴。

清臭饮(《仙拈集》)

组成：赤芍、黄芩、藁本、生地、黄连、石菖蒲、远志各等份，甘草 3 份。

制用法：上药水煎去渣，取汁分次服用，每日 1 剂。

功用：清热利湿，通窍除臭。适用于鼻中臭气。

清凉饮(《证治准绳》)

组成：黄连 6g，黄芩 10g，薄荷 6g，芍药 10g，玄参 10g，当归 10g，甘草 6g，白蜜 5mL。

制用法：水煎服。

功用：清热、养阴、润燥。适用于热伤津亏之唇干开裂，甚则干裂出血。

清暑汤(《外科全生集》)

组成：连翘、花粉、赤芍、甘草、滑石、车前子、银花、泽泻、淡竹叶。

制用法：水煎服。

功用：清暑利湿，利尿解毒。用于脓疱疮、痱子等。

清脾除湿饮（《医宗金鉴》）

组成：赤茯苓、炒白术、炒苍术、黄芩、生地黄、麦门冬、栀子、泽泻、甘草、连翘、茵陈、炒枳壳、元明粉、竹叶、竹心。

制用法：水煎服。

功用：清热泻火除湿。

清瘟败毒饮(《疫疹一得》)

组成：生石膏、生地、犀角、川黄连、栀子、桔梗、黄芩、知母、赤芍、玄参、连翘、甘草、丹皮、竹叶。

制用法：水煎服。

功用：泻火解毒，凉血救阴。

清燥救肺汤（《症因脉治》）

组成：桑叶、石膏、甘草、人参、桑白皮、阿胶、麦冬、杏仁、枇杷叶、知母、地骨皮。

制用法：水煎服。

功用：清肺泄热，养阴润燥。

十二画

斑蝥酊（经验方）

组成：斑蝥 10g，75%酒精 100mL。

制用法：浸泡 2 周，过滤澄清即成。外搽局部。

功用：攻毒活血。

硫黄膏（经验方）

组成：硫黄 5~10g，凡士林 90~95g。

制用法：将硫黄研细，与凡士林调匀即可。搽患处。

功用：杀虫止痒。用于疥疮、白秃疮、肥疮等。

黑发豆

组成：何首乌、枸杞子各 60g，核桃肉 12 个，黑大豆 240g。

制用法：先将首乌、枸杞子煎浓汁后去渣；然后将炒香切碎的核桃肉和黑豆一起加入汁中同煮，煮至核桃肉稀烂，汁液全部被黑豆吸收为度，然后取出晾干或烘干。每日 2 次，每次食用 6~9g，早晚空腹时服食为佳。亦可随时食用。

功用：补益精血，乌须黑发。

腋臭方(《历代古传秘方》)

组成：雄黄、麝香、硫黄、乳香、青矾石各等分。

制用法：上药用鲜马齿苋适量共捣成泥状，摊新瓦上晒干，再罗成粉。用醋洗腋下，再用粗布揩腋下皮肤，使皮肤轻微破皮，外搽药粉，每 3~7 日 1 次。

功用：解毒除臭。适用于腋臭。

鹿角膏(《太平圣惠方》)

组成：鹿角霜60g，白蜜30g，天冬45g，川芎30g，细辛30g，白芷30g，白附子30g（生用），白术30g，杏仁30g（研膏），酥油90g，牛乳500mL。

制用法：上药研末，过200目筛，入杏仁膏，研匀，用牛乳及酥油于锅内以慢火熬膏。每夜涂面，翌晨以温水洗净。

功用：祛风活血，润肤祛皱。

普济消毒饮(《东垣试效方》)

组成：炒黄芩、黄连、陈皮、甘草、玄参、连翘、板蓝根、马勃、鼠黏子、薄荷、僵蚕、升麻、柴胡、桔梗。

制用法：水煎服。

功用：散风温，清三焦，解热毒。用于锁喉痈、发颐、抱头火丹等。

犀角升麻汤《普济本事方》

组成：水牛角、升麻、防风、羌活、白芷、黄芩、川芎、白附子（炮）、甘草（炙）。

制用法：水煎服。

功用：疏风清热，凉血解毒。

犀角地黄汤(《备急千金要方》)

组成：水牛角屑（水磨更佳）生地、丹皮、芍药。

制用法：水煎服。

功用：凉血清热解毒。用于一切疮疡热毒内攻，热在血分者。

十三画以上

解毒养阴汤（赵炳南经验方）

组成：西洋参、南沙参、北沙参、石斛、玄参、佛手参、生黄芪、生地黄、丹参、金银花、蒲公英、天门冬、麦门冬、玉竹。

制用法：水煎服。

功用：益气养阴，清热解毒。

煎口脂(《备急千金要方》)

组成：沉香180g，甲香180g，丁香180g，麝香180g，檀香150g，苏合香150g，熏陆香150g，零陵香150g，藿香150g，甘松香180g，泽兰150g，胡麻油3000mL。

制用法：先煎油令沸，乃下白胶、藿香、甘松、泽兰，少时离火，纱布过滤去滓，油入瓷瓶中。余八种香研为末，以蜜和，勿过湿，装入一小瓷瓶中令满，以纱布封口。然后以小瓶覆大瓶上，两瓶口相对，再用蜜泥封口，将大油瓶埋于地下，令瓶口与地平，聚干牛粪烧七日七夜，待冷取出瓷瓶即成，用时涂于口唇。

功用：芳香辟秽，润唇香口。适用于唇干口臭者。

增液汤(《温病条辨》)

组成：玄参、麦冬、细生地。

制用法：水煎服。

功用：增液生津。用于痈疽津液耗损者。

颠倒散洗剂（经验方）

组成：生大黄、硫黄各 7.5g，石灰水 100mL。

制用法：将硫黄、大黄研极细末后，加入石灰水（将石灰与水搅浑，待澄清后取中间清水）100mL 混合即成。用时充分振荡后搽患处，每日 3~4 次。

功用：清热散瘀。用于酒渣鼻、粉刺等。

澡豆方(《历代古传秘方》)

组成：猪胰 5 具，白茯苓、白芷、藁本各 120g，甘松香、零陵香各 60g，白商陆 150g，蒴藿灰 30g，大豆末 1000g。

制用法：将猪胰干之，大豆末绢下。上 7 味为末，与猪胰、大豆末相和，更捣令匀，八九月则合，冷处贮之。用时少取以洗手面，至 3 月以后勿用。

功用：香身润肤。

澡洗方(《御药院方》)

组成：干荷叶 960g，威灵仙（去土）、藁本（去土）、藿香叶、零陵香、茅香各 480g，甘松（去土）、香白芷各 240g。

制用法：上药共捣碎为粗末，每用 60g，生绢袋盛，用水约 25L，煎 3 沸，放稍热，于无风处淋浴，避风少时。如水少时，更添入热开水，斟量得宜使用，勿令添入冷水，药末不添。

功用：香身止痒。

糯米阿胶粥

组成：阿胶 30g，糯米 60g，红糖少许。

制用法：先用糯米煮粥，待粥将成放入捣碎的阿胶边煮边搅匀溶化，再加入红糖，稍煮二三沸即可。早晚各服 1 次。

功用：养血补虚，美容乌发。